国家卫生健康委员会"十四五"规划教材

全国高等学校教材

供医学影像学专业用

肿瘤放射治疗学

Radiation Oncology

第**4**版

主　编　鄂明艳　董丽华

副主编　樊锐太　张福泉　杨坤禹

编　委（以姓氏笔画为序）

王业伟　哈尔滨医科大学附属肿瘤医院　　　　张福泉　中国医学科学院北京协和医院

王春波　哈尔滨医科大学附属肿瘤医院　　　　姜　新　吉林大学白求恩第一医院

尹　勇　山东第一医科大学附属肿瘤医院　　　鄂明艳　哈尔滨医科大学附属肿瘤医院

田　野　苏州大学附属第二医院　　　　　　　董丽华　吉林大学白求恩第一医院

刘　明　河北医科大学第三医院　　　　　　　韩　非　中山大学肿瘤防治中心

朱　莉　天津医科大学肿瘤医院　　　　　　　樊锐太　郑州大学第一附属医院

杨坤禹　华中科技大学同济医学院附属协和医院

人民卫生出版社

·北京·

图书在版编目（CIP）数据

肿瘤放射治疗学 / 鄂明艳，董丽华主编. —4 版
. —北京：人民卫生出版社，2022.10 （2024.11 重印）
全国高等学校医学影像学专业第五轮规划教材
ISBN 978-7-117-33666-6

Ⅰ. ①肿… Ⅱ. ①鄂…②董… Ⅲ. ①肿瘤－放射治疗学－医学院校－教材 Ⅳ. ①R730.55

中国版本图书馆 CIP 数据核字（2022）第 183273 号

人卫智网	www.ipmph.com	医学教育、学术、考试、健康，购书智慧智能综合服务平台
人卫官网	www.pmph.com	人卫官方资讯发布平台

肿瘤放射治疗学
Zhongliu Fangshe Zhiliaoxue
第 4 版

主　　编：鄂明艳　董丽华
出版发行：人民卫生出版社（中继线 010-59780011）
地　　址：北京市朝阳区潘家园南里 19 号
邮　　编：100021
E - mail：pmph @ pmph.com
购书热线：010-59787592　010-59787584　010-65264830
印　　刷：北京华联印刷有限公司
经　　销：新华书店
开　　本：850×1168　1/16　印张：24　插页：8
字　　数：677 千字
版　　次：2005 年 8 月第 1 版　　2022 年 10 月第 4 版
印　　次：2024 年 11 月第 3 次印刷
标准书号：ISBN 978-7-117-33666-6
定　　价：86.00 元
打击盗版举报电话：010-59787491　E-mail：WQ @ pmph.com
质量问题联系电话：010-59787234　E-mail：zhiliang @ pmph.com
数字融合服务电话：4001118166　E-mail：zengzhi @ pmph.com

全国高等学校医学影像学专业第五轮规划教材修订说明

医学影像学专业本科教育始于 1984 年，38 年来我国医学影像学专业的专业建设、课程建设及教材建设都取得了重要进展。党的十九大以来，国家对高等医学教育提出了新要求，出台了《"健康中国2030"规划纲要》《国家积极应对人口老龄化中长期规划》《关于加强和改进新形势下高校思想政治工作的意见》等重要纲领性文件，正在全面推动世界一流大学和世界一流学科建设。教材是教学内容的载体，不仅要反映学科的最新进展，而且还要体现国家需求、教育思想和观念的更新。第五轮医学影像学专业"十四五"规划教材的全面修订，将立足第二个百年奋斗目标新起点，面对中华民族伟大复兴战略全局和世界百年未有之大变局，全面提升我国高校医学影像学专业人才培养质量，助力院校为党和国家培养敢于担当、善于作为的高素质医学影像学专业人才，为人民群众提供满意的医疗影像服务，为推动高等医学教育深度融入新发展格局贡献力量。

一、我国高等医学影像学教育教材建设历史回顾

1．自编教材　1984 年，在医学影像学专业建立之初，教材多根据各学校教学需要编写，其中《放射学》《X 线物理》和《X 线解剖学》在国内影响甚广，成为当时教材的基础版本。由于当时办医学影像学（原为放射学）专业的学校较少，年招生人数不足 200 人，因此教材多为学校自编、油印，印刷质量不高，但也基本满足当时教学的需要。

2．协编教材　1989 年，随着创办医学影像学专业的院校增加，由当时办医学影像学专业最早的天津医科大学发起，邀请哈尔滨医科大学、中国医科大学、川北医学院、泰山医学院、牡丹江医学院等学校联合举办了第一次全国医学影像学专业（放射学专业）校际会议。经协商，由以上几所院校联合国内著名的放射学家共同编写本专业核心课与部分基础课教材。教材编写过程中，在介绍学科的基础知识、基本理论、基本技能的基础上，注重授课与学习的特点和内容的更新，较自编教材有了很大进步，基本满足了当时的教学需要。

3．规划教材　1999 年，全国高等医学教育学会医学影像学分会成立后，由学会组织国内相关院校进行了关于教材问题的专题会议，在当年成立了高等医药院校医学影像学专业教材评审委员会，组织编写面向 21 世纪医学影像学专业规划教材。

2000 年，由人民卫生出版社组织编写并出版了国内首套 7 部供医学影像学专业使用的统编教材，包括《人体断面解剖学》《医学影像物理学》《医学电子学基础》《医学影像设备学》《医学影像检查技术学》《医学影像诊断学》和《介入放射学》。

2005 年，第二轮修订教材出版，增加了《影像核医学》和《肿瘤放射治疗学》，使整套教材增加到 9部。同期，我国设立医学影像学专业的学校也由 20 所增加到 40 所，学生人数不断增长。

2010 年，第三轮修订教材完成编写和出版，增加了《医学超声影像学》，使该套教材达到 10 部。此外，根据实际教学需要，将《人体断面解剖学》进行了系统性的修改，更名为《人体断面与影像解剖学》。此时，我国设立医学影像学专业的学校也增加到 80 所，年招生人数超过 1 万人。第三轮教材中的《医学影像检查技术学》《医学影像诊断学》《介入放射学》《影像核医学》和《肿瘤放射治疗学》还被评为了普通高等教育"十二五"国家级规划教材。

2017 年，第四轮修订教材完成编写和出版。在广泛征求意见的基础上，将《人体断面与影像解剖学》更名为《人体断层影像解剖学》，将《影像核医学》更名为《影像核医学与分子影像》。该套教材编写更加规范，内容保持稳定。全部理论教材品种都配有相应的数字化网络增值服务，开启移动学习、线上学习新模式。同步配套编写的学习指导与习题集，更加便于学生复习和巩固理论知识。

前四轮规划教材的编写凝结了众多医学教育者的经验和心血，为我国的高等医学影像学教育做出了重要贡献。

二、第五轮医学影像学专业规划教材编写特色

近年来，国家对高等教育提出了新要求，医学影像学发展出现了新趋势，社会对医学影像学人才有了新需求，医学影像学高等教育呈现出新特点。为了适应新时代改革发展需求，全国高等学校医学影像学专业第四届教材评审委员会和人民卫生出版社在充分调研论证的基础上，决定从 2020 年开始启动医学影像学专业规划教材第五轮的修订工作。

1．修订原则

（1）**教材修订应符合国家对高等教育提出的新要求**。以人民满意为宗旨，以推动民族复兴为使命，以立德树人为根本任务，以提高质量为根本要求，以深化改革为根本出路，坚持"以本为本"，推进"四个回归"，培养合格的社会主义建设者和接班人。

（2）**教材修订应反映医学影像学发展的新趋势**。医学影像学多学科交叉的属性更加明显，人工智能技术在医学影像学领域的应用越来越普遍，功能影像和分子影像技术快速发展。

（3）**教材修订应满足社会对医学影像学人才的新需求**。社会对医学影像学人才的需求趋于多样化，既需要具有创新能力和科研素养的拔尖人才，又需要具有扎实的知识和较强实践能力的应用型人才。

（4）**教材修订应适应医学影像学高等教育的新特点**。医学影像学高等教育的新特点包括：信息化技术与医学影像学教学的有机融合，教师讲授与学生自学的有机融合，思想政治教育与专业课教育的有机融合，数字资源与纸质资源的有机融合，创新思维与实践能力的有机融入。

2．编写原则与特色

（1）**课程思政融入教材思政**：立德树人是高等教育的根本任务，专业课程和专业教材的思政教育更能充分发挥润物无声、培根铸魂的作用。通过对我国影像学发展重大成果的介绍，对我国医学影像学专家以及普通影像医务工作者勇于担当、无私奉献、生命至上、大爱无疆精神的解读，引导当代高校医学生树立坚定的文化自信。

（2）**统筹规划医学影像学专业教材建设**：为进一步完善医学影像学专业教材体系，本轮修订增加三本教材：新增《医学影像学导论》，使医学影像学专业学生能够更加全面了解本专业发展概况；新增《医学影像应用数学》，满足医学影像学专业数学教学的特殊需求；新增《医用放射防护学》（第 3 版），在前两轮教材编写中，该教材作为配套辅导教材获得良好反馈，鉴于目前对医学生提高放射防护意识的实际需要，本轮修订将其纳入理论教材体系。

（3）**坚持编写原则，打造精品教材**：坚持贯彻落实人民卫生出版社在规划教材编写中通过实践传承的"三基、五性、三特定"的编写原则："三基"即基本知识、基本理论、基本技能；"五性"即思想性、科学性、创新性、启发性、先进性；"三特定"即特定对象、特定要求、特定限制。精练文字，严格控制字数，同一教材和相关教材的内容不重复，相关知识点具有连续性，内容的深度和广度严格控制在教学大纲要求的范畴，力求更适合广大学校的教学要求，减轻学生负担。

（4）**为师生提供更为丰富的数字资源**：为提升教学质量，第五轮教材配有丰富的数字资源，包括教学课件、重点微课、原理动画、操作视频、高清图片、课后习题、AR 模型等；并专门编写了与教材配套的医学影像学专业在线题库，及手机版医学影像学精选线上习题集系列供院校和学生使用；精选部分教材制作线上金课，适应在线教育新模式。不断发掘优质虚拟仿真实训产品，融入教材与教学，解决实践教学难题，加强影像人才实践能力的培养。

第五轮规划教材将于 2022 年秋季陆续出版发行。希望全国广大院校在使用过程中，多提宝贵意见，反馈使用信息，为下一轮教材的修订工作建言献策。

2022 年 3 月

主编简介

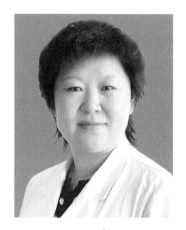

鄂明艳

教授，主任医师，博士研究生导师。现任哈尔滨医科大学附属肿瘤医院放疗科主任，放射治疗学学科带头人，放射治疗教研室主任。中华医学会放射肿瘤治疗学分会第七、八、九届委员，中国医师协会放射肿瘤治疗医师分会常委，中国抗癌协会放射肿瘤治疗学分会委员，黑龙江省医学会放射治疗专业委员会主任委员，黑龙江省放射治疗质量控制中心主任。

从事肿瘤放射治疗专业 30 余年，在临床（医疗）、教学及科研工作方面积累了丰富的经验，目前（近 5 年来）主要从事胸部肿瘤的放射治疗及综合治疗。在早期肺癌的立体定向放疗、肺癌和食管癌的同步放化疗及综合治疗的新技术研发应用、放射性心脏损伤防护等方面积累了大量的基础研究和临床工作经验。

主持国家自然科学基金项目、黑龙江省科技攻关课题、黑龙江省应用技术研究与开发计划项目等，参与多项肿瘤诊疗相关的全球、全国的多中心临床试验研究。在国内外知名专业期刊发表文章（论文）数十篇。获黑龙江省科学技术进步奖二等奖、黑龙江省及学校医疗卫生新技术应用一等奖等多个奖项。

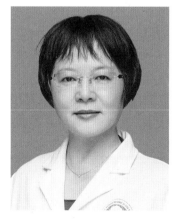

董丽华

教授，主任医师，博士生导师。现任吉林大学白求恩第一医院放疗科主任，吉林省肿瘤精准放射治疗重点实验室主任，中华医学会放射肿瘤治疗学分会委员，中国医师协会放射肿瘤治疗医师分会委员，吉林省医学会放射肿瘤治疗专业委员会副主任委员，长春市医学会放射肿瘤治疗委员会主任委员，《中华放射肿瘤学杂志》审稿专家和《中华放射医学与防护杂志》通讯编委。

从事临床和教学工作 30 余年，培养研究生 30 余人。主持国家自然科学基金、"十三五"国家重点研发计划和吉林省科技厅等多项科研课题。近 5 年以第一或通讯作者发表论文 50 余篇，其中 SCI 论文 30 余篇；发明专利 1 项；主编著作 3 部和副主编教材 1 部，获省级、校级科研和教学奖多项。

副主编简介

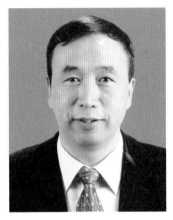

樊锐太

教授，主任医师，博士生导师。现任郑州大学第一附属医院放疗科书记，放疗一科主任，放射肿瘤规培基地主任，博士后合作导师。兼任中华医学会放射肿瘤治疗学分会常务委员，河南省医学会放射肿瘤治疗学分会主任委员，河南省抗癌协会肿瘤治疗分会主任委员，中国研究型医院学会放射肿瘤学专业委员会副主任委员。

从事临床、科研及教学工作 30 多年，参与及主持省部级以上课题 8 项。发表学术论文 140 余篇，SCI 收录 47 篇；出版专著 5 部；获国家发明专利 5 项。被河南省教育厅授予"河南省十佳师德标兵先进个人"称号。

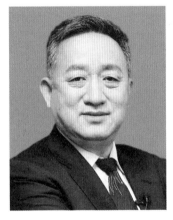

张福泉

教授，主任医师，博士生导师。现任北京协和医院放疗科主任；兼任中国医师协会放射肿瘤治疗医师分会副会长，中华医学会放射肿瘤治疗学分会第九届副主任委员，中国医学装备协会放射治疗装备与技术分会会长，北京医学会放射肿瘤治疗学分会主任委员，《中华放射肿瘤学杂志》《中华肿瘤杂志》编委等。享受国务院政府特殊津贴。临床、教学、科研工作主要方向为腹部肿瘤和妇科肿瘤放疗、近距离放射治疗、图像引导放射治疗（IGRT）、自适应放射治疗（ART）等。

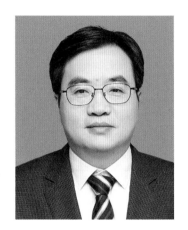

杨坤禹

教授，主任医师，博士生导师。现任华中科技大学同济医学院附属协和医院肿瘤科主任、教研室主任。兼任中国临床肿瘤学会（CSCO）头颈肿瘤专家委员会、鼻咽癌专家委员会副主任委员，CSCO 肿瘤放射治疗专家委员会常务委员，中华医学会放射肿瘤学分会头颈肿瘤学组副组长，中华医学会放射肿瘤学分会生物学组副组长，湖北省医师协会放射肿瘤治疗医师分会主任委员，湖北省抗癌协会副理事长。

从事临床、科研、教学工作 25 年，主持国家自然科学基金课题 6 项，科技部重大专项子课题 1 项，湖北省重点研发计划 1 项，以第一或通讯作者（含并列）在 *The New England Journal of Medicine*，*Lancet*，*Lancet Oncology*，*Science Advances* 等期刊发表 SCI 论文 30 余篇。获湖北省科学技术进步奖二等奖 2 项。参与多部国家级肿瘤治疗指南的制定，副主编教材 1 部，指导培养硕士、博士研究生 30 余名。

前　言

　　随着现代肿瘤放射治疗的相关理论和技术突飞猛进地发展,非常有必要对《肿瘤放射治疗学》第 3 版相关内容进行更新和补充,以便学生及临床医生们能够及时并准确地了解、熟悉和掌握现代肿瘤放射治疗相关的临床知识和具体应用,跟上精准医学发展的步伐。此次第 4 版教材的编委会由来自全国 10 所高等院校的 13 位专家组成。这些专家长期从事临床、教学工作,经验丰富,但因各种原因仍深感时间紧迫、任务艰巨和责任重大。在广泛收集对第 3 版教材反馈意见的基础上,本着坚持"三基""五性"及"三特定"的原则,保留了第 3 版的"绪论""肿瘤放射治疗学的物理学基础""肿瘤放射治疗学的生物学基础"和"临床放射治疗学"4 部分内容,结构调整为 3 篇,并按照教学大纲的要求,力求做到结构严谨、条理清楚、重点突出、概念明晰、详略得当、实用性强;使用规范的医学名词和法定计量单位,更新肿瘤分期,更新肿瘤综合治疗原则及现代精准放射治疗,如 IMRT、IGRT、VMAT、SBRT、TOMO、ART 等新技术在肿瘤治疗中的具体应用等内容,重点突出地介绍了常见恶性肿瘤的治疗原则、放射治疗原则及放疗靶区勾画等主要内容,简明易懂,可操作性强。同时适当增加了放化综合治疗中新的化疗及靶向药物、免疫治疗等内容。

　　经过编者们近半年的鼎力合作,顺利地完成了第 4 版的编写工作,在此衷心感谢各院校编者们,感谢所有参编单位放疗科同事们所做的大量细致的稿件整理工作。尽管我们做出了不懈的努力,但仍难免存在不足,恳请同道与读者不吝赐教,以便再版时加以修正。

鄂明艳　董丽华

2022 年 9 月

目　录

13

第三篇　临床放射治疗学

绪　　论

肿瘤放射治疗学是使用放射线治疗肿瘤的一门特殊的临床医学学科。其基础是放射物理学、放射生物学，还涉及肿瘤学、病理学、医学影像学以及其他临床医学学科，是一门涉及知识面广泛、专业性很强的二级学科；其发展依赖于临床肿瘤学、影像诊断技术和计算机技术的飞速发展。放射治疗作为一种临床治疗手段，使用放射线及其他辅助设备来治疗恶性肿瘤（偶有良性病），是肿瘤治疗的三大手段之一，无论是单独应用还是与其他治疗手段联合应用，在肿瘤，特别是恶性肿瘤的治疗中均占有重要的地位。

目前，据世界卫生组织（World Health Organization，WHO）统计，约 70% 的恶性肿瘤患者在治疗过程中需要接受放射治疗，部分肿瘤患者通过放射治疗可以达到治愈效果。随着精准放射治疗时代的到来，新技术不断涌现，放射治疗在肿瘤治疗中的地位和作用愈加重要。根据 2008 年 WHO 发布的数据，全球恶性肿瘤 5 年生存率由 1999 年的 45% 提高到 55%，其中手术贡献率由 22% 增至 27%，放射治疗贡献率由 18% 增至 22%，化学药物贡献率由原来的 5% 增至 6%。随着放疗技术的进步和各种治疗手段联合的综合治疗方式的广泛应用，放射治疗在肿物治疗中的贡献率仍在逐年提升。

一、肿瘤放射物理学的发展史

1895 年，伦琴报告了他所观察到的 X 射线（又称伦琴射线），从此开始了放射线在医学领域中应用的历史，至今已有 120 余年。

1896 年，Grubbe 首次用 X 线治疗乳腺癌患者。

1898 年，居里夫妇成功分离出镭，并首次提出了"放射性"的概念。

1903 年，Alexander Graham Bell 将腔内放射治疗技术首先用于宫颈癌的治疗。

1914 年，Stevenson 和 Joly 开创了组织间插植放射治疗。

1922 年，美国 Coulidg 发明了 200kV 级深部 X 线治疗机。

1946 年，英国 Fry 研制的 MV 级 X 线医用直线加速器问世。

1951 年，第一台 ^{60}Co 远距离治疗机在加拿大问世。

1959 年，日本 Takahashi 开创了用多叶准直器实现适形放射治疗的技术，即（three-dimensional conformal radiation therapy，3D-CRT），实现了照射野和病变一致。

1960 年以来，美国、比利时等国家陆续开始研制粒子（中子、质子和重离子）加速器。

1967 年，瑞典 Leksell 的第一代立体定向放射外科治疗系统——伽玛刀（γ 刀）诞生。

1968 年，美国利用直线加速器实现了非共面多弧度等中心旋转治疗，即 X 刀（X-knife）。

1977 年，美国 Bjarngard 等提出调强适形放射治疗（intensity-modulated radiation therapy，IMRT），在 3D-CRT 的基础上还能满足各点剂量分布均匀及临床剂量调整的需求。

1992 年，世界上第一台医学专用质子放疗装置在美国 Loma Linda 大学医学中心（LLUMC）投放使用。

20 世纪 90 年代，体部立体定向放射治疗（stereotactic body radiation therapy，SBRT）开始应用于临床，使一部分不能手术的早期病变获得了根治效果。

2000 年以来，图像引导放射治疗（image-guided radiation therapy，IGRT）的出现实现了真正

意义上的精确放射治疗。

2004 年，由美国 Mactie 领导研发出螺旋断层放射治疗系统（tomotherapy，TOMO），可以实施多角度的螺旋调强放射治疗。

2008 年后，快速回转调强放射治疗（RapidArc）技术、容积弧形调强治疗（volumetric modulated arc therapy，VMAT）技术、自适应放射治疗（adaptive radiation therapy，ART）开创了精确放射治疗新时代。

二、肿瘤放射生物学的发展史

1906 年，Bergonie 和 Tribondeau 发表了有关放射敏感性的著名法则"BT 定律"。

1934 年，曼彻斯特（Manchester）系统诞生。

20 世纪 60 年代，科学家发现了细胞死亡与放射剂量之间的关系，提出了细胞存活曲线的概念。

20 世纪 60—70 年代，科学家们建立了 4 个"R"的概念。英国以 Fowler 为代表的放射学家建立了著名的"LQ 数学模型"。

随着立体定向放射治疗的临床应用，相应的放射生物学研究成为近些年研究的热点。

放射肿瘤治疗学的历史就是放射物理学与放射生物学发展的历史，随着肿瘤治疗观念的更新及新理论、新技术的不断出现，放射肿瘤治疗学将继续不断地完善和发展，在肿瘤的治疗中继续发挥其巨大的作用。

我国的肿瘤放射治疗开始于 20 世纪 30 年代，当时仅局限于少数医院内，且只有上海的中 - 比镭锭治疗院（现复旦大学附属肿瘤医院）有独立的放疗科。新中国成立后，经过几代肿瘤放射治疗专家的不懈努力，使我国的放射治疗得到持续发展，1986 年中华放射肿瘤学会成立，并开创本专业的学术期刊《中华放射肿瘤学杂志》。从 21 世纪开始，我国放射治疗事业迅速发展壮大，截至 2020 年我国（不包括香港特别行政区、澳门特别行政区和台湾地区）的放疗单位从 2001 年的 715 家增至 1 538 家，直线加速器从 2001 年的 542 台增至 2 139 台，放疗医生数量也从 2001 年的 5 113 人增至 18 966 人。其他放疗设备数量大大增加，至 2020 年拥有近距离治疗机 457 台，质子重离子治疗机 6 台，MR 模拟定位机 89 台。许多先进的放射治疗技术，如固定野调强放疗、容积弧形调强放疗等成为国内放疗技术的主流，更有质子重离子放疗技术与世界接轨。2020 年教育部将放射肿瘤学调整为二级学科，提升了学科的地位，为学科的发展带来更大的空间。

（鄂明艳）

第一篇　肿瘤放射治疗学的物理学基础

第一章　放射物理学基础

肿瘤放射治疗物理学作为放射治疗学的基础，是以研究放射治疗的辐射剂量学、放射治疗技术、放射治疗流程管理、质量控制与验证技术为宗旨的一门课程，是核物理与核技术的应用分支。

第一节　放射物理学基础知识

一、原子结构

原子是反映自然界物质的化学性质的基本微粒，亦可称元素。到目前为止，天然的和人工合成的元素有 118 种。原子非常小，它的物理尺寸仅约在 10^{-10}m 的量级水平，它的质量约在 10^{-27}kg 的量级水平，在物理学中通常采用相对原子质量描述原子的质量，即以碳 -12 质量的十二分之一为度量标准度量出的原子的质量，称为原子量。碳 -12 含有 6 个质子和 6 个中子，共有 6 个核子，它的静止质量的十二分之一仅为 $1.660\ 6 \times 10^{-27}$kg，这是一个非常小的量值，在讨论问题和数学计算时非常不便，因此，在物理学上采取相对质量比用原子的绝对质量要方便得多，如氧的原子量 16，碳的原子量 12。

原子是由致密的带正电荷的原子核以及围绕在原子核周围带负电的电子组成。原子核则由质子或质子和中子组成，统称为核子，它集中了原子 99.96% 以上的质量，质子和中子的质量近似相等。然而，原子核极小，直径在 $10^{-15} \sim 10^{-14}$m 之间，仅为原子大小的几千分之一，所以原子内部是非常空旷的。

质子带正电荷，电子带负电荷，中子不带电，每个电子或质子所带的电荷量（e）为 $1.602\ 19 \times 10^{-19}$C。正常情况下的原子内的正负电荷量相等，原子对外呈电中性。

原子用符号 ^A_ZX 表示，其中 X 为原子种类符号；Z 为原子序数，即核内质子数；A 为原子的质量数，即核内的质子数和中子数的总和。原子序数相同而质量数不同的核素，它们在元素周期表中处于同一个位置，互称为同位素，有着相同的化学性质。

围绕原子核运动的核外电子的运动是有序的、有层级结构的，这种有序的层级结构体现在电子特有的能级排布结构，电子总是按从低能级到高能级的顺序填充。核外电子的能级态代表了原子的能级态，不同元素的原子具有不同的能级结构。当激发态原子向低能态或基态原子退激时，跃迁能量将以光子形式向外释放，称之为特征 X 辐射。当然，这种多余能量也可能传递给更外层电子，如果这个更外层电子获得的能量足以摆脱原子束缚成为自由电子，这个电子就叫俄歇电子。所有由原子核之外的电子的能量转换形成的光子辐射都称之为 X 射线。

如同原子一样，原子核内部也存在壳层结构和能级结构，只不过这种壳层结构和能级结构远比原子复杂，它的能级比原子的更烈。当原子核的能级处于基态或稳态时，原子核是一个稳定核素；当原子核的核子能级处于不稳定的激发态时，它将以某种固定概率由高激发态跃迁到低激发态或基态,对外释放出伽马(γ)光子,γ光子的能量等于核子能量跃迁的能级差。核物理中,处于激发态的原子核表示为X^m,所有由原子核内核子的能量转换来的光子辐射都称之为γ射线。

能量的国际单位为焦耳(J),但是对于原子或原子核这样的微观粒子而言,焦耳(J)的单位太大,使用不便,因此,原子物理或原子核物理中的能量单位通常采用电子伏特(eV)、千电子伏特(keV)或兆电子伏特(MeV)描述。1个电子伏特就是真空中的一个电子通过1伏特电位差所获得的动能,即:

$$1eV = 1.602\ 19 \times 10^{-19} J \tag{1-1-1}$$

二、电磁辐射种类

γ射线、X射线、紫外线、可见光、红外线、无线电波、微波等都属于电磁波,在真空中都以光速传播,即$c = \lambda \upsilon$,其中λ是波长,单位是米(m);υ是频率,单位是赫兹(Hz);c为光速。这些电磁波的区别在于它们的波长或频率不同,能量不同,根据电磁理论,电磁波的能量与频率关系为:$E = h\upsilon$,其中能量E的单位是焦耳(J);频率υ的单位是赫兹(Hz);h是普朗克常数,$h = 6.626\ 196 \times 10^{-34} J \cdot S$。

放射治疗所用的X射线、γ射线是致电离辐射射线,波长$10^{-14} \sim 10^{-9} m$,或更短。从量子力学角度看,这些高能X射线、γ射线具有波粒二象性,它们既有所有波的特性,如频率、波长,有波的干涉与衍射物理现象;也有粒子特性,如在和其他粒子作用过程中,具有粒子性,即光子。由于光子的能量很高,当它和原子作用发生能量转移交换时,如果原子的核外某个轨道电子获得能量足够脱离原子束缚而成为自由电子后,原子被电离。光子本身不带电荷,致物质的电离过程不是依赖于粒子间的电磁力,所以这类电离过程称之为间接电离过程。

三、微观粒子的质量盈亏与能量的关系

质量和能量都是物质的基本属性,根据爱因斯坦的相对论原理,质量和能量是可以相互转变的,即物质的质量发生盈亏将转换成能量的亏盈,当然这里的质量盈亏不是现实生活中的物体切分。这种质量和能量的盈亏关系是:

$$E = mc^2 \tag{1-1-2}$$

式中E为物体的能量,单位为焦耳;m为物体的质量,单位为千克;c为光速。

四、核 衰 变

目前已知自然界中存在118种元素,同时每种元素还存在众多同位素或同质异能态核素,它们有相同的化学性,但是可以有不同的物理特点。同位素中有很多核素不稳定,如富中子核,它们会发生自然衰变转变为另一种核素,同时发射出高能射线,这个过程称为放射性核衰变,这些核素被称为放射性核素;而同质异能态核素是原子核处于激发态的元素,这些激发态核素的核子在由激发态向低能级态、基态或亚稳态跃迁的过程中,也会向外部释放高能γ射线。

(一)放射性核素衰变方式

根据衰变过程中释放的射线种类,可以将衰变过程分为以下三类。

1. α衰变 这是不稳定的原子核在衰变过程中自发地放射出α粒子(即氦原子核)的过程。这一过程用核素符号表示:

$$_Z^A X \rightarrow _{Z-2}^{A-4} Y + _2^4 H + Q$$

式中,习惯用X表示母核,Y表示子核;A和A-4表示为衰变前后的质量数;Z和Z-2表示衰变前后的核电荷数;Q表示衰变能,它体现了α粒子的动能。

2. β衰变 这是不稳定的原子核在衰变过程中自发地放射出电子、正电子或原子核俘获一个轨道电子的转变过程。原子核在衰变过程中放射出负电子的称为β^-衰变,放射出正电子的称为β^+衰变,俘获轨道电子的称为轨道电子俘获。三种类型β衰变的过程也可以用核素符号表示:

$$_Z^A X \rightarrow _{Z+1}^A Y + _{-1}^0 \beta + \bar{\nu} + Q (\beta^- 衰变)$$

$$_Z^A X \rightarrow _{Z-1}^A Y + _{+1}^0 \beta + \nu + Q (\beta^+ 衰变)$$

$$_Z^A X + _{-1}^0 \beta \rightarrow _{Z-1}^A Y + \nu + Q (轨道电子俘获)$$

式中 ν 和 $\bar{\nu}$ 表示中微子和反中微子,中微子或反中微子是自然界中最基本的粒子之一,质量仅为电子的百万分之一,个头小,不带电,与其他物质的相互作用极其微弱,可以自由穿过地球。

从 α 衰变过程和 β 衰变过程可以知道,衰变过程电荷守恒、质量数守恒;如果从相对论角度看,衰变过程中整个体系的质量、能量也守恒。

3. γ 跃迁和内转换 处于激发态的核素(同质异能态),或者那些发生 α 衰变和 β 衰变后处于激发态的原子核的核子从高能态向低能态跃迁时,伴有高能 γ 射线释放,该过程称为 γ 跃迁。若核子跃迁过程中释放的能量直接转移给一个轨道电子并使其脱离该原子,这种现象称为内转换,发射出的电子称为内转换电子。

(二)放射性核衰变规律

任何一个放射性原子核在单位时间内发生衰变的概率是一个常数,这个常数称之为衰变常数 λ,即:

$$\lambda = -\frac{\mathrm{d}N/N}{\mathrm{d}t} \tag{1-1-3}$$

一定量(N)的放射性核素在单位时间内发生核衰变的数目,就是放射源的活度,用 A 表示,单位为秒 $^{-1}$(或 s^{-1}),即:

$$A = -\mathrm{d}N/\mathrm{d}t = \lambda N = A_0 e^{-\lambda t} \tag{1-1-4}$$

放射性活度的国际单位定义为:1 秒 $^{-1}$(或 s^{-1})= 1 贝可勒尔(Bq),依旧在使用的放射性活度的单位还有居里(Ci),居里与贝可勒尔的关系是:

$$1Ci = 3.7 \times 10^{10} Bq$$

从衰变常数 λ 的物理意义容易得出:

$$N = N_0 e^{-\lambda t} \tag{1-1-5}$$

式中 N_0 为衰变前的原子数;N 为衰变到 t 时刻的原子数;t 为由原子数 N_0 衰减到原子数 N 的时间长度;λ 为衰变常数。从这里可以直观看到,放射性核衰变服从指数衰减规律,这是它的自然属性,不受外界因素影响。

在放射物理中,另外一个定义量为半衰期 $T_{1/2}$,它被定义为放射性核素数目衰减到初始时数目一半所需要的时间,与衰变常数 λ 存在下面关系:

$$T_{1/2} = \ln2/\lambda = 0.693/\lambda \tag{1-1-6}$$

半衰期的单位是秒,也可用分钟、天、年等时间单位来表示。不同放射性核素的半衰期相差极大,短的可以是秒,长的可以是千年。

第二节 射线与物质的相互作用

在放射治疗领域使用的高能射线分为带电粒子射线和不带电粒子射线,最常用的带电粒子射线是电子线,最常用的不带电粒子射线是高能 X 射线和 γ 射线。

一、电子与物质的相互作用

高能的入射电子在物质中与物质的原子轨道电子或原子核发生库仑力作用,如果每次作用损失的自身部分能量交换给原子核外轨道电子使物质电离,即发生直接电离,这个过程也称为非弹性碰撞。当然，如果入射电子仅与原子发生弹性碰撞没有能量损失，但根据动量守恒理论，入射电子的运动方向改变。由于电子质量远远小于原子质量，且原子核外的轨道电子被原子核紧紧束缚在周围，当入射电子与原子核外轨道电子作用时，实际上是同整个原子作用，因此入射电子与原子发生库仑力碰撞后，很容易发生散射而改变它原有的运动轨迹。

二、X(γ)射线与物质的作用

高能 X(γ)射线与物质作用的过程中，表现了它的粒子性，即光子。光子不带电，不能通过库仑力直接引起物质原子的电离或激发，而是与原子核外轨道电子作用后发生能量转换，光子的全部能量或部分能量传递给核外电子引发物质电离，属于间接电离辐射，这个过程中光子的频率、运动方向发生改变。

由于原子的内部空旷，所以不带电的光子进入到原子内与原子核或核外轨道电子发生作用的机会是一个概率问题，即一个高能光子在经过单位厚度的物质后，能够与物质发生作用的概率为 μ，这是一个常数，称之为物质线性衰减系数，它和物质原子序数及光子能量相关。光子的能量不同，其线性衰减系数值也不同；物质的原子序数不同，其线性衰减系数值也不同。可以用数学方法描述得更为清晰，即：

$$\mu = -\frac{dI/I}{dx} \tag{1-1-7}$$

积分后即为：

$$I_x = I_0 e^{-\mu x} \tag{1-1-8}$$

其中，I_x 为从厚度 x 的吸收体透射的光子束强度；I_0 为射线束未衰减时的强度，μ 为线性衰减系数，单位为 m^{-1} 或 cm^{-1}。

线性衰减系数 μ 与衰减材料的密度有关，以水为例，水在气态下的线性衰减系数要远小于固态。因此在资料中，常采用质量衰减系数来描述吸收体的衰减能力。质量衰减系数定义为线性衰减系数 μ 与密度 ρ 的比值，单位为 cm^2/g。因此式 1-1-8 可改写为：

$$I_x = I_0 e^{-\rho \mu_m x} \tag{1-1-9}$$

由于光子在物质的穿透衰减是以指数衰减规律呈现，为简便直观描述高能光子在物质中的衰减能力，定义了半价层（half-value layer, HVL）的概念，即使 X(γ)射线束的强度衰减到一半时所需某种物质的厚度。HVL 是 X(γ)光子能量和衰减物质材料的函数，当指明衰减材料后，HVL 表示该种物质对 X(γ)光子的衰减能力。

X(γ)光子与物质相互作用的主要过程有光电效应、康普顿效应和电子对效应等。

（一）光电效应

X(γ)射线的光子与靶原子中的一个轨道电子发生相互作用时，如果 X(γ)光子的全部能量转移给这个轨道电子，使之克服原子核的束缚并以一定的能量发射出来，而原来的 X(γ)光子消失，这个过程称为光电效应（photoelectric effect），发射出的电子叫光电子，如图 1-1-1 所示。

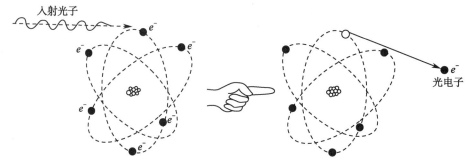

图 1-1-1　光电效应图

在这个过程中，轨道电子获得的能量一部分用来克服轨道电子的束缚能，另一部分为光电子的动能，还有很少一部分能量被靶原子核带走形成反冲核，但这部分反冲能量比 X(γ) 射线的能量和光电子的动能小得多，可以忽略不计。可见 X(γ) 光子的能量必须大于壳层电子的结合能时才能发生光电效应。电子在原子中束缚得越紧，发生光电效应的概率就越大，所以与 K 壳层电子发生光电效应的概率最大，L 层次之，M 层更小，以此类推。

（二）康普顿效应

X(γ) 射线的光子与靶原子内一个轨道电子发生互相作用时，光子损失部分能量后，频率、波长、运动方向发生改变，并且电子从入射光子获得足够能量而脱离了原子，这个过程称为康普顿效应（Compton effect），如图 1-1-2 所示。改变了频率、波长、运动方向的光子称为散射光子，获得能量的电子称为反冲电子。根据物理学的能量守恒、动量守恒，可以知道散射光子的能量、反冲电子动能与散射光子的散射角相关。散射角越大，散射光子能量越小。

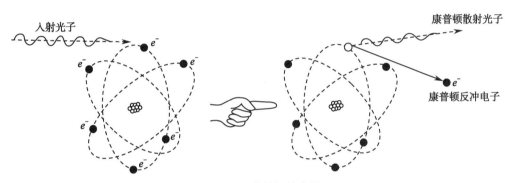

图 1-1-2　康普顿效应图

（三）电子对效应

当然，X(γ) 光子也可能进入原子核近旁，此时光子在原子核强大的作用下灭失并生成一对正负电子对，这个过程称为电子对效应（electron pair effect），如图 1-1-3 所示。在这个过程中，光子的能量一部分转变为正负电子的静止质量 $2m_ec^2$，另一部分作为正负电子的动能 E^+ 和 E^-，即：

$$hv = E^+ + E^- + 2m_ec^2 \tag{1-1-10}$$

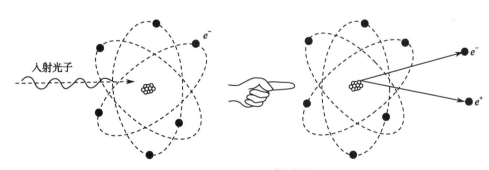

图 1-1-3　电子对效应图

这也表明，只有当入射 X(γ) 光子能量大于 $2m_ec^2 = 1.02\text{MeV}$ 时，才有可能发生电子对效应。

（四）各种相互作用的发生概率

X(γ) 光子与物质的相互作用过程中，光电效应、康普顿效应、电子对效应等作用过程相伴发生，但因为光子能量、物质原子序数不同，各种相互作用发生的概率不同。图 1-1-4 为 X(γ) 光子与物质相互作用的三种主要形式和入射光子能量、吸收物质原子序数的关系。

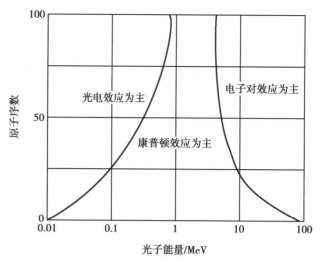

图 1-1-4　X(γ)光子与物质三种主要作用发生概率

第三节　射线源的种类及照射方式

放射治疗所使用的射线源按产生方式分类，可有如下几类：①放射性核素，可以放出 α、β 或 γ 射线；②人工放射源装置，可以产生不同能量的 X 射线、电子束、质子束、中子束、负 π 介子束及其他重粒子束等。

按照射线源的使用方式，放射治疗分为：①远距离放射治疗（teleradiotherapy）：射线源置于人体外，对准人体某一部位进行照射，也称外照射治疗；②近距离放射治疗（brachytherapy）：将密封放射源植入被治疗的组织内或人体的天然腔内，如舌、鼻、咽、食管、宫颈等部位进行直接照射，也称内照射治疗。

一、临床应用的放射性核素

表 1-1-1 给出了临床上曾经应用以及现在仍在应用的一些放射性核素的物理特性。

表 1-1-1　临床常用放射性核素的物理特性

放射性核素	半衰期	治疗用的射线类型	能量	照射量率常数 R·cm²/(mCi·h)	半价层（PB）
镭-226	1590 年	γ	平均 0.83MeV	8.25	HVL = 1.3cm
铯-137	33.0 年	γ	0.662MeV	3.32	HVL = 0.6cm
钴-60	5.26 年	γ	1.17～1.33MeV	13.1	HVL = 1.2cm
铱-192	74.0 天	γ	平均 0.38MeV	4.69	HVL = 0.3cm
碘-125	59.6 天	γ	27～32keV	1.45	HVL = 0.002cm
金-198	2.7 天	γ	0.412MeV	2.32	HVL = 0.3cm
锎-252	2.65 年	中子	2.35MeV	/	HVL = 5cm

（一）²²⁶Ra（镭-226）

²²⁶Ra 系的衰变过程、衰变能谱复杂，经过一系列漫长时间的衰变，它最终变为稳定核素 ²⁰⁶Pb（铅-206）。需要注意的是，在 ²²⁶Ra 的衰变过程中会产生一个中间衰变子体——放射性核素 ²²²Rn

（氡 -222）。所以早期临床上使用的 ^{226}Ra 源通常有一个 0.5mm 厚的铂外壳，铂金外壳既可以屏蔽 ^{226}Ra 衰变过程中产生的 α、β 射线，又可以防止放射性氡气外漏到环境中。

^{226}Ra 是最早应用于放射治疗的放射性核素，1898 年由居里夫人发现镭后，1903 年开始应用于临床治疗宫颈癌。由于其治疗时间长，获取成本高，易污染环境等缺点，目前在临床上已经被其他优秀的放射源替代。现代近距离放疗的剂量学方法和基本思想源于早期的镭疗剂量学。

（二）^{60}Co（钴 -60）

放射治疗使用的 ^{60}Co 是一个人工放射性核素，通过在核反应堆中用强中子流轰击稳定 ^{59}Co 核素的方式产生。放射性 ^{60}Co 经过 β 衰变后成为激发态镍，处于激发态的核素镍在其核子退激过程中放出两种很高能量的 γ 射线，最终变成稳定的镍。由于半衰期比较短，可以制成高剂量率辐照源。在 20 世纪末，^{60}Co 还是我国开展远距离放射治疗的主力治疗源，但是目前已经被更为先进的医用直线加速器替代。当然，它目前用作高剂量率近距离放射治疗源还是比较多见。

（三）^{137}Cs（铯 -137）

^{137}Cs 是从原子反应堆的裂变物中提取的，其中混有 ^{134}Cs，通常由不锈钢外壳屏蔽，衰变过程中的 β 射线及其与外壳作用产生的特征 X 射线全部由外壳吸收。^{137}Cs 的半衰期比较长，所以单位质量的放射性活度不可能做得太高，适用于做中、低剂量率的放射源，主要应用于近距离放射治疗领域。

（四）^{192}Ir（铱 -192）

^{192}Ir 是人工制成的放射性核素，在原子反应堆中用热中子轰击 ^{191}Ir 方式生成，^{192}Ir 能谱比较复杂，射线能量不高。在这个能量范围的 γ 射线在水中的衰减率恰好被散射光子所补偿，在距离源 5cm 范围内任意点的剂量率与距离平方的乘积近似不变。由于半衰期很短，很小粒状源可以做到很高剂量率，是一个很好的高剂量率的近距离放射治疗的放射源。

（五）^{198}Au（金 -198）

^{198}Au 在使用时通常包裹 0.1mm 厚的铂外壳，其衰变释放出的 β 射线基本由外壳全部吸收。通常金源制成 2.5mm 长、直径 0.8mm 的粒状源。由于其射线能量低，易于屏蔽，^{198}Au 曾作为 ^{222}Rn 的替代源广泛用于肿瘤的种植放射治疗。

（六）^{125}I（碘 -125）

^{125}I 通过电子俘获衰变为激发态 ^{125}Te（碲 -125），^{125}Te 退激释放出 33.5keV 的 γ 射线，在此过程中由于电子俘获及内转换效应的发生，会同时产生能量为 27～35keV 的特征 X 射线。在临床使用 ^{125}I 时，通常使用钛作为源的屏蔽外壳，β 射线及低于 5keV 的 X 射线全部为屏蔽外壳所吸收。^{125}I 与 ^{198}Au 及 ^{222}Rn 相比，具有更长的半衰期，更低的 γ 射线能量，并更易于存储，广泛用于永久性种植及插植放射治疗。

（七）^{252}Cf（锎 -252）

^{252}Cf 是目前成功应用于腔内治疗的中子源，同时也发射 γ 射线，剂量计算和测量相对复杂。

近年来，相继产生了若干种可用于临床的新型放射源：如钯 -103、镅 -241、钐 -145、铥 -169 和锶 -90 等。

二、远距离放射治疗

（一）固定源 - 皮距技术

固定源 - 皮距（source-skin distance，SSD）放射治疗技术是选定射线源到皮肤的距离（通常将机架的旋转中心放在皮肤上，此时的源 - 皮距为机架旋转半径），肿瘤或靶区中心落在源和皮肤入射点两点连线的延长线上，照射野的大小和形状则根据医生参照透视 X 线片在皮肤表面勾画出照射范围，直接对准进行照射的方式。使用该方法时可以在加速器托架影子盘上放置挡铅块，对周边正常组织进行简单的遮挡。此种照射方法用于单野垂直照射时，简便易行，易掌握，但是由于现代放射治疗已经很少采用一个垂直单野照射完成患者治疗，而是更多采用多角度照射，所以现在固定源 - 皮距照射技术已经很少用到，基本淘汰。

（二）等中心技术

为了使治疗靶区的处方剂量均匀，降低射线路径上正常组织的剂量，现代放射治疗广泛采用多个角度野照射，此时需要将加速器的等中心（射线源或 X 靶焦点随机架旋转的中心）置于患者体内治疗靶区中心，不论哪一个角度的照射野中心轴都经过靶区中心，该方法就是固定源 - 轴距（source-axis distance，SAD）技术。治疗时需要在患者的治疗靶区中心所在横断面的体表用"前""左""右"3 个十字线标记出靶区中心位置，借助治疗室内的激光灯系统将加速器等中心所在的坐标系与靶区中心所在的坐标系重合完成坐标传递。现代放射治疗的适形放疗、静态野调强放疗、容积调强放疗都是采用等中心式定位、摆位技术。

三、近距离放射治疗

（一）腔内、管内放射治疗

对人体自身体腔内（如鼻腔、鼻咽、食管、气管、阴道、子宫、直肠等）生长的肿瘤，可以借助施源器将放射源推送到肿瘤部位进行放射治疗。医生可按一般临床检查的方法直接放入施源器，也可通过内镜（如食管镜、支气管镜等）将施源器放入治疗部位。

（二）组织间插植放射治疗

对一些实体肿瘤可以采用组织间插植技术进行组织间照射，它借助剂量与距离的平方成反比的特点，可以给予肿瘤很高治疗剂量，且靶区外剂量很低，剂量分布远好于外照射剂量。组织间插植放射治疗操作复杂，需要用施源器在患者身体上预先建立放射源的施源通道，将针状施源器预先按照一定的布针（施源器）规则经皮穿刺插入瘤体内后，通过施源器将放射源送入瘤体并到达预先设定的位置，从内向外进行放射治疗。可根据肿瘤靶区的大小确定植针排布方式、根数、深度、针距等，放射源的停留位置不能靠近皮肤或危及器官，治疗结束后，退出放射源并将施源器取出。

（三）粒子植入

对于局部复发且不能再使用外照射治疗的患者，可使用 CT 立体定向系统将放射性粒子源放置到预定位置处形成永久性植入，对肿瘤进行持续性的、低剂量率的治疗。粒子植入治疗的粒子源应选用能量低、半衰期短的放射性核素，目前多采用 ^{125}I 源作为放射性粒子。

（四）敷贴治疗

这是一种将施源器直接敷贴在肿瘤表面进行放射治疗的一种方法。主要适用于非常表浅的肿瘤，如皮肤癌等。

（五）术中置管术后放射治疗

这是一种外科手术与放射治疗联合治疗的手段。术时在瘤床范围埋置数根软管施源器，术后再行近距离放射治疗的方法。

四、质子与重离子治疗

放射治疗利用射线在组织内沉积的能量引发的一系列放射生物效应治疗肿瘤。为了描述射线的能量传递能力，辐射剂量学定义了传能线密度（linear energy transfer，LET）的概念，即带电粒子在组织内的输运过程中经历的单位径迹长度上消耗的平均能量，单位为 keV/μm。

质子、重离子的传能线密度与带电粒子电荷数的平方成正比，且与粒子运动速度的平方成反比。当粒子运动速度接近于零时（粒子在接近停滞时，如到达射程末端附近），释放给组织的能量会突然暴增，在组织内形成吸收剂量的布拉格峰。这种物理特性使得质子、重离子束经过剂量展宽技术后，可将高剂量区覆盖在肿瘤病灶，而周围危及器官受照射剂量极低，特别适合治疗靠近如脑干、脊髓等重要脏器的肿瘤。质子的 LET 与高能 X 射线接近，二者生物学效应近似，没有明显优势。重离子束的 LET 通常高达 100 以上，具有非常好的生物学效应优势，尤其在治疗对常规射线放疗不敏感的抗拒性肿瘤时的生物学表现尤其明显。但它的生物学效应与粒子能量呈非线性关系，模型关系复杂。

（王业伟）

第二章　放射治疗的常用设备

近年来随着核工业技术、电子信息工程技术的进步，放射治疗设备得到快速发展。四维CT模拟定位机、磁共振模拟定位机、医用直线加速器已普遍应用于临床。图像引导、呼吸门控、自适应放疗等新技术使放射治疗精度取得极大提升。

第一节　模拟定位机

模拟定位机是开展放射治疗的基础设备。首先，它必须具有对患者身体解剖图像的采集功能，如透视影像获取、CT断层影像获取，通过影像确定肿瘤或治疗靶区位置；其次，它必须能够模拟加速器的机械运动能力，既可以是数字化虚拟模拟，也可以是机械结构上的模拟；其三，它必须配有外置三维坐标空间的激光灯系统，通过它把透视影像或CT影像与患者体表位置相联系、相对应。

一、常规X射线透视模拟定位机

（一）X射线透视模拟定位机的工作原理和结构

模拟定位机的成像系统与一般影像诊断使用的X线透视机相似，基本结构包括了X射线管球、影像增强器、X射线电视、机架、诊断床及控制台组成。机械部分的运动与加速器一样，管球焦点相当于加速器射线源位置，X射线穿透诊断床被下面的影像增强器接收并将图像信号传送到X射线电视中显像，管球与影像增强器安装在同一个可旋转的机架臂上，可围绕患者做同步旋转运动；它的X射线机头配置一对遮线器，用于限定X线透视图像的范围大小，在遮线器下方一个可开合"#"形界定线，用于界定病变和照射野的位置和范围，以及反映模拟照射野大小的灯光野指示、照射野标尺线；在机头位置有一个光学测距器，用于测量患者体表到X射线管球焦点的距离。为了适应不同源-轴距的加速器，X射线模拟定位机的机架除能够按等中心旋转外，安装在机架臂上的模拟机机头和影像增强器的高低位置可以上下调节。模拟机诊断床的结构与一般X射线透视机检查床不同，它可以模拟加速器治疗床进行上下、左右、前后运动，并可绕等中心旋转，如图1-2-1所示。

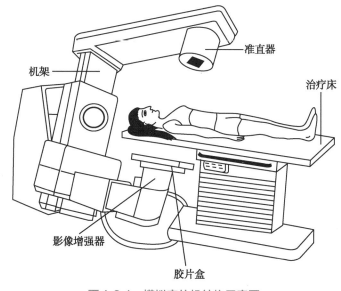

图1-2-1　模拟定位机结构示意图

（二）X射线透视模拟机的功能

模拟机在放射治疗过程中发挥着重要的作用，它为临床制订治疗计划提供有关肿瘤位置、大小和周边重要器官解剖关系的影像信息，这些信息可以直接为治疗计划设计使用，也用于照射方案的验证，包括确定照射野大小、射野角度、挡块形状是否准确、机架转动、患者体位设计是否合理等。但是，透视影像不能为临床提供在投影方向前后的解剖关系信息。

二、CT模拟定位机

（一）CT模拟定位机的结构

放射治疗CT模拟机主要由三部分组成：①大孔径的螺旋CT，以满足在患者治疗体位下获取身体轮廓完整的CT图像；②CT图像三维重建、虚拟模拟加速器治疗机械运动及照射野模拟软件；③激光灯系统，通过矢状面、冠状面、横断面三个方向上的激光线建立的坐标关系，使临床将图像坐标系与患者实体坐标系对应起来，这是将数字虚拟对象的坐标系与患者实体坐标系相对应的重要工具。

（二）CT模拟定位机功能

CT模拟定位机用CT三维影像重建技术建立了一个能够完全反映实际患者的数字虚拟患者体，并将这个虚拟患者体放置到用软件虚拟的定位环境中进行定位。它的优势在于为临床定位提供的影像信息更加丰富，可以逐层在横断图像上确定靶区范围及靶区与周边组织器官的解剖关系，用定位模拟软件确定照射野大小、照射方向、卷入照射野内的正常组织器官体积等，并可以将CT图像、靶区、周边正常组织的勾画轮廓信息导入治疗计划系统进行三维剂量计算和计划设计。X射线透视模拟机无法提供患者的横断图像信息，不能用于三维放疗计划设计和剂量计算。

三、磁共振模拟定位机

（一）磁共振模拟定位机的结构

磁共振模拟定位机扫描系统与影像诊断所使用的磁共振设备相同，但放射治疗对核磁影像的需求除图像质量之外还对成像的几何精度有所要求，因此放疗模拟定位使用的磁共振设备通常应满足以下几个条件：①磁场场强应大于1.0T，高场强可获得高信噪比的图像并缩短扫描时间；②大孔径，孔径尺寸应满足放射治疗体位固定所需，如双臂上举的仰卧位，孔径尺寸在70cm及以上为最佳；③平面床板，与直线加速器床板结构相同，兼容放疗体位固定器具；④外置式框架激光灯，提供与放疗摆位的一致性和重复性；⑤特定的扫描线圈及序列参数，扫描线圈应兼容放疗体位固定器具；扫描序列参数应配合线圈特点进行调整，扫描轴位方向应正交于治疗床，且需满足放射治疗对成像几何精度要求。

（二）磁共振模拟定位机的功能

磁共振图像具有优异的软组织分辨能力，且可提供丰富的功能影像信息，常规应用方式为将磁共振图像经后处理与定位CT图像进行刚性或弹性变形融合，以辅助医师进行靶区与危及器官勾画。但由于磁共振成像原理与CT不同，无法提供放射治疗剂量计算所必需的电子密度信息，通常无法单独使用。近年来随着影像后处理技术的发展，利用人工智能技术对磁共振图像进行逐体素的电子密度赋值，在一些特定部位肿瘤中（如盆腔前列腺癌放射治疗）可直接应用磁共振图像进行放疗吸收剂量计算。

第二节 医用电子直线加速器

一、医用电子直线加速器的工作原理

20世纪50年代后,医用直线加速器出现并逐渐广泛应用。医用电子直线加速器的工作原理是利用微波的电场分量将来源于热灯丝的电子在真空的加速管中加速到较高能量,通过散射箔展宽形成治疗用电子束或让高能电子束流打靶获得高能X射线。根据加速管中微波的传播形式,可分为行波加速器和驻波加速器。

当微波在圆形波导管中传输时,会产生沿波导轴线方向运动的行波电场。行波电场运动方式类似水波纹,波峰波谷随时间轴变化并向远方传播。行波电场在运动中不断对电子进行加速,直至增加到所需电子能量。行波加速管是最早应用在医用直线加速器上的电子加速器件,工作原理与结构较为简单,但由于微波激励产生的行波电场相速度大于光速,而电子无法被加速超过光速,为保证加速管能够同步加速电子,需根据微波频率设计波导尺寸降低行波电场相速度,因此行波加速管对材质与加工工艺具有非常严格的要求,导致行波加速管制造成本较高。

驻波加速管是在行波加速管基础上发展而来,主要目的是为提高电子在波导中的平均加速能量增益。驻波电场是由入射行波与反射行波在波导中相互耦合形成,其表现形式与行波完全不同,驻波的节点位置不随时间轴变化,波腹(波峰波谷)位置也不随着时间轴变化,但波腹震荡幅度(波峰波谷振幅)上下随时间变化,波节并不移动。驻波加速管的微波能量利用率较高,因此加工长度较短。

两种类型加速管在现代医用直线加速器上均广泛使用,行波加速管整体结构较长,但能谱散度较好,电子捕获率高且加速能量调节及转换较为容易;驻波加速管因能量利用率较高致整体结构较短,6MV加速管长度仅需30cm,但能谱散度较差,且对微波频率的稳定性要求较高,电子加速能量的改变与调节相对复杂。驻波加速管加速电子能量有高限,常用于低能加速器;行波加速管常用于中高能加速器。两种类型加速管性能各有优劣,不可依据加速管类型直接对加速器性能进行评估比较。

二、医用电子直线加速器的基本结构

无论行波电子直线加速器还是驻波电子直线加速器,其结构与组成基本相同,主要由加速管、微波源、微波传输系统、电子枪、束流系统、真空系统、恒温冷却系统、控制系统、辅助治疗系统等组成,如图1-2-2所示。

医用电子直线加速器有高能X射线及高能电子束两种射线束模式用于临床的放射治疗。

(一)X射线治疗模式

在加速管中被加速到高能的电子束流被引出后打在X射线靶上产生X射线,此时的X射线强度的角分布形式如同抛物线,被初级、次级准直器限束后只允许某个立体角内的X射线射出成为治疗线束,其他角度的X射线被初级、次级准直器遮挡屏蔽掉;射出的X射线再由均整器对其强度角分布进行修整,在等中心平面上形成强度分布均匀的照射野。为了便于直观观察到照射野大小,加速器用一个近似点光源模拟X射线靶点,用灯光野虚拟实际照射野。由于近似点光源不可能安装在靶点位置处,只能通过一套反射镜把光源虚拟到靶点位置处,所以看到的灯光野是由反射镜反射出来的。在线束均整器与次级准直器之间设有射线输出剂量监测电离室,用来监测射线强度及射野内剂量分布的对称性与平坦度,如图1-2-3所示。

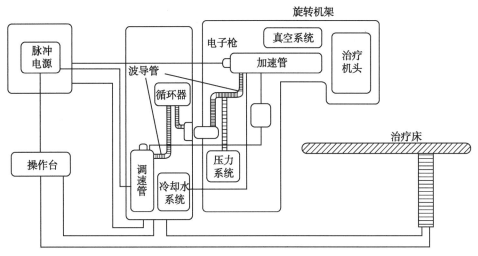

图 1-2-2 直线加速器结构示意图

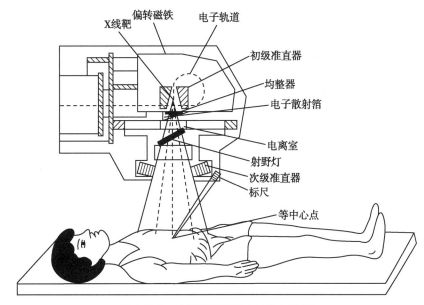

图 1-2-3 直线加速器机头结构示意图

（二）电子束治疗模式

加速管内的高能电子束引出后，经偏转穿过电子窗直接引出，用于临床电子束治疗。因为电子的质量远远小于原子，在和原子发生库仑力作用的时候非常易于被散射，所以采用散射箔技术让非常窄的电子射线束展宽，为临床提供大面积的治疗野。散射箔一般采用金、铅等重原子序数的金属薄片制成，其厚度要达到能够使电子束完全散射。散射箔的介入导致电子线中存在很少量因轫致辐射产生的 X 射线污染，同时，引出的治疗用电子束的电子能量出现少许涨落而展宽。散射箔设置与 X 射线均整器的位置相同，放置在同一个轮盘式的机械装置上，当使用者选择电子束治疗模式或 X 射线治疗模式时，散射箔与均整器之间会自动切换。

由于电子线从加速器机头经散射箔发出到患者时，射线束中大量电子的运动方向因散射箔散射影响导致一致性比较差，另外空气也将进一步加重电子散射，所以应用电子束治疗时必须在加速器机头准直系统外额外加装照射野限束器，即使用电子线限光筒形成治疗用照射野。电子束照射野边缘剂量分布受加速器次级准直器的铅门位置影响很大，因此使用不同尺寸的电子线限光筒时,加速器次级准直器会有相应的铅门位置跟随。由于实际治疗时,人体表面是一个曲面,电子线限光筒不可能严密地紧贴体表,往往会有3～5cm间隙。

三、医用电子直线加速器的临床应用特点

与历史上所使用的放射性核素相比(如 ^{60}Co 治疗机),电子直线加速器可以产生能量、输出剂量率更高的 X 射线和电子线,射线输出剂量率一般可以达到 2～6Gy/min 甚至更高,一台设备可以有多个能量的 X 射线、电子线供治疗选择使用;另外,加速器 X 射线靶点非常小,与点源的近似度更高,照射野边界更锐利,照射野边缘区域形成的剂量半影更小。医用电子直线加速器设备结构复杂,日常维护及质量保证技术要求较高。

第三节　近距离后装治疗机

一、近距离后装治疗机的结构

现代近距离后装治疗系统一般由四部分组成:①放射源,用于后装治疗机的放射源一般采用 ^{192}Ir 或 ^{60}Co;②施源器,用于置入体内的可容纳放射源的尼龙或合金装置,针对不同的治疗部位、治疗方式,其形状各有不同;③放射源驱动单元,用于收放放射源的装置,采用程控步进电机进行控制;④治疗计划系统,用于模拟放射源在体内形成的剂量分布,计算出靶区剂量的计算机系统。

二、近距离后装治疗机的特点

近距离放射治疗机具有三个特点:

1. 微型化放射源通过施源器可以到达体内需要治疗的各个部位,放射源在体内的驻留位置和驻留时间可以由计算机精确控制,实现理想的剂量分布。

2. 利用高活度放射源可以实现高剂量率治疗,缩短了照射时间。

3. 治疗计划由计算机模拟生成,不同治疗方案可以进行优化比较。

计算机控制的放射源后装治疗技术使近距离放射治疗实现了隔室操作,提高了近距离放射治疗的安全性、准确性和精确性。

第四节　质子、重离子治疗设备

一、质子治疗的发展历史

应用质子束放射治疗的想法是 1946 年由 Wilson 首先提出的,1954 年 Tobias 等人在美国加州大学 Lawrence Berkeley 实验室(LBL)进行了世界上第一例质子束的治疗。此后,瑞典、苏联也先后开展了质子放疗的临床研究;美国麻省总医院(MGH)的放射肿瘤学家和肿瘤放射物理学家在推动质子放疗的临床应用上起到了非常重要的作用,1961 年开始利用哈佛回旋加速器实验室(HCL)治疗与脑垂体有关的疾病,如肢端肥大症、库欣综合征、糖尿病引起的视网膜病、动静脉畸形等。1975 年 MGH 和 HCL 联手开始用质子放疗眼球脉络膜黑色素瘤、颅底软骨瘤、脊索瘤、前列腺癌。20 世纪 80 年代后期,随着质子设备的改进,三维影像和立体放疗技术的进步,质子放射治疗的应用范围得到进一步扩展,日本筑波大学质子医学研究中心(PMRC)根据东方人

的特点，将肿瘤治疗研究的重点放在肝癌、食管癌、肺癌和头颈部肿瘤等。在同一时期，非肿瘤疾病也开始尝试用质子放射治疗，主要有脑血管畸形和老年性黄斑变性。

1992 年美国 Loma Linda 大学医学中心（LLUMC）启用了世界上第一台医学专用质子放疗装置，这在质子放疗的历史上具有划时代意义。在这以前质子放疗只是高能核物理实验室中大型加速器的附属产品，而医学研究专用加速器的应用，正式宣告质子放疗进入了医学领域的临床治疗，确定了其在医疗应用中的地位，加快了这一技术的发展与推广范围。LLUMC 质子加速器采用的是同步加速器（synchrotron），经过 8 年的临床实践与研究，在前列腺癌、肺癌等肿瘤的治疗取得了良好的效果。

由于质子技术在肿瘤和非肿瘤的治疗中均获得了较好的效果，1985 年成立了国际性的质子放疗合作组（Proton Therapy Cooperative Oncology Group，PTCOG），进行世界范围内的质子课题合作研究。

截至 2022 年，全球有 104 家临床质子治疗中心，并有 31 家在建，已有超过十四万人接受了质子治疗。

二、重离子治疗的发展历史

重离子治疗项目最早由 LBL 于 1975 年启动，并分别于 1975 年、1977 年、1979 年和 1982 年完成氦离子、碳离子、氖离子和硅离子的首次治疗。至 1992 年该实验项目关闭，共完成 2 054 例氦离子治疗以及 433 例其他类型重离子治疗。1994 年，日本国家量子与辐射科学技术研究所成立世界首个重离子医疗中心并选用碳离子进行治疗。我国重离子治疗起步较晚，2006 年中国科学院近代物理研究所开始进行碳离子治疗临床试验，使用最大能量为 100MeV/u 的离子束治疗浅表肿瘤。至 2022 年，全球共有 13 家重离子治疗中心。

重离子相比于质子具有更高的 LET，对乏氧细胞杀伤力更强，这通常被认为具有更优的生物学效应。但过重的离子在布拉格峰之后仍包含具有高 LET 的次生粒子，对正常组织造成损伤；过轻的离子又具有较高的氧增比，因此目前重离子中心主要采用碳离子进行临床治疗。

三、质子、重离子治疗设备

质子与重离子治疗系统具有类似的结构，主要由离子束加速器、束流传输系统、治疗室治疗头以及患者定位系统，是目前最复杂、最庞大的医疗设备。离子加速器负责产生高能离子束流，束流传输系统则负责将离子束从离子加速器的引出端引出并导向治疗室的治疗头。

目前加速质子、重离子的加速器主要有回旋加速器和同步加速器两大类，其中回旋加速器是目前医用质子加速器的主要形态，重离子加速器均采用同步回旋加速器。放疗质子束能量一般为 230～250MeV。

（一）回旋加速器

回旋加速器可以简单理解为由两个相互分离的半圆盒（pillbox）组成，每个半圆盒的形状像英文字母 D，故常称作 D 形盒；在两个半圆盒之间的间隙中加上一个电场，同时在这两个 D 形盒上下附加一个强磁场。离子源产生的离子入射到 D 形盒中心，在强磁场的作用下，离子开始在圆盒内做环形运动，离子束流每穿过电场时就被加速一次。为了确保束流每次到达间隙时总是被加速，而不是减速，电场的极性以精确的时间间隔进行切换以便与离子的运动保持一致。由于磁场强度几乎是常数值，束流轨迹的半径会随离子的能量增大而增大，使得束流轨迹如同一个螺旋线，当离子束经过一圈一圈加速后到达回旋加速器的 D 形盒边缘时能量达到最高，随后束流就从回旋加速器的边缘向治疗室的方向引出。放疗质子加速器产生的质子束能量一般为 230～250MeV，束流斑点尺寸 3～4mm，在束流路径上采用一个阶梯状金属吸收器或金属楔形吸收器，或两个相对的楔形吸收器调制质子能量以满足不同治疗深度的需要。

回旋加速器的体积与磁场强度有关,对磁场强度 3T 的回旋加速器,重量可达 220t 左右,直径有 6m;如果采用新型磁材料的超导磁体,磁场强度可达 9T,重量减到不足 30t,直径可缩小到 2.5m。

(二)同步加速器

同步加速器是由一个置于高磁场中的狭窄的环形真空管道组成。质子或重离子束流由同步加速器环外的一个 3~7MeV 直线加速器注入,束流持续地被真空管内的电场加速并在环内循环,为了使束流保持在闭合环内,磁铁的磁场强度必须随着束流能量的增加而同步增强,也因此获得了同步加速器之名。同步加速器的束流能量增加时,束流在环内的轨道保持不变,这与回旋加速器的情况相反。同步加速器规模大,难于小型化,操作复杂。

近十年来,由于质子加速器的小型化获得巨大成功,成本大幅度降低、维护趋于简单便利,促进了其在全球的快速推广。目前,我国也启动了质子、重离子医用加速器的研究。

(王业伟)

第三章　放射剂量学

人体组织吸收电离辐射的能量后,细胞会产生一系列的物理、化学和生物学变化,当这种变化达到一定规模后,最终会导致组织的生物学损伤,即生物效应。生物效应的大小与组织吸收电离辐射的能量成正比,因此,度量和描述这种电离辐射能量,成为放射物理与放射生物的基础。

第一节　剂量学中的基本辐射量

一、照射量及其单位

间接电离辐射对空气的电离能力用照射量(exposure, X)描述,即 X(γ)电离射线在质量为 dm 的空气中释放的次级电子完全被空气阻止后形成的电离电荷量的绝对值。表示为:

$$X = \frac{\mathrm{d}Q}{\mathrm{d}m} \tag{1-3-1}$$

照射量 X 的单位为 C/kg,曾用伦琴(R)作为单位,两者的换算关系为 $1R = 2.58 \times 10^{-4} C/kg$。单位时间内照射量的增量,称为照射(量)率,单位为 C/kg·s。

照射量是用来衡量 X(γ)辐射致空气电离程度的物理量,只能用于空气,不能用于其他类型的辐射,也不能用于其他物质。由于在电子线电离空气过程中,无法区分哪些电荷是次级电子产生的电离电荷,哪些是原射线的电离电荷,所以,电子线在空气中没有照射量概念。

在实际工作中人们关心的是所有电离辐射在生物组织沉积的能量大小对生物组织产生的放射生物学影响,这注定了"照射量"是一个逐渐被边缘化的物理量。

二、吸收剂量及其单位

在辐射防护和放射治疗的辐射剂量学中,同一类型的电离射线或粒子引起宏观放射生物效应大小总是由组织吸收的能量决定,因此用"吸收剂量"度量组织的吸收能量大小。吸收剂量(absorbed dose, D)描述了电离辐射在单位质量 dm 组织中沉积的平均能量 d$\bar{\varepsilon}$,表示为:

$$D = \frac{\mathrm{d}\bar{\varepsilon}}{\mathrm{d}m} \tag{1-3-2}$$

从吸收剂量的定义知道,它的单位为 J/kg,在辐射剂量学中给予了它一个专用名"戈瑞"(Gray 或 Gy),$1Gy = 1J/kg$;历史上还曾用过"拉德"(rad),$100rad = 1Gy$。单位时间内吸收剂量的增量为吸收剂量率,其单位为 Gy/s。

吸收剂量适用于描述任何类型和能量的电离辐射,适用于受到照射的任何物质。由于引起宏观生物学效应的大小不仅与能量有关,还与射线类型、组织细胞类型有关,因此在使用"吸收剂量"时要注明辐射类型、介质种类和特定位置。

三、比释动能及其单位

X(γ)射线在生物组织的质量元 dm 中产生的次级电子的动能不可能全部在电离过程中留在

这个组织元中,因为次级电子的动能比较大时,将会有一部分能量被带离这个质量元。"比释动能"(kerma, K)描述了 X(γ)射线在单位质量 dm 的组织中释放的全部能量,即次级带电粒子初始动能之和 dE_{tr},表示为:

$$K = \frac{\mathrm{d}E_{tr}}{\mathrm{d}m}$$

(1-3-3)

比释动能的单位为 J/kg,专用名戈瑞(Gray, Gy)。图 1-3-1 示 X(γ)光子进入介质后的能量损失过程。

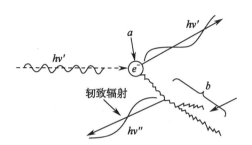

图 1-3-1 X 射线进入介质后的能量损失示意图

比释动能和吸收剂量是两个完全不同的物理量,只有满足次级电子平衡条件和韧致辐射可忽略不计时,比释动能才等于吸收剂量。

四、电子平衡

X(γ)光子在被照射的组织体积中各处都会产生大量次级电子,这些电子可能来自光电子,也可能来自康普顿反冲电子,也可能来自电子对,这些电子都有较大能量和射程。考察一个小区域体积 ΔV,那么在这个小体积 ΔV 内产生的次级电子会带走部分能量,而在小体积外产生的次级电子会带进来一部分能量,如果出去的和进来的能量相等,可以认为能量平衡,即次级电子平衡。从物理上看,这种次级电子平衡是动态的、近似的、相对的,如图 1-3-2 所示。

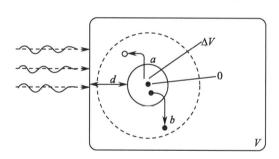

图 1-3-2 电子平衡条件示意图

在电离辐射测量理论中,电子平衡是辐射剂量学中的重要概念。

第二节 放射治疗的 X(γ)射线剂量学

一、名词与定义

(一)射线源

射线源为放射源前表面的中心或产生射线的靶面中心;医用加速器电子线源点为出射窗或其散射箔所在的位置。

（二）射线中心轴

加速器射线束经初级准直器和二级准直器准直或限束后成为治疗线束，射线中心轴指对称性准直器开口射出的射线束的中心对称轴线。临床上一般用放射源与最后一个限束准直器系统中心的连线作为射线中心轴。

（三）照射野

临床放射治疗的照射野指剂量学意义的照射野，即在指定平面或约定平面上的射线照射范围内 50% 等剂量线包括的区域。为给加速器操作员明示照射野大小、位置，加速器用近似点光源模拟射线源而形成的灯光投影称之为灯光野，灯光野必须与照射野一致。

（四）参考点

为了以不同单位、不同规程来讨论加速器的剂量学问题，规定参考点为模体内射线中心轴上的一点，模体表面到参考点的深度为参考深度（d_0），因此，在使用参考点时必须指明参考点位置。

（五）校准点

医用加速器在模体内射线中心轴上的剂量随深度增加而减少，为了便于用剂量仪标定射线输出剂量，需在射线中心轴上指定或约定一个剂量测量点，即校准点。模体表面到校准点的深度为校准深度。

（六）机器等中心点

机架的旋转中心的延长线、准直器的旋转中心延长线及治疗床的旋转中心延长线在空间上交于一点，这点即为机器等中心点。

（七）源 - 皮距

射线源沿射线中心轴到体表面的距离，称为源 - 皮距（source-skin distance，SSD）。

（八）源 - 瘤距

射线源沿射线中心轴到肿瘤中心的距离，称为源 - 瘤距（source-tumor distance，STD）。

（九）源 - 轴距

射线源到机器等中心点的距离，称为源 - 轴距（source-axial distance，SAD）。

（十）几何半影

任何的射线源都具有一定的尺寸大小，并不是理想点源，比如加速器 X 射线是由电子束流打靶产生，束流尺寸与靶的厚度就构成了加速器 X 射线源的尺寸。由于射线不是来自一个点，而是来自一个体积，该体积内各个点产生的 X 射线经过准直器后，在照射野边缘各点受到不均等剂量的照射，产生由高到低的剂量渐变分布，即为几何半影。降低射线源尺寸可以有效降低几何半影，但会影响射线源强度；也可以缩短准直器到患者皮肤的距离，但不能低于 15cm，否则次级电子污染将减弱高能 X（γ）射线保护皮肤的效果（图 1-3-3）。

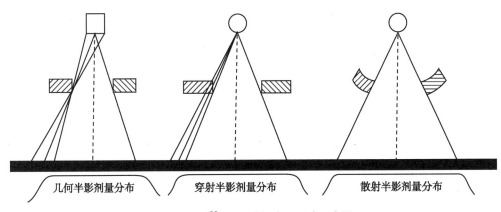

几何半影剂量分布　穿射半影剂量分布　散射半影剂量分布

图 1-3-3　^{60}Co 治疗机半影形成示意图

（十一）穿射半影

当准直器开口的端面与射线不平行时，射线穿过的准直器端面厚度不等造成射野边缘的剂量渐变分布，即为穿射半影。减小穿射半影的方法是改进准直器的设计，使用球面准直器，做以相对射线源中心开合的弧形运动。

（十二）散射半影

射线在组织内与组织作用会出现旁散射线，这种旁散射线在照射野边缘依然可以形成剂量渐变分布，即为散射半影。散射半影随射线能量的增大而减小，但无法完全消除。

上述三种半影的存在造成照射野边缘剂量不均匀，对保证靶区剂量的均匀性及保护周围正常组织不利，临床应用时要注意其影响。

二、百分深度剂量

（一）百分深度剂量

百分深度剂量（percentage depth dose，PDD）定义为模体内射线中心轴上某一深度 d 处的吸收剂量 D_d 与参考深度 d_0 处吸收剂量 D_0 的百分比，这是一个以参考点的剂量为度量单位的相对剂量。射线中心轴上所有点的相对剂量随深度变化的曲线被称为百分深度剂量曲线，如图 1-3-4 所示，数学表达式为：

$$PDD = \frac{D_d}{D_0} \times 100\% \qquad (1-3-4)$$

式中：D_d 为射线中心轴上深度为 d 点的吸收剂量，D_0 为射线中心轴上参考深度 d_0 处吸收剂量。对高能 X（γ）射线，其参考点一般取在模体内剂量最大点 D_{max} 处，即：

$$PDD = \frac{D_d}{D_{max}} \times 100\% \qquad (1-3-5)$$

（二）剂量建成效应

射线进入模体表面后，百分深度剂量初始会随深度增加而增大；但在某一个深度达到最大值后，开始按照指数规律衰减，这种现象称之为剂量建成效应。这是因为射线在体表面开始产生次级电子，由于次级电子具有一定的射程，所以次级电子通量会随着深度渐次增加出现了次级电子的叠加而逐渐增大，直至达到最大值。随着深度的增加，光子衰减影响不可忽略，光子产生的次级电子数量随之减少。入射的 X（γ）射线越高，剂量建成效应越明显，建成深度越大。

（三）影响百分深度剂量的因素

1. 射线能量的影响 射线能量越高，其穿透能力越大，同一深度处的百分深度剂量值就越大，如图 1-3-5 所示。

2. 照射野大小及形状的影响 照射野内任何一点的剂量都包含了原射线的剂量和周边组织产生的散射线剂量。

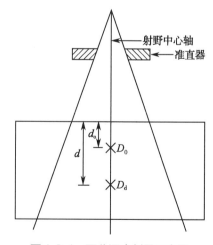

图 1-3-4 百分深度剂量示意图

照射野面积增大时，射线中心轴上散射线量增加，同一深度的百分深度剂量随之加大。但当照射野面积增大到一定范围后，来自远处的散射光子贡献率因组织的衰减越来越弱，散射体积进一步增加对中心轴上的剂量影响降低，并趋于饱和。

临床应用的百分深度剂量表是对应方形照射野进行测量给出的，而放射治疗因肿瘤形状常采用矩形野和不规则野，必须把不规则照射野换算成等效方野后才能利用已知方形野的百分深度剂量表进行计算。等效方野的物理意义是：使用的矩形野或不规则野在其照射野中心轴上的

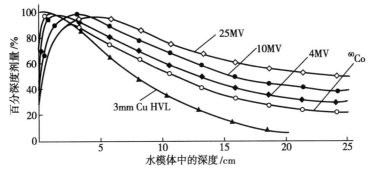

图 1-3-5 百分深度剂量随射线能量的变化

百分深度剂量与某一方形野的百分深度剂量相同时,该方形野叫作所使用的矩形或不规则照射野的等效方野。临床上经常使用近似的几何计算方法或者简便的面积 / 周长比法计算等效方野尺寸。设矩形野的长、宽分别为 a 和 b,等效方野的边长为 c,则:

$$\frac{c^2}{4c} = \frac{a \times b}{2(a+b)} \tag{1-3-6}$$

即:

$$c = \frac{2ab}{a+b} \tag{1-3-7}$$

面积 / 周长比法没有很好的物理基础,只是一个经验的公式。对于半径为 r 的圆形野,只要其面积与某一方形野的面积近似相等,就可以认为等效,公式为:

$$s = 1.8r \tag{1-3-8}$$

3. 源 - 皮距对百分深度剂量的影响　从前面内容可知,百分深度剂量是一个以最大剂量点为参照的相对剂量,通常都是在标称源 - 皮距下通过测量给出的,如 SSD = 80cm 或 SSD = 100cm。在实际治疗时,临床可能会因种种原因不得不改变 SSD,射线中心轴上的点的剂量因距离平方反比关系和散射条件的改变而改变,这种改变是非线性的,原来的百分深度剂量数据不能简单拿来使用,需要进行距离平方反比修正,必要时还要做散射修正。

如果源 - 皮距增大而在同一深度下照射面积不变,散射条件修正可以忽略,只需做距离平方反比修正,此时百分深度剂量也随之增高($d > d_{max}$)。

三、组织空气比

(一)组织空气比

组织空气比(tissue-air ratio,TAR)定义为模体内射线中心轴上任一点吸收剂量 D_d 与空间同一位置上自由空气吸收剂量 D_{fs} 之比,如图 1-3-6 所示。表示为:

$$TAR(d,r_d) = \frac{D_d}{D_{fs}} \tag{1-3-9}$$

PDD 讨论的是空间不同位置的两点剂量关系,当源 - 皮距改变时,距离平方反比关系的影响因素不能消除。TAR 讨论的是空间同一位置点在不同散射条件下的剂量关系,当源 - 皮距发生改变而模体散射条件不变(指体表照射大小不变)时,TAR 基本不变。TAR 概念的提出克服了百分深度剂量随源 - 皮距变化的特点,适用于等中心照射时的剂量计算。TAR 的一个根本缺点在于它必须测量出空气中计算点处的吸收剂量。随着射线能量的增加,为达到次级电子平衡测量空气吸收剂量的电离室壁厚度增大,这不仅使测量变得困难,而且会增加测量误差。

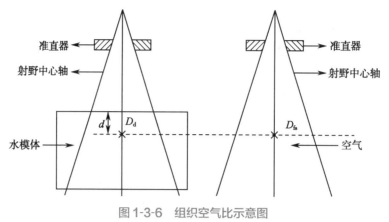

图 1-3-6　组织空气比示意图

（二）影响组织空气比的因素

1.源 - 皮距对组织空气比的影响　组织空气比描述的是空间同一位置、不同散射条件的剂量之比，数值大小与源 - 皮距无关。

2.组织深度对组织空气比的影响　在最大剂量深度后，组织空气比近似按照指数规律衰减，其曲线形式与百分深度剂量相似。

3.射野大小与射线能量对组织空气比的影响　组织空气比随照射野及射线能量的增大而增大，其影响与百分深度剂量类似。

（三）背散射因子

临床剂量学中将模体内最大剂量点处的组织空气比称为背散射因子（back-scatter factor，BSF），表示为：

$$BSF = \frac{D_{max}}{D_{fs}} \qquad (1-3-10)$$

背散射因子代表了模体的散射体积对空间同一点处参考点剂量的影响，BSF 随患者身体厚度而增加，但在 10cm 左右接近最大值，如图 1-3-7 所示。背散射来源于康普顿散射，因此 BSF 的大小与射线能量、照射野面积及形状有关，如图 1-3-8 所示；与源 - 皮距无关。

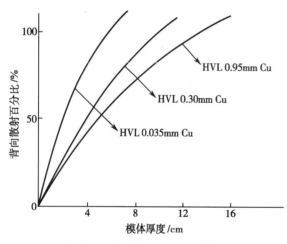

图 1-3-7　模体厚度对背散射的影响

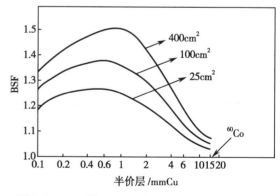

图 1-3-8　照射野面积及射线能量对背散射的影响

四、散射空气比

模体内或组织中任何一点的剂量来源可以分成原射线贡献和散射线贡献。散射空气比（scatter-air ratio，SAR）定义为模体内射线中心轴上任意一点的由散射线贡献的吸收剂量 $D_{d,scat}$ 与空间同

一位置上空气吸收剂量 D_{fs} 之比,表示为:

$$\mathrm{SAR}(d, r_d) = \frac{D_{d,scat}}{D_{fs}} \tag{1-3-11}$$

研究散射线的剂量贡献规律对于非规则野剂量计算非常重要,由于模体内任意点吸收剂量是原射线剂量与散射线剂量之和,因此:

$$\mathrm{SAR}(d, r_d) = \frac{D_{d,scat}}{D_{fs}} = \frac{D(d, r_d) - D(d, 0)}{D_{fs}} = \mathrm{TAR}(d, r_d) - \mathrm{TAR}(d, 0) \tag{1-3-12}$$

式中,$\mathrm{TAR}(d, 0)$ 代表了零照射野(窄束)条件下组织空气比,即原射线组织空气比。散射空气比与组织空气比的性质类似,散射空气比与源-皮距无关,只受射线能量、组织深度和射野大小的影响。

高能 X 射线产生的次级电子的平均射程很高,在这个距离长度内,X 射线衰减不可忽略,剂量精确测量所需要的次级电子平衡条件不能达到,精确测量空气中的吸收剂量变得很困难,所以 TAR、SAR 只应用于中、低能 X(γ)射线(如 ^{60}Co)的剂量计算,在目前临床普遍使用的高能 X 射线剂量计算中已极少使用。

第三节 处方剂量的计算

一、射野输出因子和模体散射因子

射野输出因子,也称为准直器散射因子(collimator scatter factor,S_c),是描述射野输出的空气吸收剂量随面积改变而变化的物理量,定义为射野在空气中的输出剂量与参考射野(一般是 10cm×10cm)在空气中的输出剂量之比,一般用带有剂量建成帽的电离室在空气中直接测量,当射野很小时,可拉长源-皮距进行测量。

模体散射因子(phantom scatter factor,S_p)定义为在某一照射野条件下模体内参考点处(一般在最大剂量点)的剂量与保持准直器开口不变情况下在参考射野(没有特殊说明时为 10cm×10cm)于同一深度处的剂量之比。对于可精确测量的低能 X(γ)射线,如 ^{60}Co,S_p 等于给定射野与参考射野背散射因子的比值,数学表达式为:

$$S_p(r) = \frac{\mathrm{BSF}(r)}{\mathrm{BSF}(r_0)} \tag{1-3-13}$$

总散射校正因子(total scatter factor,$S_{c,p}$)为准直器和模体的散射共同造成的结果,定义为准直器散射因子与模体散射因子的乘积,即:

$$S_{c,p} = S_c \cdot S_p \tag{1-3-14}$$

直接测量 S_p 比较困难,一般是通过直接测量 S_c 和 $S_{c,p}$ 来计算出 S_p。

二、组织模体比和组织最大剂量比

随着 X(γ)射线的能量增大,准确测量空气中吸收剂量难度越来越大,组织空气比方法不再适合,需要用组织模体比方法替代 TAR 方法。组织模体比(tissue-phantom ratio,TPR)定义为在相同准直器开口条件下的模体中射野中心轴上任一点的剂量与空间同一点处模体中射野中心轴上参考深度(d_{ref})处的剂量之比,如图 1-3-9 所示。数学表达式为:

$$\mathrm{TPR}(d, \mathrm{FSZ}_d) = \frac{D_d}{D_{d_{ref}}} \tag{1-3-15}$$

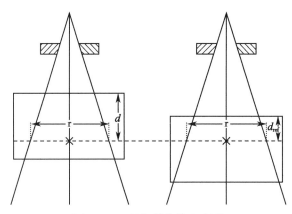

图 1-3-9　组织模体比示意图

如图所示，D_d 为模体射野中心轴上深度为 d 处的剂量；$D_{d_{ref}}$ 为空间同一位置对应模体中心轴的参考深度处的剂量；参考深度 d_{ref} 通常取 5cm 或 10cm。

当参考深度 d_{ref} 取最大剂量点深度，即 $d_{ref} = d_{max}$ 时，称为组织最大比（tissue-maximum ratio，TMR），表示为：

$$TMR(d, FSZ_d) = \frac{D_d}{D_{max}} \tag{1-3-16}$$

式中 D_{max} 为空间同一位置对应模体中心轴最大剂量点深度处的剂量；FSZ_d 是中心轴模体深度 d 处的射野大小。TMR 受能量、组织深度、源 - 皮距、照射野面积的影响类似于 TAR。

三、TMR 与 PDD 的关系

TMR 因其值与源 - 皮距变化无关，因此可表征不同源 - 皮距下的 PDD。TMR 与 PDD 之间的转换关系为：

$$TMR(d, r_d) = \left[\frac{PDD(d, r, f)}{100}\right]\left[\frac{f+d}{f+d_0}\right]^2\left[\frac{S_p(r_{d_0})}{S_p(r_d)}\right] \tag{1-3-17}$$

其中，f 为源 - 皮距，d_0 为最大剂量点的参考深度，r 为模体表面的射野大小，$r_d = r \cdot \left(\frac{f+d}{f}\right)$，$r_{d_0} = r \cdot \left(\frac{f+d_0}{f}\right)$。

四、处方剂量计算

加速器的射线出束量用机器跳数，即 MU（monitor unit）来衡量，但是 MU 本身并没有物理量意义，只有当物理师用经过标定好的剂量仪在射野中心轴上某一参考点处测量出 MU 对应的吸收剂量后，MU 才被赋予了临床意义。早期的 ^{60}Co 治疗机的放射源活度在短时间内（如 1 周内）可以被认为恒定的，它的输出剂量与照射时间呈线性关系，所以采用照射时间来控制治疗剂量。加速器 MU 刻度校对通常在 SSD = 100cm、参考射野 10cm×10cm、参考深度（d_0）为最大剂量点深度（d_{max}）处刻度，将 1MU 校对成 1cGy。

加速器的输出剂量标定是使用剂量仪在约定参考点上实测获得，如果没有特殊说明，肿瘤放射物理学所说的参考点指 10cm×10cm 照射野的最大剂量点处。由于靶区可能在身体的任意深度处，即便加速器给予同样的 MU 数，肿瘤得到的剂量也不相同。为了便于医生与执行照射的技术员沟通，引入了处方剂量定义，即当某一个照射野给予靶区剂量 D_T 对应射野中心轴上最大剂量点处的剂量 D_m，且标定加速器的机器跳数 1MU = 1cGy，则处方剂量可以用 MU 数表示。

加速器剂量计算实例如下。

（一）固定源 - 皮距（SSD）照射技术

当深度为 d 的肿瘤获得治疗剂量 D_T 时，所对应的加速器处方剂量应为：

$$MU = \frac{D_T}{PDD_d \cdot S_c \cdot S_p \cdot f_{SSD} \cdot F_W \cdot F_T} \quad （1-3-18）$$

式中 f_{SSD} 为 SSD 因子，$f_{SSD} = \left(\frac{SCD}{SSD + d_m}\right)^2$；$F_W$ 为楔形因子；F_T 为挡块托架因子；S_c 为准直器散射因子；S_p 为模体散射因子。SCD 为加速器标定 MU 时放射源到电离室的距离，如果照射野的源 - 皮距 SSD 与加速器标定时的源 - 皮距一样，则平方反比修正 f_{SSD} 等于 1；如果治疗时没有使用挡块托架，则托架因子 F_T 等于 1。

【例 1】　某加速器 8MV-X 射线是在模体内，$d_{max} = 2cm$，SSD = 100cm，照射野 10cm×10cm 条件下校准，试计算在 $d = 10cm$ 处，SSD = 100cm，皮肤射野面积 15cm×15cm 平野照射，达到治疗剂量 $D_T = 200cGy$ 时，求处方剂量。查表可知 $S_c(15×15) = 1.023$，$S_p(15×15) = 1.012$，PDD（10，15×15，100）= 0.695，$F_W = 1$，$F_T = 1$。

$$MU = \frac{D_T}{PDD \cdot S_c \cdot S_p \cdot f_{SSD} \cdot F_W \cdot F_T} = \frac{200}{0.695 × 1.023 × 1.012 × 1.000} = 278$$

（二）等中心（SAD）照射技术

等中心治疗时处方剂量的计算通常使用 TAR 或 TMR 作为剂量计算参数。在深度为 d 处的肿瘤剂量是 D_T 时，如果采用了 TAR 或 TMR 方法，所对应的加速器处方剂量应为：

$$MU = \frac{D_T}{TMR \cdot S_c \cdot S_p \cdot f_{SAD} \cdot F_W \cdot F_T} \quad （1-3-19）$$

式中 f_{SAD} 为 SAD 因子，$f_{SAD} = \left(\frac{SCD}{SAD}\right)^2$，SAD 因子用于校正 TAR 或 TMR 的归一参考点与加速器剂量刻度位置不同导致的对输出量的影响。

【例 2】　用加速器 6MV-X 射线以等中心方式照射肿瘤，肿瘤深度 $d = 8cm$，照射野 8cm×10cm，其中 1/4 射野被铅遮挡，当肿瘤量 $D_T = 200cGy$ 时，求处方剂量。查表可知等效方野边长 = 6.5cm；$S_c(6.5×6.5) = 0.993$；$S_p(6.5×6.5) = 0.989$；TMR（8，6.5×6.5）= 0.830；F_T 挡块托架因子 = 0.965；SAD 因子 $f_{SAD} = \left(\frac{SCD}{SAD}\right)^2 = \left(\frac{101.5}{100}\right)^2 = 1.030$。

$$MU = \frac{D_T}{TMR \cdot S_c \cdot S_p \cdot f_{SAD} \cdot F_W \cdot F_T} = \frac{200}{0.830 × 0.993 × 0.989 × 0.965 × 1.03} = 247$$

第四节　X 射线束的修整

一、挡　块　技　术

（一）射野挡块

早期的加速器准直器只能形成简单的方形或矩形照射野，为保护射野内重要组织或器官，必须用遮挡块遮挡无意义的射束区域形成不规则射野，比如镂空成与肿瘤形状一致的适形挡块（block）。适形挡块是由高原子序数的物质，如铅或含这些物质的合金材料，铸成具有某一几何形状规格的金属铸件，将金属铸件固定在治疗机托架有机玻璃板上，形成与靶区投影轮廓相同的照射野形状，铸件镂空内表面的几何倾角与放射源发散角相切。

（二）低熔点合金

纯铅熔点比较高（327℃），不易制作个体化的挡块，临床上通常由 50% 铋、26.7% 铅、10.0% 镉、13.3% 锡加工制成低熔点合金（low melting-point Lipowitz's alloy，LML）。该合金的熔点约为 70℃，密度约为 $9.4×10^3kg/m^3$，是纯铅密度（$11.4×10^3kg/m^3$）的 80%，用这种低熔点合金制作的挡块厚度是纯挡铅块厚度的 1.21 倍。表 1-3-1 列出了用低熔点合金制作挡块时，不同能量 X（γ）射线穿射小于 5% 时所需的厚度。低熔点合金有一定毒性，制作低熔点合金时必须注意环境通风和个人铅金属防护。

表 1-3-1　不同能量 X（γ）射线穿射 5% 时所需要的厚度

射线质	铅 /mm	LML/mm
^{60}Co-γ 射线	50.0	61.0
4MV-X 射线	60.0	73.0
6MV-X 射线	65.0	79.0
10MV-X 射线	70.0	85.0
25MV-X 射线	70.0	85.0

二、多叶准直器

（一）多叶准直器的结构

传统加速器的准直器系统是由两对独立运动的钨门组成，分别为一对上钨门，一对下钨门，钨门由电机驱动，开合形成任意方野或矩形野。现代加速器则由数十对可相互独立运动的钨或钨合金叶片组合替代传统的准直器钨门，叶片与叶片之间紧密排列，每一个叶片有独立电机控制其运动，这类准直器系统被称为多叶准直器（multi-leaf collimator，MLC）系统，即 MLC 系统。现代加速器的 MLC 系统一般由 20～80 对叶片组成，每个叶片在加速器等中心平面上的投影宽度称为叶片宽度，目前的叶片宽度有 10mm、5mm、3mm，甚至 2.5mm，叶片数量越多，加速器机头越复杂。需要清楚的是，叶片的投影宽度不是叶片的物理宽度。多叶准直器系统的叶片的原射线透射量不高于 1%，即需要 7～8 个半价层的高度，叶片间透射量约不高于 1.5%。

（二）多叶准直器的作用

多叶准直器系统的叶片运动由加速器控制系统的计算机控制，它根据放射治疗计划系统的指令形成任意形状射野，譬如实现适形放射治疗、子野式剂量调强放射治疗。多叶准直器系统形成的射野复杂，已经不能用手工在加速器端录入，必须依赖于数据网络由治疗计划系统直接传送给加速器。

（三）MLC 叶片位置的设置与照射野边界

由于 MLC 叶片的端面被设计成弧形，因此叶片在不同位置处，射线与弧形端面的切点是变化的。由于 MLC 叶片弧形端面的射线穿透半影比较大，为了保证 50% 等剂量线确定的射野，MLC 射野的边界并不与灯光野边界重合（图 1-3-10）。对于 MLC 形成的不规则野，射野边缘的剂量分布呈波浪状，其半影区域比较复杂。临床应用常使用"有效半影"概念，定义为 80% 等剂量线波峰与 20% 等剂量线波谷之间的距离（图 1-3-11），有效半影区域为 20% 和 80% 两条等剂量线的切线之间的范围。由于叶片端面的

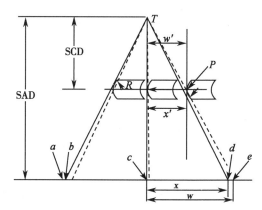

图 1-3-10　弧形端面 MLC 射野的半影

穿透效应,射野边界(50%穿透线,虚线)与灯光野边界(实线)不重合。

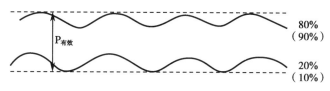

图1-3-11　MLC射野的有效半影区域

常用的MLC叶片位置的设置方法有以下三种:

1.内交法　相邻两叶片的交点与靶区边缘相交(图1-3-12A),保证了对靶区周围正常组织的最大遮挡保护,但靶区边界附近存在少量欠剂量区域。这种设置方式多用于靶区与重要危及器官相邻的情形。

2.外交法　每一叶片最靠近靶区一侧与靶区边界相切(图1-3-12B),这种设置方法保证了射野包围全部靶区,但可能给予周围正常组织过多的照射剂量。这种叶片设置方法多用于靶区边界周围没有紧邻重要器官的情形。

3.中点法　靶区边界穿过每一叶片端面的中点(图1-3-12C),这种方法介于外交法和内交法之间,兼顾靶区的覆盖和正常组织的保护,是使用较多的一种叶片设置方式。由于靶区形状总是凸形部分多于凹形部分,采用中点设置法时靶区外受照面积会大于靶区内被遮挡面积。

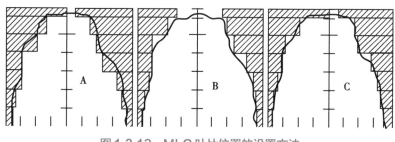

图1-3-12　MLC叶片位置的设置方法

(四)MLC旋转的优化

MLC的往复运动方向相对于加速器准直器是固定的,叶片宽度固定,而肿瘤的几何投影形状多变复杂,有时为了获取更好的射野适形度,减少正常组织受照区域,需要对加速器机头角度进行优化。

三、楔　形　板

为适应临床治疗的需要,通常在射线束的途径上加楔形板对射线的通量进行楔形调制,获得理想的剂量分布。楔形板(wedge filter)通常是用高密度材料铅、钨等合金制成,如图1-3-13所示。δ为楔形板的顶角,W(即AB)为楔形板的板宽,L(即BC)为楔形板的长。由于楔形板上各点厚度不同,对X射线吸收不同,射线经过楔形板在模体内形成的等剂量分布曲线呈楔形分布。

(一)楔形角

不同楔形厚度的楔形板对射线的楔形调制能力不同,为此用"楔形角"描述不同楔形板对射线的楔形调制能力。楔形角(图1-3-14)是模体内射线中心轴上,位于模体10cm深度处(楔形)等剂量线与照射野中心轴夹角的余角。当具

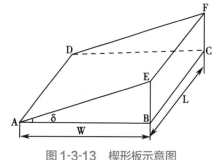

图1-3-13　楔形板示意图

有一定能量的 X(γ)射线入射人体后,随深度的增加,射线的能量因散射线增加而降低,因此楔形野的等剂量曲线(例如 90%、80%、60%、50%……)不可能彼此平行,楔形角 α 随深度增加而减小。入射线能量越低,如深部 X 射线,α 随深度变化越大;入射线能量越高,α 随深度变化越小。

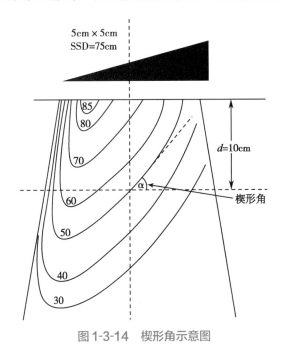

图 1-3-14　楔形角示意图

(二)楔形因子

使用楔形板会降低射线的利用效率,楔形板的射线利用效率用楔形因子(wedge factor, F_W)描述。楔形因子为楔形照射野中心轴上某一点吸收剂量 $D_{d,wedge}$ 与平野照射时射线中心轴上同一点吸收剂量 $D_{d,open}$ 之比,表示为:

$$F_W = \frac{D_{d,wedge}}{D_{d,open}} \tag{1-3-20}$$

楔形因子一般用测量方法求得,测量深度随所使用的射线能量不同而不同,通常取楔形角定义的参考深度,即 $d=10cm$,在标称 SSD 条件下测量。F_W 与照射野的大小有关,但变化幅度不大,应该对不同大小的射野分别进行测量。

剂量计算时为了方便引入楔形野百分深度剂量,其定义为模体中楔形野中心轴上某一深度处的吸收剂量(D_{dW})与参考点处吸收剂量 D_m 之比。参考点仍选在无楔形板时相同尺寸照射野的最大剂量深度处。根据定义,楔形野的百分深度剂量 PDD_W 为:

$$PDD_W = \frac{D_{dW}}{D_m} = \frac{D_d \cdot F_W}{D_m} = PDD_{open} \cdot F_W \tag{1-3-21}$$

(三)楔形板对 X(γ)射线能量参数的影响

楔形板能够滤过部分 X 射线能量中的低能部分,导致 X 射线质硬化,因此在模体较深的位置,楔形野的百分深度剂量稍高于开野百分深度剂量 1～2 个百分点。而 ^{60}Co 的 γ 射线可以看成是单能光子,对百分深度剂量影响不大。

(四)楔形板的类型

加速器通常配置 15°、30°、45° 和 60° 四种固定角度的楔形板,治疗时直接放入机头的卡槽内。为使用方便,对楔形板进行了改进,多用动态楔形板和电动楔形板来替代固定角度的楔形板。

1.动态楔形板　利用准直器某一个钨门的运动来实现楔形板的剂量效果。加速器持续出束过程中,准直器的一个钨门由照射野的一侧向另一侧逐渐运动,在射野内形成楔形野剂量分布效果,如图 1-3-15 所示。该方法从原理上简化了手动放置楔形板的不便,而且不会引起射线质的变化。

2. 电动楔形板 电动楔形板又称一楔多用楔形板,将固定角度为 60° 的楔形板整合到加速器机头内,利用 60° 楔形板和开野按一定比例组合进行轮照,形成 0°～60° 任意角度楔形板。

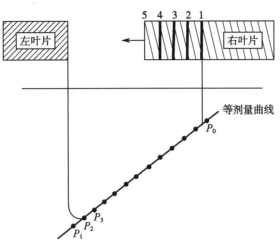

图 1-3-15 使用独立准直器形成的楔形野剂量分布

(五)楔形板的应用

利用合适角度的楔形板,对人体曲面和空缺部分进行组织补偿应用,可以取得较好的临床剂量分布。

两野交叉照射偏体位一侧的病变范围时,由于射线重叠剂量导致剂量分布的不均匀,利用合适角度的楔形板可以改善原有的剂量分布,从而得到均匀的剂量分布曲线。两野交角照射时选用楔形板角度的经验公式为:

$$\alpha = 90° - \theta/2 \qquad (1-3-22)$$

其中,θ 为两照射野中心轴夹角。

多野照射体积较大或较深部位的肿瘤时,利用楔形板来调整等剂量曲线,能够得到适合的剂量分布。

四、组织非均匀性校正

有时因治疗需求,需要用物理的射线吸收物改变射野内射线的通量分布,譬如楔形板应用。实际在临床上还常常碰到另外的射线束修整器材,如等效组织填充物、组织补偿器等。

(一)等效组织填充物

由于人体外轮廓的不规则性导致的组织内剂量分布及靶区剂量分布改变,可通过在皮肤表面及组织欠缺的位置填入组织等效物来纠正剂量改变或达到改善剂量分布的效果。等效组织填充物包括石蜡、聚乙烯、薄膜塑料水袋、凡士林、纱布及其他组织等效材料。在使用时可以将其放置在远离皮肤的位置,利用射线的建成效应,保护皮肤及肿瘤前正常组织;也可以将其直接放置在皮肤表面,以达到修正、提高剂量建成区剂量的目的,如锁骨上淋巴结照射可提高皮肤剂量。

(二)组织补偿器

为满足临床需求,通常组织补偿器选用铜、铝、铅等金属,其形状和大小对射线的作用应与被替代的组织填充物等效。一般将其置于加速器附件托架上,用于修正射线束的倾斜、身体表面的弯曲和组织不均匀性的影响,改善剂量分布。

第五节　电子线治疗剂量学

高能电子线应用于肿瘤放射治疗始于 20 世纪 50 年代，现代高能加速器可以提供多挡能量的高能电子线以满足不同深度治疗的需要。电子线主要用于治疗皮肤表面及深度小于 5cm 的浅表病变，也可用于肿瘤手术中的放射治疗。

一、电子线的能量表述

加速器产生的高能电子线，在电子引出以前能谱较窄，近似可看作是单能。电子线引出后，经过散射箔、监测电离室、空气等一系列介质，到达模体表面时能谱逐渐展宽，如图 1-3-16 所示。电子束在组织中的射程依赖于它的入射能量，能量越大射程越大，因此放射治疗采用水中电子射程法确立电子束能量。射程法测量电子束能量采用电离室沿射线中心轴逐点测量或连续扫描测量寻找电子线射程。

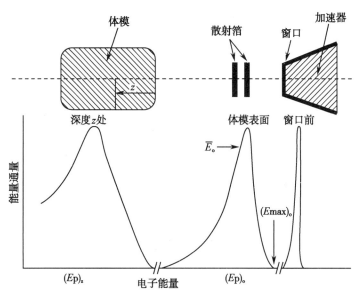

图 1-3-16　电子线能谱分布示意图

（一）最概然能量

电子束流引出后经历了散射箔、监测电离室、空气等一系列介质，能量出现涨落，但是这种涨落符合高斯分布形式，在模体表面存在最概然能量 [most probable energy，$(E_p)_0$]，即照射野内电子能量高斯分布峰值所对应的电子能量，与电子射程 R_p 的关系为：

$$(E_p)_0 = C_1 + C_2 \cdot R_p + C_3 \cdot R_p^2 \tag{1-3-23}$$

式中系数 $C_1 = 0.22\text{MeV}$，$C_2 = 1.98\text{MeV/cm}$，$C_3 = 0.002\ 5\text{MeV/cm}^2$；$R_p$ 为电子射程，定义为深度剂量曲线跌落部分梯度最大点的切线与韧致辐射部分外推延长线交点处的深度（cm），如图 1-3-17 所示。

（二）平均能量

同样道理，我们也可以用电子束入射的平均能量（mean energy，$\overline{E_0}$）描述电子束能量。模体表面的平均能量 $\overline{E_0}$，表示电子线穿射介质的能力，是确定模体中不同深度处电子线平均能量的重要参数，它与半峰值剂量深度 R_{50} 的关系为：

$$\overline{E_0} = C_4 \cdot R_{50} \tag{1-3-24}$$

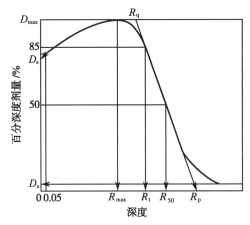

图 1-3-17　电子束深度剂量分布

在固定源至电离室距离（SCD＝100cm）条件下测得，式中 C_4＝2.33MeV/cm，R_{50} 可根据百分深度剂量曲线得到。为了克服射野大小对 R_{50} 的影响，测量时应采用 15cm×15cm 射野或更大。

（三）深度能量

电子线进入模体后，平均能量会随深度越来越小。在深度 z 处的电子线平均能量可近似表示：

$$\overline{E_z}=\overline{E_0}\cdot(1-z/R_p) \qquad (1-3-25)$$

该式仅对能量 $\overline{E_0}$ 小于 10MeV 或高能电子线的表浅深度有效，其他情况需用蒙特卡罗方法计算。在水或软组织中，高能电子线的能量基本上按 2MeV/cm 速率递减。

实际上，临床关心的是电子线的治疗深度，即射程，而治疗深度由电子线的能量决定。不论采用何种能量描述方式，最终是要通过能量估算电子线射程和治疗深度。

二、电子线的剂量分布特征

（一）百分深度剂量曲线

1. 射线中心轴深度剂量分布　电子线中心轴百分深度剂量的定义与 X 射线相同。图 1-3-17 给出了模体内电子线中心轴百分深度剂量的分布及相关参数。其中：D_s 为入射或表面剂量，以模体表面下 0.5mm 处的剂量表示；D_{max} 为最大剂量点剂量；R_{max} 为最大剂量点深度；D_x 为电子线中 X 射线剂量；R_t 为有效治疗深度，指治疗剂量规定值 90%（或 85%）处的深度；R_{50} 为半峰值深度；R_p 为电子线的射程；R_q 为深度剂量曲线上，剂量跌落最陡处的切线与 D_{max} 水平线交点的深度。

根据高能电子线的百分深度剂量特点，它大致可分为四个部分：

（1）剂量建成区：从表面到 R_{max} 深度为剂量建成区，其宽度随射线能量增加而增大。相比于高能 X（γ）射线，高能电子线的表面剂量高，剂量建成效应不明显。

（2）高剂量坪区：从 R_{max} 深度到 R_{90}（或 R_{85}）深度为高剂量坪区，又称之为治疗区。随着深度的增加，百分深度剂量在很短距离达到最大值，形成相对均匀分布的高剂量坪区，剂量变化梯度较小。能量越高，高剂量坪区越宽。

（3）剂量跌落区：R_{90}（或 R_{85}）深度以下剂量将急剧下降，称之为剂量跌落区，用剂量梯度 G 来度量剂量跌落，定义为 $G=R_p/(R_p-R_q)$，G 值一般在 2～2.5 之间。电子线能量越低，剂量跌落越快，G 值越大。

（4）X 射线污染区：电子线在引出过程中经过散射箔、监测电离室、X 射线准直器和电子限光筒时，与之相互作用产生的 X 射线。电子线到达最大射程 R_p 之后，深度剂量曲线上的剂量表达即为 X 射线污染的贡献，显然会增加 R_p 之后正常组织的剂量。医用直线加速器电子线中 X 射线的污染水平与机器的设计和电子线能量大小有关：6～12MeV 为 0.5%～1.0%；12～15MeV 为 1%～2%；15～20MeV 为 2%～5%。常规电子线治疗中 X 射线剂量可忽略，但在实施电子线全身照射时，由于 X 射线污染的存在，相当于全身接受了低剂量的 X 射线照射，应充分考虑并精确地测定全身的累积剂量。

2．等剂量曲线 由于电子线易于散射，造成低值等剂量曲线随深度的增加向外侧扩张，而高值等剂量线向内侧收缩；小照射野、能量高时特别明显，如图 1-3-18 所示。这是因为随着深度的增加，电子线能量降低，侧向散射概率增加使得低值等剂量曲线向外侧扩张；另一方面侧向散射电子的射程有限，随着深度增加，它对中间部位的高值等剂量线的剂量贡献减小，使得高值等剂量线向内侧收缩。

（二）影响电子线深度剂量分布的因素

1．电子线能量的影响 电子线的百分深度剂量随能量变化呈现规律性的改变。当能量增加时，表面剂量增加，高剂量坪区变宽，剂量梯度减小，X 射线污染增加（图 1-3-19）。

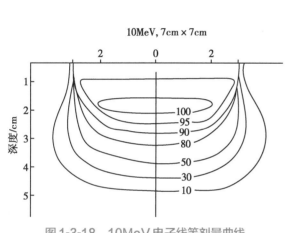

图 1-3-18 10MeV 电子线等剂量曲线

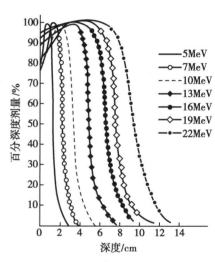

图 1-3-19 不同能量电子线深度剂量曲线

2．照射野的影响 当以电子线的照射野为变量考察它的百分深度剂量特点时，会发现随照射野尺寸增加，中心轴深度剂量增大。这种情况是由电子线的散射贡献造成的，在小照射野时，射野中心轴上的剂量来自周边散射电子的贡献远小于大照射野；当照射野增大时，射野周边的散射电子对中心轴的剂量贡献增大，深度剂量增大。当侧向散射平衡建立后，中心轴深度剂量不再随射野的增大而变化，当照射野的直径大于电子线射程的 1/2 时，中心轴深度剂量随照射野增大而变化的趋势减弱。

3．源 - 皮距的影响 根据电子线限光筒的设计，通常建议限光筒端口面与皮肤表面尽可能接近或留有几厘米的间隙。但由于人体外轮廓原因，限光筒端口面常常不可能贴近体表面，这样就增大了限光筒至皮肤表面的距离。分析深度剂量曲线的变化随 SSD 的变化规律很有意义，源 - 皮距增大，表面剂量降低，最大剂量深度增大，剂量梯度变陡，X 射线污染增加，且高能电子线较低能电子线明显。

（三）电子线的特殊照射技术

1．旋转照射技术 电子线旋转照射治疗技术（ARC therapy）是利用加速器特殊的电子束限光筒，围绕于特定中心做旋转照射。对于沿体表弯曲分布、面积较大的浅表病变区域，如对乳腺癌术后的胸壁及内乳淋巴引流区的照射，可以形成相对均匀的剂量分布。若采用单野或多个相邻野照射会因斜入射而导致剂量分布不均匀或出现剂量冷、热点。采用电子线旋转照射技术，可以使剂量分布均匀，并且避免正常肺组织的过量照射。

电子束旋转照射与X(γ)射线的旋转照射相类似,治疗区内某一点的剂量为电子束旋转照射过程中剂量的叠加。电子束旋转照射的准直器一般由三级准直器系统形成,一级准直器仍为X射线治疗准直器;二级准直器为电子束旋转照射设计的电子束准直器,由它形成电子束旋转野;三级准直器为铅或铅合金制成的体表照射范围限束器,直接放置于患者体表,用它限定电子束治疗区域范围。为实施旋转,二级准直器的端面与患者体表之间应留有一定距离,以避免与患者或治疗床碰撞。二级准直器在旋转方向上长度要略大于靶区,使得半影在靶区之外。宽度上要根据以下因素选择:射野宽,输出剂量大,等中心在射野内时间相对短,则X射线污染较小,但体表限束器相对较大;相反,射野窄,输出剂量小,照射时间长,等中心处X射线污染会增加。因此电子束旋转照射时射野的宽度在等中心处一般取5~6cm。

旋转照射比固定野照射百分深度剂量提高,最大剂量深度后的剂量梯度变得陡峭,同时皮肤剂量减少。当治疗表浅病变时,应根据实际情况决定是否加入组织补偿提高皮肤剂量。旋转照射时,电子能量的选择仍遵从固定野照射的规则,以靶区后缘深度作为治疗深度选择能量。

2. 全身照射技术　电子线全身照射技术(total skin electron irradiation, TSEI)主要用来治疗浅表病变,如蕈样真菌病等。在标称治疗源-皮距条件下,加速器所能提供的最大单一照射野不能满足覆盖患者全身的需要,可以采用延长治疗距离、旋转照射、扫描照射技术来实现。此时,电子线限光筒的使用已失去意义,应直接使用二级准直器。

(1) 全身照射的实现方法

1) 双机架角多野照射技术:该方法是美国斯坦福大学医学院首先创立的。技术要点和剂量学参数:治疗距离为3~4m,机架角沿水平方向上下转动±20°左右,以获得在沿患者纵轴方向(垂直方向)足够大的照射野,如图1-3-20所示。患者采用站立位,每一机架角分别给予2个前后野及4个斜野的照射,每野间隔60°,全身共12个照射野。每天照射3个照射野,4天为一个治疗周期。剂量学特点为:患者体表处电子线平均能量为2.3MeV,合成照射野的几何尺寸为60cm×200cm,均匀性变化±5%,X射线污染小于1%,各部位实际接受剂量的差别小于±11%。

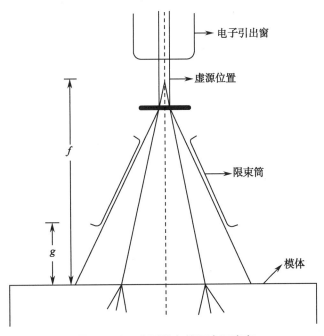

图1-3-20　电子线有效源皮距确定

2) 双对称旋转照射技术:该方法是美国明尼苏达大学医学院首先采用,患者改站立位为仰卧位,以机架旋转实施照射(图1-3-21)。该技术的要点和剂量学参数为:①治疗距离为2m,等中心位置照射野为9.5cm×40cm。患者采用水平仰卧位，头脚两端分别为两个弧形野的旋转中心，旋转角度为±48°。两弧形野的交点在患者体表中心点的上方，射野重合后的最大范围为118cm。②每一弧形野分别给予2个前后野及4个斜野的照射，每野间隔60°，一个治疗周期为4d。③剂量学特点为：体表处的电子线平均能量为4.4MeV，合成照射野的几何尺寸为45cm×200cm，均匀性变化±2%～±5%，X射线污染小于2%，各部位实际接受剂量的差别小于±15%。

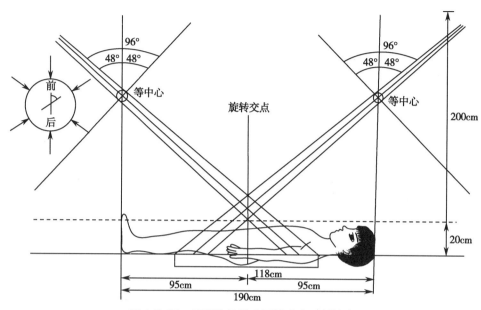

图1-3-21　双对称旋转电子线全身照射技术

（2）剂量计算与校准：接受电子线全身照射的患者所接受的剂量已不能按照传统的PDD计算，必须根据治疗条件下的实际测量为基础计算患者接受的放疗剂量。剂量的模拟测量分两个步骤进行：

1）按照TSEI技术的几何条件，电子线水平照射，使用薄窗型平行电离室，在椭圆形固体模体中，校准其表面输出剂量（深度为0.2～0.5mm）$(D_p)_{ploy}$。

2）同样几何条件，模拟双机架角多野照射技术，旋转模体改变它相对于入射线的方位，每60°一个间隔，测定剂量倍增因子（multiplication factor，MF），MF的值为2.5～3.0。每一治疗周期，患者皮肤接受的平均皮肤剂量$(\overline{D_s})_{ploy}$为：

$$(\overline{D_s})_{ploy} = (D_p)_{ploy} \cdot MF \tag{1-3-26}$$

治疗时要选择适宜的电子线能量，确保具有足够大的照射野，尽量降低X射线的污染。为保证电子线全身皮肤照射的准确性和安全性，要具备完善的测量设备，并且使用正确的剂量校准方法。

3.电子线术中照射技术　术中照射疗法（intra-operative radiotherapy，IORT）是使用6～20MeV能量的高能电子线，在直视下对病灶进行10～20Gy单次大剂量照射的技术。照射范围包括经手术切除肿瘤病灶后的瘤床、残存灶，或借助手术暴露但不能切除的肿瘤原发病灶、淋巴引流区等。术中照射的主要目的是减少正常组织的放射并发症和提高肿瘤的局部控制率。

电子线术中照射应用的限光筒主要由适配器、主限束器和治疗限光筒三部分组成。治疗限光筒要有不同的形状和足够的长度，以满足不同肿瘤形状及人体解剖深度的需要。制造治疗限光筒的材料，应便于消毒和清洁，并便于更换和选择。

第六节　质子治疗技术

因为高速入射的质子的动能在被物质吸收衰减过程中持续降低，在动能近于停滞前存在一个强烈的比较窄的布拉格吸收峰，布拉格吸收峰处的吸收剂量几乎为入射体表吸收剂量的四倍，即便为了治疗较大的靶体积将布拉格峰展宽到15cm，它的峰吸收比仍然大于1，在布拉格吸收峰后面几乎没有剂量（图1-3-22）。多年来，放射治疗学家希望能够利用质子治疗获取最小化的靶区区域外剂量，减少对周围组织的伤害，从而降低副作用发生概率，让那些抗拒X(γ)线的肿瘤以及接受传统放疗后局部复发的病例获得治愈的希望。

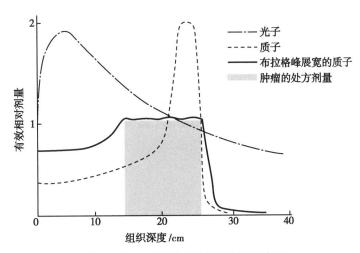

图1-3-22　质子的布拉格吸收峰示意图

质子在组织中的射程末端，动能趋于零，但由于质子的质量非常大，所以它携带的能量巨大，并在质子停滞前的这样一个短程内释放大量能量给组织形成非常高的吸收峰，吸收峰后面几乎没有剂量（仅有X射线污染成分）；另外，质子的质量远远大于电子，被散射的能力远弱于电子和X(γ)射线的光子，所以在照射野边界的剂量梯度也远高于X(γ)射线和电子线野。

质子束在组织中的射程依赖于它的能量，见表1-3-2。

表1-3-2　质子束射程与能量的关系

能量/MeV	50	100	150	200	250
射程/cm	2.2	7.7	15.8	26.0	38.0

质子从加速器引出后，束流斑点尺寸在3～4mm，显然不能直接适应放射治疗大面积照射要求，需要扩展束流。质子放疗的束流扩展方式有两种，即散射方式与笔形束扫描方式，由于质子的散射能力远弱于电子线，所以大多采用双散射获得治疗质子束。目前，质子放疗加速器可以形成的20cm×20cm照射野或25cm×25cm照射野，剂量率可以达到1.9～3.0Gy/min。

一、散射片技术

以双散射为例，质子束通过初次散射片和质子射程调节器（能量调节器）、二次散射片，再通过挡块和补偿器的调整，将剂量射入患者肿瘤内，原理如图1-3-23所示。

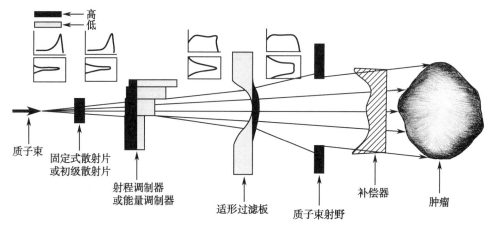

图 1-3-23　双散射原理图

二、笔形束扫描技术

质子笔形束扫描技术现在已经成熟，开始正式进入临床应用，并将会成为未来的发展趋势。笔形束扫描的原理是通过磁铁磁场的高频变换调整质子束的入射角度，让质子束流斑点在肿瘤内以逐行逐层扫描形式对特定位置的组织赋予剂量，质子斑的行扫描速度约 20ms，每当扫描完一个层厚的组织后变换质子能量扫描下一个层厚。相对于散射方式可以非常完美地实现适形治疗，原理如图 1-3-24 所示。

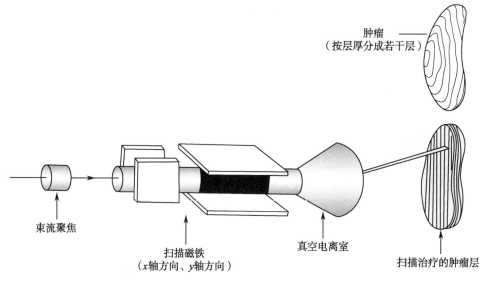

图 1-3-24　笔形束扫描原理图

三、笔形束扫描治疗模式与散射治疗模式比较

肿瘤的几何形状复杂多变，在照射野平面内肿瘤不同位置点有不同的厚度，厚度的起始位置深度不同，这就需要在照射野平面内不同位置的入射质子束的能量展宽范围不同，否则质子剂量不可能做到高度适形。而质子散射技术虽然可以通过补偿器控制质子精准到达肿瘤后界，但是不能精准控制到达肿瘤前界各点深度所需的质子能量，图 1-3-25 中的两图为使用散射和笔形束扫描照射相同区域，通过对正常组织接收剂量的对比，可见笔形束扫描可达到对肿瘤区域的适形治疗。笔形束扫描有以下优势：①大幅度减小了正常组织接受剂量和照射体积；②制订治疗计划更简单；③无须制作挡块和补偿器，成本更低。

质子逐行扫描方式显然对治疗运动性靶区存在问题,如肺癌靶区、肝癌靶区,但是它对移动度较小的靶区有着无比巨大的优势,特别是那些在靶区周边有敏感的重要器官的病例。质子散射方式对治疗可移动靶区,如肝癌、肺癌,可以使靶区后面的正常肺区域、正常肝区域免于照射,极大降低受照体积。

另外,采用质子扫描方式形成的治疗质子束中的低能成分相对比较少,而采用散射方式形成的治疗质子束混有低能成分稍大,致照射野内的皮肤组织剂量比笔形束扫描方式高,见图1-3-25。

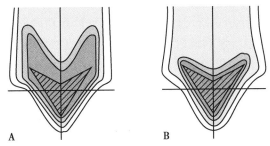

图1-3-25　散射剂量分布与笔形束扫描剂量分布的比较
A.散射剂量分布;B.笔形束扫描剂量分布。

四、质子治疗技术应用的挑战

临床希望应用高能质子束强烈的布拉格吸收峰特性以及它带来的剂量学特性,大幅降低周围正常组织剂量,降低放疗毒性反应,明显提高肿瘤控制率,降低放疗后可长期生存患者的二次患癌风险。但是,高能质子束在介质中表现的物理优势需要通过技术转化为临床优势。在光子时代,高能光子的吸收依赖于机体的CT值,对CT值与阻止本领的比值不敏感,而质子束的吸收对CT值与阻止本领的比值敏感,在光子放疗时代建立的临床肿瘤放射物理学的许多理论和方法已经不适用于质子放疗,包括治疗靶区的外放理论根据、组织密度测定不确定度对剂量不确定度的影响、组织体密度分布空间不确定度对剂量不确定度的影响等等。因此,质子束放疗需要建立一套新的临床肿瘤放射物理学方法与理论,这是技术发展对肿瘤临床放射物理提出的挑战。

(王业伟)

第四章 放射治疗计划设计

放射治疗需要经过治疗计划系统进行严格的计划设计和精确的剂量计算,治疗计划设计是放疗流程中重要的一环,计划质量对放射治疗结果会产生直接影响。严格的治疗计划评估和治疗计划的传输及记录是重要的质量控制环节。

第一节　治疗计划临床设计的基本要求

一、治疗计划设计原则

放射治疗计划通常由放射治疗医师、物理师和技师共同参与。根据病患者的临床诊断结果,考虑肿瘤放射治疗的剂量、照射野安排、射线能量的选择以及放射治疗分次等情况,在实施治疗前给出具体计划与安排。一个好的放射治疗计划应满足以下临床剂量学原则:

1.肿瘤区剂量准确　放射治疗是局部治疗手段,因此照射位置和剂量要准确,要给予肿瘤足够的剂量,尽可能消灭或杀伤肿瘤组织。

2.肿瘤区吸收剂量要均匀　一般来说,肿瘤区的剂量梯度变化不超过 ±5%,高剂量区尽可能包括整个靶区。依据国际辐射单位和测量委员会(International Commission on Radiation Units and Measurements,ICRU)第 50 号报告的推荐:相对靶区内的处方点,靶区的剂量均匀度应该在 +7%～-5% 之间。

3.照射野设计准确　在提高肿瘤区剂量的同时,尽量降低周围正常组织受照剂量,尽可能保护肿瘤周围的重要器官和正常组织。

二、外照射的射线类型和能量

在设计外照射的治疗计划时,根据肿瘤的部位、深度、大小、空间分布,决定所选射线源的类型和能量大小。由于高能 X 射线在模体内有剂量建成区,单野照射时要把肿瘤放到最大剂量点之后,其优点是肿瘤前正常组织接受剂量较小。最大剂量建成深度随射线能量的增大而增加,对较深部位的肿瘤应选择较高能量的射线和多个不同角度的照射野照射,使靶区剂量达到 90%以上,同时减少靶区周围正常组织的受照射剂量。临床治疗普遍使用的射线包括平均能量为 1.25MV 的 ^{60}Co-γ 射线和能量范围在 4～25MV 的 X 射线。

高能电子束克服了高能 X 射线单野照射剂量分布的缺点,肿瘤区域的剂量分布比较均匀,肿瘤后的正常组织受照剂量很小,但肿瘤前的组织受照剂量大。另外高能电子束射程较短,其剂量分布只适用于浅表肿瘤。临床治疗的能量选择可以根据肿瘤深度确定,治疗用的射线能量范围通常为 4～25MeV 的电子线。

第二节 治疗计划设计相关概念

一、靶区和危及器官的描述

对受照射区域的肿瘤靶区和周围器官体积的定义是评估三维治疗计划和精确报告照射剂量的先决条件。因此 ICRU 的第 50 号和第 62 号报告定义和描述了几种靶区与危及器官的体积,帮助设计治疗计划并为治疗结果的比较提供依据。在图 1-4-1/ 文末彩色插图 1-4-1 中,左右两幅图显示了 ICRU 报告定义的各种靶区和体积之间的关系。

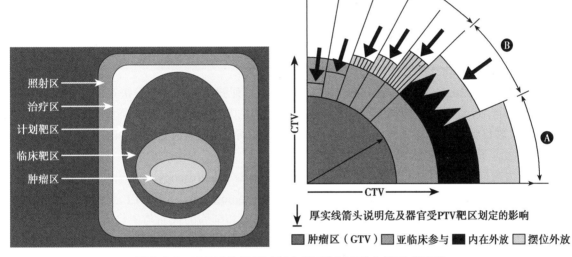

厚实线箭头说明危及器官受PTV靶区划定的影响

■ 肿瘤区（GTV） ■ 亚临床参与 ■ 内在外放 ■ 摆位外放

图 1-4-1 ICRU 的第 50 号(左)和第 62 号(右)报告的定义

（一）肿瘤区

肿瘤区（gross target volume，GTV）是可以明显触诊或可以肉眼分辨和断定的恶性病变位置和范围。肿瘤区通常是以各种影像学、病理学与组织学报告等诊断信息,及临床检查获得的综合信息为基础来确定的。它对应肿瘤细胞最集中的部分,包括原发病灶及转移的淋巴结等。

（二）临床靶区

临床靶区（clinical target volume，CTV）是包括了可以断定的肿瘤区和 / 或显微镜下可见的亚临床恶性病变的组织体积,是必须去除的病变。临床靶区是一个临床解剖学体积,通常可以确定为肿瘤区的范围及其周围再外扩一个固定宽度或宽度可变的边界区域,有些情况下它和肿瘤区范围一致。临床实践中会出现多个独立的临床靶区,并且这些临床靶区要求的照射剂量也可能各不相同。

（三）内靶区

内靶区（internal target volume，ITV）包括临床靶区加上一个内边界范围构成的体积。内边界的设定考虑的是患者本身的器官运动造成的临床靶区外边界扩大,如由于呼吸运动、膀胱或者直肠的充盈情况,临床靶区形态和位置相对于患者参考结构(通常取骨性解剖结构)的改变等。

（四）计划靶区

计划靶区（planning target volume，PTV）是一个几何概念:包括了内靶区边界（ICRU 62 号报告）、附加的摆位不确定度边界、机器的容许误差范围和治疗中的变化。定义它的目的是适当地设置照射野，考虑所有可能的几何变化引起的合成效果，保证临床靶区的实际吸收剂量达到处方剂量。计划靶区与以治疗机作为参照系的误差相关，与肿瘤的生物学行为等临床因素无关，当靶区范围不明确时，不能靠扩大计划靶区的办法解决临床不明因素。

（五）危及器官

危及器官（organs at risk，OAR）有时也称危急结构（critical structure），是指某些正常组织或器官的放射敏感性或耐受剂量可能对治疗计划的射野设置或处方剂量有直接影响。危及器官可以分成三类：放射性损伤是致命的或者将导致严重后果；放射性损伤属于中度或轻度；放射性损伤是轻度、暂时的、可恢复的且发生率不高。

（六）计划危及器官区

计划危及器官区（planning organs at risk volume，PRV）是一个几何学概念，它类似于计划靶区的定义。即考虑危及器官在放射治疗过程中由于摆位和固定误差引起的患者体位变化、呼吸和器官运动及其充盈变化等所导致的位置移动或形态改变而增加的区域。计划危及器官区域应大于危及器官所占区域。

二、生物靶区

（一）生物靶区

生物靶区（biological target volume，BTV）指由一系列肿瘤生物学因素决定的靶区内放射敏感性不同的区域，这些因素包括：乏氧及血供、增殖、凋亡及细胞周期调控、癌基因和抑癌基因改变、浸润及转移特性等。它既包括肿瘤区内的敏感性差异，也应考虑正常组织的敏感性差异，而且均可通过分子影像学技术进行显示。

近年发展起来的磁共振波谱成像（magnetic resonance spectroscopy imaging，MRSI）、单光子发射计算机断层影像（single photon emission computed tomography，SPECT）、正电子发射断层影像（positron emission tomography，PET）等可以提供组织和细胞的代谢与生化改变、肿瘤细胞的增殖、乏氧状态乃至基因表型等生物学信息，被称为功能影像或生物学影像。由此，解剖学概念上的靶区上升为生物靶区。将功能影像和生物学影像应用于放射治疗计划设计，可以帮助设计界定靶区的范围、确定靶区内癌细胞的密度分布、靶区内不同区域的放射敏感性差异，区分靶区内不同部分的治疗剂量需求等。

（二）肿瘤控制概率和正常组织并发症概率

放射治疗的目的是对肿瘤实施足够的毁灭性照射而正常组织所受剂量不会产生严重的并发症。通常用两条 S 形曲线来说明原理（图 1-4-2）。一条是肿瘤控制概率（TCP）（曲线 A），另一条是正常组织并发症概率（NTCP）（曲线 B）。对给定肿瘤的治疗而言，放射剂量实施技术最优化的选择是 TCP 最大而 NTCP 最小。

图 1-4-2 显示了一种理想状况，实际上，TCP 曲线通常比 NTCP 曲线浅平。部分原因是肿瘤的异质性比正常组织大。在现代放射治疗技术中，常使用三维适形或者调强放射治疗技术让正常组织的平均剂量低于肿瘤剂量，以使得治疗并发症最小并取得优化的治疗结果。

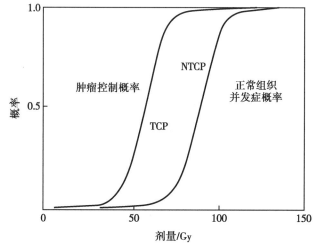

图 1-4-2　肿瘤控制概率和正常组织并发症概率

第三节　治疗计划的设计过程

一、体　膜　设　计

（一）模拟定位

在决定为患者进行放射治疗之后，首先需要精确地判定肿瘤的位置、范围、与周围组织及重要器官的相互关系，并据此确定治疗所需的照射野参数。如果靶区的体积和位置定义不准确，将可能导致整个治疗计划的失败。

模拟定位的方式可以采用常规的 X 射线模拟定位机或 CT 模拟机进行。常规 X 射线模拟定位机是一种外形与治疗机器相同的诊断级 X 射线机，具备透视和平片拍摄系统。现代的模拟定位设备是基于 CT 或者 MRI 成像仪发展起来的，称之为 CT 模拟机或者 MRI 模拟机。

模拟定位的任务主要包括：

1. 确定患者治疗体位。
2. 辨认和确定治疗靶区和危及器官。
3. 确定和验证治疗计划的射野几何参数。
4. 产生每个照射野的模拟定位片用来与治疗射野验证片相比较。
5. 获取治疗计划所需要的患者数据。

（二）体位固定

体位固定的设备包括摆位辅助装置和体位固定装置。

1. 摆位辅助装置　摆位辅助装置是实现患者治疗体位要求的定位和承托装置。3D-CRT 治疗要求在三维空间的六个自由度（三个互相垂直的坐标轴对应的自由度和分别绕这三个坐标轴的转动自由度）对患者施加约束。可使用的摆位辅助装置有二维曲面座垫和三维曲面（凹形）座垫，如一些仿真头颅（颈）、凹面的泡沫（或塑料）、头枕、真空袋、固定成型模、液体混合发泡成型模、X 射线立体定向分次照射治疗用可调头托等，部分摆位辅助装置如图 1-4-3/ 文末彩色插图 1-4-3 所示。

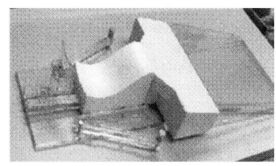
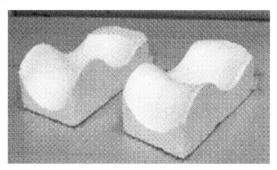
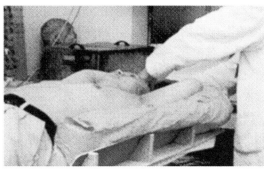
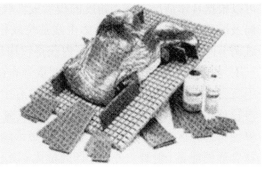

图 1-4-3　常用摆位辅助装置

2. 体位固定装置 体位固定装置是起夹紧作用的夹具,其作用是固定患者治疗部位,避免患者受到内在的不确定因素(如无意识的身体变化)影响而出现体位变化。常用的体位固定设施为高分子低温水解塑料固定面膜,将其投入约75~80℃的水中后会变透明和软化,将软化的固定膜敷贴在治疗部位的外表面,使其与患者的表面轮廓紧密接触,并将其固定端与体位辅助装置连接,冷却后面膜变硬成型。这种固定方式的固定效果及重复性较为理想,而且兼具部分形体定位作用。临床放射治疗中常用的体位固定装置低温水解膜见图1-4-4/文末彩色插图1-4-4。

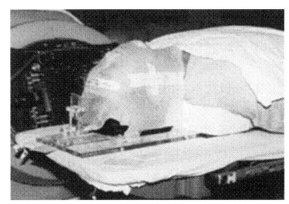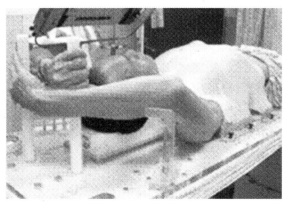

图1-4-4 低温水解膜用于固定头颈和胸腹位置

3. 体位固定的重复性标记 3D-CRT采用分次治疗,需要保证每次治疗时的体位固定效果与重复性。重复性的检验需要在患者身上和体位固定器上留置参考标记。通过固定器和患者体表上相应位置的参考标记之间的偏移量可以判断重复定位的精度。固定器上的参考标记点也可作为将患者坐标系和治疗机(或常规模拟机)射野坐标系联系起来的桥梁,即可确立固定器相对于治疗机等中心的位置。

二、照射野设计

(一)高能X(γ)射线照射野设计

高能光子射线具有组织穿透特性,设计合理的射野布局可以满足不同要求的治疗方案和剂量分布。不同的布野和照射方式不仅影响计划的剂量分布,同时也会对计划的执行效率和准确性产生影响。

1. 单野照射 若靶区落在剂量建成区,由于剂量建成区内剂量变化梯度较大,剂量测量准确性差,因此单野照射适合的靶区应在最大剂量点之后。但当靶区范围较大时,靶区内剂量分布不均匀,且靶区后的重要器官及正常组织易形成较高剂量,不符合临床剂量学原则。除非靶区较小,且位于浅表部位,临床一般不主张采用单野照射。

2. 两野交叉照射 对于较深部位或偏离人体中心的肿瘤,往往采用两野的交叉照射,设计时可以根据具体情况加适当角度的楔形板对线束进行适当修整,使得靶区剂量分布均匀,如上颌窦癌及胸腺肿瘤的治疗。对于体中线部位或稍微偏中心部位的肿瘤可采用两野同轴对穿照射,通过调节两照射野剂量比,在靶区内获得较均匀的剂量分布。

3. 多野交角照射 当深部肿瘤剂量分布在现有能量条件下不能获得满意剂量分布时,可以采用三野以上共面或非共面交角照射,如治疗食管癌、肺癌、直肠癌、胃癌等。尽量做到既可以获得较理想的靶区剂量分布,又可以避开或减少正常组织及重要器官的照射。照射野设计时不能单纯考虑靶区剂量分布的均匀性,还必须顾及射野摆位的复杂性和重复摆位的精确性,通过选择合适的能量、射野大小、射野剂量比(权重)和楔形滤过板等,尽量得到较满意的剂量分布(图1-4-5/文末彩色插图1-4-5)。

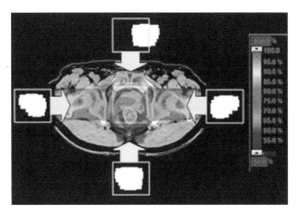

图 1-4-5 四野照射的剂量分布示意图

（二）高能电子束照射野设计

电子束剂量分布的特点是形成一个剂量相对均匀的高剂量"坪区"。若肿瘤位于某一能量电子线的治疗深度范围，选择该能量的电子射线以单野照射就可以获得比较满意的剂量分布，靶区后的正常组织或重要器官可以得到很好的保护。但随着电子能量的增加，表面剂量增加，同时电子射线深度剂量曲线后缘的下降不再陡峭，靶区后的组织剂量也增加，电子束治疗的优越性逐渐丧失。临床上使用的电子束能量不能太高，一般取 4～25MeV，且单野照射比多野照射优越。

电子束高值等剂量线会随深度的增加而内收，这对小野尤其明显。表面位置的射野应按靶区最大横径适当扩大，ICRU 建议以射野边长和对角线方向上 90% 和 50% 等剂量线边长的比值 $L_{90}/L_{50} \geq 0.85$（电子射野均匀性指数）为宜，即所选电子线射野应不小于靶区横径的 1.18 倍，并应根据靶区最深部处的宽度再将射野加大 0.5～1cm。

（三）计划设计参数与剂量计算

患者治疗靶区与周围重要器官的剂量要求与限制等经放射治疗医生确定之后，物理师使用放射治疗计划系统（treatment planning system，TPS）进行射野设计和剂量分布计算。

传统的正向计划设计一般根据医生确定的靶区和周围重要器官的范围与剂量要求，结合物理师的经验，首先设置一组初始照射野的角度、形状、大小、楔形野条件等，并对组织不均匀性进行校正及补偿后计算计划的等剂量分布、靶区肿瘤中心剂量、周围重要器官及组织的最大剂量等，根据临床剂量学原则进行计划评估和修改计划参数，反复多次并选择临床上可以接受的"最佳治疗方案"。

近年来随着 IMRT 的广泛应用，正向计划方式对一些复杂的 IMRT 计划难以得到满意的计划结果，必须采用由计算机自动进行优化计算的逆向计划方式。这种方式是在医生确定了靶区与周围重要器官的剂量目标与限制条件之后，物理师不再设定初始照射野条件，而是由 TPS 系统自行以医生所给出的条件和要求为目标，进行逆向的优化计算，获得满足目标重要条件的最佳射野设置和各射野的照射参数。由于理想的剂量分布条件实际上不可能完全满足，逆向计划并不能完全取代人工计划，放射治疗医生和物理师仍然需要对逆向设计的计划进行评估，必要时修改各种目标条件的限制或权重等并重新进行计算。

三、治疗计划评估

初步设计的治疗计划需要由放射治疗医生和物理师根据临床要求进行评估，不能通过评估的计划需要重新修改条件再次进行计算，直至得到完全满足临床要求的计划结果。

常用的计划评估工具和方法主要有：①等剂量曲线和等剂量面；②剂量分布统计；③剂量 - 体积直方图（dose volume histogram，DVH）。

（一）等剂量曲线和等剂量面

等剂量曲线是一个平面内剂量相同的点的连线，它可以提供平面的剂量分布情况；而等剂量面则是三维空间内剂量相同的点组成的曲面，它反映了三维剂量分布的信息。

等剂量曲线可以用来评估治疗计划在患者体内单个平面或者多个平面的剂量分布。将包围靶区的等剂量分布与处方剂量相比较，如果这个比值在期望的范围内（如95%~100%），并且周围的危及器官没有超过剂量限制值，那么这个计划可以接受。当需要评价的图像层数比较小的情况下，此种方法比较理想。

当计划所计算的横截面比较多的时候（例如CT扫描的图像），可以通过原始CT数据产生正交平面，甚至任意平面的剂量分布。绝大多数的三维治疗计划系统（three dimensional treatment planning system，3D-TPS）可以提供横截面、矢状面和冠状面等平面的等剂量分布，并且也可以显示任意非正交平面的等剂量分布。图1-4-6/文末彩色插图1-4-6为正交平面上显示的计划等剂量分布。

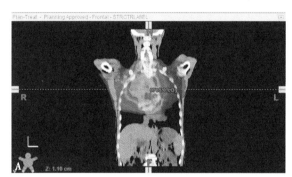
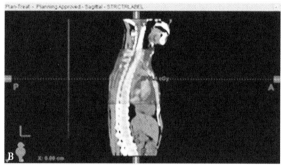
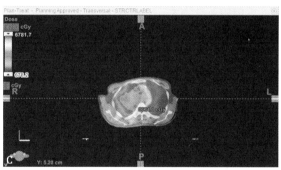

图1-4-6　正交平面上显示的计划等剂量分布
A. 冠状面；B. 矢状面；C. 横断面。

另外一种显示等剂量的方法是三维剂量图，将三维等剂量曲面图叠加在靶区和/或其他器官的重建图上，并可以"漫游透视"（rendering）的方式观察等剂量分布与靶区和各器官在各个方向上的相互关系。这种方法可以评价靶区剂量覆盖度，但是不能给出等剂量面和解剖体积之间的具体距离，也没有体积信息。

采用不同的射野方式，得到的剂量分布适形度会有区别。ICRU第62号报告定义了放射治疗的适形指数（conformity index，CI）为治疗体积与计划靶区体积的比，在进行3D-CRT计划设计时可用此指数来帮助评估计划。理想的情况下适形指数为1，即治疗体积与计划体积完全相等。

$$CI = TV/PTV（TV = treated\ volume，PTV = planning\ target\ volume）\qquad(1-4-1)$$

（二）剂量-体积直方图

三维治疗计划可以得到患者解剖结构的三维矩阵点的剂量分布信息。剂量-体积直方图（DVH）虽然不能表示具体的剂量位置信息，但描述了所包含的三维剂量分布信息，是一个有力的治疗计划系统量化评估的工具。DVH 的形式包括微分 DVH 和积分 DVH。

1. 微分 DVH 　也称为直接 DVH。计算机对各个特定剂量对应的所有体积元求和，并以此体积（通常采用某器官内该剂量对应体积的百分比）作为剂量值的函数画成图形。微分 DVH 为单位剂量的体积数（比例），用于了解同一器官内受照体积与剂量间的相对关系。对于靶区，理想的微分 DVH 应该是一条竖线，代表 100% 的靶区体积都吸收了处方剂量。对于危及器官，DVH可能有几个峰值，表示器官的不同部分吸收了不同的剂量。

2. 积分 DVH 　也称为累积 DVH。它是各器官结构中接受了某一剂量水平以上的体积数（比例），用于同一治疗计划中不同器官间剂量分布的评估。评估计划时如果想要知道被 95% 处方剂量曲线包围的区域占据的体积比例，或者吸收到最少处方剂量的靶区或危及器官体积（体积比例），并不能从微分 DVH 中得到答案，但从积分 DVH 图可以很方便地得到。

积分 DVH 从 100% 体积吸收 0Gy 剂量开始，原因是所有的体积吸收的最少剂量不会少于 0。在图 1-4-7 中，给出了四野照射下治疗靶区的积分 DVH 以及理想的积分 DVH 示意图。

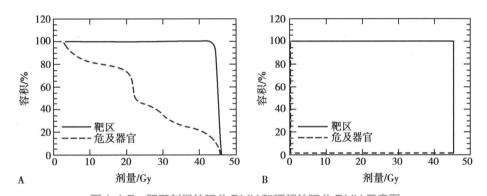

图 1-4-7　靶区剂量的积分 DVH 和理想的积分 DVH 示意图

A. 前列腺肿瘤四野箱形照射计划的积分 DVH；B. 理想的积分 DVH。

（三）剂量统计

剂量统计是由 TPS 根据患者的 CT 图像资料和计划设计条件进行剂量计算后，对计算区域内所有的计算点的计算结果，即照射区内器官结构体积元的剂量分布矩阵，按一定的要求进行统计得到的一组关键数据。同前面的工具相比，这些统计数据不能在 CT 图像上显示空间剂量分布，或者是在勾画好的解剖结构上叠加显示剂量分布。但是它们能够为评估受照射的靶区或者危及器官的体积剂量提供量化的数据。这些统计数据通常包括：

1. 体积内部最小的剂量。

2. 体积内部最大的剂量。

3. 体积内平均剂量。

4. 不小于 95% 的体积接受的剂量。

5. 不小于 95% 的处方剂量照射的体积。

最后面的两个统计量通常是专门对靶区体积进行统计的。相似器官的剂量统计在剂量报告中也是很有用的，因为相比较后面介绍的 DVH，可以更简单地在患者的计划中描述。

第四节　治疗计划的执行与记录

设计治疗计划，打印并输出计划文件后，需要进行两个方面的确认测试和验证：治疗执行测试与射野验证，以确保计划能够安全和准确地执行。

一、治疗执行测试

治疗执行测试一般在治疗机上进行。患者以治疗体位定位于治疗床上，按照治疗计划调节治疗床、机架准直器转角等机械参数，观察机架转角过程中是否会与体位固定装置发生碰撞；射线是否穿过床板、床边金属杆或固定装置。因此利用常规 X 射线模拟定位机进行治疗计划的复位测试，可以校验治疗计划系统所确定的各照射野的模拟治疗状况，照射角度、机架旋转、治疗床面的升降是否满足治疗机运行要求。通过模拟定位机还可以标定多野等中心照射时体表入射点定位标志，测量靶区中心到体表的深度等参数。

对一些复杂的计划，如立体定向治疗和 IMRT，应当直接到加速器上进行运行测试和验证，避免由于模拟机不能完全模拟治疗参数的设置（如 MLC 等）造成测试的遗漏和误差。

二、射 野 验 证

肿瘤放射治疗的疗效受多方面因素的制约，尽管治疗计划是完美的，在模拟定位机上核对也无误，但治疗时需要靠模拟定位时在患者体表所做标记来实现靶区中心与治疗机等中心相重合（等中心照射技术），目前条件下患者治疗时的摆位主要靠手工完成，因此每次治疗时体位摆位误差导致靶区剂量偏差是影响疗效的重要因素。临床放射治疗时可以通过拍摄照射野验证片来校验摆位误差。

（一）胶片法校验

使用感光胶片进行射野验证。患者采取治疗体位，将未曝光的专用胶片置于患者体后，利用治疗机的射线进行照片，冲洗后观察对比校验影像与模拟定位时在相同角度与位置拍摄的 X 射线影像，以确定照射野的偏差。常用的方法是双曝光照片方法，首先通过治疗射野照射胶片，然后打开准直器以开野方式（拿掉挡块）再次曝光。两次曝光的结果在胶片上显示的不仅有射野图像，同时也有周围的解剖结构。通常可以由支持软件在开野照片上自动勾画出射野的轮廓，并可以与计划定位照片比较并分析两者的偏差。

（二）电子射野影像校验

电子射野影像系统（electronic portal imaging device，EPID）是安装在加速器机架的辐射探测器附件。该装置能够将探测器的信息传递给计算机，计算机对信息加工处理转换成图像。这种系统使用了不同类型的探测器，可以产生不同质量的计算机化的图像。EPID 的成像操作简单，影像可即时显示，曝光剂量比胶片方法低，具有数字化影像的所有优点。其验证方法与胶片验证类似。

图 1-4-8 中图 A 为 EPID 工作原理示意图，B 是实际拍摄的多叶准直器射野的验证照片。

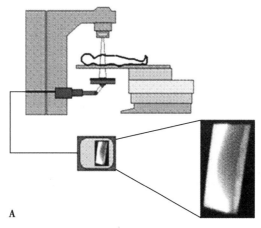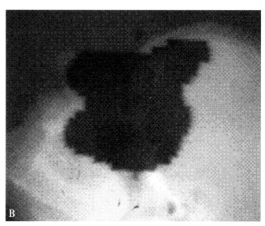

图 1-4-8　EPID 工作示意图

A. EPID 工作原理示意图；B. 使用侧野照射治疗上颌窦肿瘤的射野验证胶片。

三、治疗计划的描述

放射治疗计划是实施临床治疗操作和开展治疗的质量保证和质量控制的依据,同时,它也是对治疗效果进行评估和随访的基本条件。因此,规范的计划设计与描述是非常必要的。一个良好的计划描述规范应满足以下要求:①剂量计算准确;②准确传递放射治疗计划;③满足今后对放射治疗疗效的评估需要;④支持不同单位及部门的放射治疗方法及疗效比较;⑤方便纠正可能出现的计划错误。

(一)治疗计划的剂量处方

治疗计划的剂量处方包括了总剂量、分次剂量和总治疗天数等详尽的信息,以帮助正确比较治疗结果。ICRU 的第 23 号和第 50 号报告对此有专门的定义。

1. 靶区最小剂量　从剂量分布或 DVH 上获取的靶区内的最小剂量。

2. 靶区最大剂量　从剂量分布或 DVH 上获取的靶区内的最大剂量。

3. 靶区平均剂量　靶区内所有计算点的平均剂量(没有使用计算机计算的计划很难获得)。

(二)剂量参考点

剂量参考点的设置应为能够代表 PTV 照射剂量的临床相关位置,并遵循以下原则:

1. 该点应该位于能够准确计算剂量的区域内(也就是不能在建成区和剂量梯度变化较大的区域)。

2. 该点应该选在计划靶区 PTV 的中心部分。

3. 建议以等中心点(或射野交叉点)作为 ICRU 的剂量参考点。

4. 特定射野组合的剂量参考点建议遵循以下原则

(1)单野照射:位于靶区中心的射野中心轴上。

(2)相同权重的两野平行:对穿照射位于射野中心轴上两野入射点的中间。

(3)同权重的两野平行对穿照射:位于射野中心轴上靶体积的中心处。

(4)其他的多野交角照射:位于射野中心轴的交点处。

(三)计划描述的几何与物理参数

治疗计划单的内容应描述治疗机物理与几何参数的设置、治疗摆位时的治疗体位的固定等具体参数。物理参数包括处方剂量、射线种类、射线能量、照射时间、加速器剂量监测器跳数、楔形板角度与楔形因子等;几何参数包括照射野大小、机架和治疗机头转角、靶区深度、照射技术(等中心或固定源皮距技术)等。

四、治疗执行记录与验证

治疗执行的过程需要完整的执行记录。用于治疗执行记录与验证的系统通常是一个可编程的系统,帮助防止治疗设备使用错误的参数,并且记录所有的治疗阶段的计划执行的必要参数,这些参数还可用于对该治疗计划执行过程的回顾与分析。

在一个完整的执行记录单中,通常包括了患者的信息和治疗计划的基本信息。例如总剂量、总治疗次数和患者的治疗体位状态、治疗次数完成状态等。在现代治疗技术中,通常要求 TPS 与加速器的记录验证系统直接或间接相连。记录验证系统可以是加速器厂家提供的,也可以是第三方软件提供的。它们要求有加速器不同附件与 TPS 之间的映射图,以便准直器、楔形板等设备能正确地设置。在 TPS 与加速器之间的通讯可避免出现使用纸质打印输出人工传输计划的错误,并方便复杂治疗(不对称准直器和个体化 MLC 射野)的执行。

(尹　勇)

第五章　特定的放射治疗技术

临床常见的特定放射治疗技术包括三维适形、逆向调强、容积调强、立体定向放射治疗、图像引导放疗以及全身照射等。每种技术各有特点，应用范围亦不相同，深刻理解不同治疗技术是开展放射治疗的理论基础。

第一节　三维适形放射治疗

一、三维适形的基本概念

理想的放射治疗技术应按照肿瘤形状给靶区足够的致死剂量，而靶区周围的正常组织尽可能地少受到照射。要使治疗剂量分布与靶区的形状相一致，首先必须从三维方向上确定靶区与周围重要器官的形状和空间关系，并在设计计划和实施治疗时对分布在三维空间上的照射剂量进行控制。

要达到在三维空间上使高剂量分布区域与治疗靶区的几何形状相符，必须要满足以下两个条件：①在照射方向上，每个照射野的形状与靶区体积在该方向的投影（或截面）的形状一致，即采用所谓适形射野照射；②靶区内和表面各点的剂量处处相等或满足临床要求的特定分布。只满足上述第1个条件的称为经典适形放射治疗或常规三维适形放射治疗（three dimensional-conformal radiation therapy，3D-CRT），同时满足上述两个条件的称为广义调强适形放射治疗（intensity-modulated radiation therapy，IMRT）。

二、常规三维适形的实现方法

三维适形放射治疗通常需在多个方向上以适形射野对靶区进行照射，3D-CRT计划的射野数目设计应以达到临床要求的三维适形剂量分布目标为原则。虽然多野照射分散减少了周围组织的受照射的剂量，但因此也会增加受到低剂量照射的组织的体积，因而在设计治疗计划时应以整体观点去评价各部分受照射组织的体积剂量效应。

目前应用于临床治疗的调强治疗技术方法主要有以下几种：①采用自制的适形挡块多野静态照射；②利用多叶准直器形成适形射野进行多野静态照射；③采用固定形状的立体定向准直器做多弧旋转照射；④以计算机控制多叶准直器（multileaf collimator，MLC），使其形成跟随靶区形状、厚度与密度的射野，做多野或动态旋转照射。

第二节　调强适形放射治疗

一、调强放射治疗的常见方式

（一）调强放射治疗的基本设备要求

1. 三维影像设备（CT、MRI、SPECT和PET-CT等）是实现三维计划计算的影像基础，其中

CT 设备除了可以提供患者的解剖结构图像之外,还可以为治疗计划设计的剂量计算提供必要的电子密度信息,其他三维影像则用于帮助计划者更准确地确定治疗靶区。

2. 逆向治疗计划系统,用于根据设定的靶区和周围器官的剂量处方、治疗设备条件等进行逆向计划设计。

3. 由计算机控制的精确剂量照射系统。

4. 照射剂量验证测量设备。

(二)调强放射治疗实现方法

调强适形的基本原理得益于 CT 扫描成像的逆向思维,即多个不均匀的射线束照射人体则可以形成均匀的靶区剂量分布。实现三维适形调强放射治疗的主要方式有以下几种:

1. 两维物理补偿器方式　这种技术类似于常规放射治疗中人体曲面和不均匀组织的补偿,通常通过改变补偿单元的厚度来调整照射野内照射速度,主要用于静态调强。其特点是调强效果确切、可靠,但制作复杂。

2. 多叶光栅准直器方式　包括静态调强和动态调强两种方式。在静态方式下,将照射野按照强度分级,然后利用 MLC 形成多个子野,以子野为单位进行分步照射。照射野选定后,先照射高强度子野,后照射低强度子野。其特点是简单方便,不需要模拟制作补偿器,但子野与子野相邻部位容易出现剂量冷点与热点。在动态方式下,射线束在多叶光栅叶片的运动过程中保持输出开启状态,MLC 中相对应的一对叶片可以各自独立运动,通过控制叶片的运动方向和速度来实现某一区域的照射强度分布。

3. 容积弧形调强治疗技术　容积弧形调强治疗(volumetric modulated arc therapy,VMAT)技术是调强放射治疗中的一种特定技术。在治疗过程中,加速器臂架一边进行弧形旋转,可以是一个或者多个弧,同时加速器进行持续不断地照射出束。容积弧形调强技术可以有效提高治疗效率,但相对常规的调强治疗技术则更加复杂,会有更多的照射参数在执行过程中改变,主要包括:①多叶光栅的照射形状改变;②照射剂量率改变;③臂架旋转的速度改变;④多叶光栅的运动方向和速度改变等。

从设计治疗计划来说,容积弧形调强技术是可以达到常规调强技术相同的剂量分布的适形度,但在计划实际执行过程中,则通常需要考虑加速器这些可变参数相互之间的限制,包括加速器的最大臂架运动速度、多叶光栅叶片的最快运动速度、多叶光栅的方向限制以及照射野的最大和最小剂量率等条件之间的相互制约。

4. 断层治疗　该方法因模拟计算机断层扫描技术而得名。它利用特殊设计的 MLC 形成扇形束围绕患者纵轴旋转照射,完成一个层面的适形调强治疗,然后利用床的前进,完成下一个层面的治疗。与 CT 一样,断层治疗也有步进和螺旋两种。

二、调强放射治疗的逆向优化计划

调强治疗的计算机优化的显著特点是逆向优化,有别于过去三维治疗计划系统的交互式的正向计划。在正向计划里,射野的几何包括射野方向、形状、权重和射野修改等都是首先被定义的,然后再进行三维剂量计算。通过计划设计者和肿瘤医师对计划反复进行剂量评估,直到满意为止。对于逆向治疗计划,其焦点在于先取得结果,例如指定的剂量分布甚至是肿瘤控制率(TCP)和正常组织的损伤率(NTCP),而不是如何获取想要的结果。计划设计者指定相应的目标,计算机优化系统反复调整射野的参数(主要是射野强度)来获得想要的结果。通过对优化的剂量结果进行检查,对相对重要的点进行调整和修改,最终得到一个满意的计划。为了更好地理解逆向优化计划,需要了解以下几个概念。

(一)目标函数和限制

在逆向调强治疗计划中,临床目标以目标函数的数学方式来确定。通过计算机优化技术确定射野参数(通常限制射野子野的权重)来获得最接近理想的解决方案。目标函数的数值被假定为治疗计划的品质因子,因而优化的目标就是最小化或最大化(依赖目标函数的选择)的评价。目前,对于调强放射治疗的优化系统采用剂量和/或剂量-体积为依据。常用的方式是通过产生剂量和剂量-体积目标函数,达到最小化靶区的实际剂量贡献与处方剂量的差异,以及与正常组织剂量限制之间的差异。如果医师了解相应感兴趣组织的剂量-体积关系,剂量-体积函数可以比单纯的剂量函数产生更多的目标函数。根据剂量-体积的二次方程的目标函数的缺点是不能够充分表达肿瘤或正常组织的剂量非线性关系,尤其是非均匀剂量贡献。例如,当肿瘤内的一个单独的像素点或少数的像素点接受了很低的剂量,并不会影响调强治疗计划的评分。

肿瘤控制率会由于剂量"冷点"而显著减小,因此可以考虑采用生物剂量响应模型来作为剂量和剂量-体积依据的补充。临床上会考虑采用例如肿瘤控制率和正常组织并发症率,以及等效均匀剂量等因子作为调强治疗优化目标函数的补充。总的来说,目前剂量-体积依据的目标函数成为调强治疗优化的一个可接受的标准,一般情况下可以得到比较满意的计划。

(二)计算机优化过程

调强的优化过程可以通过几何数学公式和方程(优化方法)进行,其选择依赖于所使用的目标函数的特性。在大量的优化方法中,主要可分为两大类:梯度方法和随机方法。

以梯度方法的工作法则为例,从射线到达患者体内的过程中需要进行子野的追踪。一般来说,只有通过肿瘤靶区的子野需要追踪,此时,其他所有的子野的权重设置为0,但需要定义一个肿瘤区域之外的小边界,以保证散射线的侧向损失不影响治疗。将患者的三维体积分成小的体积或像素,每个像素在子野初始化权重设置下进行剂量计算,剂量贡献结果用于计算目标函数的评分。如果子野权重结果的变化提高了评分,其权重变化就被接受,否则就被拒绝。对子野权重反复进行优化计算,直到治疗计划假定的结果有了一个小的提高,这种迭代模式持续到治疗计划没有更多改善为止。梯度技术被认为是当前最快的优化方式。

随机方法最常用的是模拟退火技术或者是其变种——快速模拟退火技术。虽然模拟退火技术理论上可以解决梯度方法中局部极值的问题,但需要有大量的配置测试通过后才能实现,此外,模拟退火技术相对比较慢。目前仍然有调强治疗优化方法采用该技术。

(三)叶片序列的产生

现在绝大多数的调强治疗计划系统采用射野强度模式的描述。这种强度贡献用于产生一个叶片序列,通过它试图定义多叶光栅的叶片形状(包括静态和动态调强),产生一个可交付使用的强度贡献,并且尽可能接近优化系统所提供的强度分布。螺旋扫描式调强叶片序列的生成则相对简单,叶片在对应时刻只存在开和关两种状态。多叶光栅叶片序列的产生需要精确考虑各种影响,包括半影、叶片漏射线、体膜散射和叶片的端面效应等。

(四)调强治疗剂量贡献和剂量跳数计算

对每个调强射野,射野强度可以通过进入患者的能量通量的平面图谱进行模拟,这个平面图谱可以分成离散的射野子野(beamlet)。剂量贡献则来源于每个子野的强度或通量的计算。

调强治疗的剂量可以用一个经过修正后的笔形束方法进行计算。修正模型在一些限定情况下可依赖于经验测量数据,然后结合现有的射野改变、轮廓修正以及组织不均匀性等情况,根据患者在实际治疗计划中所遇到的情况作剂量修正。这种简单模型有速度优势,但在精确度方面有很大限制。另外一种计算法则是使用预计算的"内核",采用卷积/迭代法计算患者或者模体的剂量,考虑了射野能量、几何边界、射野改变、患者轮廓和电子密度的贡献。卷积方法可以考虑电子平衡效应、非均匀组织和其他复杂方面,从而得到更精确的剂量。蒙特卡罗方法比卷积方法能得到更精确的结果,直接蒙特卡罗模拟可能是所有复杂情况下获得精确剂量结果的最好方法之一,但计算速度是蒙特卡罗方法需要考虑优化的问题之一。

常规的剂量跳数计算方法来源于测量剂量信息。对于方形野垂直照射水模体的情况计算最准确,当射野改变如补偿块、轮廓修正和非均匀组织情况下就不那么精确。在调强治疗中,射野形状不同于任何常规的情况,尤其是在表面和射野边界缺少电子平衡时,大部分射野处于非电子平衡状态,此时的离轴比因子和射野输出因子等对于调强射野并不准确。目前尚未有调强治疗剂量跳数计算方法的统一标准。

第三节 立体定向放射外科与立体定向放射治疗技术

立体定向放射外科(stereotactic radiosurgery,SRS)技术是从 20 世纪中期发展起来的一种用于颅内病变的特殊照射方法。最初使用 γ 射线源的多个小照射野三维集束立体定向单次大剂量照射,一次性给予照射的病变靶区致死剂量,而周围的正常组织剂量很小,起到类似于外科手术的作用。随着 SRS 技术在肿瘤放射治疗的推广,立体定向技术与加速器三维适形多野照射技术相结合,逐渐发展成可用于全身各部位治疗的三维集束立体定向分次照射技术,称为立体定向放射治疗(stereotactic radiotherapy,SRT)。SRT 可以使用多个照射野聚集照射或多弧非共面旋转聚焦照射。

SRT 或 SRS 治疗靶区边缘处剂量下降迅速,剂量梯度很大,因此对照射的定位要求非常高,必须采用专门的定位框架做计划和实施治疗。主要应用于接近刚性的颅脑部和头颈部的治疗,近年来随着在线影像引导技术的加入,SRT 开始应用于人体其他部位肿瘤的治疗。

一、立体定向放射治疗的剂量学

(一)立体定向放射治疗的剂量学特点

由于 SRS 或 SRT 的分次剂量很高,通常即使是靶区内最高剂量的 50% 水平也可达到肿瘤细胞的致死剂量,因此它在计划与治疗的剂量分布要求上与常规放射治疗有很大的不同。其剂量分布的主要特点如下(图 1-5-1/ 文末彩色插图 1-5-1):

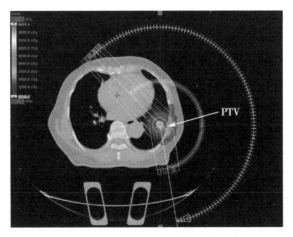

图 1-5-1 SRT 剂量曲线分布图

1. 高剂量区集中分布在靶区内。
2. 靶区周边剂量梯度变化较大,即从高剂量线到低剂量线的距离很短。
3. 靶区内及靶区附近的剂量分布不均匀。
4. 靶区周边的正常组织剂量很少。
立体定向放射治疗剂量分布的这些特点反映在临床计划和执行的质量控制上,表现为靶区位置与体积确定的准确性比计划剂量的计算精度更加重要。临床实践证明，SRS 靶区定位的误差仅 1mm 时即可导致周边剂量的改变超过 10% 数量级。因此 SRT 或 SRS 治疗的靶区界定与定位是治疗成功的关键因素。

（二）立体定向放射治疗的处方剂量和剂量分次

立体定向放射治疗的处方剂量和治疗次数取决于病变的种类、颅内靶区的体积和位置。良性病变多使用单次治疗，恶性肿瘤则采用分次治疗的方式。

1．立体定向放射外科（单次治疗） ①主要适用于功能失调、血管畸形、一些良性肿瘤和远处转移病灶的治疗；②偶尔用于恶性颅内肿瘤常规放射治疗后的剂量推量；③处方剂量 D_T 12～25Gy，病灶越大，处方剂量越小；④需要以刚性方法进行十分准确的固定。

2．立体定向放射治疗（分次治疗） ①主要用于靶区体积在 1～35cm³ 的较小原发恶性病变的治疗；②使用较大的分次剂量，常见剂量分割方法为 7Gy×6（总剂量 D_T 42Gy），1 次 /2d，或 4Gy×10（总剂量 D_T 40Gy），1 次 /d；③可选择使用调强射野以提高靶区剂量适形度；④使用可以重复摆位的定位框架，或者使用影像引导技术保证每次治疗的重复性和准确性。

二、立体定向放射治疗的实现方式与设备

目前应用于临床治疗的 SRT 或 SRS 方式主要包括三类：①γ 射线放射源聚集照射（γ 刀治疗）；②常规直线加速器多弧旋转照射（X 刀治疗）；③智能机器人加速器追踪聚集照射（robotic SRT）。

前两种方式需要有专门的靶区定位装置（框架）和一系列不同大小的准直器，分别以多点聚集或多弧聚集方法照射，治疗时靶区准确定位于聚集中心。第三种方式是目前最先进的 SRT 方法，无须定位框架而改为由影像引导实时跟踪靶区，可以得到比框架定位更好的治疗精度。

（一）γ 射线立体定向放射治疗系统

γ 射线立体定向放射治疗系统，又称 γ 刀，是 1967 年由瑞典神经外科医生 Leksell 首先发明的。历经多年改良，现代的 γ 刀在治疗机体部中心装备有 192 个 ⁶⁰Co 放射源，其产生的 192 个线束经准直后聚焦到焦点并形成一个球形剂量分布（照射野），放射源到焦点的距离约为 40cm。γ 刀圆形照射野大小最终由 4 种不同规格的准直器头盔决定，在焦点平面处提供的射野直径通常为 4～18mm。1998 年，我国自主研发了中国式的 γ 刀，采用旋转式聚焦，将 ⁶⁰Co 源由 192 个减少为 30 个，降低表皮吸收剂量与中心吸收剂量之比，可以有效降低正常组织的受损程度。

γ 刀的主要部件为：①治疗机，包括上半球形防护罩和中央部的机体；②治疗床和移床装置；③不同规格的准直器头盔，可提供焦点平面处直径为 4～16mm 的圆形照射野；④控制装置。

（二）常规直线加速器立体定向放射治疗

常规直线加速器 SRT 设备又名 X 刀，可以使用目前的标准等中心型直线加速器，对其部分装置进行改进使其机械和电子性能达到 SRT 要求的精度，并增加一些相对简单的附件。这些改进和附件主要有：①一套附加的准直器，包括放射手术用的小圆形准直器或窄叶片的小多叶准直器（mini MLC，MMLC）；②能够遥控操作的自动治疗床或旋转治疗椅；③可以固定立体定位框架的床、托架或地面支架；④治疗床角度和高度的显示及连锁；⑤特殊的制动装置，用以固定治疗床的升降和移动。

X 刀治疗技术目前主要分为三类：多弧非共面聚焦技术、动态立体放射手术以及锥形旋转聚焦技术。这些技术的划分主要依据加速器臂架和患者治疗床（或椅）从起始角度到终止角度的旋转运动方式。

（三）安装在机械臂上的小型直线加速器系统

安装在机械臂上的小型直线加速器系统（机器人放射外科手术系统，又称射波刀）是一种新的基于直线加速器的放射手术治疗方式。其采用一台 6MV 的小型直线加速器，安装在工业机械手臂上，带动直线加速器围绕患者六度空间自由转动。与传统框架结构为基础的立体定位不同，

射波刀采用非侵入性的图像引导的靶区定位方法,而不使用传统等中心型加速器(图1-5-2/文末彩色插图1-5-2)。

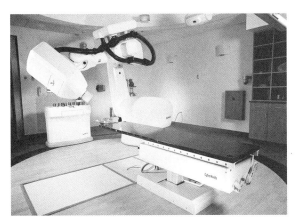

图1-5-2　安装在机械臂上的小型直线加速器系统(射波刀)的示意图

射波刀立体定向放射外科治疗系统扩展了传统立体定向手术的范围。与传统技术相比,射波刀具有以下优点:

1. 射波刀允许无框架结构放射手术治疗(免除了使用刚性、侵入性立体定位框架的需求)。

2. 射波刀可以连续监测、追踪患者的治疗体位,运用在线影像方法确定靶区在治疗室坐标系中的准确位置。

3. 通过图像引导的方法,射波刀引导射线瞄准在线确认的靶区位置,可以实现靶区剂量照射的定位精度在1mm以内。

4. 射波刀无须框架结构的特点便于其运用到其他颅外病灶的治疗,如脊髓、肺和前列腺。可以通过人体骨骼或手术预置的金属标记点作为靶区定位的参照系。

第四节　图像引导放射治疗

对于精确放射治疗来说,尤其是调强放射治疗和立体定向放射治疗等技术,其肿瘤靶区的剂量高度适形,而且靶区和周围正常组织之间的剂量梯度变化大,因此,当肿瘤靶区和周围正常组织的相对空间位置发生变化时,这种位置误差可能会显著影响肿瘤靶区的疗效和/或增加肿瘤周围正常组织的损伤。

通过影像系统在治疗前和治疗中对靶区和正常组织进行解剖结构或者标志物的监测,从而实现对肿瘤靶区的精确定位,这种治疗方式即所谓的图像引导放射治疗(image-guided radiation therapy,IGRT)。其实现的方式主要是:在分次治疗摆位时和/或治疗中采集图像和/或其他信号,利用图像和/或信号引导此次治疗和/或后续分次治疗。采集的图像可以是二维X射线透视图像或三维重建图像,或有时间标记的四维图像,其他信号包括体表红外线反射装置发射的红外线,或者是埋在患者体内的电磁波装置发出的电磁波等。引导的方式可以是校正患者摆位、调整治疗计划或者引导射线束照射。实际上,3D-CRT、IMRT甚至传统的二维放疗(2DRT)在定位、计划和/或实施等不同阶段都用到图像,因此都可称为IGRT。例如,3D-CRT和IMRT在定位阶段和计划阶段,要使用三维CT图像,在治疗阶段则要使用射野图像。

一、放射治疗的位置误差

在放疗过程中,患者照射的位置误差包括两方面:①系统误差:来源于治疗定位、计划设计、治疗资料传送、治疗的标记以及治疗用的挡块等所引起的位置误差；②随机误差：一方面技术员在进行每一次治疗的摆位时会产生位置的随机误差，另一方面，在分次治疗中患者解剖位置会发生变化，例如呼吸运动、膀胱充盈、肠道蠕动、胸腹水和肿瘤的增大或缩小都会引起肿瘤和正常组织的位置差异。

（一）治疗分次间的摆位误差

分次间（interfraction）摆位误差主要来源两方面：一方面是来源于设备的误差，例如治疗摆位所依赖的激光灯和光距尺、加速器的治疗床和模拟定位机的床面差异等；另外一方面则与患者自身相关。由于人体并非刚性物体，组织和器官存在一定的相对独立运动的能力，因此即使体表的标记准确，皮下的脂肪、肌肉及人体内部的器官位置也不一定能够完全摆位准确。一般来说，这类误差与治疗的部位和患者的大体情况（年龄、体重、活动性等）密切相关，例如，较胖的患者误差可能相对较大。

（二）治疗分次间的靶区移位和变形

对于放疗患者来说，其消化系统和泌尿系统器官的充盈程度会显著影响靶区位置，如膀胱充盈程度会改变前列腺癌靶区的位置；其次，随着疗程的持续进行，患者很可能消瘦、体重减轻，也会持续地改变靶区和体表标记的相对位置；随着疗程的持续进行，肿瘤靶区可能逐渐缩小和变形，靶区和周围的正常组织以及危及器官的相对位置关系也会发生变化。

（三）治疗中的靶区运动

在单次的治疗中（intrafraction），胸、腹腔肿瘤患者的呼吸运动会对靶区位置的精确定位造成明显影响，胸、腹腔器官的位置和形状会随呼吸频率做周期性运动。另一方面，包括胃肠蠕动和血管跳动也会带动紧邻的靶区。针对上述的器官运动和摆位误差，ICRU定义了所谓的内靶区，即在临床靶区（CTV）外放一定的间距，以便保证在靶区运动和摆位误差情况下，靶区不会漏照。对治疗中的靶区运动所引起的误差，目前可采用呼吸门控、四维放疗或实时跟踪技术进行解决。

二、图像引导放射治疗的实现方式

图像引导放射治疗技术的具体实现方式包括：①基于图像进行位置校准；②对呼吸运动所引起的靶区运动进行有效处理。其中，实现位置的校正则包括使用离线和在线两种手段。在线校正技术中，不论是采用二维还是三维图像都可称之为图像引导放射治疗技术，而对于呼吸运动的处理，目前的方法有很多，主要包括主动呼吸控制技术、被动呼吸门控技术、四维放疗以及实时跟踪技术。

在线校正（online correction）是指分次治疗过程中，在患者摆位后采集二维或三维图像，然后与参考图像（包括模拟定位图像或治疗计划的图像）比较，确定摆位误差后进行实时校正。这类技术是目前最常用的是IGRT技术。

1. EPID校正　目前电子射野影像系统（electronic portal imaging device，EPID）已经逐渐取代胶片来进行在线位置校正工作。EPID附加在加速器上，可提供数字化图像，大大提高了在线校正的自动化程度，缩短了在线校位造成的附加治疗时间。非晶硅平板阵列是目前商用最先进的成像装置。

通过EPID在治疗前拍摄射野图像，然后与模拟定位图或者计划的数字重建射线照片（digital reconstructed radiography，DRR）图进行比较。为了辅助进行图像配准，拍摄射野图像时可以在治疗机头上附加一个带十字线金属标记点的平板。图像配准后所获得的摆位误差可通过移床进行校正。EPID校正只能提供二维平面方向的误差校正，不能提供旋转方向的误差。

2. 锥形束CT校正　如果采用三维图像进行在线校正，则相比二维图像校正有明显的优势：①三维图像可提供6个自由度（3个平移和3个旋转）的摆位误差数据，而二维图像最多只能提供5个自由度（3个平移和2个旋转）的数据；②如果考虑到组织器官的形状变化，采用变形匹配技

术,三维提供的摆位误差数据的精确度更高。通常获取三维图像的技术包括:

(1)千伏级锥形束 CT(cone beam CT,CBCT):加速器上加载的千伏级 CBCT 包括一个可伸缩的 X 线管和一个平面探测器。X 线源和射线探测器阵列与机架成 90°的轴线安装。通过加速器臂架在 360°范围内进行旋转,平面探测器可以获得多个方向的平面图像。采用滤过反投影算法,这些图像可三维重建后获得患者的三维影像,包括横断面、矢状面和冠状面。

由于重力影响、旋转运动中 X 射线球管和探测器之间的相对位置误差、射束硬化和 X 射线散射等原因,未校正的图像质量会出现低对比度、伪影和记录失真等。需要通过校正算法来抵消这些影响因素,还包括采用硬件,例如防散射的滤线栅来减少散射作用。校正后的图像具有相当好的软组织对比度,在等中心上大致可以显示 1mm 的空间分辨率(图 1-5-3/文末彩色插图 1-5-3)。

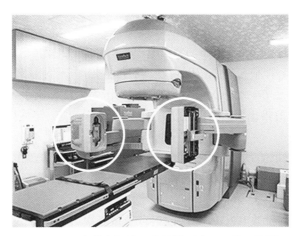

图 1-5-3　安装在加速器上的锥形束 CT 的示意图

(2)兆伏级锥形束 CT:采用加速器自身的兆伏级的治疗射线,结合 EPID 这类平板探测器,通过多个角度获得的平面图像进行三维重建,即可获得兆伏级的锥形束 CT。MV 级的 CBCT 存在自身的优势,例如不需要额外附加一个 X 射线管;获得的 CT 值与电子密度直接相关,不需要做太大的修正;金属物体导致的图像伪影较少。虽然在 MV 级的 CBCT 中,骨性标志和基准标志物能够为在线校正提供帮助,但其缺点也较为明显:相比较 kV 级的 CBCT,其对比度和空间分辨率较差,软组织的清晰度也较差,因此很难依据 MV 级的 CBCT 进行靶区的勾画。

在螺旋断层治疗机中,其获取图像与治疗采用了相同的射线束,也是 MV 级的 CBCT。射线源旋转一周或半周,通过三维重建获得三维图像。如上所述,虽然相比较 kV 级的 CBCT 有一些缺点,但还是能够为在线验证患者的位置提供足够帮助。

(3)其他技术:在一些类型的加速器中,采用了 CT-on-rail 技术,即在加速器对侧的导轨上安装 1 台 CT 机,CT 机与加速器共用 1 张治疗床,在治疗开始前做 CT 扫描,根据 CT 断层图像和三维重建图像确定摆位误差,显然其获得三维图像与传统意义上的 CT 扫描是完全一致的。

三、自适应放射治疗

如果将患者治疗计划移到校位的三维图像上重新计算剂量分布,可得到每个分次治疗时患者的实际受照剂量分布,根据实际受照剂量可对后续的分次治疗做适当调整,即自适应放射治疗(adaptive radiation therapy,ART)。自适应放疗是根据治疗过程中的反馈信息,对治疗方案做相应调整的治疗技术。

对于个体化患者来说,进行治疗计划设计时,PTV 和 CTV 的间距是根据患者群体摆位误差和器官运动数据设定的。但实际上由于个体之间的差异,每位患者实际需要的外放边距并不相同,因此有必要使用个体化的外放边距。Yan 等人提出了自适应放疗技术的概念,具体流程是:从治疗开始,每个分次治疗获取患者的二维或三维图像,通过离线方式测量每次摆位误差;根据最初数次(5~9次)的测量结果预测整个疗程的摆位误差,然后据此调整 PTV 和 CTV 的间距,修改治疗计划,按修改后计划实施后续分次治疗。除了根据个体的摆位误差调整间距,自适应放疗技术还可扩展到更高层面,如根据患者每个分次实际照射剂量累积情况,调整后续分次照射剂量,或者根据疗程中肿瘤对治疗的响应情况,调整靶区和/或处方剂量,即"剂量引导放射治疗"技术。

第五节　全身放射治疗技术

一、全身放射治疗模式

全身放射治疗(total body irradiation,TBI)是一类特殊的放射治疗技术,包括利用 γ 射线或高能 X 射线对全身、半身、全骨髓和全淋巴照射等。TBI 主要用于骨髓移植(bone marrow transplantation,BMT)的部分准备工作,或杀灭白血病细胞,或作为免疫抑制手段避免发生机体的免疫排斥反应,以及为干细胞移植排出"空间"。这一方法已和化学治疗一起被列为 BMT 预处理的治疗规范。

全身放射治疗大多采取分次照射模式(fractionated total body irradiation,FTBI),临床上也使用较大的剂量做单次式照射(single dose total body irradiation,STBI)。依据临床情况的不同,TBI 治疗可以使用以下四种模式:

1. 高剂量 TBI　总剂量 D_T 12Gy,单次照射或分成 6 次、每 3 天照射一次。

2. 低剂量 TBI　总剂量 D_T 10~15cGy,分 10~15 次照射。

3. 半身放疗　总剂量 D_T 8Gy,单次照射上半身或下半身。

4. 全身淋巴结放疗　典型的淋巴结照射剂量为 D_T 40Gy,分 20 次照射。

常用的方法是以低剂量照射,2 次/d,疗程 2~5d。这种治疗时间表可以使肺等正常组织修复放射损伤,并增加异常细胞(这些细胞生长快速并且对放射损伤的修复能力差)的杀灭。

患者的肺通常是需要限制剂量的正常组织,肺的并发症被认为是 TBI 照射后死亡的主要原因。受肺剂量的限制影响,传统 TBI 的低照射剂量和剂量分布不均匀会造成白血病和淋巴瘤治疗失败和复发,低剂量 TBI 合并放射治疗的患者患白血病的风险也更大。TBI 治疗的另一个风险是晚期白内障的发生,危险因素主要来自高剂量率的 STBI。

二、全身放射治疗技术的实现方式与剂量学处理

当前 TBI 使用的照射方式主要分为两种:一种是静态 TBI,主要使用 70cm×200cm 的足够大的照射野覆盖全身;另一种是动态 TBI,使用相对小的照射野,通过某种方式的平移或旋转的方法使射野覆盖患者全身(图 1-5-4)。

通常 TBI 采用相同权重的对穿野照射,可以分为前后/后前和平行侧向对穿技术。TBI 治疗计划的目标是全身的剂量分布均匀并尽量减少正常组织的剂量。两种对穿照射方法都会受身体厚度变化和组织密度不同的影响,导致多处剂量不均匀。作为主要限制剂量的正常组织,肺的受量问题最明显。前后/后前技术通常比平行侧向对穿技术的剂量分布要均匀,因为在这个方向上的患者厚度要比在侧

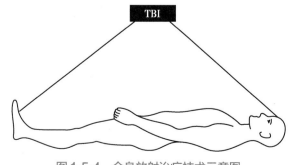

图 1-5-4　全身放射治疗技术示意图

向方向更均匀。但是因为肺组织的密度低,肺的剂量仍会过高。所以前后/后前技术必须遮挡肺,并使用电子射线对肋骨进行补量。另外,挡块的定位要准确,否则很容易引起剂量超量(肺的并发症)或者欠量(复发)。平行侧向对穿技术的剂量变化较大,但可以依靠手臂作为天然的补偿器减少肺的剂量。

全身照射可以使用专用的辐射设备,也可以使用改进的高能治疗机,改进的方法主要有:①延长源-皮距(SSD)治疗;②去除 ^{60}Co 治疗机准直器后在标准 SSD 条件下治疗;③采用射野平移的方法进行治疗;④采用扫描式照射方法进行治疗。

前两种方法使用了足够大的照射野,治疗过程中射野和患者均保持静止。后两种方法使用了动态照射的方法,或是将患者在静态射野中平移,或是使用动态射野扫描静止的患者。上述动态照射方式剂量学处理和重要器官保护相对复杂,在治疗增益上也没有明显优势。

TBI 处方剂量点位于患者体内,通常定在体中线平脐处,可以取该点或体中线上多个点的 TMR 平均值计算剂量。患者全身各处的照射剂量均需归一到处方剂量点处,且治疗中患者体内剂量分布的不均匀性不应超过处方剂量的 ±10%。为了获取较为均匀的剂量分布,TBI 照射时常使用补偿膜(bolus)或组织补偿器对体厚不均的影响给予校正。

TBI 计划所需的基本剂量学数据与常规放射治疗相似,但是不能直接采用常规治疗条件的剂量学数据,而必须在特定的 TBI 摆位、照射距离和大照射野条件下获取,包括绝对剂量校准、百分深度剂量和沿射野轴的离轴剂量强度分布等数据。

(尹 勇)

第六章　近距离放射治疗剂量学

近距离放射治疗是将封装的放射源直接放置于治疗部位或附近进行照射的一种治疗模式。由于近距离放射治疗时的放射源离瘤体较近，肿瘤组织受照剂量较高，而周围的正常组织由于剂量的迅速跌落，受照剂量较低，与远距离放射治疗相比，其优点是辐射剂量主要局限于靶体积，缺点是仅能用于局限且病灶体积相对较小的病例，且在肿瘤内形成的高剂量分布是不均匀的。

为了达到较好的治疗效果，通常将外照射放射治疗技术与近距离放射治疗技术联合使用。近年来，随着放射源、后装机和治疗计划系统的发展，近距离照射治疗范围已应用到全身多个部位的肿瘤，如宫颈癌、鼻咽癌、食管癌、乳腺癌、前列腺癌、直肠癌、支气管癌、胰腺癌和膀胱癌等。

近距离放射治疗使用特定的剂量学系统计算治疗时间和剂量。由于近距离放射治疗具有剂量梯度大的特点，植入的放射源相对于预期位置的几何偏差会严重影响治疗效果。因此，需要根据特定的治疗目的建立良好的质量控制规程。

第一节　近距离放射治疗方式及放射源周围的剂量学

一、近距离放射治疗方式的分类

按照植入的类型、持续照射时间、装入放射源的方法以及照射剂量率分类，近距离放射治疗的分类总结如表1-6-1、表1-6-2和表1-6-3所示。

表1-6-1　近距离放射治疗的主要植入类型

植入类型	类型说明
腔内照射	源放置在人体空腔内并贴近肿瘤组织
组织间照射	源植入肿瘤组织内
表面照射	源放置在组织表面
管内照射	源放置在人体管腔内
术中照射	源植入到靶组织

表1-6-2　按照近距离放射治疗的持续时间分类

持续时间	类型说明
暂时性	在短时间内实施照射，达到处方剂量后退出放射源
永久性	放射源一直实施照射

表1-6-3　按照近距离放射治疗的剂量率分类

剂量率定义	剂量规定点的剂量率值
低剂量率（LDR）	0.4～2.0Gy/h
高剂量率（HDR）	>12Gy/h
脉冲剂量率（PDR）	>12Gy/h，多脉冲/d
极低剂量率（vLDR）	<0.4Gy/h

注：根据ICRU建议，在临床实践中，HDR治疗的剂量率显著高于表中给出的低限12Gy/h。

二、近距离放射治疗放射源周围剂量分布计算方法

（一）γ射线源剂量计算物理量

推荐的γ射线源物理量是参考空气比释动能率（reference air kerma rate）[K_{air}(dref)]，ICRU对其定义为：在空气中距源1m参考距离处，对空气衰减和散射修正后的比释动能率标准单位为μGy/h，高剂量率常用μGy/s和mGy/h。

过去表示近距离放射治疗放射源强度的专用名词是活度（即每单位时间的衰变数），或对于^{226}Ra这样的放射源用其质量表示。活度单位居里（Ci）的最初定义是，1Ci等于1g ^{226}Ra产生的放射性（3.7×10^{10}/s）。现代测量发现1g ^{226}Ra产生的放射性为0.988Ci。另外一些用得较为普遍的物理量是显活度和毫克镭当量（mgRa）。

（二）点源放射源的剂量分布计算

对距离放射源（点源）某一点的剂量分布来说，IAEA推荐使用比释动能来计算剂量，具体方法可分为以下四个步骤：

1. 计算空气比释动能率　应用显活度和空气比释动能率常数计算空气中距离辐射源（点源）某个距离处的空气比释动能率。

2. 计算水中空气比释动能率　在第一步的计算结果基础上计算或查表得到同一位置处水中空气比释动能率。

3. 转换为水中的水比释动能率　通过质能转换系数将水中空气比释动能转换为水介质中的水比释动能率。

4. 计算吸收剂量率　最后计算水中距放射源某个距离处的吸收剂量率。

由于近距离放射治疗的辐射源大多为线源，计算剂量时可假设线源由许多点源组成，感兴趣点处的剂量则是每一点源剂量贡献之和。

第二节　腔内照射剂量学

一、传统或经典的妇科肿瘤腔内治疗剂量学体系

传统或经典的妇科肿瘤（主要为宫颈癌）腔内治疗方法基本分为三大系统，即斯德哥尔摩系统、巴黎系统和曼彻斯特系统。

（一）斯德哥尔摩系统

使用较高强度的源分次照射，该治疗系统的放射源施源器包括不同长度的宫腔管及不同宽度的阴道容器以包绕宫颈，总的源强度为60～80mgRa。每次治疗27～30h，间隔约3w，共治疗2～3次，曾被称为"大剂量率、短时间"分次治疗。

（二）巴黎系统

使用低强度源连续长时间照射。此种治疗方法的宫腔源强度10～16mgRa。阴道容器为3个独立的球形容器，中间的对着宫颈口，两侧的贴在阴道穹窿，所有源的总强度为40～70mgRa，总治疗时间为6～8d，以低剂量率、长治疗时间连续治疗。

以上两个系统的剂量计算以mgRa·h为单位，即放射源的总强度（mgRa）与治疗总时间（h）的乘积。

（三）曼彻斯特系统

由巴黎系统演变发展起来的，使用中等强度的放射源。阴道容器改为卵形容器。宫腔源的强度为20～35mgRa，每个阴道源的强度为15～25mgRa。该系统设置了A点及B点作为剂量参

考点。如图 1-6-1 所示，A 点位于宫颈口上方 2cm，宫腔中轴线旁开 2cm 的位置；B 点为过 A 点横截面并距宫腔中轴线旁 5cm 的位置，临床上相当于闭孔淋巴结区域代表盆腔淋巴结接受的剂量。每疗程分两次照射，每次约 72h，间隔 1w，总照射时间为 140h，A 点剂量约为 80Gy。A、B 点的概念至今仍然在许多治疗中心广泛使用。

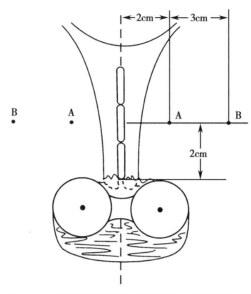

图 1-6-1　妇科肿瘤近距离放射治疗的曼彻斯特系统

二、ICRU 推荐的腔内治疗剂量学体系

ICRU 在第 38 号报告中力图使宫颈癌的放射治疗规范化，以便不同的放射治疗中心对宫颈癌的腔内放射治疗具有统一、规范、准确的剂量学描述。该报告建议腔内放射治疗参照外照射的剂量学方法定义靶区、治疗区、照射区和危及器官，并且定义参考等剂量面的体积为参考体积。参考剂量对低剂量率（0.4～2Gy/h）治疗为 60Gy；对高剂量率（>12Gy/h）采用相应的（<60Gy）等效剂量值。参考体积在三维方向的最长径定义为该体积的厚度（d_t）、宽度（d_w）和高度（d_h）并需要在计划中报告（图 1-6-2）。

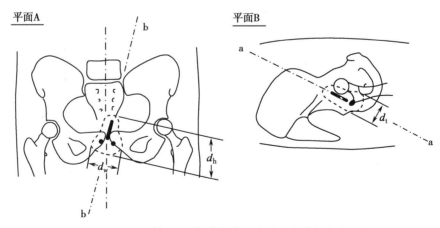

图 1-6-2　ICRU 第 38 号报告的宫颈癌腔内治疗参考体积定义

当采用内、外照射综合治疗时，若总参考剂量为 60Gy，内照射治疗参考剂量应从总参考剂量中减去外照射剂量。对于相关的重要器官的参考点，主要有膀胱和直肠的剂量参考点。沿膀胱中心与阴道容器连线，过膀胱后表面一点为膀胱受量的参考点。宫腔源后端点（或阴道源中心）

与阴道后壁的垂直线,距阴道后壁 0.5cm 的位置为直肠受量参考点。淋巴引流区和盆壁剂量参考点,Fletcher 梯形平面,用以确定左、右腹主动脉旁(R/L.para)、骶髂联合旁(R/L.com)、髂外(R/L.ext)的淋巴引流区和左右盆壁的剂量参考点(R/L.prw)(图 1-6-3)。

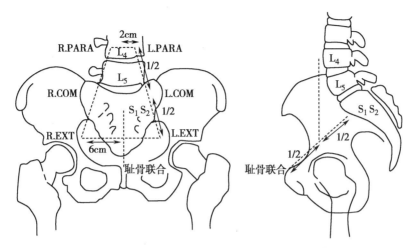

图 1-6-3　ICRU 定义的淋巴引流区剂量参考点

ICRU 还建议腔内治疗应详细记录治疗的时间、剂量模式、治疗技术(施源器)及总参考空气比释动能率。

第三节　组织间照射剂量学

一、组织间照射的概念

组织间照射或称插植照射,是近距离照射中应用较为广泛和灵活的一种治疗方式,基本做法是根据靶区的形状和范围,将一定规格的多个放射源直接插入人体组织,对肿瘤组织(或瘤床部位)进行高剂量照射。为使治疗部位获得满意的剂量,必须根据放射源周围剂量分布特点,按一定规则排列这些放射源。

组织间照射可分为暂时性插植和永久性插植,根据放射源的排列方式,又可将其分为单平面插植、双平面或多平面插植,以及直接用插植的几何形状如圆柱形插植等予以叙述。暂时性插植照射可分为以下几类方式:连续照射、间断照射、分次照射、超分割照射以及脉冲式照射等。

组织间照射使用的放射源长度通常相等且相互平行。进行组织间照射时,需要明确肿瘤区、临床靶区和治疗区,对于计划靶区则少有重视。其次,在确定插植方式之前,需定义临床靶区,通常是在三维方向上按照其最大径描述临床靶区的长度、宽度和高度。此外,定义中心平面是一个重要描述,在临床实践中,由于受到局部解剖位置的限制或操作难易程度的影响,中心平面的定义也较为复杂。

二、描述组织间插植照射的相关剂量学参数

近距离照射剂量学的特点是:剂量分布不均匀,剂量梯度大和每一放射源周围存在高剂量区。但在组织间照射的插植平面内,也有剂量梯度近似平缓的区域,即坪剂量区(plateau dose),坪剂量区一般与相邻放射源的距离相等。ICRU 第 58 号报告对描述组织间植入治疗,推荐的剂量学参数包括:①临床靶体积的描述;②放射源植入技术和时间;③总参考空气比释动能;④剂

量描述处方点／面、处方剂量、中心平面的参考剂量、平均中心剂量和周边剂量；⑤高／低剂量区和均匀指数的描述；⑥剂量－体积直方图（DVH）。

这一报告强调描述任一例插植治疗，至少需要记录四个不同的剂量参数，包括最小靶剂量、平均中心剂量、高剂量区及低剂量区，具体描述如下：

1. 最小靶剂量（minimum target dose，MTD） 临床靶区内所接受的最小剂量。在巴黎剂量学系统中，MTD 为参考剂量（reference dose，RD）；曼彻斯特剂量学系统中，MTD 约等于 90% 的处方剂量。

2. 平均中心剂量（mean central dose，MCD） 中心平面内相邻放射源之间最小剂量的算术平均值，代表靶体积内的剂量坪区范围。

3. 高剂量区（high dose volumes） 中心平面内、平行于中心平面内或平行于中心平面的任何平面内的 150% 平均中心剂量曲线所包括的最大体积。

4. 低剂量区（low dose volumes） 在临床靶区内，由 90% 处方剂量曲线所包括的任一平面中的最大体积。应用低剂量区的概念，需根据不同剂量学系统和临床实际给予特别说明。

5. 其他描述和评价剂量分布的参数 最小剂量离散度是指在中心平面，放射源之间每一最小剂量相对于平均中心剂量的变化范围。剂量均匀指数（dose homogeneity index）指最小靶剂量与平均中心剂量的比值。

三、组织间照射的剂量学

（一）曼彻斯特系统

插植规则为①典型的单平面插植，放射源必须互相平行，且之间的距离不能大于 1cm，在互相平行的放射源的端点，有与其相互垂直的直线源与之交叉，交叉点距放射源活性区不大于 1cm，形成封闭的平面。②如受临床条件限制，放射源不能形成封闭的辐射平面，则治疗面积会有所减少，一般单侧无交叉，面积会减少 10%；双侧无交叉减少 20% 左右。③平面插植，周边源与中心源的强度之比由辐射平面的面积而定，如面积小于 25cm²，周边源为总量的 2/3；25～100cm²，为 1/2；大于 100cm²，为 1/3。④双平面插植，两平面应该互相平行，并且都应该按规则①～③进行。

（二）巴黎系统

插植规则为①所有放射源的比释动能率相等，为 4.2～6.4μGy/h；②放射源是相互平行的直线源，插植时其强度、长度及各放射源之间的距离相等，且各源的中心在同一平面，即中心平面；③多平面插植，放射源排列为等边三角形或正方形。

（三）步进源剂量学系统

步进源系统是以巴黎系统为基础发展起来的，以源步进的方式模拟线源使用。其基本设想是相对增加源在插植端点的驻留时间，相对减少在中心部位的驻留时间。

在实际临床中，由于靶区的几何形状是多样化的，解剖位置也各有特点。为使近距离照射剂量学适应这一情况，引入优化（optimization）的概念。对布源方式，包括施源器的使用数目和排列、放射源的位置和强度等作个体化的处理，以使得近距离照射形成的等剂量分布线面在三维方向上能更好地覆盖患者的靶区，同时周围正常组织中的剂量跌落更快。

四、计算机化的近距离放射治疗计划

（一）放射源的定位

近距离放射治疗中，准确计算剂量分布的前提是每个放射源的任意位置是否可以准确地确定。使用放射影像的一些方法可以定位放射源，包括胶片以及 CT 图像定位等。特别是使用大量籽粒源时，手工方法确定每个放射源的位置通常比较困难和耗费时间，现在多数近距离放射治疗计划系统采用自动定位算法来完成。

（二）剂量计算和显示

剂量计算的基本算法应用点源模式和/或线源模式。对于籽粒植入治疗，通常使用每一籽粒源的一维近似剂量表来计算。计算的剂量分布最普遍的是显示单一平面的二维剂量分布，通常包括等剂量率曲线、靶体积和放射源的位置。三维计算方法则提供了对靶体积的适形度和正常组织接受的剂量分布，以及显示剂量-体积直方图（DVH）。

（三）剂量分布的优化

近距离放射治疗剂量分布的优化通常是通过放射源分布和每个放射源的强度权重而实现优化的。优化的结果主要依赖于所选择的剂量计算点的数目和它们的相对位置。在多数情况中，当计算不能得到满意结果时，需要通过反复试验和调整来实施优化。例如使用单一步进源的近距离放射治疗计划系统中，优化是通过调整放射源的驻留位置和相对的驻留时间来获取预期结果的。

（尹　勇）

第七章 放射治疗的质量保证与质量控制

放射治疗需要进行严格的质量保证和质量控制以保障患者的治疗安全,质控内容应该包括设备、治疗前、治疗过程、辐射防护与安全等。需要医师、物理师、剂量师、治疗师等多学科人员共同参与,贯穿整个放射治疗流程,建立并执行良好的质量保证体系。

第一节 放射治疗的发展过程与建立规范

一、放射治疗质量保证与质量控制的概念

国际标准化组织(International Organization for Standardization,ISO)对质量保证(quality assurance,QA)的定义是:为得到满足一定的质量需求而制订的所有计划,及为保证计划的执行具有足够可靠性所必需的措施与标准。质量保证应该包括整个系统工作涉及的所有相关工作设备、执行方式和全部参与人员的规范标准。而质量控制(quality control,QC)则是为保证达到质量保证标准而对实际工作质量进行的规范化测量、与标准进行比较和对工作过程进行修正。

世界卫生组织、国际原子能机构等组织为放射治疗制定了一系列的质量保证/质量控制标准。随着新的放射治疗技术不断涌现,现有标准与规范不能涵盖所有的质量保证/质量控制要求,因此各放射治疗单位还需要根据所采用的技术进行测量与评估,制定自己的质量保证标准与规范,以预防和减少误差与事故的发生。

我国国家标准化管理委员会在20世纪80年代起对放射防护、放射治疗设备以及特殊放射治疗技术等发布了一系列的质量管理标准,对放射治疗设备的验收和使用条件规定了统一的质量保证和质量控制标准。卫生部令第46号明确规定从事放射治疗的单位必须具有质量控制与安全防护专(兼)职管理人员和管理制度,并配备必要的防护用品和监测仪器。新安装、维修或更换重要部件后的设备,应当经省级以上卫生行政部门资质认证的检测机构对其进行检测,合格后方可启用;定期对放射治疗设备进行稳定性检测、校正和维护保养,由省级以上卫生行政部门资质认证的检测机构每年至少进行一次状态检测。我国卫生行政部门从1990年开始成立了各级放射治疗设备与应用技术评审委员会,建立了初步的放射治疗技术质量保证和质量控制评审制度。从行政手段上对放射治疗质量保证/质量控制工作的开展进行干预和强制执行,对提高放射治疗的质量起到了极大的推动作用。

二、质量保证和质量控制的组织与实施

放射治疗的过程涉及临床、物理和工程技术各个学科人员的配合与协作,复杂的质量保证程序必须由一个完整的团队完成。建立和执行良好的质量保证体系首先必须成立一个由以上各个学科人员共同组成的质量保证工作小组,包括医师、物理师、剂量师和治疗师等,共同建立质量保证程序或系统,包括质量控制实施的细节、过程、周期和实施的原则。卫生部令第46号中规定,放射治疗中心必须成立质量管理小组或委员会。

质量管理小组一般由科主任为领导,根据本科室开展的放射治疗技术项目和国家、国际的相

关质量保证规范标准,确定和执行本部门的质量保证内容。小组成员应具备各自学科和相关学科的良好专业知识,并经过良好的教育和培训,能够互相沟通和胜任放射治疗临床的整体质量保证/质量控制工作。其主要工作内容包括建立质量保证的流程与规范、患者剂量控制检查的程序、患者与工作人员的辐射安全和评价体系,以及预期达到的质量保证水平和控制标准。

第二节　放射治疗质量保证的内容

放射治疗的质量保证包括放射治疗临床过程的质量保证和放射物理学的质量保证等方面,主要为:①获取患者资料、诊断、治疗计划、治疗和其后相关的步骤;②包括常规挡块、定位设备和个体化补偿块等附件的质量保证;③使用设备包括加速器和模拟机等的质量保证。

一、放射治疗临床过程的质量保证

(一)放射治疗临床过程的误差

放射治疗过程的每一个环节都有可能产生误差,包括以下方面:

1. 体位固定的可靠性。

2. 影像学的可靠性　患者解剖结构信息的准确性,如受照射部位的外轮廓、肿瘤的位置与形状、肿瘤的组织密度(CT灰度值与电子密度换算)等。

3. 治疗靶区与周围重要器官范围的准确性。

4. 治疗摆位和操作的重复性。

5. 治疗过程中患者组织和器官的生理活动,如呼吸、腔体充盈等对治疗的影响。

误差的来源可能是系统的,也可能是随机的,甚至是由工作人员的错误、粗心、不理解、失误或机械、电气故障造成的。因此质量保证和质量控制需要通过对定义靶区、决定患者解剖结构、建立患者治疗计划和实施治疗等各个环节的相关误差进行定量分析,查明误差的来源并减少误差出现的频度和严重性。

(二)放射治疗临床过程的质量保证内容

对于临床过程的质量保证,是指与放疗医师、治疗师、剂量师和物理师相关联的方面,检查和回顾是主要特征。以下是临床质量保证的几个方面:①新患者的会诊;②病历检查,包括对病历的总回顾;③病历检查的程序包括对新患者的计划、修改治疗射野的计划、每周的病历回顾,以及对所有治疗的回顾;④验证片检查包括对验证片的回顾,需要所有的治疗人员参加。验证片检查的好处在于:对于模拟影像和治疗中的射野照相,不同的人所看到的误差可能不同,通过照片回顾可以让治疗师减小标记误差,减小摆位误差以及体位固定误差等等;找到误差后,可以查找其产生的原因,如挡块错误、患者体位错误等;有必要时需要对治疗计划和剂量的图形显示进行检查,有益于讨论现在的方法和技术的原理、射野的安排、患者的体位等。

临床质量保证的项目内容与规范标准应根据患者体位固定、模拟定位影像获取、靶区确定和器官勾画、计划设计与剂量计算、治疗操作各过程的精度以及治疗的总体误差的要求制定。而误差检测与修正等质量控制的方法与执行的频度则需要通过对每一过程中所使用设备的稳定性、计划设计不确定度的大小、治疗实施阶段的操作重复性与稳定度误差等进行长期的测量和评估,因此需要结合放射治疗物理学方面的质量保证和质量控制内容来设计和执行。

二、放射治疗物理学方面的质量保证

(一)放射治疗物理学质量保证的基本内容

从放射物理学的角度来说,质量保证包括两方面:一是对治疗设备的质量保证;二是对检查治疗设备的工具的质量保证。

1．治疗机、模拟机和辅助设备的质量保证　放射治疗设备的质量直接影响到放射治疗的疗效。常规的治疗设备包括 X 射线治疗机、^{60}Co 治疗机和医用加速器，其特点是结构复杂、易出故障，必须对各项参数进行定期检查和调整。

2．辐射剂量仪及辅助设备的质量保证　在放疗设备质量控制中，需要一套完整的检测射线质和量的设备，包括辐射剂量仪、电离室、半导体探头、胶片分析系统以及热释光等各种测量设备。对于每个放射单位来说，电离室型剂量仪和配套的电离室是必备的测量设备，是验收和常规测量中的基本工具。作为质量保证程序中最基本的仪器，必须每年送交国家授权的计量检测部门进行检测。常规 QA 程序中首先需要对这些测量设备进行完整的检查和质量保证。现代的放射治疗设备 QA/QC 内容归纳为①设备的安装与验收；②放射治疗的临床测试；③日常的质量控制检验。

（二）设备安装验收

放射治疗设备在安装以后必须由生产厂家、使用医院和政府质量监督管理部门共同进行质量检测，检测的结果必须完全符合国际、国家和生产方或企业标准，称为设备安装验收（acceptance testing）。验收检测的内容包括设备的机械运动精度和数值刻度、剂量学精度、电气安全和辐射防护安全等。为保证常规放射治疗靶区的总剂量误差控制在 <5% 的范围内，美国医学物理学会（American Association of Physicists in Medicine，AAPM）和我国的国家标准均要求放射治疗设备在安装验收时，机械部分的几何精度误差应 <2mm 或 2%，角度误差应 <1°，输出剂量特性的偏差应 <2%。装备了 MLC、EPID、在线的二维或三维 X 射线影像设备等辅助设施的加速器，具有呼吸门控装置等的模拟定位 CT 与治疗机器，必须对这些附件单独进行性能误差测试。

设备的接受方可按国际和国家标准对厂方提供的标准验收文件内容增加检验项目，以保证设备符合临床使用要求。各检测项目除了接受模拟运行检验外，还必须进行短期及长期稳定性与重复性检验，以保证以后使用的可靠性。

（三）放射治疗设备的临床测试

在设备通过了安装验收并接收之后，各放射治疗专业协会均建议和要求进一步针对拟开展的治疗技术对设备进行更加严格的误差检测和必要的校准，评价设备用于不同照射技术时的不确定度、开展各种治疗技术的可能性及预期达到的质量目标，即临床测试。执行治疗的设备、常规和 CT 模拟定位机、治疗计划系统、加速器的附件如 EPID 和 MLC 等各自的误差与整体误差。由于现代放射治疗已不仅仅使用常规照射手段，还包括 IMRT 等精确治疗技术，因此还可能需要根据用户所使用的治疗技术来制订具体的测试内容。

临床测试的结果将提供两个方面的重要参数：①设备的系统误差及随机误差，前者可以作为系统调整的依据，后者将为治疗计划设计提供靶区边界设置的参考数据；②以后的日常质量控制工作的参考指标（baseline）。

新安装放射治疗设备的单位在设备安装完成后，必须向省级放射卫生防护机构提交安装调试报告，并接受验收检测，经省级卫生行政部门核准后，方可投入使用。另外，放射治疗设备随着使用时间的增加，设备性能会有所改变，因此放射治疗单位除了按照有关法律规定接受放射卫生防护机构的定期监督检测外，还需根据自己的放射治疗设备的情况，配置相应的工作剂量仪、水箱等放射治疗质量保证设备，按照国家标准进行放射治疗设备的自主检测。质量保证项目的检测频率长短不一，有日检、周检、月检和年检等的内容，主要与设备的当前稳定性、长期稳定性以及患者所受剂量的影响等有关。

（四）日常质量控制检验

根据临床测试对模拟定位、计划设计和实施治疗使用的设备制定合理的 QA 规范，包括每天、每周和每个月定期检验的项目、程序、允许误差的大小和校准的标准等。这是现代精确放射治疗质量保证工作的重要组成部分。日常的 QC 检验的目的是发现和纠正设备在使用过程中因老化、磨损和漂移等造成的误差。总结 QC 检验的结果，还可以发现及修正设备和系统误差，并确定其不可避免的随机误差大小，作为设备的不确定度参数指导治疗计划的设计。放射治疗单位的日常 QC 检测项目应包括 CT-Sim、加速器和 MLC 的临床验收的全部几何精度检测的内容，部分可能产生变化的物理剂量性能（如能量、绝对剂量、射野对称性和均匀度等），并与临床验收时得到的结果相比较和进行校准。

以医用直线加速器为例，由于其机械设备和电子设备结构复杂，包括多叶光栅、楔形板和电子线限光筒等众多复杂的附件，因此任何附件的故障或人为操作错误都可能导致临床治疗的错误和失败。因此，无论是国家标准还是国际标准，对机械设备包括其控制台的显示功能、射线的质和量以及附件设备的显示和联锁等都给出了明确的要求和质量保证规范。此外，不论是直线加速器还是 ^{60}Co 治疗机等，其主要功效都是要通过相应的辐射野来进行治疗，治疗计划中所确定的射线能量、照射野大小、剂量率、单次剂量和照射方式等各项参数，都必须准确地传递到治疗设备上。因此，辐射野的性质包括：照射野与灯光野的重合性、照射野内的剂量对称性与均匀性、输出剂量的稳定性和射线质等方面，都是质量保证系统中重要的检查环节。另外，所有与患者及工作人员安全有关的项目（联锁、对讲机等）都应每天检测；门联锁、机头机架运动防撞环和感应防撞器与患者和操作人员利益密切相关，应列为日常检测项目；闭路监视器、对讲设备应是日常工作中必不可少的工具，应在每日开始治疗前检查。

第三节　特定技术的质量保证

一、调强放射治疗的质量保证与质量控制

（一）治疗前的质量保证

1. 调强放射治疗设备的质控检验　包括 CT 模拟定位的图像和 CT 值的准确性、治疗加速器和 MLC 的稳定性等。用于调强放疗的设备相比常规治疗设备必须增加检测的频度并要求更高的精度。

2. 治疗计划的质量保证　首先应保证靶区勾画准确，由于 CT 图像的某些局限，常常难以从 CT 图像准确判断灶的范围，应尽可能在设计计划时利用图像融合技术借助 MR 或 PET 等多模态图像进行靶区勾画。由于 IMRT 计划的复杂性和特殊的精度要求，每个计划执行前必须经过剂量验证，包括计划的可行性和剂量计算的准确性。剂量验证的方法一般是将患者的实际治疗计划移植到专门的验证模体上，进行实际照射并测量模体受照剂量。验证的方式包括点剂量、二维剂量以及三维体积剂量分布等。

（二）IMRT 实施过程的质量控制

治疗过程的质量控制主要是验证体位固定的重复性误差、摆位误差及治疗靶区的移动，保证这些误差不超过设定的允许范围。常用的方法是在治疗机拍摄射野照片（胶片或 EPID）或 CBCT。对高剂量区邻近危及器官、剂量梯度很大的 IMRT 计划，还需要患者以预埋金属显影标记或体表光学追踪等方式进行在线影像对治疗靶区的位置精度进行实时检验和引导治疗，即图像引导放射治疗（IGRT）。

二、立体定向放射治疗的质量保证

（一）治疗过程的质量保证

由于 SRT/SRS 剂量分布梯度陡峭、治疗分次量大等特点，治疗要求的几何定位必须准确。因

此在每次治疗前，必须校验系统设备的机械等中心和辐射野的中心是否重合。治疗过程中的每一个环节，从靶区定位、计划设计到治疗实施，都必须要经过实际验证，保证用于放射手术的各种软件、硬件设备的可靠性和精确性。

（二）建立和严格遵守质量保证规范

SRT/SRS 是一项十分复杂的治疗技术，需要放射治疗临床医师、物理师以及技术人员（治疗师）等密切合作，建立并执行严密可靠的质量保证规范。

SRT/SRS 的质量保证规范应该包含以下三类内容：

1. 日常基本质量保证规范　用于维护 SRT/SRS 治疗的靶区定位、三维计划设计、剂量实施等各种设备的正常性能。

2. 术前质量保证规范　用以执行 SRT/SRS 治疗前相关设备的校准与准备。

3. 治疗中的质量保证检查。

三、全身照射的质量保证

TBI 的质量保证规范应包括基本物理参数的质量保证、治疗前的质量保证检验和治疗过程中质量保证监测等主要内容。

（一）基本物理参数的质量保证

用于 TBI 治疗计划设计的剂量学数据和照射设备的机械性能需要定期进行检测，除常规检查 TBI 照射用的 ^{60}Co 治疗机和 / 或加速器之外，还需要检测提供肺及其他重要器官的几何形状和组织密度数据的 CT 机、用于计算肺组织吸收剂量的 TPS 的各种参数设置。

（二）治疗前的质量保证

治疗前需要对使用的各种仪器设备作校准检测，仔细检查 TBI 照射用的设备和治疗室的准备情况，包括检查：①治疗设备的设置，尤其是一些特殊的 TBI 治疗部件如均整器（或补偿器）等是否正确；②保证用于验证处方剂量点剂量或检测肺部受量的各种实时剂量监测仪器运行正常。

（三）治疗过程中质量保证

TBI 照射对剂量投射的精确性要求严格。由于 TBI 治疗照射时间较长，一般不对患者作过于严格的体位固定，在 TBI 照射全过程中，有必要应用在体剂量测量（in vivo dosimetry）方法验证患者体内的实际吸收剂量。

第四节　放射治疗辐射防护与安全

长期以来人们利用 X 射线引起物质的电离辐射来诊断和治疗疾病，但它也会给人体组织带来危害，并且可能引起远期效应，如产生恶性肿瘤或遗传损害。这种危害是由于电离辐射使人体组织产生了生物学的变化。因此，为了保护受到辐射照射的个体，辐射的应用必须遵从一定的安全标准。

一、辐射的生物效应

射线对人体的照射可以分为外照射与内照射。人体外部的放射源对人体造成的照射为外照射，而放射源进入人体内部对人体造成的照射为内照射。辐射对人体产生的生物学影响在很大程度上取决于辐射能量在人体沉积的数量与分布。电离辐射会导致人体的损伤效应，但由于人体具有很强的修复能力，在一定的辐射条件下，轻微的损伤可以被修复。

对于外照射，由于 α 射线的穿透能力很小，其外照射造成的危害可以不予考虑。β 射线的穿透能力虽然比 α 射线强，但也比较弱，一般只能造成人体浅表部位的损伤。γ 射线和 X 射线的射程比较大，是外照射主要考虑的对象。对于内照射，α射线和β射线的危害比较大，尤其α射线是内照射的主要关注对象，而γ射线的危害相对较小。

按照生物效应发生的个体不同来划分，辐射效应可以分为躯干效应和遗传效应。躯干效应是指发生在被照射个体自身的生物效应；遗传效应是生殖细胞受到损害而体现在其后代活体上的生物效应。

按辐射引起的生物效应发生的可能性来划分，则可以分为确定性效应与随机性效应两种。所谓的确定性效应是指受照剂量超过一定阈值后必然发生的辐射效应。这种效应的严重程度与超过阈值的剂量成正比，通常表现为接受了大剂量照射的受照人员出现恶心、皮肤红斑等辐射效应；严重情况下，会在受照后短时间内表现出更多的临床急性综合征。而随机性效应的发生概率与受照射的剂量成正比，但其严重程度与剂量无关。这种效应主要表现为诱发远期效应，包括恶性肿瘤和遗传效应。随机性效应在受照射后会经过一定的潜伏期才发生，用流行病学方法可在人群中将其检测出来。随机性效应的发生概率与接受的剂量成正比但不存在阈剂量。

二、辐射照射类型

《电离辐射防护与辐射源安全的国际基本安全标准》（*International basic safety standards for protection against ionizing radiation and for the safety of radiation sources*，BSS）对辐射防护涉及的照射作了以下分类定义。

1. 正常照射 某些工业或医疗实践中可以预见的辐射照射，尽管这些照射具有某种程度的不确定性。控制正常照射的方法是限制剂量传递，例如通过仅传递为实现诊断或治疗目的所必需的剂量来控制患者受照剂量。

2. 潜在照射 不确定是否会发生但存在发生可能性的照射。控制潜在照射的基本方法是优化仪器设计、设备和操作程序等。

3. 实际照射 当发生意外情况时（如设备失灵、设计失误或操作错误导致的后果），的确发生了的"潜在照射"。

4. 职业照射 工作人员在工作过程中受到的照射（不包括BSS排除的照射和来自BSS豁免的实践或放射源照射）。

5. 医疗照射 包括在医学诊断或治疗中的患者所受照射、除工作人员以外的知情并志愿协助或照顾患者所受的照射、生物医学研究项目中的志愿者受到的照射。

6. 公众照射 公众人员受到的放射源的照射，包括来自受监管的放射源或行为以及相关场所的照射，但不包括职业照射、医疗照射和正常的天然本底照射。

三、辐射防护中使用的量和单位

（一）当量剂量

辐射对人体组织造成的生物学危害不仅取决于器官或组织接受的平均物理学剂量，而且也取决于由辐射类型和辐射能量造成的剂量分布模式。和γ光子或电子相比，人体组织受到同一剂量照射时，α或中子辐射造成的损害更大。这是因为α和中子辐射产生的电离事件更为密集（稠密的电离辐射），因此产生的染色体不可逆损伤概率更高，组织修复机会更少。

因此，考虑到给定辐射对产生健康效应的影响，将器官剂量乘以辐射权重因子w_R，得到的量为当量剂量（equivalent dose，H_T）。

$$H_T = w_R D_{T,R} \tag{1-7-1}$$

其中$D_{T,R}$为辐射类型R在人体组织或器官T产生的平均吸收剂量；w_R是辐射类型R的权重因子。X（γ）光子和电子的$w_R=1$，质子的$w_R=5$，重粒子的$w_R=20$，中子的$w_R=5\sim20$。

当量剂量的国际单位是焦耳/千克（J/kg），专用名称是西弗特（Sv）。比如，器官受到1Gy的光子剂量,当量剂量是 1Sv。而对于同样剂量的 20keV 中子辐射,当量剂量为 10Sv,因此危害是前者的 10 倍(20keV 的中子,$w_R = 10$)。

器官剂量 $D_{T,R}$ 是判断单位质量器官的平均能量吸收的尺度,而当量剂量 H_T 是判断器官或组织 T 由此引起的生物学损害的尺度。

当器官受到超过一种类型的辐射照射,当量剂量由下式求和:

$$H_T = \sum w_R D_{T,R} \tag{1-7-2}$$

(二)有效剂量

人们发现,发生随机性效应的概率和当量剂量之间的关系取决于受照器官或组织。这意味着,不同器官或组织受到同样当量剂量的照射,所引起的危害是不同的。考虑到这些差异,就需要用到组织权重因子。

有效剂量(effective dose, E)为每个组织当量剂量与相应的组织权重因子 w_T 的乘积之和,它表示几种不同组织受到不同剂量的综合作用。

$$E = \sum w_T H_T \tag{1-7-3}$$

有效剂量的国际单位也是焦耳/千克(J/kg),专用名称西弗特(Sv)。出于辐射防护目的,尽管组织权重因子取决于人员的性别和年龄,但是仍将其值作为常数,应用于普通人群,例如,性腺的 $w_T = 0.20$,肺或红骨髓的 $w_T = 0.12$,皮肤的 $w_T = 0.01$。因此,受相同当量剂量的低剂量照射,性腺发生随机性效应的危险度高于肺或红骨髓。

四、辐射防护的基本要求

辐射防护的基本原则为辐射实践正当化、防护与安全最优化、个人剂量限值。正当化与防护最优化主要与辐射源有关,它们涉及的是对某项辐射实践的使用和防护是否适当,而剂量限值是针对个人的,包括职业人员和公众人员。辐射实践的正当化是防护最优化的前提,而剂量限值则是防护最优化的约束条件。所以,辐射防护的三项原则是互相关联的。

(一)实践的正当化

对于每一项辐射实践,必须在充分考虑和评估它对受照射的个人和社会的影响因素,确定它对受照射者或社会带来的利益大于其可能引起的危害,该照射实践才可以被认为是正当的。对评估认为是不正当的照射不应予以批准和进行。

(二)防护与安全的最优化

防护与安全最优化是指对于任何的辐射实践,应该在考虑了社会和经济等因素之后,使个人受照剂量的大小、受照射人数及受照射的可能性均保持在可以合理达到的最低水平。

国际标准(BSS)要求防护与安全的最优化是指在考虑了可利用的防护与安全选择方案以及照射的性质、大小和可能性之后,确定通常情况下的最优化的防护安全措施;同时根据最优化的结果制定准则,以通过采取预防事故和减轻后果的措施来限制照射大小及照射概率。因此医疗照射的防护最优化不仅要通过操作环节来实施,而且与设备因素密切相关。只要一项实践被判定为正当的并已给予采纳,就需要考虑如何最好地使用资源来降低对个人及公众的辐射危险。而且最优化主要是与辐射源相关的,就医疗照射的防护最优化而言,设备设计性能优良是基础条件。

(三)剂量限制值和潜在照射危险限制

剂量限制是利用剂量限值对个人受到的正常照射剂量进行限制,以防止确定性效应的发生,并使随机性效应的发生率控制在合理和足够低的水平。

剂量限值是不允许接受的剂量范围的下限,适用于辐射实践引起的照射,但不适用于患者的医疗照射。它不能直接作为辐射防护设计和工作安排的依据,并与控制潜在照射、是否及如何承担一次干预的决定无关,也不适用于无任何责任方的天然源的照射。

我国《电离辐射防护与辐射源安全基本标准》规定的剂量限制值对公众照射为每年 1mSv，对职业照射为每年 20mSv。表 1-7-1 列出了国际标准（BSS）规定的年照射剂量限制值。

表 1-7-1　年剂量限值（根据 BSS 附录 2 和 ICRP 第 60 号报告）

	职业照射	16~18 周岁人群照射	公众照射
全身有效剂量 /mSv	20（连续 5 年平均剂量，任一年不超过 50）[①]	6	1（连续 5 年平均剂量，任一年不超过 5）[②]
眼晶体当量剂量 /mSv	150	50	15
手 / 脚 / 皮肤当量剂量 /mSv	500	150	50

注：①假如连续 5 年的平均有效剂量不超过每年 2mSv。②假如连续 5 年的平均有效剂量不超过每年 1mSv。

五、辐射防护的基本方法

辐射防护的目的是尽量减少或避免射线从外部对人体的照射，使之所受照射不超过规定的剂量限值，以及采取各种有效措施，阻断放射性物质进入人体的各种途径，在最优化原则的范围内，使摄入量减少到尽可能低的水平。

（一）外照射防护的基本方法

累积剂量与受照时间成正比，而照射剂量率则与距离的平方和屏蔽材料的厚度成反比。因此，外照射防护的基本方法是时间防护、距离防护和屏蔽防护。

1. 时间防护　尽量缩短受照射时间以减少受照射的剂量。在任何辐射实践中应以尽可能缩短受照射时间为原则，要求在工作前充分准备，务求操作熟练、迅速。在不得不接受辐射的环境中工作时，应采取轮流替换的方法严格控制每个人的受照射时间，使每个人的受照射剂量控制在规定的限值水平之下。

2. 距离防护　增加人体到辐射源的距离。在辐射实践的操作中，应借助工具采用远距离操作方式，以增大操作者与辐射源之间的距离，并使无关者尽可能远离辐射源。

3. 屏蔽防护　在辐射源与人体之间设置吸收辐射的屏蔽体。尤其是在客观条件不允许无限缩短受照射时间和增大距离时，屏蔽防护更加重要。屏蔽体的材料和厚度应根据辐射源的类型、射线能量、活度和屏蔽方式进行选择。

（二）内照射防护的基本方法

放射性物质可以通过三种途径进入人的体内，即食入、吸入和经皮肤（完好的皮肤或伤口）进入。内照射防护的一般方法是包容与隔离、净化与去污以及排出与清除。

1. 包容与隔离　高毒性放射操作要在密闭手套箱中进行，把放射性物质包容在一定范围内，防止污染和扩散。采用合适的防护用品，过滤和隔离放射性物质。

2. 净化与去污　保持操作场所的通风，稀释和降低工作场所中放射性核素的浓度使其控制在一定水平以下；严格按操作规程操作，尽可能防止和减少表面污染的发生，并对已经发生的污染进行去污。

3. 排出与清除　对已经进入人体的放射性核素，应尽快使用合适的促排药物等加速其从体内排出，尽量减少对人体的辐射危害。

（尹　勇）

第二篇 肿瘤放射治疗学的生物学基础

第一章 电离辐射生物效应的理化基础

放射生物学是研究电离辐射对生物体作用的一门学科，它是放射肿瘤学的理论基础。按照电离辐射在体内产生作用的先后顺序，一般分为物理、化学和生物三个阶段。电离辐射粒子进入组织、细胞内，在单位长度径迹上所传递能量的多少与其产生生物效应的大小有明显的关系。电离辐射所致生物效应的分类比较复杂，既可以对一些生物分子（比如 DNA）发生直接作用，也可以先作用于生物组织内的其他分子（特别是水分子）产生自由基，再由自由基对 DNA 发生间接作用。生物效应的其他分类还有确定性效应和随机性效应、靶效应与非靶效应等。

第一节 辐射效应的时间标尺

放射生物学主要是研究电离辐射对生物体的作用，但要理解辐射的生物效应必须理解其物理、化学方面的作用机制，特别是首先应了解辐射生物效应的时间标尺，即不同阶段效应的发生时间、顺序和过程。首先是物理吸收过程（在 10^{-15}s 内结束），然后是化学过程（时间稍长），图 2-1-1 说明了这点。电离辐射对任何生物体的作用都将启动一系列的变化过程，这个变化过程时间差异非常大，大致可分为物理、化学和生物变化三个阶段。

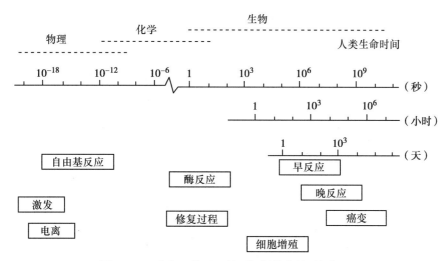

图 2-1-1 生物系统受照射后辐射效应的时间标尺

一、物 理 阶 段

物理阶段主要指带电粒子和构成组织细胞的原子之间的相互作用。一个高速电子穿过 DNA 分子大约只需用 10^{-18}s，穿过一个哺乳动物的细胞则只用 10^{-14}s 左右。在这个过程中主要与轨道电子相互作用,将原子中的一些电子逐出(电离),或者使在原子或分子内的其他电子进入更高的能量水平(激发)。如果能量足够,这些次级电子可以激发或电离邻近的其他原子,从而导致级联电离事件。一个直径10μm细胞,每吸收1Gy的照射剂量将发生超过10^5次的电离。

如果X射线被生物物质所吸收,其能量就会在组织和细胞中沉积。这种能量的沉积是以分散、不连续的能量包形式,非均匀性地被沉积下来的。一束X射线中的能量可被量子化为多个大的能量包,每个包的能量大到足以打断化学键而最终引起一系列生物学事件。电离辐射与非电离辐射的主要区别在于单个能量包的大小,而不是射线所含的总能量。一个简单的计算即可解释这一点。例如,单次4Gy的X射线全身照射在许多情况下将是致死的,但是对一名70kg体重的正常人而言,接受这一剂量照射所吸收的能量只相当于67cal(约为280J)。这一能量若转化成热量,只代表温度升高0.002℃,几乎没有任何危害;相同的能量若以热的形式被吸收,只相当于喝一口热咖啡;若与机械能做功比较,相当于把一个体重70kg的人从地面举起40cm所做的功。热能或机械能能量的吸收是均的,需很大的能量才能使生物体产生损伤。但是,X射线的效能不在于所吸收的总能量的大小,而在于单个能量包的大小。在光子的生物效应中,如果光子能量超过124eV(波长小于10^{-6}cm),就会使生物物质发生电离。

二、化 学 阶 段

化学阶段指受损伤的原子和分子与其他细胞成分发生快速化学反应的阶段。电离和激发导致化学键断裂而形成自由基,这些自由基是高度活跃的,并参与一系列的反应最终导致电荷回归平衡。自由基反应在射线照射后约1ms内全部完成。化学阶段的重要特点是清除反应(如巯基化合物灭活自由基的反应)和固定反应(稳定重要生物分子的化学反应)之间的竞争。

三、生 物 阶 段

生物阶段的效应就是放射生物学研究的内容。化学键断裂与生物效应表达之间的一系列事件,在发生时间上存在着巨大的差别。可以是数小时、数天、数月或数年。如果以细胞死亡为结局,其生物效应可在数小时到数天以后,在受损细胞企图分裂时表现出来;更晚的放射损伤继发肿瘤(辐射致癌),则可能延后10年或更长;如果突变发生在生殖细胞会导致遗传性变化,而这种突变可能在许多代后才会表现出变化。

第二节　传能线密度与相对生物效应

传能线密度(linear energy transfer,LET),亦称线性能量传递,指直接电离粒子在单位长度径迹上传递的能量。它表明物质对具有一定电荷和一定速度的带电粒子的阻止本领,常用单位为每微米单位密度物质的千电子伏数(keV/μm)。ICRU将其定义为电荷粒子在介质中的传能线密度是dE/dL的商。dL为带电粒子通过的距离,dE为带电粒子在通过长度dL时损失的平均能量。应当注意的是在微观水平单位轨迹长度内的能量差异非常大,因此LET仅是一个平均值。

根据LET的大小,可将射线分为两类,一类为低LET射线,LET通常小于10 keV/μm,如X射线、γ射线和β射线;另一类为高LET射线,LET一般大于100keV/μm,如快中子、负π介子及重粒子。质子的LET小于20keV/μm,本质上来说属于低LET射线,但因其具有布拉格峰,在肿瘤治疗中可以达到高LET射线的治疗效果,故将其纳为高LET射线。一些临床常用或者有代表性射线的LET见表2-1-1。

在特定的吸收剂量下,不同类型的射线产生的生物效应不同。比较不同类型射线的生物效应通常以X射线或γ射线为基准,用相对生物效应(relative biological effectiveness,RBE)来表示。RBE 的定义为 X 射线或 γ 射线产生某特定的生物效应所需的剂量与所观察的射线达到相同生物效应所需的剂量之比。

表 2-1-1　代表性射线的 LET

射线	LET（keV/μm）
^{60}Co γ 射线	0.2
250keV X 射线	2.0
10MeV 质子	4.7
2.5MeV α 粒子	166

RBE 是一个相对量，会受到许多因素的影响，包括射线性质、辐射剂量、分割次数、剂量率等。其中，射线性质包括射线的类型和能量，是电磁辐射还是粒子辐射，是带电粒子还是不带电粒子。研究选择的生物系统以及生物效应观察终点对得到的 RBE 也有明显影响。

相对生物效应 RBE 与射线 LET 存在着比较复杂的关系，图 2-1-2 中说明了其相关性，它是以人体细胞存活率为观测指标。当 LET 在 10keV/μm 以内时，RBE 随着 LET 的增加而缓慢增加；当 LET 超过 10keV/μm 时，RBE 随着 LET 的增加而迅速增大，在 LET 接近 100keV/μm 时达到最大值。但是在 LET 大于 100keV/μm 时，RBE 反而随着 LET 增大而减小。这一现象可以解释为：100keV/μm 左右的 LET 射线产生的电离事件之间的平均间隔与 DNA 双螺旋的直径（2nm）是一致的，此 LET 辐射产生的 DNA 双链断裂的概率最大，当稀疏 LET 电离辐射照射时单个轨迹引发的 DNA 双链断裂可能性较低。而非常致密的电离辐射（如 LET 为 200keV/μm）时，虽然很容易导致 DNA 双链断裂，但是由于电离事件靠在一起，又出现了能量的"浪费"。更致密的电离辐射只是在每一轨迹上的效应与最佳 LET 辐射（100keV/μm 左右）相同，但是就单位剂量的生物效应而言，它要低于最佳的 LET 辐射。

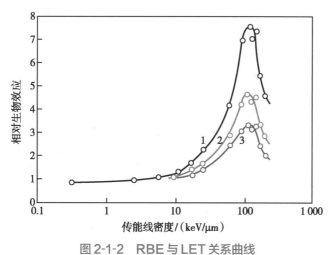

图 2-1-2　RBE 与 LET 关系曲线

第三节　直接作用与间接作用

电离辐射作用于生物体引起机体生物活性分子的电离和激发是辐射生物效应的基础。组成生物体或细胞的主要分子为生物大分子（如核酸、蛋白质和酶等）以及生物大分子环境中的水分子。任何处在电离粒子径迹上的原子和分子都有可能发生电离。

大量的研究已经证明，电离辐射的生物效应主要由 DNA 的损伤所致，DNA 是关键靶。任何形式的辐射（X 射线或 γ 射线，带电或不带电粒子）被生物物质吸收后都有可能与细胞的 DNA 直接发生作用，靶原子本身的原子可以被电离或激发从而启动一系列导致生物变化的事件，这被称为辐射直接作用（direct effect of radiation）。高 LET 射线（如中子或 α 粒子）主要是直接作用。电离辐射也可与细胞内的其他原子或分子（特别是水）相互作用，产生自由基，这些自由基可以扩散到足够远，达到并损伤关键靶 DNA，这被称为电离辐射间接作用（indirect effect of radiation）。低 LET 射线（X 射线或 γ 射线）主要是间接作用。关于电离辐射对 DNA 损伤直接、间接作用的解释见图 2-1-3。

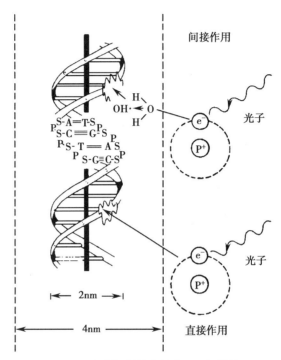

图 2-1-3　电离辐射的直接作用和间接作用

目前临床放射治疗中主要使用的是低 LET 的 X 射线，间接作用是 X 射线的主要作用形式，从入射光子的吸收到最终生物效应的产生过程可以描述为入射光子作用于介质产生快速电子，快速电子在细胞内产生离子基与自由基，自由基导致 DNA 等重要生物分子发生由化学键断裂引起的化学变化，构成了继发性生物效应的基础。对于这类由间接作用产生的辐射损伤，可以通过防护剂或增敏剂等化学途径来调节，而直接作用大多不能被修饰。

第四节　自　由　基

自由基（free radical）是一种游离的原子或分子，外层携带不成对轨道电子。这个轨道电子不仅绕原子核旋转，而且也绕自己的轴做顺时针或逆时针旋转。在一个原子或分子中，若轨道电子数平衡，则自旋是配对的，即每个顺时针旋转的电子都有一个逆时针旋转的电子与之对应，从而使其化学性质保持高度稳定。而在电子数目为奇数的原子或分子中，由于没有反向旋转的电子与之对应，呈电子不配对状态，这种状态的原子或分子具有高度的化学活性。

一、对生物分子的作用

自由基在生物组织内可以发生多种类型的化学反应，包括抽氢反应、加成反应、电子俘获反应、歧化反应、还原反应、氧化反应等等。这些反应构成了生物分子损伤的基础。

在对 DNA 的损伤作用中，OH·和 H·通过加成反应造成 DNA 链中嘧啶和嘌呤碱基的损伤。嘧啶环的加成反应主要发生在 C-5 和 C-6 的双键，嘌呤环的加成反应主要发生在咪唑杂环的 7、8 位双键上，经过进一步反应可使环破裂。OH·和 H·与核酸碱基的加成反应是电离辐射间接作用引起 DNA 碱基损伤的主要原因。OH·与 DNA 分子中的戊糖作用，通过抽氢反应使之迅速氧化，形成过氧自由基。进一步分解使糖磷酸键断裂，碱基释放。自由基对 DNA 的作用主要导致 DNA 单、双链断裂，无嘌呤嘧啶位点（apurinic apyrimidinic site，AP site）及环胞和嘧啶衍生物的生成。

氧自由基通过脂质过氧化作用能攻击生物膜磷脂中的多不饱和脂肪酸，形成脂氢过氧化物。脂氢过氧化物不稳定，分解成包括新的氧自由基在内的一系列复杂产物。

二、对水分子的作用

由于细胞内 80% 是水，辐射与水分子作用机制十分重要。当 X 射线或 γ 射线的光子以及带电粒子（如电子或质子）与水分子作用时，水分子被电离，可表示为：

$$H_2O \rightarrow H_2O^+ + e^-$$

H_2O^+ 是离子基。离子是因失去电子而带电的原子或分子，自由基的外层轨道含有不配对的电子，因此具有高度活性。H_2O^+ 既带电又有一个不配对电子，因此它既是离子又是自由基。初始的离子基存在时间极短（10^{-10}s），很快便衰变成不带电的自由基。但初始电离作用与水的电解电离非常不同，后者所致 2 个离子（H^+ 和 OH^-）的电子是配对的，并且化学性质不活泼。在水中，离子基与其他的水分子反应形成高活性的氢氧自由基（OH·）。

$$H_2O^+ + H_2O \rightarrow H_3O^+ + OH·$$

氢氧自由基带有 9 个电子，因此有一个是不配对的。氢氧自由基具有高度活性，可以扩散一定距离达到细胞中的一个关键靶分子。这种自由基可以从直径为 DNA 双螺旋 2 倍的圆柱范围扩散到 DNA 中。据统计，X 射线对哺乳动物细胞 DNA 的损伤，约 2/3 是由氢氧自由基所致。

第五节　辐射生物效应的相关概念

辐射对人体产生的生物学影响在很大程度上取决于辐射能量在人体沉积的数量与分布。射线对人体的照射可以分为外照射与内照射。对于外照射，由于 α 射线的穿透能力很小，造成的危害可以不予考虑。β 射线的穿透能力虽然比 α 射线强，但也比较弱，一般只能造成人体浅表部位的损伤，因此对近距离的 β 射线应注意和防护。γ 射线和 X 射线的射程比较大，是外照射主要考虑的对象。对于内照射，α 射线和 β 射线的危害比较大，尤其 α 射线是内照射的主要关注对象，而 γ 射线的危害相对较小。

虽然电离辐射会导致人体的损伤效应，但人体具有很强的修复能力，在一定的辐射条件下，轻微的损伤可以被修复。辐射效应对人体产生的影响按辐射引起的生物效应发生的可能性来划分，可以分为确定性效应和随机性效应；根据电离辐射直接作用的分子，又可以分为靶效应与非靶效应。

一、确定性效应与随机性效应

确定性效应是指受照剂量超过一定阈值后必然发生的辐射效应。这种效应的严重程度随着超过阈值的剂量越多而越严重。它是多种过程的结果，这些过程主要包括受高水平辐射照射后导致的细胞死亡和细胞延迟分裂。照射强度足够大时，这些效应会破坏受照组织的功能。随机性效应的发生概率与受照射的剂量成正比,但其严重程度与剂量无关,不存在阈剂量。即使是单个 X 射线的光子通过引起一个碱基的变化,也有可能导致癌变和遗传缺陷的突变,具有随机性特点。随机性效应在受照射后会经过一定的潜伏期才发生,用流行病学方法可在人群中将其检测出来。

当受照细胞发生变异而未死亡时,就会发生随机性效应。延迟较长一段时间后,变异细胞可能会发生癌变。人体受小剂量照射后,机体修复机制使上述情况几乎不可能发生。但是,没有证据表明在某个剂量阈值下,不会发生癌症。人体受大剂量照射后,发生癌变的可能性增加。但是所有辐射诱发癌症的严重程度和剂量无关。如果辐射照射损害的细胞是传递遗传信息的生殖细胞,各种类型的遗传效应可能在受照人员的后代中发生。随机性效应的发生概率与接受的剂量成正比但不存在阈剂量。

二、靶效应与非靶效应

1. 靶效应 靶学说认为,电离辐射生物效应是由于电离粒子击中了某些分子或细胞内特定靶的结果。其基本含义是细胞至少含有一个靶或遗传关键位点,被电离辐射击中后致使细胞死亡后产生某种损伤效应。在一个生物靶中发生一次电离或有一个电离粒子穿过,产生某种所期望的生物效应,称为单击效应,这是靶学说中最基本的假说,也是多击效应的基础。而多击效应是两次或两次以上击中生物靶的电离事件引起的辐射生物效应,其曲线常呈 S 形。在靶受击开始时,在一个靶体积中产生两个反应的概率很小,生物分子或细胞失活的速率很低。经过一定剂量照射后,那些受到单击而保持活性的分子或细胞再被击中时,其失活速率急剧上升。

2. 非靶效应 近年来,电离辐射引起的非靶效应成为放射生物学研究领域的热点。非靶效应主要指的是电离辐射引起的辐射生物效应在没有直接受照射的细胞中产生。已经有大量研究发现,与经典的靶学说不同,受辐照后的损伤没有发生在受照的当代、第二代(照射后的 1~2 个细胞周期内),而是在受辐照后存活的后代细胞中,表现出基因组不稳定性(genomic instability)、辐射旁效应(radiation bystander effect)和适应性反应(adaptive response)等持久性的基因及细胞损伤的后果,这些生物效应构成了非靶学说的基础。

其中,电离辐射诱导的基因组不稳定性,在培养细胞中可表现为单核苷酸突变、微卫星不稳定性、基因组拷贝数增加或减少、染色体畸变、染色体杂合性和纯合性丢失、微核形成、端粒酶长度变化,以及基因扩增、重排和缺失、细胞死亡等其他形式,它可能选择性地发生在非正常的或有遗传改变的细胞。

电离辐射旁效应是指受到辐射作用后,未被射线粒子直接贯穿的邻近细胞表现出损伤效应。未照射细胞(旁细胞)的后代也发生基因组不稳定性,其信号的产生与射线之间不存在显著的剂量相应关系,高 LET 射线比低 LET 射线更能诱导旁效应。

电离辐射适应性反应主要是指在高剂量电离辐射前给予一个剂量非常低的辐射,受到辐射作用后,细胞可以产生一定的抗辐射性,或辐射适应性,这被认为是低剂量辐射促进细胞产生保护性响应。适应性反应一般是由低 LET 射线诱发,但由此产生适应性的细胞对高 LET 射线导致的 DNA 损伤具备一定程度的修复能力。

(田　野　王春波)

第二章　电离辐射在分子水平的效应

细胞核中的 DNA 分子是电离辐射作用的关键靶分子，DNA 放射损伤有多种形式，发生条件不一，生物效应也不相同。针对不同形式的 DNA 损伤，细胞自身也具有相应的感应、响应与修复机制。DNA 双链断裂是最严重的损伤形式，但机体具有同源重组修复和非同源末端连接等几种形式进行修复。生物效应的最终结果是损伤与损伤修复两者共同作用产生的。

第一节　DNA 的辐射损伤

DNA 是遗传的物质基础，确保其结构和功能的完整性对维持正常生命活动和物种特性延续至关重要。细胞核基因组 DNA 是电离辐射作用的关键靶，DNA 损伤的类型和严重程度、细胞 DNA 损伤修复功能，是决定细胞放射敏感性的关键内在机制。正常组织细胞具备一系列高度进化保守而且近乎完美的 DNA 修复体系，从而维持机体的正常生理功能和遗传稳定性。细胞 DNA 损伤修复机制异常最直接的后果是改变细胞的放射敏感性。针对同一种类型 DNA 损伤，机体细胞通常具有互补的修复通路，或者互补的修复蛋白与调节分子。

一、DNA 是辐射效应的靶分子

在早期的实验中已经有充分证据显示，相对于细胞质而言，辐射引起细胞死亡的敏感部位是细胞核。例如，用钋源短射程 α 粒子照射哺乳动物细胞发现细胞质受到大量 α 粒子（相当于 250Gy）照射，对细胞增殖几乎没有影响，而只要有很少的 α 粒子（射程 1~2μm）进入细胞核就能导致细胞死亡。还有其他证据证明染色体特别是 DNA 是引起细胞死亡的主要靶：把放射性 ^{3}H 标记的胸腺嘧啶掺入 DNA 就可杀死细胞；在细胞培养基中加入可选择性地掺入 DNA 中胸腺嘧啶的结构类似物，可增加哺乳动物细胞的放射敏感性；影响细胞死亡的因素（如辐射类型、氧浓度、剂量率等），同样也会在质或量上影响染色体损伤的发生；在仓鼠细胞中，畸变染色体照射后的首次分裂与细胞克隆形成障碍有直接关系。

沿电离辐射径迹的能量沉积所导致的 DNA 损伤有多种类型，DNA 是引起一系列放射生物学效应（包括细胞死亡、突变和致癌等）关键靶的观点已成为共识，而 DNA 损伤修复能力的高低是影响放射敏感性的重要因素。

二、DNA 损伤的类型与主要机制

电离辐射作用致 DNA 链断裂是 DNA 损伤中最常见的形式，DNA 链的断裂模式见图 2-2-1。DNA 一条链断裂称为单链断裂（single-strand breakage，SSB），见图 2-2-1B。此时，如果 DNA 变性使之失去支持结构，便可以观察到这些断裂并计数与照射剂量的函数关系。然而，在一条完整 DNA 链的条件下，单链断裂对细胞杀灭几乎没有什么作用，因为它们很容易以对侧的互补链为模板使损伤得到修复。当然，如果修复发生了错误则可能产生细胞的突变。

DNA 的两条链都发生断裂为双链断裂（double-strand breakage，DSB），主要有两种类型：如果断裂部位彼此是分开的（间隔一段距离，图 2-2-1C），将较容易发生修复，因为两处断裂的修复是

分别进行的；如果两条链的断裂发生在对侧互补碱基位置上，或仅间隔几个碱基对（图 2-2-1D），修复难度较大，引起损伤的后果较为严重。在 DNA 的两条链上，可以有多种形式的双链断裂和不同种类的末端基团形成。在受照射细胞中，双链断裂大约只有单链断裂的 0.04 倍，且与照射剂量呈线性关系。

DNA 损伤的实际情况要比图 2-2-1 所显示的复杂得多，因为自由基和直接电离都将参与这个过程。DNA 的辐射损伤还包括碱基损伤、脱氧戊糖的破坏、DNA 交联以及 DNA 高级结构的变化等等。

由于一级结构中糖基和碱基的损伤以及二级结构稳定性遭到破坏、DNA 二级和三级结构的变化、DNA 大分子的变性和降解导致 DNA 的集簇损伤，其损伤复杂，不易修复。不同 DNA 位点的集簇损伤往往是电离辐射所致生物损伤效应和遗传效应的主要原因。

电离辐射的能量在吸收基质中的沉积不是均匀的，而是沿着运动中带电粒子的轨道沉积。根据带电粒子种类与能量不同，其能量沉积轨道也不同。辐射化学家常将它们称为"马刺（spurs）""斑点（blobs）"或"短轨（short tracks）"。其中"马刺"含有高至 100eV 的能量，平均包含 3 个离子对。在 X 射线或 γ 射线 95% 的能量沉积事件是"马刺"，"马刺"的直径约 4nm（图 2-2-2）。在 X 射线或 γ 射线，"斑点"的发生频率很少，"斑点"的直径大约 7nm，平均包含 12 个离子对。由于"马刺"和"斑点"的尺寸与 DNA 双螺旋的尺寸接近，因此当它们与 DNA 双螺旋重叠时就会发生多基团攻击，可能会发生像碱基损伤和双链断裂的多重复合损伤（图 2-2-2）。在高 LET 辐射（如中子或 α 粒子）会产生大量的"斑点"，因此它所产生的损伤与 X 射线或 γ 射线有质的不同，细胞要修复这些损伤会困难得多。

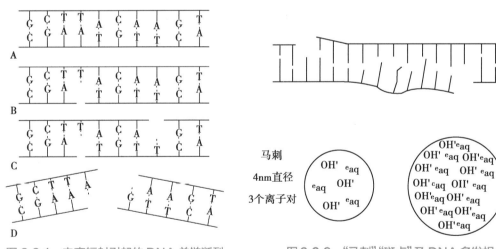

图 2-2-1　电离辐射引起的 DNA 单链断裂和双链断裂　　　　图 2-2-2　"马刺""斑点"及 DNA 多发损伤部位

第二节　DNA 损伤的应答与主要修复机制

一、DNA 损伤的应答

针对各种形式的 DNA 损伤，细胞具有相应的信号感应和应答机制，随即触发系列的细胞学反应，包括基因转录调控、DNA 修复、细胞周期检测点的启动和细胞自噬、凋亡等，发挥维持细胞存活和基因组稳定性的作用，或产生不良结局。

DNA 损伤引发多样性细胞放射损伤反应,其中的一个关键问题是 DNA 分子损伤信号的识别,这类识别 DNA 损伤信号的物质被称为损伤感应子和早期信号转导子。DNA 损伤感应子(DNA damage sensor)是最先直接到达或接触 DNA 损伤位点并能识别损伤信号、启动细胞信号转导反应的物质。

DNA 损伤感应子由一组蛋白质组成,在哺乳动物细胞内有 γ-H$_2$AX、Mre11 复合物、Ku70/Ku80 异源二聚体、MDC1、53BP1、BRCA1 和 BRCA2 等,它们负责检查细胞基因组是否存在损伤。DNA 损伤感应子探测到 DNA 损伤后会通过早期信号转导子向效应通路发出损伤信号。它们在电离辐射导致的 DNA 双链断裂损伤信号感应中发挥着重要作用。早期信号转导子通过对中间信号蛋白进行翻译后修饰来实现损伤信号从转导子到效应子的转导。翻译后修饰通过影响 DNA 损伤周围的染色质,来"标记"和准备位点以便招募关键的修复蛋白。这些修饰方式包括各种酶进行的磷酸化、泛素化、SUMO 化(sumoylation)、乙酰化等。修饰还可以通过改变蛋白质活性或复合物的形成,来启动下游信号转导至其他效应通路。DNA 损伤的主要效应通路包括:程序性细胞死亡通路、DNA 损伤修复通路和细胞周期阻滞通路,分别导致受损细胞死亡、受损 DNA 修复和细胞进程暂时或永久阻塞的不同结果。DNA 损伤应答的过程简单用图 2-2-3 表示。

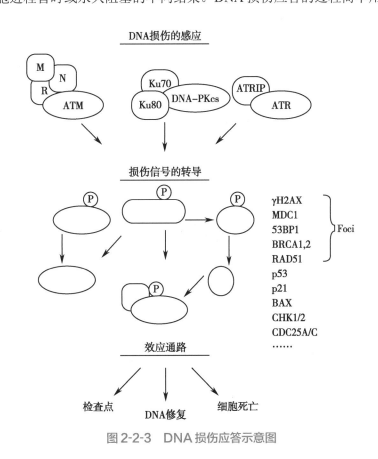

图 2-2-3 DNA 损伤应答示意图

二、DNA 损伤修复的主要机制

DNA 修复是一系列与恢复 DNA 结构的完整性与功能稳定性有关的 DNA 生物化学代谢反应。由于致损伤因子理化性质不同,诱发的 DNA 损伤类型也有很大的差异,细胞中具有针对不同类型损伤的多种修复反应途径,在某些修复途径之间还存在交互重叠的反应。因 DNA 双链断裂是电离辐射致细胞死亡的最主要原因,本节将详细讲述 DNA 双链断裂的修复机制。

DNA 双链断裂是电离辐射在染色体上所致的最严重损伤。近十多年来,对于 DNA 损伤及其修复通路分子机制的研究已经取得了巨大的进展,尤其是 DNA 双链断裂修复的两种模式(图 2-2-4):同源重组修复(homologous recombination repair, HRR)和非同源末端连接(non-homologous end-joining, NHEJ)。

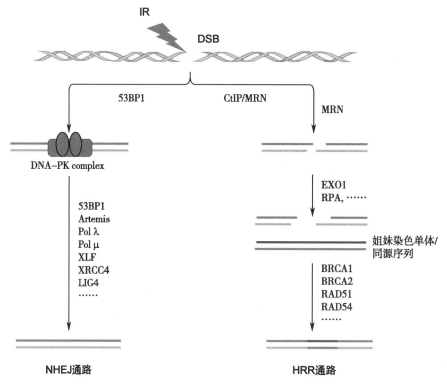

图 2-2-4　DNA 双链断裂的主要修复通路

　　HRR 和 NHEJ 是真核细胞中 DNA 双链断裂修复的两个主要途径。HRR 为哺乳动物基因组提供了修复 DNA 双链断裂的高保真机制。从机制上讲,HRR 需要未损坏的 DNA 链作为模板通过链入侵进行修复,重组过程主要分为四步:① DNA 断点的识别与"修剪":NBS/MRE11/Rad50 蛋白复合物结合在断裂点的 3′ 端,切除少数几个碱基产生 3′ 单链 DNA,作为 Rad51 的结合位点。②核蛋白纤丝的组装:Rad51 结合至"修剪"后的 DNA 断裂断点,形成核丝。③链的交换与 DNA 合成:Rad51 蛋白是大肠杆菌重组酶(Escherichia coli recombinase, RecA)的同源物,除了可以形成核丝外还能催化受损 DNA 与未受损染色体中互补链进行链交换的过程。在 Rad51 的介导下损伤 DNA 与同源双链 DNA 交换单链,利用正常的同源 DNA 作为模板,合成新的互补 DNA 链,形成霍利迪结构(Holliday structure)。④交联链的归位:修复完成后霍利迪结构脱离,DNA 回到原本的位置。HRR 同源重组修复主要是发生在晚 S 期、G_2 期和 M 期早期阶段,是一种无错配的 DNA 修复机制。

　　NHEJ 是哺乳动物细胞中一种普遍的 DNA 双链断裂修复方式,其修复反应过程较 HRR 简单。NHEJ 中有 6 个核心修复蛋白,它们分别是 DNA-PK 复合物(Ku70、Ku80 和催化亚单位即 DNA-PKcs)、Artemis、XRCC4 和 DNA 连接酶Ⅳ,其中任一基因缺陷或突变都会给细胞带来严重后果。NHEJ 的过程可主要分为以下几个步骤:①通过 Ku 结合进行末端识别:Ku 异二聚体(由 70kDa 和 83kDa 亚基组成)结合到双链断裂的末端,进行末端识别;② DNA 依赖性蛋白激酶催化亚基(DNA-dependent protein kinase catalytic subunit, DNA-PKcs)的募集:当 DNA 发生断裂损伤时,DNA-PK 复合物就聚集到损伤位点上;③末端加工:与 DNA 末端结合的 Ku/DNA-PKcs 复合物可以磷酸化 Artemis 并激活其核酸内切酶活性以处理 5′ 和 3′ 突出端以及发夹;④填充合成或结束桥接:末端加工之后对 Artemis 核酸内切酶活性形成的缺口进行填充合成及结扎。NHEJ

修复可发生于整个细胞周期中。

　　修复通路的选择是受照射细胞 DNA 双链断裂修复机制调控重要内容,同样对细胞放射敏感性和基因组稳定性产生重要影响。由于 HRR 是 DSB 的一种无错修复,细胞在正确时期正确选择 HRR 修复,无疑更有利于细胞的恢复。细胞处于 G_1 期尚缺乏同源的 DNA 模板,如果在此时错误的选择 HRR 途径,无疑是致命的。相反,G_2 期细胞如不能启动 HRR 修复而过多依赖有错误倾向性的 NHEJ 途径修复,很显然基因突变后果增加。

(田　野　王春波)

第三章　电离辐射在细胞水平的效应

细胞是生物体的基本功能单位,电离辐射所导致的细胞死亡有多种方式,细胞的增殖死亡是放射生物效应的重点。细胞存活曲线的制作是量化照射剂量与细胞辐照后保持增殖能力(存活)程度相关性的实验方法,多靶单击模型与线性二次模型是目前被广泛使用的描述细胞存活曲线的数学模型,对放射生物学研究和指导临床治疗具有重要作用。

第一节　辐射导致的细胞死亡

不同学科根据所研究内容的不同对于细胞的存活与死亡可能有不同的定义。电离辐射造成的细胞死亡常见于不断进行分裂的细胞,但也见于不进行分裂的细胞,常用增殖死亡与间期死亡描述电离辐射所诱导的细胞死亡。

一、增殖死亡和间期死亡

细胞的增殖死亡(reproductive death)又称为有丝分裂死亡(mitotic death),发生于分裂、增殖期中的细胞,受照射后细胞不会立即死亡,而是仍进行生命活动有关的代谢过程,并可能发生细胞分裂,甚至细胞可分裂一至数次,然后才停止分裂,最终丧失继续增殖的能力,即再繁殖完整性的破坏。对于分裂、增殖的细胞,多根据细胞集落的计数以判定其存活率。使细胞丧失增殖能力的平均致死剂量一般在 2Gy 以内。肿瘤由不断分裂、增殖的细胞组成,放射治疗的目的在于使肿瘤细胞丧失增殖能力而最终被清除。而当照射剂量达到 100Gy 以上时,受照射细胞无论是否具有分裂、增殖能力,将在有丝分裂的间期内死亡,也就是细胞未经分裂即死亡,称为间期死亡(interphase death)。

二、其他形式的细胞死亡

1.**凋亡(apoptosis)**　凋亡是一种主动的由基因导向的细胞消亡过程,在一定的信号启动下,凋亡相关基因有序地表达,制约着对整体无用或有害细胞的清除。细胞凋亡和细胞增殖互相协调,此消彼长,维护着机体的正常生长、发育。电离辐射可促进这一过程,但并非引起细胞凋亡的唯一因素。

2.**自噬(autophagy)**　自噬是细胞在饥饿、缺氧及应激等压力下,被诱导出的选择性或非选择性自我分解细胞组分,以回收部分蛋白,维持细胞所必需的代谢或是清除受损伤组织,维持基因组稳定性的一种方式。这不仅有利于维持细胞稳态,也促进氨基酸等物质的循环再利用,为多种生化进程提供底物或原料。电离辐射诱导细胞发生自噬性死亡,尤其体现在上皮细胞。

3.**坏死(necrosis)**　坏死是指细胞受到环境中的物理或化学刺激时发生的细胞被动死亡,其特征是细胞器肿胀,膜系和细胞器破坏,整个细胞崩解,细胞内容物和炎症因子释放,趋化炎性细胞浸润而引起炎症反应。大剂量电离辐射作用数分钟到数小时后,可发生急性细胞坏死,迅速产生膜脂质过氧化作用、起泡和膜破坏等现象。

4.**衰老(senescence)**　衰老是指正常细胞永久性丧失分裂能力,这些细胞仍保有代谢能力,可有或无功能的变化。与凋亡一样,不同类型的肿瘤及正常组织细胞倾向于不同的衰老过程,如照射以后的纤维细胞经常发生成熟前的衰老,有可能导致放射性纤维化。

第二节 细胞存活与辐射剂量的关系

一、细胞存活的概念及意义

放射治疗的目的是抑制肿瘤的继续生长,阻止肿瘤细胞的繁殖传代。在了解上述细胞死亡的基础上,在放射生物学领域鉴别细胞存活的标准是:受照射后细胞是否保留无限增殖的能力,即是否具有再繁殖的完整性。

在离体培养细胞实验体系中,单个细胞可以分裂、繁殖成一个肉眼可见的细胞团,被称为一个"克隆","克隆形成"证明细胞仍具有繁殖完整性。细胞在受一定剂量照射后,即使形态完整、表面无损伤、有能力制造蛋白质或合成 DNA,甚至还能挣扎着进行一次或几次有丝分裂,但已经失去了无限分裂和产生大量子代细胞的能力,也就是发生了细胞的增殖死亡。对于那些不再增殖的已分化的细胞,如神经细胞、肌肉细胞等,只要丧失其特殊功能便是死亡。

二、离体细胞存活曲线的实验方法

细胞存活曲线用于描述放射线照射剂量和细胞存活分数之间的关系,用以研究和评估电离辐射对哺乳动物细胞增殖能力的影响,对放射生物学研究和指导临床治疗具有重要意义。基本实验步骤如下:

1. 细胞培养 使用原代细胞培养技术提取肿瘤组织中的癌细胞,接种到培养皿中,使用适宜的培养基在 37℃、5% CO_2 无菌条件下培养,使细胞在培养皿中贴壁、生长和分裂。实验时,根据要求可采用指数生长期或平台期的细胞进行实验。

2. 测定细胞系的单细胞克隆形成率 用胰酶消化对数生长期细胞制成单细胞悬液,然后在细胞计数仪或血细胞计数板上计数。将细胞稀释成所需浓度后,接种 100～200 个细胞到含有一定体积培养液(5ml 左右)的培养瓶或培养皿内,置于培养箱内培养至出现肉眼可见的克隆团,结晶紫染色。计数 >50 个细胞的克隆。

3. 测定照射后细胞的存活分数(survival fraction,SF) 根据对照细胞的克隆形成率和照射剂量的大小,接种不同数量的细胞于不同培养瓶中,然后进行不同剂量的照射。照射后在培养箱内继续培养 2 周左右(克隆形成期间不能移动培养瓶,以保证结果的准确性),结晶紫染色。计数肉眼可见的克隆团(即 >50 个细胞的克隆),然后求出不同照射剂量细胞的 SF 值。具体方法见图 2-3-1 所示。

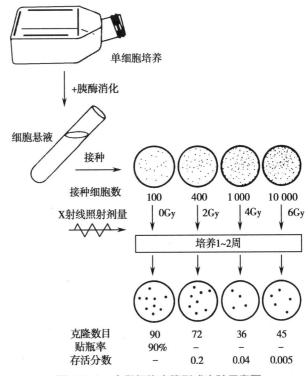

图 2-3-1 仓鼠细胞克隆形成实验示意图

4. 根据各照射剂量点的存活分数作图 以照射剂量为横坐标（算术坐标），存活分数为纵坐标（对数坐标），根据实验要求用适宜的数学模型进行曲线拟合，即可得到该细胞系在半对数坐标系上的细胞存活曲线。

三、细胞存活曲线的数学模型

细胞存活曲线的形状随研究对象（细菌、酵母、哺乳动物细胞）的不同而改变，曲线还会受多种因素的影响。为更好地拟合哺乳动物细胞的存活曲线，已有不少生物数学研究者提出了多种数学模型，在此仅介绍在临床放射生物学研究中最常用的数学模型（图 2-3-2）。

1. 指数存活曲线 对于高 LET 辐射（如中子、α 粒子），照射后它们的细胞存活曲线用单靶单击数学模型拟合，在半对数坐标上是一条直线，呈指数型。其特点是只有一个参数，即 D_0 值（为斜率的倒数），通常称为平均致死剂量（mean lethal dose），它的定义是平均每靶击中一次所给予的剂量。评价肿瘤细胞放射敏感性的指标以 D_0 为标准，通常认为 $D_0 \leqslant 1.8$Gy 为放射敏感；$D_0 \geqslant 3.0$Gy 为放射抗拒；D_0 在 1.8～3.0Gy 为中度敏感。SF 与照射剂量（D）之间的关系以下列公式表示：

$$SF = e^{-\alpha D}（单靶单击模型）$$

$$或当 D_0 = 1/\alpha 时，SF = e^{-D/D_0}$$

e 为自然对数的底，α 是与射线的质和细胞放射敏感性有关的常数，它表明细胞存活率随照射剂量的增加呈指数性下降（亦称指数性失活）。在 D_0 剂量下，平均每靶被击中一次，即 $\alpha D_0 = 1$ 时，SF = e^{-1} = 0.37。也就是说，细胞群受 D_0 剂量照射后，并不是所有细胞都受到打击，实际上只有 63% 的细胞受到致死性击中，而有 37% 的细胞幸免（图 2-3-2 曲线 A）。

2. 非指数存活曲线 对低 LET 辐射（X、γ 射线等），照射后的细胞存活曲线的起始部（低剂量段）在半对数坐标上有一个有限的初斜率（即存活分数是照射剂量的指数函数）。在稍高剂量（肩段），存活曲线出现弯曲，弯曲部分的跨度是数 Gy。在高剂量存活曲线又趋于直线（存活分数又变成照射剂量的指数函数），通常这种情况只在剂量超过了日常放疗剂量时才发生（图 2-3-2 曲线 B）。

有许多数学模型和理论解释这个现象，其中最简单和常用的是多靶单击模型（single-hit multi-target model）和线性二次模型（linear-quadratic model，LQ）。

多靶单击模型由 Elkind 和 Whitmore 提出，其数学表达式为：

$$SF = 1 - (1 - e^{-kD})^N$$

在该模式下，存活曲线由下列参数描述：①初始斜率，由单一事件的细胞杀灭所致。D_1 是初始斜率的倒数，指在存活曲线初始部分把细胞存活分数从 1.0 降到 0.37 所需的剂量，反映细胞在低剂量区的放射敏感性。②终斜率：由多次事件的细胞杀灭所致。D_0 是终斜率的倒数，指在存活曲线的直线部分把细胞存活分数从 0.1 降到 0.037 或从 0.01 降到 0.003 7 所需的剂量。由于存活分数是以对数坐标来表示的，且较高剂量时存活曲线是一直线，因此把细胞存活降至一个设定刻度（至 0.37），在所有存活水平所需的剂量都是一样的，它是在每个细胞引起一次致死事件所需的平均剂量。③准阈剂量（quasi-threshold dose，D_q）是指将存活曲线的直线部分反向延长，与通过存活分数为 1.0 的剂量轴相交点的剂量。准阈剂量的意思是小于这个剂量将没有效应，但在射线作用中不存在无效应的剂量，因此将其称之为准阈剂量，用来代表存活曲线的肩宽。早期的文献用 D_q 来表示细胞对亚致死损伤修复能力的大小，D_q 值小，表明细胞的亚致死损伤修复能力弱，很小剂量便可使其进入指数性杀灭。④外推数（extrapolation number，N）是代表存活曲线肩区宽度大小的另一参数，即存活曲线直线部分反向延长与坐标系纵轴交点的数值。如 N 值大（10 或 12）该存活曲线的肩区就宽，如 N 值小（1.5～2.0）存活曲线的肩区就窄。早期的文献用 N 值反映细胞内所含的放射敏感区域（即靶数），因实验所得的 N 值通常都不是整数，难以说明细胞的靶数。现在只称其为外推数。

三个参数之间的关系可用下式表示：

$$\log_e N = D_q / D_0$$

D_0，D_q 和 N 值三个参数中，任意两个参数便可在一定程度上反映细胞的放射敏感性。

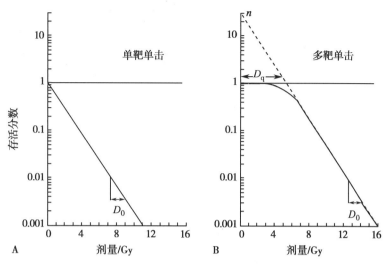

图 2-3-2　单靶单击和多靶单击模型的细胞存活曲线

四、线性二次模式及其临床意义

在生物数学研究的各种模式中，线性二次模型（linear-quadratic model，LQ）是目前被广泛接受而且对放射治疗临床工作有直接指导意义的模式。该模型表明细胞辐射杀灭由不可修复的 DNA 双链断裂引起，杀灭方式有两种并与照射剂量显示一定的比例关系：当带电粒子径迹中产生的是致死性损伤时，它与照射剂量成比例（线性部分）；不同粒子径迹间的亚致死性损伤通过相互作用也可以产生致死性损伤，它与照射剂量的平方成比例，该曲线如图 2-3-3 所示。据此，细胞存活曲线的表达式为：

$$S = e^{-\alpha D - \beta D^2}$$

S 是照射剂量为 D 时的细胞存活分数，α 和 β 是常数。当 $\alpha D = \beta D^2$ 或 $D = \alpha/\beta$ 时，细胞杀灭与照射剂量成比例的部分和细胞杀灭与照射剂量平方成比例的部分相等。此点很重要，在这个剂量点（等于 α 和 β 的比值），线性和平方项对细胞杀灭的贡献是相等的。线性二次公式的特点是，所推导的细胞存活曲线是连续弯曲的，即没有终末的直线部分。这与实验所观察到的不甚吻合，如当细胞杀灭低至 7 个以上的数量级时，在这种情况下，细胞杀灭是照射剂量的指数函数，其剂量 - 效应关系在对数坐标上非常接近于直线。然而，在第一个数量级或临床放疗所用的日常剂量范围，线性二次公式可以很好地与实验数据拟合。

但它的优点是具有 α 和 β 两个参数，用 α/β 值（以吸收剂量单位 Gy 表示）表示引起细胞杀伤中单击和双击成分相等时的剂量。α/β 值的意义在于量化组织生物效应受分次剂量改变的影响程度。根据体外培养细胞、动物实验以及临床资料的总结与分析，对各类组织的 α/β 值有较丰富的参考数据可供临床工作采用。比如，大多数肿瘤分裂、增殖活

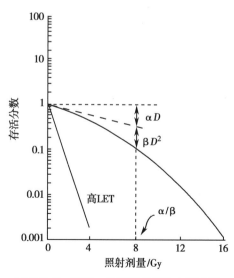

图 2-3-3　线性二次模型的细胞存活曲线

跃,对射线早期反应强烈的组织,其 α/β 值较大(10Gy 左右),而缓慢更新器官及无再增殖能力的组织,其 α/β 值则较小(3Gy 左右)。一些常见正常组织(器官)的 α/β 值见表 2-3-1。

表 2-3-1 正常组织在临床常规分次照射条件下的 α/β 值

α/β 值	组织名称							
	皮肤	空肠	结肠	睾丸	脊髓	肝	肺	膀胱
α/β(Gy)值	9～12	6～10	10～11	12～13	1.7～4.9	1.0～2.4	2.0～6.3	3.1～7.0

(田　野　王春波)

第四章 电离辐射对肿瘤组织的作用

不同类型恶性肿瘤的放射治疗疗效有明显的差异,肿瘤生物学特征,特别是增殖动力学是重要的影响因素。不同肿瘤自身的放射敏感性存在较大差异,而肿瘤组织微环境(特别是氧合状态)以及不同LET射线的放射生物效应更值得深入了解。

第一节 肿瘤的增殖与生长

一、肿瘤增殖动力学

肿瘤患者整个疾病的进程虽然与肿瘤的部位、浸润程度及范围有关,但很大程度依赖于原发和转移肿瘤的生长速度。对肿瘤生长速度的描述包括以下几个参数。

1. 肿瘤体积倍增时间(doubling time of tumor volume,Td) 是描述肿瘤生长速度的重要参数,由细胞周期时间(cell cycle time,Tc)、生长比例(growth fraction,GF)和细胞丢失率(rate of cell loss)三个主要因素所决定。如果细胞周期时间短、生长比例高、细胞丢失率低,则肿瘤生长得就较快。

2. 潜在倍增时间(potential doubling time,Tpot) 是用来描述肿瘤生长速度的理论参数,它的定义是:假设在没有细胞丢失的情况下肿瘤细胞群体增加一倍所需要的时间。这取决于细胞周期时间和生长比例。Tpot可以通过测定胸腺嘧啶的标记指数(label index,LI)或S期比例(S-phase fraction),根据以下关系式得到。Ts是S期持续时间,可以通过胸腺嘧啶类似物标记技术进行测算。λ是校正系数,通常在0.7和1.0之间。

$$Tpot = \lambda \frac{Ts}{LI}$$

3. 细胞丢失因子(cell loss factor,LF) 是指肿瘤细胞在生长过程中因各种原因的丢失与减少,表示细胞丢失速度与新细胞产生速度的比例,理论上可通过以下公式计算。Tpot越短,Td越长,LF就越大,意味着细胞丢失越多。

$$LF = 1 - \frac{Tpot}{Td}$$

二、肿瘤的生长

在通常条件下,如果允许细胞增殖,且没有细胞丢失,则细胞数量的增加将是指数性的。指数性生长是指肿瘤体积在相等的时间间隔内以一个恒定的比例增加。一个细胞通过分裂会产生2个细胞,在下一个周期后又会生成4个,然后是8个、16个,如此等等,这就是指数生长。因此,从1g生长为2g或从10g生长到20g的肿瘤,其体积增加一倍所需的Td都是一样的。指数性生长的公式是:

$$V = \exp(0.693 \cdot T/Td)$$

式中0.693是$\log_e 2$,T是时间,肿瘤体积的对数随时间呈线性增长,这是生长的最简单模式。

但是有两个过程会引起肿瘤生长的倍增时间长于细胞周期时间,即细胞丢失和去周期化。因此延长细胞周期时间、降低生长比例以及增加细胞丢失率都会导致肿瘤的非指数性的生长。

图 2-4-1 能够说明指数性生长的特征。将同样的指数性线段,分别把肿瘤体积画在线性坐标(A 图)和对数坐标(B 图)上,在线性坐标的图上会出现一个长的静止间隔或潜伏期,看不到肿瘤的生长。而实际上在这段时间内,肿瘤是以恒定的倍增时间和速度在不断生长的。一旦肿瘤变成可以察觉时(可能是 1~50g 大小),在线性坐标会出现越来越陡的急速升高。而这只是主观的错误印象,肿瘤的生长实际上是指数性的、不间断的。

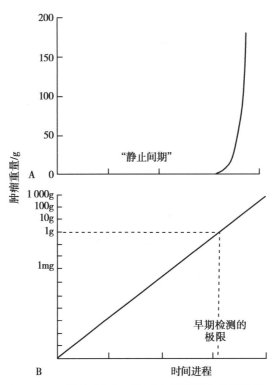

图 2-4-1　线性坐标与对数坐标的指数性生长曲线

三、肿瘤干细胞

在肿瘤组织中有一群具有干细胞特征的细胞群,它在肿瘤细胞的最顶端,可以自我更新形成肿瘤分裂增生的储备细胞池,可以分化为肿瘤祖细胞,最终分化为终末阶段的肿瘤细胞(成熟肿瘤细胞)。肿瘤干细胞(cancer stem cell)是维持肿瘤生长和肿瘤复发转移的根源。目前研究表明,肿瘤干细胞存在于白血病、乳腺癌、黑色素瘤、骨肉瘤、软骨肉瘤、前列腺癌、卵巢癌、胃癌、神经系统肿瘤、结肠癌、肝癌等多种肿瘤中。它具有以下几个重要特征:①能够通过不对称分裂进行自我更新和分化,形成和肿瘤干细胞来源肿瘤特征相似的异质性肿瘤;②虽然在肿瘤组织中所占的比例小,一般占 0.2%~5%,但具有很强的成瘤能力;③它可以表达特定的表面标记,如急性髓系白血病(acute myeloid leukemia,AML)干细胞表面标记为 $CD34^+$、$CD38^-$、Thy^-、Lin^-,乳腺癌干细胞表面标记为 ESA^+、$CD44^+$、$CD24^-/lowLin^-$;④它对目前的肿瘤治疗药物耐药、对放射治疗不敏感,被认为是治疗后肿瘤复发与转移的主要原因。因此,关于肿瘤干细胞放射效应的研究有十分重要的意义。

第二节　肿瘤放射敏感性

放射敏感性是放射生物学最重要的研究内容之一，可理解为生物系统对电离辐射作用的反应性或灵敏性。电离辐射的生物效应表现形式多种多样，对它的准确描述一定要采用公认的、标准的评价手段、技术与方法。只有使用相同的检测指标才能在细胞、组织、器官、系统与个体等水平，比较它们放射反应性的差异。肿瘤的放射敏感性（radiosensitivity）、放射反应性（radioresponsiveness）与放疗临床治愈性（radiocurability）是放射治疗学中最基本、最常用的概念，三者之间有明显不同的放射生物学基础和临床意义，但却有着密切的联系：一般情况下，放射敏感性高的肿瘤放疗后会在较短的时间内出现较明显的退缩（消失）反应，因此该肿瘤被放疗治愈的可能性相对较大。

肿瘤组织的放射敏感性有很大差异，它除了与肿瘤细胞的内在敏感性有密切关系外，也遵守Bergonie-Tribondeau 定律，即与细胞的繁殖能力成正比，与分化程度（病理分级）成反比。在临床实践中，一般以常规分割照射时达到 95% 以上肿瘤控制所需要的剂量值作参考，把不同病理类型的肿瘤大致分为以下几类：控制剂量在 20～35Gy 水平的称为高度敏感性肿瘤，如精原细胞瘤、肾母细胞瘤等；在 50～70Gy 水平属于中度敏感，如皮肤鳞状细胞癌；而低度敏感的肿瘤则对更高的剂量也无明显反应，如骨肉瘤、某些软组织肉瘤等。

不同类型的恶性肿瘤对放射治疗的疗效有着明显差异，即使同种类型的肿瘤在不同的个体治疗中也存在着明显不同的治疗效果，这说明存在肿瘤放射敏感性的个体差异。近年来对放射敏感性的研究表明，同种肿瘤其放射敏感性与多种基因的表达水平密切相关。研究表明，癌基因的调控与肿瘤细胞的内在放射敏感性有着密切关系，特别是在动物细胞中癌基因与放射抵抗性的产生有着密切的联系。放射线通过作用于癌基因而影响放射后细胞的修复、细胞增殖周期的改变以及程序性细胞死亡（programmed cell death，PCD）等机制，最终影响细胞的放射敏感性。

第三节　氧　效　应

一、氧效应与氧增强比

早期的研究发现，细胞对电离辐射的效应强烈地依赖于氧的存在。人们把氧在放射线和生物体相互作用中所起的影响称为氧效应。把在乏氧及空气情况下达到相等生物效应所需的照射剂量之比称为氧增强比（oxygen enhancement ratio，OER），通常用 OER 来衡量不同射线氧效应的大小。OER 值越大氧效应越明显。

氧效应的机制尚不完全清楚，比较公认的理论是"氧固定假说（oxygen fixation hypothesis）"。如图 2-4-2 所示，当生物物质吸收了放射线以后形成自由基，这些自由基是高活度分子，能击断化学键造成靶分子的损伤（通常是 DNA），从而启动一系列事件并最终以损伤的形式表达出来。在有氧存在的情况下，氧与自由基 R·作用形成有机过氧基 $RO_2\cdot$，并最终在靶分子上形成 ROOH，它是靶物质的不可逆形式，于是损伤被化学固定下来，因此认为氧对照射的损伤起了"固定"作用。

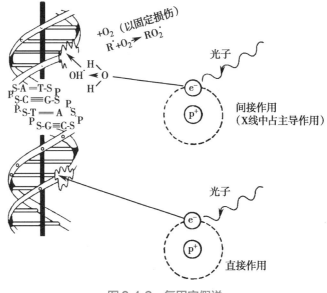

图 2-4-2 氧固定假说

二、肿瘤微环境

肿瘤微环境（tumor microenvironment，TME）是指肿瘤细胞赖以生存的周围微环境，包括周围的血管、免疫细胞、成纤维细胞、骨髓源性炎性细胞、各种信号分子和细胞外基质（extracellular matrix，ECM）。在实体肿瘤中，由于肿瘤组织迅速增长，体积高度膨胀及肿瘤组织内部血管系统不完备，会导致肿瘤组织内氧供应不足，肿瘤微环境呈现出整体乏氧的特点。处于缺氧地带即将坏死但是仍有一定活力的细胞，称为乏氧细胞。由氧弥散受限所致的乏氧称为慢性乏氧。除此之外，有研究提示，肿瘤的血管可以周期性地开放和关闭，导致短暂的一过性缺氧，也称为急性乏氧。这种现象的机制还不太清楚，可能是由于血管被血细胞或循环中的肿瘤细胞堵塞、肿瘤内压高部位的血管塌陷、宿主整体血管的自发性舒缩影响下游毛细血管的血流所致。慢性乏氧和急性乏氧是引起肿瘤细胞乏氧的两个主要机制。

组织氧浓度的稳定是由氧供需之间的平衡状态所决定的，血液红细胞以结合血红蛋白的形式供氧并被细胞通过氧化磷酸化的过程所消耗。大部分正常组织的氧浓度稳定地保持在 5%～7% 左右，当氧浓度降到 3% 或更低时，组织处于缺氧状态，会诱导各种不同的生物学反应路径，进而改变细胞的行为和表型以使细胞适应这种缺氧状态。某些路径可以增加无氧糖酵解、血流的调节性改变以增加肿瘤的氧供。在大部分情况下，这些路径在正常组织和肿瘤组织均起作用。乏氧后的一系列改变会影响辐射损伤相关生物效应，进而影响肿瘤对放射治疗的反应。肿瘤乏氧的生物学后果还同时受乏氧严重程度及乏氧时间长度的影响。

第四节 高 LET 射线的作用

放射线应用于肿瘤临床治疗的一百多年以来，寻找更有效的放射治疗源一直是放射治疗学的重要课题，而发现的各种新粒子束也逐步得到临床应用。这些新的线束都是高 LET 射线，目前已被或将要被临床所采用的放射源有中子、质子、负 π 介子和其他重粒子束等。新的放射源的临床应用价值主要从它的放射生物学与物理剂量学两个方面的特征来考虑。放射生物学方面的指标主要为 LET 和 RBE，LET 越高该射线在它穿越的介质中发生能量沉积事件的概率就越高，一般来说该射线对生物组织的电离、激发效应也相对较高；RBE 增加时射线对生物组织的作用也增加。几种代表性射线的 LET 值见表 2-1-1。低 LET 照射时，肿瘤组织中的乏氧细胞对射线抗拒，而在高 LET 照射时乏氧细胞与氧合好的肿瘤细胞的放射敏感性差别不大；低 LET 照射时肿瘤细胞处于不同周期阶段敏感性不一，而高 LET 治疗时在这方面影响小；此外，高 LET 照射时肿瘤细胞对射线导致的潜在性致死损伤及亚致死损伤的修复也较小。在物理方面，带电荷的粒子在组织、水或其他介质中有一定射程。当粒子射入介质后，在介质表面能量损失较小，随着深度增加粒子运动逐渐变慢，能量损失逐渐加大，接近射程最后时粒子能量很小、运动很慢，能量损失突然增加，形成电离吸收峰，即布拉格峰（Bragg peak），最后粒子静止，能量急剧下降为 0。各种高能带电粒子都具有布拉格峰，其位置（即深度）可以用改变粒子的入射能量或外加吸收体的方法来调节，显然峰值处 LET 值最大。

快中子束作为非带电粒子，其优势是由于它作为高 LET 射线有高 RBE 的性质，其 LET 约为 75keV/μm，RBE 常在 3.0 以上，OER 为 1.6 左右，因而可以有效地杀死肿瘤内的乏氧细胞，而且受快中子照射后细胞对放射损伤的修复相对较少，肿瘤细胞群体中增殖动力学差异性对放射敏感性的影响也不大。但快中子的能量范围使其剂量分布曲线的特征只类似于目前临床上常用的 4～6MV 的 X 射线，而不具备物理剂量学优点。质子线的特点与快中子束不同，其 RBE 和常规兆伏级 X 射线相似在 1.1 左右，因而没有生物学优势。它的应用主要在其物理学剂量分布方面，质子线在介质的射程将达末尾处有一个急剧上升的布拉格峰，然后骤降为零。用质子治疗时，还可通过调节能量的方法可扩大布拉格峰的宽度。使得人体内的不同深度的肿瘤照射剂量较为集中，而肿瘤前方的正常组织所受到的剂量很低，肿瘤区后方组织的剂量几乎为 0。这样有可能达到肿瘤区（靶区）高剂量，肿瘤周围正常组织低剂量的目的。负 π 介子、氦核和氖核等重粒子则既有生物学优点，又有物理剂量优点，近年来正逐步为临床肿瘤学界所重视。表 2-4-1 显示了不同粒子的相对物理剂量学及生物学特点。

表 2-4-1　不同粒子束的物理剂量学优势与放射生物学特点

	中子	质子	氦核	碳核	负 π 介子
剂量分布优势	−	+++	+++	+++	+++
相对生物效应 RBE	++	−	+	++	+
氧增强比 OER	+++	−	+	+	+

（田　野　王春波）

第五章　电离辐射对正常组织与器官的作用

正常组织、器官的放射生物学效应是临床放射生物学研究的另一个重要方面。根据其生物学特性以及对电离辐射反应性的不同,将正常组织分为早反应组织和晚反应组织两大类。组织功能性亚单位以及相应的并联组织和串联组织等概念被用来评价各类组织辐射反应的严重程度。在临床上有一些组织、器官的放射性副反应或并发症比较常见,比如皮肤、黏膜、造血系统、大脑、肺等,需要对其发生机制与影响因素有较系统的了解。

第一节　组织放射反应性的相关概念

一、早反应组织与晚反应组织

Withers 于 20 世纪 80 年代根据正常组织的不同生物学特性及对电离辐射的不同反应性,将其分为早反应组织和晚反应组织两大类。

早反应组织是指那些分裂、增殖活跃,对射线早期反应强烈的正常组织。大多数肿瘤组织具有早反应组织的特点。早反应组织主要表现为急性反应,有些组织内的干细胞在放疗开始 1～2d 就开始增殖,一般为照射后 2～3 周开始再生,如黏膜、小肠绒毛细胞、皮肤、骨髓和精原细胞等。

晚反应组织是指一些已经分化的缓慢更新组织,无再增殖能力,损伤后仅能修复代偿其正常功能,一般都有纤维细胞和其他结缔组织的过度生长,形成广泛的纤维化。另外,还有内皮细胞的损伤,最终造成血供减少及器官特定功能的缓慢丧失。晚反应组织受照射后的损伤往往由邻近细胞的复制来代偿,而不是干细胞分裂分化成终末细胞的结果。

放射性早、晚期反应组织之间的区别具有重要的临床意义。在分次照射条件下,用等效总剂量和分次剂量作图,不同组织放射反应性特征见图 2-5-1,其中晚反应组织是实线,早反应组织为虚线表示。实线的曲线斜率更大,说明晚反应组织比早反应组织对分次剂量的变化更敏感。加大分次剂量,晚反应组织损伤加重,当每分次剂量大于 2Gy 时,晚期并发症显著增加。由于晚反应组织的更新很慢,在放疗期间(数周内)一般不发生代偿性增殖,因此晚反应组织对总治疗时间的变化不敏感,缩短总治疗时间会增加肿瘤的杀灭,一般不会加重晚反应组织的损伤。而早反应组织对总治疗时间的变化很敏感,一般来说,缩短总治疗时间,会

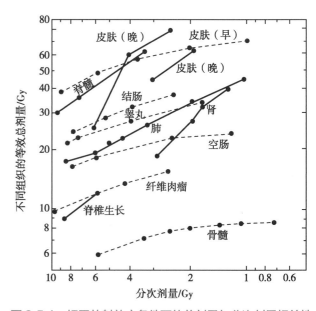

图 2-5-1　相同放射效应条件下的总剂量与分次剂量相关性

加重早反应组织的损伤。

分次照射条件下,晚反应组织的 α/β 值较低(大多在 0.5～6Gy 的范围),随着分次剂量的降低,总剂量增加较为显著。这是由于该组织中射线双击所产生的生物效应所占份额较大,其靶细胞存活曲线的弯曲度较大。对于高 α/β 值(一般在 7～20Gy)的早反应组织及肿瘤组织,随着分次剂量的降低总剂量增加缓慢,分次剂量对其反应性的影响较小,其细胞存活曲线的弯曲度也较小,这是因为在早反应组织与肿瘤组织中射线单击效应发挥主导作用。

二、功能亚单位与体积效应

相对肿瘤组织,正常组织细胞的增殖是高度受控的。在正常状态下,组织中细胞的繁殖,根据分化成熟细胞的丢失量受到严格的限制,细胞的增殖与死亡之间维持着精确的平衡,这是机体调节机制作用的结果。它使机体的组织结构及构成组织的细胞数量保持在一个稳定的状态。经过大量基础实验与临床研究,Withers 提出:组织器官中具有克隆源性的细胞维持着组织正常运行所需的成熟细胞数,因此正常组织对电离辐射的耐受能力由其具有克隆源性的细胞所决定。克隆源性细胞存活与脏器功能完整、缺失之间的关系取决于该组织结构的组成。

因此引入了正常组织(器官)功能亚单位(functional subunits,FSU)的概念。如果以组织、器官结构的放射效应来分类的话,可以分为 FSU 并联(平行)组织结构(如肺、肾)和以脊髓为代表的 FSU 串联组织结构。在串联组织结构,一个功能亚单位的失活便可导致整个器官功能的丧失。这种组织的放射损伤有一个阈值剂量,低于阈值剂量保持正常功能,超过阈值剂量功能丧失,如放射性脊髓病或小肠梗阻。在这种情况下,由给定照射剂量所致的任何特定亚单位失活的概率将随受照射组织的长度增加而增大。对并发症的风险来说没有阈值体积,而是强烈地受非均匀性的热点剂量影响。

而对于肾和肺,临床耐受性取决于受照射体积的大小。当进行全肾或全肺照射时,这两个器官是非常敏感的;而小体积的局部照射时却可承受较高的剂量,这是因为它们具有很大的功能保持能力,在正常生理条件下,只要约 30% 的组织处于健康状态即可。局部照射的耐受性及功能保持力较大的原因是少量 FSU 的失活不会导致器官功能的丧失。受照射以后,只要未达到 FSU 数的临界水平,功能性损伤就不会出现。因此,它们存在着一个照射体积的阈值,小于这个体积就不会出现功能性损伤,超过这个阈值,损伤通常表现为程度不同的反应,即随着照射剂量的增大功能性损害的严重性增加。反应的大小取决于被放射所破坏的 FSU 数,发生并发症的风险取决于在整个器官的剂量分布,而不是小"热点"的存在。值得注意的是,组织器官的构造复杂,例如大脑就不能简单地用这两种分类来表达,因为大脑的放射耐受性与所照射部位、剂量与体积等都有关系。

FSU 概念的提出奠定了体积效应的放射生物学基础。因此,在目前的放射治疗计划系统中可以将正常组织、器官的受照剂量与体积进行量化,生成剂量 - 体积直方图,直观地反映受照射器官的照射剂量及体积情况,成为临床判断治疗计划可行性的重要依据。

第二节 几种常见的放射性副反应与并发症

一、皮肤、黏膜

皮肤及其附属器都是放射敏感组织,不同照射剂量的射线作用于皮肤后,也可发生程度不同的皮肤放射损伤。按皮肤损伤的早晚分为急性反应和迟发反应。急性反应表现为红斑、超敏反应、水肿、脱发,更高剂量的照射则可表现为脱屑。迟发(晚期)反应包括毛细血管扩张、皮肤纤维化、皮脂腺萎缩、毛囊缺失、异常色素沉着以及皮肤溃疡。

在头颈部肿瘤的放射治疗过程中，口腔黏膜不可避免地包括在照射野之内。黏膜上皮细胞对放射线比皮肤鳞状细胞敏感，所以黏膜放射反应开始的时间及其高峰均比皮肤反应发生早。正常黏膜的修复系来自黏膜基底层干细胞的成熟并向黏膜层迁移，而急性黏膜反应的发生正是由于放疗导致黏膜基底细胞有丝分裂性死亡。因为基底细胞的成熟需要 2w 的时间，因此对常规分割放疗出现的黏膜急性放射反应，一般发生在放疗的第 2~3w，也就是放疗至 20~30Gy 时开始出现肉眼的改变，剂量 30~40Gy 时开始出现斑片状黏膜炎即假性黏膜的改变。

二、造 血 系 统

射线对处于细胞周期内的造血细胞，如造血干细胞、祖细胞以及幼稚造血细胞的杀伤较为严重，造成以上细胞急剧减少，增殖功能降低或丧失，从而导致外周血中成熟血细胞数量下降，而对成熟血细胞的直接杀伤效应并不十分明显。全身或较大面积受到照射（主要是事故性照射）条件下，4~6Gy 的照射就可以引起明显的造血系统损伤，在外周血中就可以检测到血液组分的一系列变化（图 2-5-2）。临床放射治疗最常用的是局部照射，对造血系统的影响取决于照射的部位、体积、时间剂量分割等，一般来讲，照射范围越大，剂量越高，射野内包含的造血组织越多，造血系统抑制越严重。如照射范围小于造血骨髓的 3%，对全身的血象没有太大的影响。若照射区包含骨髓成分较多，分次照射的累积剂量达到 20~40Gy 以上，外周血象可迅速下降，受照区骨髓组织明显损伤。

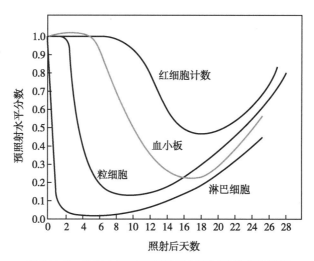

图 2-5-2　全身中等剂量照射后血液系统的变化特征

三、大脑与脊髓

1. 大脑　放射性脑损伤是指照射脑部或脑邻近部位的病变时引起的脑组织损伤，并在多种因素联合作用下导致神经元、神经胶质细胞变性、坏死而引发的中枢神经系统疾病，是头颈部肿瘤放射治疗后常见的并发症，一般认为与颅脑放疗剂量、分割方式以及联合化疗相关。放射性脑损伤从放射生物学的角度可以分为急性期、早迟发反应期和晚迟发反应期。急性期常在放疗后数天至数周内发生，一般为暂时性、可逆性，症状较轻。临床表现为头痛、恶心、呕吐、记忆力减退等症状，严重者可迅速转为意识障碍、定向障碍、共济失调。早迟发反应期在放疗后 1~6 个月出现，症状较少见，均为可逆性改变，临床主要表现为一过性脱髓鞘、嗜睡、注意力缺失、短期记忆力下降。晚迟发反应期常见于放疗 6 个月后及更长时间，包括血管异常、脱髓鞘、脑白质坏死和认知损害，该进程为渐进性、不可逆，主要临床特征有记忆力下降、颅内压增高和非典型性症状（头痛、精神错乱和惊厥等），伴有影像学特征性改变，以磁共振为主。

2. 脊髓　脊髓是典型的串联组织结构。放射性脊髓损伤包括急性损伤和慢性损伤两种形式。急性放射性脊髓损伤常出现于放疗完成之后的 1～6 个月内，并在之后的 2～9 个月内逐步自行缓解，以脊髓的脱髓鞘改变为主，通常是可逆的，Lhermitte 征是其主要的临床表现。迟发性放射性脊髓损伤常发生在放疗 1～2 年之后，以血管损伤为主，通常是不可逆的，严重者可出现永久性的偏瘫或截瘫，严重影响患者的生活质量。对于接受每日一次，单次 1.8～2Gy 的常规剂量照射的患者，当脊髓受到照射的剂量为 45～50Gy 时，放射性脊髓损伤的发病率低于 0.5%。当受照剂量为 57～61Gy 时，放射性脊髓损伤的发病率为 5%。

四、头颈部器官

1. 眼球晶状体　电离辐射所致晶状体损伤通常是慢性的，有较长的潜伏期，受照射者年龄越小，潜伏期越短；受照射剂量越大，潜伏期越短。主要为晶体前部上皮和后部纤维均发生变性，尤以晶体后部的囊膜下区显著。放射性白内障的表现为：在裂隙灯下见晶体后极部的后囊下有灰白色点状混浊，排列成环，有时出现颗粒状混浊及空泡，损害严重者向赤道部延伸，排列成放射状条纹；还有的出现在后极部的后囊，呈盘状混浊。随病程进展，晶体逐渐发生纤维化，且可向晶体前部和后部扩展。

2. 腮腺　腮腺为高度分化的浆液腺泡，对射线较敏感。在第一次放疗几个小时内即可出现暂时性的触痛，有时可明显肿胀，持续数天可自行缓解。放疗第一周唾液的分泌量约减少 50% 或更多，且伴有唾液黏稠性增加、pH 降低等。常规分割放疗至 6～8 周，即放疗结束时，唾液分泌量几乎不能测出。患者表现出口腔干燥症的明显症状（吞咽和交谈困难、影响睡眠、味觉丧失和口腔真菌感染等）。口干的程度主要取决于腮腺受到照射的体积、放疗总剂量、患者的个体耐受性等因素。如 50% 以上的腮腺未受到照射，在放疗后 2～3 年仍有可能恢复部分功能；如果 75%～100% 的腮腺受到 50Gy 的照射，则基本没有恢复功能的可能性。

3. 甲状腺　甲状腺受到辐射后最常见的并发症为甲状腺功能减退，颈部接受超过 26Gy 的照射则有可能发生。甲状腺组织受到电离辐射直接作用后，表现为血清中 T_3、T_4 降低，促甲状腺激素升高。如下丘脑、垂体等受到电离辐射照射，其促甲状腺素释放激素或促甲状腺激素分泌会减少，间接引起甲状腺功能减退，称放射性继发性甲状腺功能减退，表现为 T_3、T_4 及促甲状腺激素降低。有症状的患者多表现为体重增加、畏寒、皮肤干燥、头发脱落、便秘、月经不调、乏力、肌肉抽搐、思维迟缓等，查体可发现眶周水肿、腱反射时相延长、皮肤干燥发凉、周围性水肿等。

五、肺

临床上把放射性肺损伤分为早期的放射性肺炎和晚期的放射性肺纤维化。急性放射性肺炎在肺癌放射治疗中发生率 5%～10%，多发生在肺组织照射 25～30Gy 后。可以表现为低热和非特异性呼吸道症状，如咳嗽，胸闷等。重者出现呼吸困难、胸痛、持续性干咳，可以有少量白痰或痰带血丝。如临床症状严重，出现急性呼吸窘迫、高热，可导致患者死亡。放射性肺纤维化发生在放射治疗结束 3 个月以后，一般来自早期的放射性肺炎，但有些患者可以不表现出明显的放射性肺炎的临床特征，而在照射后数月直接出现放射性肺纤维化的临床症状，如进行性呼吸困难、胸闷、刺激性干咳，可以导致慢性呼吸衰竭。

其发病机制有①肺泡Ⅱ型上皮细胞受损：肺泡Ⅱ型上皮细胞合成和分泌表面活性物质，维持肺泡张力，照射后最早表现为Ⅱ型细胞的反应，细胞质内 Lamelar 小体减少、畸形或Ⅱ型细胞脱落至肺泡内，导致肺泡张力变化，肺的顺应性降低，肺泡塌陷和不张。②辐射启动体内水分子释放 OH· 自由基，过量的自由基导致肺组织脂质过氧化损伤，成纤维细胞增殖，肺泡 - 毛细血管膜的通透性增加。③近年来细胞因子在放射性肺损伤的形成中所起的作用较受关注，比较重要的细胞因子有以下几种：转化生长因子 β1（transforming growth factor β1，TGF-β1）、肿瘤坏死因子α（tumor necrosis factor，TNF-α）、白介素 1（interleukin 1，IL-1）、白介素 6（interleukin 6，IL-6）、血小板源性生长因子（platelet-derived growth factor，PDGF）、血浆源激活因子（plasma-derived activator，PLA）等。这些因子可能由肺内的多种细胞分泌，并在放射性肺损伤的不同阶段起着致炎、致纤维化、致血管通透性增加的作用。其中较受重视的因子有 TGF-β1 因子。④肺血管内皮细胞损伤：内皮细胞损伤导致肺血流灌注改变，血管通透性增加。

六、肠　　道

小肠的黏膜上皮对放疗非常敏感，其细胞周期时间在成人各种组织中最短。单次较大剂量照射后数小时，肠隐窝细胞增殖部分即发生有丝分裂停止、细胞坏死，24h 后分裂增殖停止，出现细胞丢失，最终导致小肠绒毛剥脱。为补充细胞丢失，补偿机制被激活，如缩短绒毛、收缩隐窝、残存细胞平坦分布覆盖于较大范围的基底层上。此外，绒毛细胞尽管衰老但仍滞留较长时间，激活所有残存干细胞进行增生。如辐射剂量较高，小肠被覆细胞丢失大于补偿，黏膜出现溃疡。中等剂量的照射，小肠即可出现对已消化的营养物质和水的吸收障碍，大肠急性损伤程度一般较小肠低。后期损伤的原因主要为纤维化和血管血流受阻，损伤肠段的小肠壁增厚并因水肿和纤维化而硬化，严重者可致肠梗阻。

七、性　　腺

1. 睾丸　精原细胞对放射线最敏感，很小剂量就会引起明显损伤。正常男性睾丸一次剂量 0.15Gy，可引起短期不育，睾丸受到一次剂量 3.5～6.0Gy 的照射，可引起永久不育。在精细胞发生过程中，B 型精原细胞对放射线最敏感，精母细胞居中，精子细胞对放射线较抗拒。低剂量放疗使精子减少的机制可能是直接杀灭抑制了干细胞或精原细胞。完成精子细胞发育的周期大约是 60～90d，因为放疗可能使精子发育停滞，此阶段精子可能具致突变性，因此在未出现成熟的精子之前不应受孕，并且在精子恢复正常 1 年左右再受孕比较安全。

2. 卵巢　卵巢放射损伤常针对绝经前患者。射线作用于卵巢，会使卵巢的滤泡数量减少、成熟受损、萎缩、血管硬化。原始卵泡发育成滤泡受阻，雌激素分泌减少。卵巢的放射效应与睾丸不同，因为在胚胎期以后卵母细胞不再分裂，所有细胞在出生时就存在，卵母细胞的丢失是不可逆的。卵巢对放射的反应因年龄、个体差异而不同，且与放射剂量、分割次数均相关。常规体外照射，1.8～2.0Gy/d，总剂量 24Gy 以上时将不可避免地导致永久性的卵巢功能丧失。为保留卵巢的生育和内分泌功能，可采用卵巢移植术，将一侧或双侧卵巢移植到放射野之外的部位。

八、辐 射 致 癌

电离辐射是人们生活环境中的正常成分，其中低水平的本底辐射来自地球本身的放射性核素和外层空间的 X 射线、γ 射线等宇宙射线。近 1 个世纪，核能和放射性核素已广泛应用于工、农业生产，医疗保健事业和核武器等。但自从 20 世纪初发现辐射致癌以来，电离辐射的长期效应，特别是受电离辐射后人类癌症发生率的增加这一问题，已引起人们的广泛重视，成为放射医学研究的重点课题。因为医疗照射是目前公众接受最多的额外照射，随着治疗后患者生存率的增加和寿命的延长，放疗后发生二次原发癌事例有增加的趋势，因此对放疗中辐射致癌的研究也有助于放射治疗学和放射医学的发展。

但是对于放射治疗诱发恶性肿瘤这一问题，许多学者还有不同的见解。很多人认为，大剂量电离辐射对人体的致癌性已肯定。由于辐射致癌是随机性效应、无阈剂量，人们所能做到的是应避免任何不必要的照射。因为肿瘤发生的原因是十分复杂的，恶性肿瘤患者的首次肿瘤发生就可能是随机性事件，除辐射外，该患者可能还接触了许多其他已知与未知的致癌因素，并且其机体的内在易感性也可能有异常，因此对放射治疗诱发恶性肿瘤的诊断要慎重。放疗诱发肿瘤诊断的依据：患者有接受放射治疗史，继发肿瘤必须在照射野内或射野边缘且与原发肿瘤具有不同的组织学类型或有依据可排除转移或复发的可能性，继发肿瘤的出现要有足够长的潜伏期（一般认为要有 7～10 年），而放疗后近期出现的肿瘤不应认为是由放射诱发的。诱发肿瘤的同时一般要伴有该组织放射性损伤的存在。

（田　野　王春波）

第六章　临床放射治疗的生物学原理

临床放射治疗的实施一般情况下是分次进行的,受到照射的肿瘤与正常组织会发生损伤与修复、细胞周期时相再分布、乏氧细胞再氧合以及细胞再增殖等生物效应。分次照射模式是在获得较好的肿瘤控制效果的同时尽可能降低正常组织毒副作用,从而提高放疗的治疗比。除了较广泛应用的常规分割外,还有多种非常规分割方案可使疗效有较明显的提高,而放疗与药物全身治疗、放射增敏与防护等方式的联合应用也是常用方法。

第一节　分次放射治疗的生物效应

现代放射生物学的知识使人们有可能解释时间 - 剂量因子对生物效应的影响并了解其作用机制。其中 Withers 提出的"4Rs"学说(概念)已成为放射治疗的理论基础,该学说认为在临床分次放射治疗的过程中,受到照射的肿瘤组织与正常组织会发生细胞放射损伤的修复(repair of radiation damage)、细胞周期时相的再分布(redistribution within the cell cycle)、乏氧细胞的再氧合(reoxygenation),以及细胞的再增殖(又称再群体化,repopulation)等反应。

分次照射的原理简单来说是:把剂量分成多次可以保护正常组织,因为总时间足够长时,正常组织可以在照射间隔完成亚致死性损伤修复和再群体化;同时分次照射还能加重肿瘤损伤,因肿瘤会在照射间隔完成再氧合和周期再分布,从而对射线更敏感。

一、放射损伤的修复

1. 致死性与非致死性损伤　电离辐射所引起的哺乳动物细胞损伤一般被分为三类:受照射后细胞完全丧失了分裂繁殖能力,用任何办法都不能使细胞修复的损伤称为致死性损伤(lethal damage);照射后经过一段充分时间能完全被细胞修复的损伤称为亚致死性损伤(sublethal damage, SLD),在正常情况下于几小时之内修复,若在未修复时再给予另一个亚致死性损伤(如再次照射),可形成致死性损伤;还有一种被定义为潜在致死性损伤(potentially lethal damage,PLD),指正常状态下照射后应该死亡的细胞,若置于适当条件下,由于损伤修复又可存活的现象。

2. 损伤的修复

(1)亚致死性损伤修复:哺乳动物细胞受 X 射线照射后,其剂量存活曲线的特点是在低剂量部分存在肩区,这表明必须累积损伤才能产生致死效应。从靶学说的观点分析,细胞丧失其增殖能力前,必须有多个靶被损伤(击中),多靶现象可解释存活曲线起始部分的肩区。

细胞群体在受到一定剂量照射后,群体中的不同细胞可以发生下列三种情况:①细胞内没有任何关键靶被击中,因此细胞未受损伤;②细胞内的全部关键靶被击中,细胞将在下一代或以后的有丝分裂过程中死亡;③细胞内的某些而不是全部靶区被击中,细胞受到亚致死性损伤,但并不死亡,在供给能量和营养的情况下,经过一定时间(大约 1h),细胞所受的损伤能被修复称为亚致死性损伤修复(sublethal damage repair)。如果在修复之前再累积损伤,细胞则可能死亡。

(2)潜在致死性损伤修复:受潜在致死性损伤的细胞,如改变其所处的环境条件,使细胞在特定剂量照射后的存活分数增高,称为潜在致死性损伤修复(potentially lethal damage repair)。照射后当细胞处于次佳生长条件时,潜在致死性损伤即被修复,细胞存活分数增高。因为受照射的细胞生长条件未达到最佳,不会启动复杂的有丝分裂过程,致使有丝分裂延迟,DNA 损伤得以修复。目前认为,细胞潜在致死性损伤的修复与 DNA 双链断裂的修复有关。潜在致死性损伤的修复在动物移植肿瘤中已得到证实,在临床放射治疗中有重要意义。

3. 放射损伤修复的临床意义　分次照射的目的之一是使正常组织得以修复,但不可避免地亦使一些肿瘤细胞亚致死损伤得到修复。早反应组织对细胞群体的修复作用主要靠细胞的再增殖,而亚致死损伤的修复可以较少考虑。然而,对晚反应组织来说,亚致死损伤的修复是至关重要的,因其几乎不存在细胞的再增殖。因此,在放疗过程中,必须保护晚反应组织的亚致死损伤修复能力。对于肿瘤组织,一般认为其亚致死损伤的修复能力与早反应组织类似,但每次剂量过低或疗程延长均对杀灭肿瘤细胞不利。

尽管目前尚不完全清楚所有组织亚致死损伤的修复速率,常用亚致死损伤半修复时间来表示不同组织亚致死损伤的修复特性。在临床非常规分割照射过程中,两次照射间隔时间应大于 6h,以利于亚致死损伤的完全修复。

二、细胞周期时相的再分布

1. 细胞周期与放射敏感性　研究细胞增殖周期不同时相中细胞的放射敏感性变化,离不开离体培养细胞同步化技术。而离体培养细胞同步化的含义就是,在特定时间内,使细胞群体中所有细胞都处于细胞周期的同一时相内。Sinclair 用离体培养的中国仓鼠细胞的实验得到了如下结果:收集有丝分裂期细胞培养 1h 后细胞处于 G_1 期,6.6Gy 照射后细胞存活率为 13%;在该剂量照射下细胞存活率随进入 S 期的时间而增加,细胞接近 S 期终结时,同样的 6.6Gy 照射细胞存活率为 42%。当细胞由 S 期进入 G_2 期接着开始第二次有丝分裂,细胞存活率又下降。许多其他学者也得到了相似的结果,这种反应形式是大多数中国仓鼠细胞的特征。

Sinclair 还测定了细胞周期中一些特定时相细胞的细胞存活曲线,在图 2-6-1 中显示早、晚 S 期及 G_1 和 G_2、M 期的细胞存活曲线。可以看出。最敏感的是 G_2、M 期的细胞。而晚 S 期细胞的存活曲线下降平缓,有一个很大的肩区,表明敏感性较差。G_1 期和早 S 期细胞的放射敏感性居于 M 期和晚 S 期之间。其他学者用仓鼠细胞和 Hela 细胞的不同亚系进行了比较实验,得到了相似的结果。

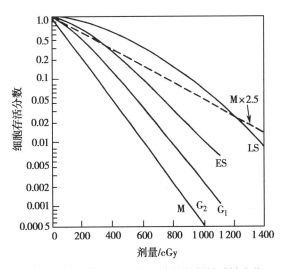

图 2-6-1　不同周期时相细胞的放射敏感性变化

细胞周期中不同时相细胞放射敏感性变化的主要特征可概括为:①有丝分裂期细胞或接近有丝分裂期的细胞是放射最敏感的细胞。②晚 S 期细胞通常具有较大的放射抗拒性。③若 G_1 期相对较长,G_1 早期细胞表现相对辐射抗拒,其后渐渐敏感,G_1 末期相对更敏感。④G_2 期细胞通常较敏感,其敏感性与 M 期的细胞相似。

对非同步化的细胞群进行单次放射线照射,周期内不同时相的细胞对照射的反应也不相同。有丝分裂或接近有丝分裂的细胞会被杀死,小部分处于 DNA 合成期的细胞也会受到损伤或被杀死。因此,一次照射后的总效应是倾向于细胞群体的同步化,留下来的细胞主要是处于相对放射耐受时相的细胞。分次照射之间,放射耐受细胞按细胞周期进入更敏感时相的再分布,对增加肿瘤周期内细胞群对分次方案中下次照射剂量的敏感性可能是重要因素。

2. 细胞周期时相再分布的临床意义　分割放疗时，肿瘤受照射后，敏感性高的时相细胞损伤最大乃至死亡，使残留的非敏感期细胞出现再分布现象，此时发生细胞周期的正反馈（增殖周期加快、增殖比例增大、细胞丢失减少），可能同时有较多的细胞进入敏感时相，并使非增殖期细胞进入增殖周期，从而提高了放射敏感性；或可同步化于对放射治疗有利的时相，以期最大限度地杀灭肿瘤细胞。

再分布可影响早反应组织的放射敏感性，但对晚反应组织，分割照射时几乎没有细胞周期的再分布，不存在由于再分布导致的自我增敏现象，故在分割放疗中，晚反应组织比早反应组织和肿瘤组织受到更多的保护。

三、乏氧细胞的再氧合

如果用大剂量单次照射肿瘤，肿瘤内大多数放射敏感的氧合细胞将被杀死，其余活细胞是乏氧细胞。因此，照射后即刻的乏氧分数将会接近100%，然后逐渐下降并接近初始值，这种现象称为再氧合。研究表明，再氧合现象发生于许多不同类型的肿瘤且再氧合的速度变化范围很大，有些肿瘤发生在几小时以内，而另一些却需几天时间。分次照射中，由于肿瘤缩小，血供改善，使乏氧细胞变得接近血管，同时失去无限增殖能力的细胞耗氧量降低，出现肿瘤细胞的再氧合，这对提高放射敏感性有益。目前，尚不能直接检测到人肿瘤细胞的再氧合，2Gy×30次分次放射治疗所达到的局部控制率的事实间接地支持再氧合现象的存在。分次照射有利于乏氧细胞的再氧合，因此可采用分次放射治疗的方法使其不断氧合并逐步杀灭。

四、细胞的再增殖

进行分次照射时，每次照射量不可能达到充分破坏肿瘤的目的，在此期间，肿瘤细胞的再生或增殖是不可避免的，在制订治疗计划时，应考虑再增殖的重要性。有时在用常规分割方案时仍可见到肿瘤继续增大，提示克隆源瘤细胞的倍增时间≤2d，但不能根据临床肿瘤大小的变化来估计克隆源瘤细胞的增殖活动，因为在杀灭大量瘤细胞的同时如有瘤细胞加速增殖，则肿瘤大小变化甚小，且"死亡"的瘤细胞仍可分裂几代后才死亡，机体清除死亡细胞也需一定时间。肿瘤细胞的再增殖一般在疗程开始后的2～3周以后，因此，也不能随意降低每次剂量和延长疗程时间，分段放疗从放射生物学的角度来说是不合理的。

细胞的再增殖对早反应性正常组织来说是重要的，一般情况下正常组织早反应的程度可以接受每周5次、周剂量10Gy的分割方法。早反应组织的再增殖在常规放疗后几天内就开始，最多2～3周。晚反应组织无明显的再增殖，对放射损伤的保护反应不依靠细胞的再增殖作用。

第二节　常规与非常规分次放疗

一、剂量效应关系与治疗比

在精确治疗技术条件下，放射治疗的实施仍不可避免地使部分正常组织、器官受到照射。这是因为恶性肿瘤浸润具有无明确边界的特性，使得肿瘤起源的器官及其周边的部分正常组织被考虑为亚临床病灶而包括在治疗范围内，而且在射线经过的路径上也有一些正常组织会受到不同剂量的照射。因此，在设计与评价放疗方案时，获取满意的肿瘤控制效果与有效地降低毒副作用是最为重要的内容。剂量 - 效应曲线常用于量化放疗剂量与受照射组织特定效应发生率的关系。肿瘤与正常组织呈现出相似的"S"形，都表现为随着剂量的增加，放射效应的发生逐渐上升（图 2-6-2）。该曲线一般分为三段，在较小与较高剂量区域曲线较为平坦，说明此范围内剂量对效应的影响不太明显,高剂量段常被称为"坪区"。曲线的中段是一个直线上升的"斜坡",它可以用斜率来量化。该段直线越陡峭、斜率越大,说明剂量的增加会较明显地提升放射效应。低剂量段与"斜坡"的过渡区则被称为剂量阈值。曲线的位置主要反映不同组织放射反应的差异,一般情况下肿瘤的曲线都会位于正常组织的左侧,因为多数肿瘤比正常组织的放射敏感性高。

治疗比(therapeutic ratio, TR)是指肿瘤控制率(tumor control probability, TCP)与正常组织损伤率(normal tissue complication probability, NTCP)的比值(TR = TCP/NTCP)。在肿瘤剂量 - 效应曲线的"斜坡"段,较小范围的剂量增加就可以使肿瘤局部控制率有显著的升高,如剂量从45Gy增加到60Gy,肿瘤控制率可从25%提高到75%。但剂量继续增加进入其"坪区"段时,要使控制率从90%增高到95%,剂量则要从70Gy增加到85Gy,但75~85Gy已经进入了位于右侧正常组织曲线的"斜坡"段,其放射损伤的发生风险将从15%增加至50%的水平,此时治疗比显著下降。因此在根治性放疗的条件下,给予75Gy以上的剂量往往是不能接受的。

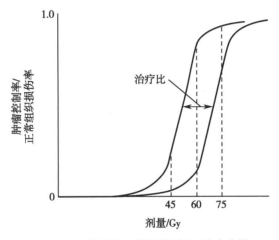

图 2-6-2　肿瘤与正常组织剂量 - 效应曲线

二、非常规分次放疗

常规分割治疗方案(每天 1 次、单次剂量 1.8～2.0Gy、每周照射 5 次)是以临床经验为基础建立的,由于它基本上符合肿瘤和正常组织对放射线反应的生物学规律,因此至今仍然被广泛使用。但 20 世纪 80 年代以来,有多种非常规分割方案使疗效有较明显的提高而备受关注,临床上已经被应用的方案主要有以下几种。

1. 超分割治疗　是指在与常规分割方案相同的总治疗时间内,在保持相同总剂量的情况下每天照射 2 次。在实践中的超分割治疗(hyperfractionation)往往还包括总剂量的提高,有时也因照射 2 次/d 而改变了总治疗时间。该方案主要目的是在早反应相同或轻度增加的情况下,进一步减轻晚期反应而肿瘤的控制与常规相同或更好。欧洲癌症研究和治疗组织(European Organization for Research and Treatment of Cancer, EORTC)实施的头颈部肿瘤的超分割临床方案(EORTC 22791)是:80.5Gy/70 次/7 周(1.15Gy×2 次/d)与常规 70Gy/35 次/7 周相比,肿瘤控制和 5 年生存率升高为 40%～59%,说明提高了疗效,没有明显增加副作用。此方案对口咽癌的优点是明显的。每天 2 次并不是超分割的限制,可把剂量分得更多更小(但应使分割剂量处在剂量 - 效应曲线弯曲部位以上),来进一步减轻晚期损伤。

2. 加速治疗　在短于常规治疗的总时间内,通过一天照射两次或多次的方式,给予与常规相同的总剂量。然而,在实践中因急性反应的限制难于达到这种状态,有时需要在治疗期间插入一个休息期或降低剂量。加速治疗(accelerated treatment)的主要目的在于减少快速增殖肿瘤的再群体化。由于并没有改变分次数及分次剂量,因而对晚期反应没有太大影响。在 20 世纪 90

年代，EORTC 进行的头颈部肿瘤（不包括口咽癌）的前瞻性随机对照临床试验（EORTC 22851）中，采用方案为 72Gy/45 次 /5 周（1.6Gy×3 次 /d），中间休息 2 周，常规方案为 70Gy/35 次 /7 周。结果表明，加速治疗组局部控制率提高了 15%，但没有转换成生存获益。急性反应如预期那样显著增加，还出人意料地观察到晚期反应的增加（包括致死性并发症）。因此，使用单纯加速治疗必须非常谨慎。

3. 连续加速超分割治疗　该方案是由英国 Mount Vernon 医院和 Gray 实验室合作进行的，方案是 36 次 /12d，每天 3 次，间隔 6h，1.4～1.5Gy/ 次，总剂量 50.4～54Gy。按常规标准它的总剂量是非常低的，但是在很短的时间内完成治疗。连续加速超分割治疗（continuous hyperfractionated accelerated radiation therapy，CHART）的主要思路是，降低分次剂量以减轻晚期反应，缩短总治疗时间以抑制肿瘤的增殖。特点是单次小剂量，36 次；总治疗时间短，连续 12d；治疗期间无休息，3 次 /d，间隔 6h；1.4～1.5Gy/ 次，总剂 50.4～54Gy。结果是，肿瘤局部控制率是好的，因总治疗时间短；急性反应明显，但高峰在治疗完成以后；大部分晚期反应是可以接受的，因每次剂量小；脊髓是例外，在 50Gy 时出现了严重的放射性脊髓病，因为 6 小时间隔时间对脊髓的修复而言时间太短。

4. 立体定向放射治疗　近十多年来，体部立体定向放射治疗（stereotactic body radiotherapy，SBRT）的大分割照射，甚至单次大剂量照射的立体定向放射外科（stereotactic radiosurgery，SRS）逐渐成为新的趋势。SRS 特指单次剂量照射，单次放射剂量能够提高至 15～30Gy。SBRT 指采用大分割方案对颅外肿瘤的立体定向放射治疗（通常指 5 次或更少的分割次数）。同时，调强放射治疗、图像引导放射治疗、断层放射治疗、质子（重离子）治疗等精确放疗技术由于带来了更加合理的剂量分布，受到高剂量照射的正常组织体积进一步减小。虽然它们的放射生物学基础在诸多问题上仍未有定论，需要进一步深入研究。但是，大分割放疗可将 5～7 周的放疗时间缩短到数天至 2 周，不存在肿瘤细胞的加速再增殖，有利于肿瘤生物等效剂量的提高，所实现的治疗次数少、单次剂量高、总治疗时间短的模式已经成为放射治疗的新选择。

三、生物等效剂量

从理论上讲，开展一个新的治疗模式或改变原有治疗方案应与常规治疗进行生物剂量等效换算，以获得最好的治疗效益并使患者的利益得到保护。因此正确理解和运用"生物剂量"的概念及相关数学换算模型是非常必要的。

1. 概念与数学模型　根据 ICRU 第 30 号报告定义，"生物剂量"是指对生物体辐射反应程度的测量，它与"物理剂量"是两个不同的概念。根据 Fowler 公式，照射 100cGy 的剂量时，在 70% 等效剂量曲线上，70cGy 物理剂量其生物剂量是 74.2cGy，而 50% 处的生物剂量就变成 40.5cGy。此事实导致每天照射一个野与每天照射所有野的差别，这种差别在物理剂量图上是看不出来的。因此，在放射治疗计划中应注意：当改变常规治疗计划时应保持相等生物效应所需的总剂量，同时要争取一个合理的分次方案，还要比较不同分次剂量、分次数和总治疗时间的治疗技术优劣性。

关于分次放射治疗曾提出过多种生物剂量换算的模型，但主要有名义标准剂量（nominal standard dose，NSD）和 LQ 模型。LQ 模型获得更多认可的主要原因是它可从细胞存活曲线直接推导而得出，因此它不像 NSD 是一个纯粹的经验公式，当从 NSD 的初始公式外推到剂量和分次方案时会相差较多，容易发生错误。LQ 是一个将 DNA 双链断裂与细胞存活联系起来的数学模型，根据照射与生物系统关系的基本机制（见图 2-3-3），LQ 可以拟合比较大的分次范围。临床上应用 LQ 等效公式的基本条件如下：①组织的等效曲线是相应靶细胞等效存活率的表达；②放射损伤可分成两个主要类型（能修复及不能修复），而分割照射的保护作用主要来自能修复的损伤；③分次照射的间隔时间必须保证可修复损伤的完全修复；④每次照射所产生的生物效应必须相等；⑤全部照射期间不存在细胞的增殖。因此，单次剂量 D 的效应（如细胞杀灭）可写作：

$$SF = \exp(-\alpha D - \beta D^2) \quad \text{或} \quad E = \alpha D + \beta D^2 \tag{2-6-1}$$

2. 换算公式的临床应用　等效换算的基本公式：根据 LQ 公式推出的几种计算临床放射治疗中等效关系换算的方法，均是以相似的假设为基础的。相关的公式包括：1982 年 Barendsen 推荐的外推耐受剂量（extrapolated tolerance dose，ETD）公式、1987 年 Thames 和 Hendry 的总效应（total effect，TE）公式，以及 1989 年 Fowler 进一步完善提出的生物效应剂量（biological effective dose，BED）公式。

BED 临床应用比较广泛，用于计算不同分割照射时的等效生物剂量。在公式（2-6-1）中两边除以 α，即得到其公式为：

$$E/\alpha = D + (\beta/\alpha) D^2 \tag{2-6-2}$$

E/α 被称作 BED，即生物效应剂量，它是指分次数无穷多分次剂量无穷小时产生相等生物效应所需的理论总剂量。因此它也是极低剂量率单次照射所需的总剂量。BED 的单位是 Gy。必须注意它不同于物理剂量。BED 代表了整个分次照射或低剂量率连续照射过程中的生物效应，当分次剂量趋向于 0 时，BED 就相当于 D，即总剂量。在整个照射过程中，每一部分的 BED 能相加，这样可得到总的生物效应剂量。

若分次剂量为 d，采用分隔时间大于 6h 的分割照射，分次数为 n，且允许亚致死损伤获得完全修复，公式（2-6-2）可改写为：

$$BED = nd \times [1 + d/(\alpha/\beta)] \tag{2-6-3}$$

式中 n 为分次数，d 为分次剂量，nd 为总剂量（D），α/β 比值可查表获得。

BED 公式常用于常规与非常规分割方案的等效换算。沿用多年的经典常规分割治疗方案是以临床经验为基础的，它基本符合肿瘤和正常组织对放射线反应的生物学规律，因此对一部分肿瘤取得了较好的疗效。随着肿瘤放射治疗经验的积累以及放射生物专业知识的不断深化，使放射治疗医生更清楚地认识到，更好地分类和设计治疗方案，并逐步使其个体化是提高肿瘤局部控制率的重要方向，其中正确进行不同治疗方案的等效换算是重要环节。换算的主要步骤是根据上述公式将新方案中的变量正确代入公式。为便于理解下面简要举例说明。

例：头颈部癌的原计划治疗方案是 70Gy/35 次，由于开始 6 次发生给量错误，剂量为 4Gy/ 次而不是 2Gy/ 次，于是累积剂量是 24Gy/6 次，接下来的治疗将继续用 2Gy/ 次治疗。问：保持与 2Gy/ 次相等晚期损伤应给多少次？

设：纤维化的 α/β = 3.5Gy

计算结果：

$$BED = 70 \times (1 + 2/3.5) = 110$$
$$BED1 = 24 \times (1 + 4/3.5) = 51.4$$
$$BED2 = BED - BED1 = 58.6$$
$$BED2 = 2n \times (1 + 2/3.5) = 58.6$$
$$2n = 58.6/1.57 = 37.3$$

在 2Gy/ 次方案的剩余分次数：37.3/2 = 18 或 19 次

第三节　提高放射治疗疗效的其他手段

一、射线与药物治疗的联合

不论治疗的目的是根治还是姑息，放射治疗都是肿瘤治疗的重要组成部分。放射治疗可以直接杀伤肿瘤细胞，并可以调节照射部位的肿瘤微环境。但是，由于辐射抵抗、正常组织保护以及肿瘤转移等原因，放射治疗有时无法杀伤所有的肿瘤细胞。因此，放射治疗与全身治疗的联合可以起到协同增效的作用。

1. 放射治疗与化学治疗的联合　放射治疗和化学治疗直接作用于不同的组织、器官，各自独立地发挥治疗作用而达到综合治疗的目的。放射治疗是局部治疗控制原发病灶，化学治疗是全身治疗控制转移。这一概念也适用于血液肿瘤，当血液肿瘤病变已经播散到药物作用不到的部位时（如脑），应用放射治疗更体现其优势。正常组织毒性是放射治疗和化学治疗剂量的限制性因素，因此，为使联合治疗具有良好的耐受性，必须使所选择的药物毒性与放射治疗毒性不叠加或最小。这就要求通过对药物毒性的认识，分析其潜在的作用机制，结合药物代谢动力学，仔细地进行药物选择，在保持抗肿瘤效果的前提下减少正常组织的损伤。放射治疗联合某些化学药物治疗可增加肿瘤细胞对放疗的敏感性，即具有放射增敏作用。在临床及试验中与放射治疗联合应用的药物主要有铂类、紫杉类、嘧啶类似物及拓扑异构酶 I 抑制剂等。这些药物能直接杀伤肿瘤细胞，同时还可在细胞水平改变 DNA 功能结构、影响细胞周期，从而增加对肿瘤细胞的杀伤作用或抑制修复，实现其增敏作用。此外，有效的化学治疗可以缩小肿瘤，消除亚临床病灶，因此可以缩小放射治疗的照射范围，减少周围正常组织的照射体积，保护肿瘤周围的正常组织。

2. 放射治疗与靶向治疗的联合　放射治疗是通过物理手段，应用放射线对细胞的 DNA 造成损伤，导致细胞死亡。分子靶向药物作用于细胞分子水平上，针对已经明确的致癌位点来设计相应的治疗药物，可以特异性地抑制肿瘤细胞的存活，影响肿瘤细胞与其他细胞的沟通，或调控肿瘤细胞对包括辐射在内的外界刺激的反应。分子靶向治疗合并放射治疗和同步放、化疗相比，给药方便，不良反应小，能够保证患者良好的生活质量。目前，可能与放疗联合的靶向治疗药物有：EGFR 抑制剂、抗血管生成药物、PI3K/AKT 通路抑制剂、RAS 通路抑制剂、HDAC 抑制剂、COX2 抑制剂等，目前已有许多临床试验在不同的肿瘤中来探索放疗与靶向治疗药物的联合方式及疗效。对于两者联合方式以及作用机制的研究有助于开发有效的生物标记物，并使临床医生能够充分利用分子靶向药物改善放射治疗的疗效。

3. 放射治疗与免疫治疗的联合　放射治疗可以与多种不同的免疫治疗进行联合，以达到增强免疫反应并产生持久的抗肿瘤免疫记忆的目的。放射治疗可引起肿瘤细胞释放肿瘤相关抗原并推动肿瘤免疫周期的进程。放射治疗影响免疫周期可以包括以下几个步骤：①放射治疗诱导肿瘤相关抗原的释放；② CD103+ 的树突状细胞对抗原的递呈；③引流淋巴结中活化的 T 细胞的致敏和激活；④激活的 T 细胞从引流淋巴结向血液的转运；⑤ T 细胞渗入肿瘤；⑥ T 细胞识别和杀伤肿瘤细胞。在步骤①和②中，放疗和肿瘤疫苗可以与 TLR 激动剂、STING 配体以及 CD40 激动剂等多种免疫佐剂联合使用，起到协同增效的作用。在步骤③中，放疗可以与促进 T 细胞活化的抗体（OX40、CD137 和 CD27）、细胞因子（白介素 2 和白介素 12）以及免疫检查点抑制剂（CTLA-4）进行联合。低剂量的放疗和抗血管生成的治疗可以增加 T 细胞的肿瘤浸润（步骤④和⑤）。表观遗传学的调节手段可以通过增加抗原提呈和增加 MHC- I 类分子的表达，克服肿瘤的免疫忽视和免疫逃逸，从而增加浸润的细胞毒性 T 细胞对肿瘤的识别和杀伤（步骤⑥）。在这一步中，免疫检查点抑制剂（PD1、PD-L1、Tim3 和 LAG3 抗体）可以克服肿瘤的免疫逃逸并减轻 T 细胞耗竭，从而引起更强烈的抗肿瘤免疫。

二、放射增敏剂与防护剂

在放射生物学、辐射化学、放射医学和放射肿瘤学等多学科基础上发展起来的肿瘤放射增敏研究，由于其研究的内容是对放射治疗过程中肿瘤和正常组织的生物学效应进行化学修饰（chemical modification），通过增加射线对肿瘤的杀灭和 / 或减轻正常组织的损伤，以达到提高放疗疗效的目的，而成为当前放射肿瘤学发展中一个不可缺少的部分。这些修饰剂基本上可分为两大类：一类是放射增敏剂，它们不影响正常组织，而是有选择性地增强肿瘤细胞的杀灭效果；另一类为放射防护剂,主要是保护正常组织,而对肿瘤细胞不产生同等的保护效应。作为能在放疗临床使用的放射增敏剂或放射防护剂,必须对正常细胞和肿瘤细胞具有不同的反应特征。

1. 放射增敏剂 放射增敏剂是一种化学或药物制剂,当与放疗同时应用时可改变肿瘤细胞对放疗的反应性,从而增加对肿瘤细胞的杀伤效应。理想的放射增敏剂应具备的条件是:性质稳定,不易和其他物质起反应;有效剂量时没有毒性或毒性很低;易溶于水,便于给药;亲肿瘤性,特别是对肿瘤乏氧细胞应有较强的放射增敏作用;有较长的生物半排出期,并在体内能保持其药理特性,足以渗入整个肿瘤;在常规分次治疗中,较低的药物剂量即有放射增敏效果。

放射增敏剂增敏作用的大小通常用增敏比(sensitizing enhancement ratio,SER)来表示,其定义为单纯照射达到某一特定生物效应所需照射剂量 / 放射合并放射增敏剂后产生的相同生物效应所需照射剂量。

常用放射增敏剂包括:

(1)乏氧细胞增敏剂:最有代表性的是 MISO,在动物实验中有极好的放射增敏作用,但因其神经毒性作用太大而被弃用。后又研制了许多毒性较低的衍生物,如 SR-2508、KU-2285、甘氨双唑钠、NIMO、沙纳唑(AK-2123)等。

(2)生物还原性药物:如 2-硝基咪唑、丝裂霉素 C、SR-4233 以及以 DNA 为靶的药物等。

(3)其他放射增敏剂:如卤化吡啶(pyridine halide,HP)类的 5-碘脱氧尿嘧啶(IUdR)和 5-溴脱氧尿嘧啶(BrUdR),来源于中药的制剂如马蔺子素、紫杉醇和植物多糖提取物(枸杞多糖、云芝多糖等)。

2. 放射防护剂 放射防护剂是指能保护正常组织不受或少受射线的影响,但又不降低射线对肿瘤的杀伤效应,从而可增加射线的剂量以达到杀伤更多肿瘤细胞的目的的药物。放射防护剂的防护作用大小通常用保护系数(protection factor)或剂量减少系数(dose reduction factor)来表示,其定义为放疗合用放射防护剂后达到单纯放疗下同样生物效应所需的照射剂量与单纯放疗产生同样生物效应所需的照射剂量的比值。

放射防护剂的研究主要集中在清除自由基方面。自由基是损害细胞膜的重要因素,清除自由基有利于保护细胞膜,减少细胞膜的损害。主要的放射防护剂药物包括:维生素类如维生素 E 和维生素 C;能清除羟自由基 OH· 的含巯基化合物如氨基硫脲、硫脲等;能清除超氧阴离子自由基的超氧化物歧化酶。其中半胱氨酸衍生物阿米福汀(又称 WR-2721)已被应用于临床,是当今研究最热门的放射防护药物。

(田 野 王春波)

第三篇 临床放射治疗学

第一章 总 论

放射治疗是治疗恶性肿瘤最重要的手段之一,亦是综合治疗的一个主要环节。约有70%的恶性肿瘤患者在治疗过程中需要放射治疗。放射治疗是一种局部治疗方法,是利用电离辐射对肿瘤进行照射,通过剂量的累积使肿瘤组织发生一系列化学、物理及生物学效应的变化,导致细胞死亡、肿瘤缩小,甚至消失。近年来,随着医学影像技术的发展,放射治疗设备的不断更新以及电子计算机技术的临床应用,肿瘤放射治疗由常规放疗跨入了精确放疗时代。同时,由于精确放射治疗技术的不断发展,使正常组织放射反应及损伤明显减轻,肿瘤局部控制率也得到提高。通过综合治疗,恶性肿瘤的临床治愈率得到了较大提升。手术、放疗、化疗、靶向治疗及免疫治疗等综合治疗是未来治愈肿瘤的趋势。

由于放射肿瘤学是目前迅速发展的临床学科,所以对放射治疗科医生的要求也越来越高,一名合格的放射治疗科医生不但要具备一般临床学科的知识,还要有扎实的放射物理学、放射生物学、放射损伤学、影像学和计算机技术等方面的基础知识。

第一节 放射治疗适应证与禁忌证

一、放射治疗适应证

肿瘤放射治疗适应证非常广泛,治疗前要根据肿瘤的分期、组织来源、分化程度、对射线的敏感程度及患者的生活指数等制订个体化方案。对于不需要接受手术的早期肿瘤,或有手术禁忌证的患者,可考虑单纯放射治疗;对于肿瘤部位深在、肿瘤体积较大的患者,可行术前放射治疗,降低肿瘤分期,提高手术切除率。术后残留、切缘阳性或复发患者可给予根治性放射治疗;根治性手术后的患者可行预防性放射治疗;中期或局部晚期肿瘤患者,给予放射治疗可能达到根治性效果;晚期肿瘤患者还可给予姑息性放射治疗。

依据放射治疗目的、方法及肿瘤的放射敏感性,可将放射治疗的适应证分类如下。

(一)根据肿瘤的放射敏感性

1. 放射高度敏感的肿瘤 例如,恶性淋巴瘤、生殖细胞瘤、睾丸肿瘤、肾母细胞瘤、神经母细胞瘤、尤文氏肉瘤和小细胞肺癌等。

2. 放射中度敏感的肿瘤 例如,头颈部鳞状细胞癌、食管鳞状细胞癌、肺鳞状细胞癌、宫颈癌、子宫内膜癌、乳腺癌、直肠癌、肝癌、皮肤癌和前列腺癌等。

3. 放射低度敏感的肿瘤 例如,胃肠道的腺癌、胆囊癌、胰腺癌、膀胱癌及原始神经内分泌肿瘤等。

4. 放射敏感性较差的肿瘤 例如,间叶组织来源的纤维肉瘤、脂肪肉瘤、横纹肌肉瘤和恶性纤维组织细胞瘤等。

肿瘤的放射敏感性非常复杂。放射高度敏感的肿瘤恶性程度较高,发展快,易出现远处转移,需要联合化学治疗才能取得较好的远期疗效。放射中度敏感的肿瘤发展相对较慢,出现转移较晚,单纯的放射治疗可取得较好疗效。放射低度敏感的肿瘤需要很高的剂量才能治愈,但较高剂量往往易引起周围正常组织的损伤。过去因设备的限制,仅能给予姑息剂量,治疗效果较差。随着放射治疗设备及技术的发展,尤其是适形调强及容积弧形调强治疗(VMAT)技术的应用,最大剂量根治肿瘤的同时也最大限度地保护了肿瘤周围的正常组织并获得很好的疗效。对于放射敏感性差的肿瘤在放射治疗过程中,可通过使用放射增敏剂提高肿瘤放射敏感性,从而提高疗效。

(二)保留器官功能的放射治疗适应证

保留器官功能的放射治疗适应证是临床放射肿瘤学中较新的领域。放射治疗在取得根治性疗效的同时,保留了器官的完整性和功能性,如早期乳腺癌的保乳手术,术后需采用根治性放射治疗(所谓的小手术大放疗),既取得了与根治手术相同的疗效,又保留了乳房器官和功能,获得了良好的美容和治疗效果。另外,早期喉癌的单纯放疗、低位直肠癌保肛手术的术前放疗,以及保留肢体功能的横纹肌肉瘤和软组织肿瘤的术前放化疗等。

(三)放射治疗与手术综合治疗适应证

采用术前放射治疗可降低肿瘤分期,提高手术切除率。术后放射治疗可以预防和降低局部及区域淋巴结的复发,提高局部控制率并延长生存期,适合于乳腺癌、直肠癌、头颈部癌和各部位术后切缘阳性的肿瘤。这类肿瘤的治疗关键是要评估复发的风险,要有充分的辅助治疗理由。只有适应证选择恰当,才能明显提高局部控制率以及生存期。

(四)姑息放射治疗适应证

评估晚期肿瘤患者生存能超过3个月者,可考虑做姑息放疗。如发生骨、脑等部位远处转移或局部肿瘤复发,放射治疗是最重要的姑息治疗手段。在不增加治疗不良反应的前提下,达到止痛、减轻症状和提高生活质量的目的,治疗后许多患者可以带瘤生存数年或更长时间。

(五)二次放射治疗适应证

二次放疗要慎重,临床症状不是二次放疗的主要依据,要有病理及细胞学的证实方可考虑进行二次放疗,或有充分的理由排除放疗并发症及损伤。剂量及间隔的时间要考虑个体化,要权衡利弊,建议二次放疗间隔时间最好1年以上,剂量不少于第一次的剂量。

(六)良性病变的放射治疗适应证

良性病变的放射治疗效果是肯定的,国内外不同地区适应证不同,约90种良性病变被纳入放疗适应证。常见的良性病变包括血管瘤、瘢痕疙瘩(瘢痕瘤)、格雷夫斯眼病、侵袭性纤维瘤病、翼状胬肉、组织细胞增生症、关节病和鼻咽纤维血管瘤等。放射治疗技术选择可根据肿瘤的部位深浅及对周围危及器官的保护为原则。治疗良性病变的关键避免出现放射损伤及并发症。

二、放射治疗禁忌证

放射治疗的绝对禁忌证很少,但仍要进行治疗前的严格评估,避免对患者造成不必要的身体和精神负担。当出现以下几方面情况时,患者一般不能接受放射治疗,但临床实际工作中应考虑具体情况进一步判断。

(一)全身情况

1. 心、肝和肾等重要脏器功能严重损害时。

2. 严重的全身感染、败血症或脓毒血症未控制者。

3. 治疗前血红蛋白<80g/L或白细胞<3.0×10^9/L未得到纠正者。

4. 癌症晚期合并贫血、消瘦或处于恶病质状态,评估生存期不足3～6个月者。

(二)肿瘤情况

1. 肿瘤晚期已出现广泛转移,而且该肿瘤对射线敏感性差,放射治疗不能改善症状者。

2．肿瘤所在脏器有穿孔可能或已穿孔者。

3．凡属于放射不敏感的肿瘤应视为相对禁忌证。

（三）放射治疗情况

1．距第 1 次放疗时间过短（近期曾做过放射治疗）。

2．皮肤或局部组织纤维化。

3．皮肤溃疡经病理证实阴性。

4．不允许同一部位进行第 3 次放射治疗。

第二节 放射治疗方法

一、单纯根治性放射治疗

单纯根治性放射治疗是指通过给予肿瘤致死剂量的照射，使肿瘤在治疗区域内缩小、消失，达到临床治愈的效果。某些部位的肿瘤采用单纯根治放射治疗，亦能达到与根治性手术相似的疗效，如早期喉癌（T_1、T_2）。此时，采用单纯放射治疗，不仅能避免手术后气管套管给患者带来的痛苦，而且还能保留发音及吞咽功能。接受根治性放射治疗的患者要符合以下条件：①一般状况较好；②局部肿瘤无远处转移；③病理类型属于对射线高度敏感或中度敏感的肿瘤。根治性放射治疗的照射野要包括全部的原发病灶及淋巴引流区域，这就要求将对肿瘤附近的正常组织和器官所造成的损伤控制到最小。因此，做好肿瘤附近的正常组织和器官的防护，特别是一些对射线敏感的组织或器官的防护则显得尤为重要。如果治疗不当，将会造成患者严重的放射反应或放射损伤，影响生活质量。

即使放射治疗失败，再采用手术也可达到较好的疗效。此外，单纯根治性放射治疗亦适用于因心血管疾病不能手术，或其他原因不能接受手术的肿瘤患者。

二、姑息性放射治疗

姑息性放射治疗是指给予根治剂量的照射也不能根除肿瘤，仅以控制病情为目的一种放射治疗手段。临床上主要针对肿瘤分期较晚，临床治愈较困难的患者。但有时在姑息治疗中，肿瘤缩退效果较好，患者一般情况得到明显改善，可将姑息治疗改为根治性放疗。

根据患者的病情和身体状况，姑息性放射治疗可达到以下目的：①缓解症状、减轻痛苦；②暂时控制病情进展，有可能带瘤生存延长生命；③通过简单的治疗减轻患者的心理负担。

姑息性放射治疗有两种方式，即高姑息放射治疗和低姑息放射治疗。

（一）高姑息放射治疗

肿瘤范围较广泛而一般状况较好者，可给予根治剂量或接近根治剂量的放射治疗，部分患者能达到较好的临床疗效。

（二）低姑息放射治疗

对一般状况较差或二次放疗患者，可给予低于根治剂量或大分割的放射治疗（30Gy/10 次），以达到缓解症状、减轻痛苦、止痛、止血和缓解梗阻的目的。

姑息性放射治疗可以采用简单的照射技术，避免因复杂的摆位给患者带来痛苦。但对病期很晚，已有恶病质的患者，不要勉强治疗。

三、术前放射治疗

术前放射治疗目的是：①通过一定剂量照射使肿瘤细胞的活性降低，防止手术中引起肿瘤细胞的种植转移和播散;②使肿瘤缩小、降低临床分期,便于手术切除;③控制肿瘤周围的亚临床病灶和区域的淋巴结,提高手术的切除率;④使原本不能切除的病灶,通过放射治疗也能够进行根治性切除。

(一)术前放射治疗的适应证

一般情况下,术前放射治疗适用于肿瘤部位深在、瘤体较大的患者;并且,适用于肿瘤向周围浸润、粘连明显,局部有多个淋巴结转移,单纯手术很难彻底切除的恶性肿瘤,如上颌窦癌、早期喉癌、直肠癌和巨大肾母细胞瘤等。

(二)术前放射治疗技术及剂量

术前放射治疗的技术等同于根治性放射治疗的放射技术,但放射治疗剂量不同。例如,直肠癌术前放射治疗常规长疗程剂量为 4～5 周,46～50Gy/23～25 次;短疗程剂量为 1 周,25Gy/5 次。上颌窦癌术前放射治疗剂量为 5～6 周,50～60Gy/25～30 次。近距离放疗中主要针对宫颈癌的术前放疗剂量为腔内放疗 5Gy/ 次,2 次 / 周,30Gy。

(三)术前放射治疗与手术的间隔时间

术前放射治疗结束后,间隔 10d 或术前放射治疗结束后 4～8 周,为最佳手术时间。10d 之内手术,可抢在急性期反应发生之前;4～8 周之后手术可使肿瘤消退更理想,组织修复更充分。此时,急性放射反应已经消失,慢性放射反应还未发生,这期间既不会给手术造成困难,也不会影响术后切口愈合。对于短程 25Gy/5 次(1 周内可以手术,但有争议),建议术前放疗结束后 4～8 周手术更理想。

四、术中放射治疗

手术中对准局部病灶一次性大剂量的照射方法称为术中放射治疗(intraoperative radiotherapy,IORT)。

(一)术中放射治疗的优点

术中放射治疗可以充分暴露肿瘤,在直视下确定照射范围,准确性高;采用高能电子线照射可以保护肿瘤周围的正常组织。由于使用照射筒,可以把肿瘤以外的组织、器官机械性地推置到照射筒之外,减少了外照射常出现的放射反应。一次性大剂量照射生物效应高,而且缩短了整个治疗疗程。

(二)术中放射治疗的缺点

由于术中放射治疗是一次性照射,确定最适合的照射剂量比较困难,失去了常规分割照射的生物学优势。术中放射治疗属于近距离放射治疗,设备昂贵,同时手术室需要屏蔽。

(三)术中放射治疗的适应证

术中放射治疗适用于肿瘤深在或与大血管、重要脏器有浸润,不能彻底切除者;肉眼观察肿瘤已切除但可疑有微小残留者;病变范围广,手术不能切除,为了缩小肿瘤、缓解症状及延长生命。适合术中放射治疗的肿瘤有乳腺癌、胰腺癌、胆管癌、胃癌、前列腺癌和骨肉瘤等。

五、术后放射治疗

术后放射治疗主要针对因肿瘤与重要器官粘连而切除不彻底,有肉眼残留者;病理证实切缘阳性、转移淋巴结未清扫或清扫不彻底者;根治性手术后复发及术后有高危因素患者的预防性治疗。

术后放射治疗一般在手术后 2～4 周内尽早进行,如头颈部肿瘤术后 1 个月内放射治疗;乳腺癌的术后放射治疗时间应该在化学治疗 2～3 个周期后进行;小细胞肺癌放射治疗应尽早干预;直肠癌患者,尤其是低位保肛者,术后必须放射治疗,以降低骶尾部复发概率。具有高危因素者,可实施放、化疗同步治疗。放、化疗同步的脑胶质母细胞瘤(WHO 分级为 4 级)术后 2 周内放疗同步替莫唑胺化疗最理想。有些肿瘤由于位置深且周围有血管包绕、粘连,手术不易切净,最好术中放置银夹(或钛夹)标记,以便放疗时的定位及靶区勾画。

第三节 放射治疗技术

一、体外放射治疗

(一)概念

体外放射治疗亦称远距离放射治疗,是指放射源发出的射线通过体外某一固定距离的空间,并经过人体正常组织及邻近器官,照射到人体的某一病变部位的放射治疗方式。体外治疗方式大体上分为等中心治疗技术和源-皮距治疗技术,也是放射治疗的最普通最基础的技术。传统的源-皮距治疗技术随着放射治疗设备的更新及影像技术的发展,在临床上应用越来越少已趋于淘汰。

(二)等中心放射治疗技术

等中心放射治疗技术(源-轴距照射技术)是将治疗机的等中心 A 置于肿瘤或靶区中心 T 上(图 3-1-1),无论机架旋转至任何角度,射线中心轴都能对准靶中心。其特点是:只要等中心在肿瘤或靶区中心 T 上,无论机架转角的准确性以及患者体位的误差,都能保证照射野中心轴通过肿瘤或靶区中心。

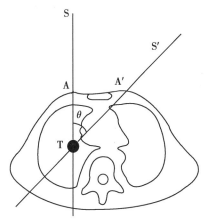

图 3-1-1 等中心治疗示意图
机架旋转 θ 角时,以病灶 T 为中心,不需移动患者。

等中心(isocenter)是准直器旋转轴(假定为照射野中心)和机架旋转轴的相交点,与机房中所有激光灯焦点相重合。

等中心放射治疗时只需要一个体位,病变位于等中心处,通过机架转角来完成治疗,患者不需变换体位。其特点是:效率高、精度准及剂量分布好。等中心放射治疗技术与源-皮距治疗技术的区别见表 3-1-1。

表 3-1-1 源-皮距(SSD)与源-轴距(SAD)放射治疗技术的区别

	SSD	SAD
概念	放射源到皮肤表面照射野中心点的距离固定,机架角度决定治疗的准确性	放射源到病变中心点的距离固定,升床高度决定治疗的准确性
治疗摆位	先给角度再对准源-皮距	先升床对准源-轴距再给角度
体表标记	要画出照射野的范围	只需标出激光灯的中心"+"字
剂量计算	百分深度剂量(PDD)	组织最大剂量比(TMR)
用途	照射野简单,常规治疗	照射野复杂,精确治疗

(三)传统的源-皮距放射治疗技术

传统的源-皮距放射治疗技术是不论机头在何位置,在标准源-皮距下,将治疗机的等中心放在患者的皮肤 A 上,而肿瘤或靶区中心 T 放在放射源 S 和皮肤入射点 A 连线的延长线上(图 3-1-2)。该技术是机架转角时治疗床要做相应的移动才能保持肿瘤中心在照射野中心轴上。源-皮距照射技术定位简便,容易摆位。

传统的源 - 皮距放射治疗技术的缺点是：①由于重复性差影响治疗的精度；②每治疗一个照射野患者都要改变体位或移动治疗床；③照射野的轮廓标记于皮肤表面，对较肥胖或软组织松弛的患者，按皮肤标记摆位误差大。因此，传统的源 - 皮距治疗技术目前多用于基层医院，且仅用于简单照射野及姑息性放射治疗。

（四）旋转放射治疗技术

旋转放射治疗技术（rotational therapy，ROT）是等中心治疗技术的升华，是以肿瘤或靶区中心为旋转中心，放射源连续围绕患者移动进行照射的治疗技术。旋转放射治疗技术可看作是无数个固定角度等中心野的照射，如果只是部分旋转则称为弧形照射。

旋转照射时射线束从各方集中于患者体内的旋转中心，这样既可以提高旋转中心的剂量，同时可以大大降低人体表面及所经过的正常组织和重要器官的照射剂量。

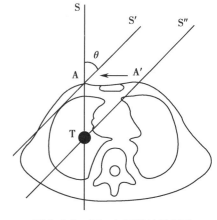

图 3-1-2　源 - 皮距照射示意图

机架旋转 θ 角时，以 A 点中心，病灶 T 将偏出设野中心，必须移床，将中心置于 A′ 点，才能保证治疗的准确性。

（五）三维适形放射治疗、调强适形放射治疗及图像引导放射治疗技术

1. 三维适形放射治疗　三维适形放射治疗（three dimensional-conformal radiation therapy，3D-CRT）是一种高精度的放射治疗技术，具有以下优势：①进一步减少肿瘤周围组织和器官进入射野的范围，使正常组织得到保护，提高了靶区剂量；②对位于解剖结构复杂、距离重要器官较近及形状不规则肿瘤的治疗，可减少放射治疗并发症的发生；③进行大剂量低分割照射，缩短治疗时间，提高肿瘤的控制率。3D-CRT 目前已经成为放射治疗的常规。

2. 调强适形放射治疗　尽管调强适形放射治疗（intensity- modulated radiation therapy，IMRT）技术复杂，但由于高精度靶区适形度和对于危及器官的保护，以及逆向计算系统的进一步发展与完善，目前已成为放射治疗技术的主流。

3. 图像引导放射治疗　图像引导放射治疗（image-guided radiation therapy，IGRT）是通过影像的引导，以减少由于摆位或器官移动而造成的肿瘤位置变化的一种放射治疗技术。在治疗中实现靶区的自动跟踪及自动摆位，这在影像进行实时验证方面将是质的变化，对减小摆位误差至关重要，无需移动患者就可以完成验证及治疗。

（六）RapidArc 及 VMAT 技术属于容积弧形调强放疗

容积弧形调强治疗（volumetric modulated arc therapy，VMAT），又可称为弧形调强放射治疗（intensity modulated arc radiotherapy，IMAT）。RapidArc 是指在直线加速器机架连续旋转的过程中通过动态多叶光栅连续运动形成一系列子野，并配合通过改变剂量率和机架旋转速度形成可变束流来完成的调强放疗方式，兼有旋转照射和动态调强的特点，RapidArc 可以制订并实施非共面 IMAT 计划，使其优势更明显。

（七）立体定向放射治疗

立体定向放射治疗（stereotactic radiotherapy，SRT）是将立体定向放射外科的方法，尤其是立体定向的固定体位及影像技术，与标准放射治疗分次方案相结合的治疗手段。在此基础上，发展出体部立体定向放射治疗（stereotactic body radiotherapy，SBRT），在传统 SRT 基础上引入调强、容积调强及图像引导等新技术，其分次照射次数较少，一般不大于 5 次，剂量也远高于常规放疗剂量分割。立体定向放射治疗由于其精准的定位及摆位，使靶区剂量高度集中，肿瘤放疗的效果取得了较大提高。

二、近距离放射治疗

（一）概念

通过人体的自然腔道（如食管、阴道和直肠）或经插针置入、经模板敷贴等方式，将密封的放射源置于瘤体内或管腔内进行照射，称为近距离放射治疗，也称内照射。近距离放射治疗的特点是放射源可以最大限度地贴近肿瘤组织，使肿瘤组织得到有效的杀伤剂量，而周围的正常组织受量较低。近距离放射治疗已广泛用于治疗身体各部位的肿瘤，是外照射的一个很好的补充。近距离的后装放射治疗已由二维腔内发展到三维腔内治疗及三维组织间插植放射治疗。

近距离放射治疗常用的放射源有：^{137}Cs、^{60}Co、^{192}Ir、^{125}I 及 ^{198}Au 等，选择射线的能量为射程较短的低能射线。近距离放射治疗主要的几种照射方式：腔内照射、管内照射、组织间照射、敷贴照射以及放射性粒子植入治疗。

（二）腔内和管内治疗技术

通过施源器将放射源置于体内自然管腔内进行照射的一种简单易行的治疗方法。这种方法临床应用非常广泛，如子宫腔、宫颈、阴道、鼻咽、鼻腔、气管、食管、胆管和直肠等部位的恶性肿瘤均可采用此种治疗技术。一般，腔内和管内近距离放射治疗适用于较小且较表浅（浸润深度一般在 1.0～1.5cm）的腔内或管内病变。目前，主要作为外照射的补充治疗，对于恶病质、有严重心血管疾病和 X 射线检查上有溃疡穿孔征象或有腔镜检查禁忌者，可视为腔内和管内放射治疗的禁忌。

（三）组织间插植技术

组织间插植技术是通过插植于病变部位的空心针将放射源植入患者肿瘤部位，对肿瘤组织（瘤床）进行高剂量照射的一种近距离放射治疗方法，如宫颈癌、舌癌、乳腺癌、鼻咽癌、前列腺癌及软组织肿瘤等，常用于外照射后推量及复发转移灶的治疗，也可用于手术中插植治疗。

（四）敷贴技术

敷贴技术是将施源器按一定规律固定在适当的模板上，然后敷贴在肿瘤表面进行照射的一种方法，主要用于治疗非常表浅的肿瘤，一般肿瘤浸润深度应 <5mm 为宜。切忌对深层（>10mm）肿瘤用敷贴治疗，因为在肿瘤未达到控制量之前，皮肤剂量已远远超出其耐受水平，可能导致严重烧伤。敷贴技术也可作为外照射后残留肿瘤或术后腔内残留肿瘤的补充照射手段，如表浅皮肤肿瘤、硬腭肿瘤、眼眶和上颌窦癌术后腔内残留肿瘤或复发肿瘤等。由于肿瘤部位不同，治疗前应根据病变部位和形态的需要，制作个体化的模板或模具，使施源器和肿瘤在形状上能很好地吻合。

（五）放射性粒子植入技术

粒子植入也是一种近距离放疗技术，但是又有别于传统的后装近距离放射治疗，包括短暂植入治疗和永久植入治疗两种。短暂植入治疗需要后装机将放射性粒子传输到肿瘤组织间，根据计划进行治疗，达到规定时间后粒子自动回到后装机内。永久植入治疗是通过术中或在 CT、超声引导下，根据三维立体植入治疗计划，利用特殊的设备直接将放射性粒子植入到肿瘤靶区，并永久留在体内。常用的放射性粒子包括 ^{192}Ir、^{125}I 和 ^{198}Au 等。

放射性粒子植入适用于前列腺癌、残留肿瘤、复发肿瘤的治疗及放射治疗后复发的二次治疗、晚期胰腺癌和直肠癌的姑息治疗等；也适合于外科及放射治疗后复发，病变较小的肿瘤等。放射性粒子植入全过程包括术前准备、体积测定、体位固定、靶区固定、术中计划制定与优化、植入粒子、术后质量控制和质量保证、疗效评价及随访等。由于其创伤小、靶区剂量分布均匀和对周围正常组织损伤小等特点，放射性粒子植入无疑是更合理、更有效的治疗手段。放射性粒子植入还适合周围器官较复杂的肿瘤。

第四节　放射治疗实施原则及流程

放射治疗流程涉及每一位患者的诊断分期、靶区勾画、剂量定义、放疗计划设计、执行和治疗、质量保证和控制及疗效和毒副作用观察等一系列事件。放射工作人员在放射治疗过程中担负着不同任务,分工协作。每个放疗单位应根据实际情况制定各自的放疗标准操作规程(radiotherapy standard operating procedure, R-SOP),减少不规范操作带来的误差,提高放疗的精确性和准确性,最大限度地提高肿瘤照射剂量,降低正常组织照射剂量,保证整个放疗过程的安全实施。

一、选择适应证、定位确定靶区原则

(一)选择适应证

放射治疗的适应证非常广泛,主要针对恶性肿瘤患者进行,通常包括根治性放疗、姑息性放疗、术前及术后放疗,也用于对肿瘤切除术后的残留、复发及寡转移患者的治疗。

尽管随着循证医学的发展,医生对公布的研究结果的依赖性在增加,但丰富的临床经验和医学知识对制订合理的治疗计划仍然十分重要。

(二)放射治疗的原则确定

确定治疗计划时,应了解、熟悉各类肿瘤治疗指南,同时更要体现个体化,在治疗方法有效性的基础上,根据不同患者的病期、病理类型、一般状况及治疗目的进行综合考虑。对无法治愈的恶性肿瘤,应采取姑息性放射治疗,目的是缓解患者的症状,如疼痛、梗阻或压迫症状。照射时,给予病灶局部小照射野、低剂量治疗,尽量在不增加不良反应前提下达到姑息治疗的目的。例如,肺癌骨转移疼痛时仅照射局部病灶,避免大野照射带来的放射性肺炎等不良反应。

二、外照射靶区的定位方法

(一)传统的体表或骨性标记定位确定靶区

通过体表或骨性标记确定靶区的方法常用于表浅肿瘤,如皮肤癌、软组织肿瘤、转移淋巴结和头颈部肿瘤,必要时也需参考影像学检查结果,明确病灶的位置,确定放射治疗的范围,即照射野的大小。

(二)普通X射线模拟定位确定靶区

X射线模拟定位机可以模拟放射治疗机的各种几何参数,确保靶区定位时的一切条件与治疗时完全一致。患者可以按治疗时的体位,在模拟机下通过透视显示病灶及重要器官的位置、移动度,以确定照射的范围,并可以拍摄照射野定位X射线片。多用于胸部肿瘤、骨肿瘤和头颈部肿瘤的定位。食管和胃肠病变定位时可采用吞钡显示食管病变的长度和胃肠肿瘤的位置。尽管其不能满足现代精确放射治疗的定位要求和精度,但方法简便易行,更重要的是可以观察病变动态下的活动范围,所以也是放射治疗不可缺少的定位方法。

(三)CT模拟定位确定靶区

CT模拟定位机(CT simulator, CT-sim)克服了普通X射线模拟定位的缺点,能够清晰显示密度相近、X射线吸收系数相差很小的软组织,而且能提供更多横断面的组织解剖结构,还可测量各种组织的密度值,使普通X射线模拟定位难以实现的复杂射野设计变得轻而易举,其输出的射野验证CT片(DRR)可验证照射野参数是否正确。目前,CT模拟定位机已经成为放射治疗界广泛应用的设备。CT模拟定位在放射治疗中的作用如下:①患者外轮廓的直接确定:代替了以往的手工脱体膜方法;②正常组织和器官的定位:可直接从CT图像上确定正常组织和器官的位置范围及组织密度;③肿瘤范围的确定:通过CT的系列扫描图不仅能明确指出肿瘤的范围,还能精确地测出瘤体的大小，同时 CT 还能发现除原发灶以外的其他转移灶；④不均匀性组织密度的确定：根据 CT 值的测量，可准确地了解放射线经过肺组织或骨组织的密度和厚度，校正不均匀组织既准确又方便；⑤用放射治疗计划系统做治疗设计时，医生只要在 CT 图像上确定照射野的部位和各点的剂量分布，很快就可以计算出深部脏器和组织的剂量分布曲线；⑥治疗计划的修正及疗效判定：根据治疗前后 CT 片的对比，在肿瘤缩小后能及时修正靶区的范围，并对治疗效果进行评估。目前，CT 模拟定位正在逐渐取代常规 X 射线模拟定位。

（四）磁共振成像定位靶区

磁共振成像（magnetic resonance imaging，MRI）和 CT 模拟融合技术在放射治疗靶区定位方面与 CT 相比的优点：① MRI 对软组织的显像能力是 CT 所不能比拟的，特别对颅内病变，可清晰地显示视神经、脑垂体等细微结构；② MRI 没有骨投影的干扰，靠近骨骼的病变同样可以显示得非常清晰；③ MRI 不需变换后者体位即可改变断层面，这种多平面直接成像可直观地了解病变范围、起源和侵犯的结构，对肿瘤定位有重要意义；④ MRI 存在流空效应，可以鉴别出肿大淋巴结和血管断面。

（五）正电子发射计算机断层显像在靶区定位中的临床应用

正电子发射计算机断层显像（positron emission tomography CT，PET-CT）与 CT 模拟融合技术在放射治疗中的临床应用主要有：① PET-CT 是一种高分辨率定量功能显像技术，可早期发现组织的恶变及更好地观察肿瘤的治疗效果；②因为 PET-CT 显像兼有定性和定量以及代谢方面的信息，故在肿瘤定位方面对 X 射线、CT 及 MRI 具有补充作用，在 PET-CT 图像上所显示的病变范围较 CT 范围小；③有助于放射治疗后肿瘤复发与放射性损伤的鉴别诊断，对于进一步确定放射治疗方案和评估预后十分重要。

（六）其他方法

全身骨扫描可发现和诊断骨的原发和继发肿瘤，明确照射范围；超声也可以判定淋巴结转移并指导照射野的设计。

三、放射治疗技术与治疗计划设计

（一）治疗体位与固定技术

舒适的治疗体位和恰当的固定技术是保证治疗计划设计和执行的重要前提条件，是整个治疗过程中不可忽视的重要环节。

1. 治疗体位　①要使患者感到舒适、安全；②要充分满足治疗要求，重复性好；③摆位要容易、快速；④对于需放射治疗的儿童，需给予镇静药物以保证治疗体位的要求。

2. 常用的固定方法　针对不同的治疗目的、治疗方法和治疗部位选择相应的固定装置，确保治疗部位的固定性和重复性良好，保证治疗的精确进行。常用的固定方法有：①头枕固定；②面网、体膜固定；③乳腺托架固定；④真空垫固定等。

（二）照射方式

根据肿瘤深度、大小、范围、危及器官及经济条件决定治疗技术，应更好地符合临床剂量学原则，达到照射野的适形和剂量的均匀性。

除表浅或姑息治疗的肿瘤可选择单野源 - 皮距照射技术，其他应该考虑精确照射技术，如 3D-CRT、调强或容积调强弧形照射技术等。其精确定位、精确计划和精确治疗已经成为当前放射治疗的主流。

（三）射线选择的临床物理学特点

高能 X 射线的能量范围：低等能量 4～6MV，中等能量 8～18MV，高等能量 20MV 以上。X 射线能量越高，表面（皮肤）剂量越低，穿透力越强，适合深部肿瘤治疗，特别是患者体胖、皮下脂肪较厚时，较高能量的射线可使肿瘤部位剂量的分布更理想。由于表面（皮肤）剂量低，100% 剂量点（建成区）常在皮下 1.5～3.0cm。在治疗表浅病灶时，会导致局部的低剂量，如颈部淋巴结的治疗及表浅部位的肿瘤常选择较低能量的射线治疗。电子线具有表面剂量高、达到最大剂量点深度处有高剂量坪区，然后剂量急剧下降的特点，因而多用于表浅肿瘤或偏心部位的肿瘤和淋巴结转移的治疗。根据治疗的深度选择不同能量的电子线，电子线能量选择有固定的公式，临床上通常选择混合射线（X射线＋电子线）治疗。

（四）剂量分布的计算及确定

剂量分布的计算是放射治疗计划的主要内容。放射治疗医生在定位、确定靶区剂量及其分布和重要器官及其限量、剂量给定方式后，放射物理师将有关图像资料输入治疗计划系统，通过计算机系统对照射野布置、射线选择、各种照射野剂量分配和不同组织密度校正等进行优化，获得剂量分布图，根据临床剂量学的原则优化出"最佳治疗计划"，最后的治疗计划要得到放射治疗医生的认可并签字才能实施。

（五）治疗计划的评估

观察等剂量曲线，在横断面、冠状面、矢状面以及任何重建的斜平面、三维立体图像上显示等剂量曲线的形状与解剖结构的关系，注意90%等剂量曲线是否完整地包括靶区、靶区的剂量分布是否均匀、有无剂量的热点和冷点以及正常器官的剂量分布情况是否符合要求等。

治疗计划的定量评估主要是使用剂量-体积直方图（dose-volume histogram，DVH）。DVH表示的是肿瘤的体积或正常组织接受的照射剂量（图3-1-3），是评估治疗计划的有力工具，可以直接评估高剂量区与靶区的适形度。DVH不仅可评估单一治疗计划，也可比较多个治疗计划；缺点是不能显示靶区内的剂量分布情况，因此要与等剂量分布图结合使用才能充分发挥作用。

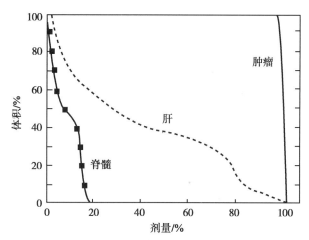

图3-1-3　剂量-体积直方图
该图可以直观地体现肿瘤、肝和脊髓的不同百分体积
所接受的不同百分剂量。

（六）剂量测定及验证

患者第一次照射时，需要与医生、治疗师、物理师到治疗室共同摆位。特殊体位及计划要与患者沟通，要与治疗师交代相关事宜并达成共识。验证所设计和模拟机证实的治疗计划是否与患者实际接受的治疗剂量相符合，并需要做测量及验证（包括剂量及位置验证）。目前，临床上最常采用的测量方法是用半导体剂量仪和热释光剂量仪在假体上进行测量验证。

（七）治疗计划实施

肿瘤的放射治疗一般需要4～8周才能完成。除特殊情况外，随着治疗的进行，由于肿瘤的变化，有可能要利用缩野技术修正治疗计划；否则，均采用同期加量技术至根治剂量或"Boost"技术。缩野剂量要求必须在45～50Gy的基础上方可考虑缩野。大照射野照射（CTV）时，剂量不足将导致复发。

四、随 访

治疗后的随访是肿瘤治疗的重要组成部分，不仅有利于患者的治疗，对肿瘤学的研究及发展也有着重要的意义。

1. 及时有效的随访，可以详细地观察和诊断放射治疗的并发症，可以指导患者预防和处理一般的治疗反应，帮助患者尽早康复。放疗后，可以提示患者及时复诊和复查，以便早期发现复发与转移病灶，有利于疾病的尽早治疗。

2. 随访可以提供大量的信息，为肿瘤的医疗和科研提供实践依据。

3. 一般在治疗后半年内每隔1～2个月随访1次，然后间隔3个月随访1次，1年后每半年随访1次，以后随访时间可适当延长，但要求终身随访。

第五节 放射反应与放射损伤

约75%～80%的恶性肿瘤在治疗过程中需要放射治疗。放射治疗是一把双刃剑，能治愈肿瘤，但也可能引起放射反应及损伤。在肿瘤放射治疗过程中，照射野内可能会涉及一些正常组织，使其受到不同程度的照射，严重者会导致损伤。在长期存活的肿瘤患者中约有6%～40%曾出现不同程度的损伤及并发症。

现代的肿瘤治疗，除了手术外，还建立在高强度的放射治疗、化学治疗和生物辅助治疗的基础之上，这些治疗方法、治疗剂量和毒性常常会达到正常组织耐受的边缘，甚至有可能超过可接受的耐受程度。因此，在制订放射治疗计划时，要周密考虑靶区的勾画范围、体积、分割剂量和正常组织的保护，如颞叶、下颌关节、内耳及内耳道、牙齿、皮肤和肠道等的耐受性。治疗中及治疗后，要积极预防和治疗正常组织的不良反应和损伤，通过改进放射治疗技术，在不断提高肿瘤治疗效果的同时，减少放射损伤及并发症。

一、放射治疗反应

放射治疗是射线瞬间通过肿瘤周围的正常组织而达到病灶的过程，从而使肿瘤细胞受到杀伤，致肿瘤缩小或消亡的一种治疗方法。治疗过程中不可避免地要发生不同程度的放射治疗反应，临床上会表现出不同的症状，大部分症状在治疗结束后可逐渐消失，但也有一些反应会导致正常组织、器官功能障碍。放射反应根据发生时间的不同分为急性放射治疗反应、亚急性放射治疗反应和晚期放射治疗反应。急性放射治疗反应通常发生于治疗期间，亚急性和晚期放射治疗反应则出现于放射治疗后几个月或几年。如果周围正常组织器官所接受的照射剂量远远超出其耐受范围，这种反应就会变成不可逆的损伤，甚至会威胁生命，称为放射损伤并产生放射损伤效应。但有时放射反应与放射损伤也无明显界限。

放射治疗期间出现的急性放射反应较重时，可明显影响患者的治疗进程，因而需要做必要的对症治疗。

（一）全身反应及处理

全身反应主要表现为疲乏、头晕、失眠、食欲下降、恶心、呕吐、性欲减退和血象改变。血象改变主要是白细胞下降，对红细胞影响很小；如果照射面积较大，放射剂量较高，亦可引起血小板减少。

全身反应多在胸、腹部大野照射，或全身照射及全淋巴照射时，表现明显。一般，在局部放射治疗时很少出现，即使出现也很轻微，对放射治疗进程无影响。因此，要增强患者的治疗信心，消除恐惧心理，给予高热量、高蛋白和高维生素饮食，保持生活规律性等。放射治疗过程中应配合使用黏膜保护剂、多种维生素类药物、升白细胞药物和提高免疫功能的药物。如果白细胞低于 $3.0\times10^9/L$ 时，要停止放、化疗，并给予粒细胞集落刺激因子（granulocyte colony stimulating factor，G-CSF）或输注少量新鲜血治疗。通常患者都可以坚持到治疗疗程结束。

（二）常见的局部反应及处理

1. 皮肤反应及处理

（1）放射性皮炎：一般分为4度，Ⅰ度为毛囊性丘疹和脱毛；Ⅱ度为红斑反应；Ⅲ度为水疱和溃疡；Ⅳ度为皮肤坏死。

（2）临床表现

1）Ⅰ度放射性皮炎：皮肤累积剂量在20～30Gy时，皮肤出现干燥、粗糙和失去弹性，或皮肤光滑、脱屑和菲薄。一般不需要特殊治疗。

2）Ⅱ度放射性皮炎：皮肤累积剂量达40Gy时，在Ⅰ度放射性皮炎基础上出现皮肤角化过度、皲裂、较多疣状突起或皮肤萎缩变薄及毛细血管扩张等，继之有色素沉着。应保持治疗区皮肤清洁干燥，不能涂抹有刺激性的药物，不要粘贴胶布和胶纸，避免抓挠，穿柔软的衣服，可以外用皮肤保护剂。

3）Ⅲ度放射性皮炎：皮肤累积剂量达50～70Gy以上时，可出现水疱，水疱逐渐增大、破裂和流出渗出液，并可出现长期不愈的溃疡。湿性反应一旦出现，要中止放射治疗，暴露反应处皮肤，避免衣物摩擦，保持室内空气清洁、干燥，防止感染。局部可用含维生素 B_{12} 的药物涂抹，一般1～4周即可治愈。另外，类固醇激素、乳膏以及水凝胶敷料等治疗手段已广泛用于临床，并取得较好效果。

4）Ⅳ度放射性皮炎：皮肤出现溃疡坏死，累积剂量如果超出了皮肤的耐受剂量，会出现皮肤全层细胞的死亡。局部表现为永久不愈的溃疡或坏死，这是常规治疗不应该出现的反应，一旦出现，治疗很困难。如果不影响患者的生理功能，保持溃疡处清洁，可不做特殊治疗；如果严重影响生理功能，可切除全部坏死组织，做整形修补手术。另外，高压氧疗法、干细胞疗法以及激光疗法等许多新的治疗方法具有很好的疗效，可考虑使用，但仍需进一步密切临床观察。

2. 黏膜反应及处理

经照射后，口腔、鼻腔、鼻咽、喉部、食管、胃肠道和膀胱等处均可出现不同程度的黏膜反应。由于照射部位的不同，临床症状也各异，但其病理表现是一致的。这种黏膜反应，开始表现为黏膜充血、水肿，继之黏膜上皮细胞脱落，黏膜糜烂，伴有纤维蛋白和白细胞渗出，形成假膜，假膜剥脱后可有出血。

处理建议采用鼻饲及静脉营养，涉及鼻咽、口咽及喉部受到照射时，要保持这些部位的清洁，进行鼻咽冲洗，可用复方硼酸溶液含漱或药物喷雾。如果这些部位已出现糜烂或不能进食时，要停止放射治疗，有感染者要根据咽拭子培养药敏结果加用抗生素或控制真菌感染。

3. 其他

在面颊部放射治疗中及放射治疗后，要提示患者经常进行下颌关节的功能练习，以避免下颌关节纤维化导致的张口困难。这类患者的鼻咽冲洗及下颌关节的功能练习，可能要坚持数年。出现放射性食管炎时，可用抗生素及肾上腺皮质激素类的药物治疗；如果因疼痛不能进食，可给予黏膜保护剂，一般不会影响治疗的进行。胃肠道对射线的耐受剂量较低，治疗中要特别注意观察其反应；治疗过程中要吃容易消化的食物，出现腹泻、黏液便等症状时，可给予小檗碱及收敛剂（如蒙脱石散）等治疗。

二、放射治疗损伤

晚期放射反应往往在治疗结束数月至数年后才出现，因此制订治疗计划时一定要考虑正常组织、器官的耐受情况。如果接受射线的累积剂量超出该组织、器官的最大耐受剂量就会发生不可逆性放射反应，这就是放射损伤效应。这种损伤无有效的治疗方法，严重者能危及生命。因此，在临床治疗中要尽量避免不可逆的放射反应发生。

各种组织、器官不同,对照射的耐受剂量也不同;而且同一种器官,不同患者也有个体差异。一般,把正常组织、器官的耐受剂量分为两种:临床医生能接受的最大和最小的剂量,可用 $TD_{5/5}$ 和 $TD_{50/5}$ 表示(表 3-1-2)。

表 3-1-2 正常组织、器官的耐受剂量

组织、器官	损伤	$TD_{5/5}$(Gy)	$TD_{50/5}$(Gy)	照射范围
口腔、咽部	溃疡、黏膜炎	60	75	50cm²
唾液腺	干燥	50	70	50cm²
食管	食管炎、溃疡	60	75	全食管
胃	穿孔、溃疡出血	45	55	全胃
小肠	溃疡、穿孔	50	65	小肠+肠系膜
结肠	溃疡、狭窄	45	65	100cm²
直肠	溃疡、狭窄	60	80	全直肠
膀胱	挛缩	60	80	全膀胱
阴道	溃疡、瘘管	90	>100	全阴道
子宫	坏死、穿孔	>100	>200	全子宫
脑	坏死	60	70	全脑
		70	80	全脑25%
脊髓	脊髓炎	45	55	部分脊髓
外周神经	神经炎	60	100	10cm
肺	放射性肺炎	30	35	100cm²
		15	25	全肺
心脏	心包炎	45	55	全心包
肾	急、慢性肾硬化	20	25	全肾
		15	20	全肾条状照射
肝	放射性肝炎	25	40	全肝
		15	20	全肝条状照射
乳腺(儿童)	不发育	10	15	全乳腺
乳腺(成人)	萎缩、坏死	>50	>100	全乳腺
皮肤	溃疡、严重纤维化	55	70	100cm²
胎儿	死亡	2	4	全胎儿
卵巢	绝育	2～3	6.25～12	全卵巢
睾丸	绝育	1	4	全睾丸
眼	全眼炎、出血	55	100	全眼
角膜	角膜炎	50	>60	全角膜
晶体	白内障	5	12	全晶体或部分晶体
中耳	严重中耳炎	60	70	全中耳
前庭	梅尼埃病	60	70	整个前庭
甲状腺	功能减退	45	150	全甲状腺
肾上腺	功能减退	>60	—	全肾上腺
垂体	功能减退	45	200～300	全垂体
骨髓	发育不全、再障	30	40	局部脊髓
		2.5	4.5	全身脊髓

续表

组织、器官	损伤	TD$_{5/5}$（Gy）	TD$_{50/5}$（Gy）	照射范围
儿童软骨	生长受阻、侏儒	10	30	全器官
儿童骨	生长受阻、侏儒	10	30	10cm^2
成人软骨	坏死、骨折、硬化	60	100	全器官
成人骨	坏死、骨折、硬化	60	100	10cm^2
儿童肌肉	萎缩	20～30	40～50	整块肌肉
成人肌肉	纤维化	60	80	整块肌肉
淋巴结	萎缩、硬化	50	>70	全淋巴结
大动脉和大静脉	硬化	>80	>100	10cm^2

（一）TD$_{5/5}$

TD$_{5/5}$表示在标准治疗条件下的肿瘤患者，在5年之后因放射线造成严重损伤的患者不超过5%。标准治疗条件是指用高能射线的常规治疗，2Gy/次，1次/d，5次/周，整个疗程在2～8周完成。

（二）TD$_{50/5}$

TD$_{50/5}$表示在标准治疗条件下的肿瘤患者，在5年之后因放射线造成严重损伤的患者不超过50%。尽管正常组织、器官的耐受剂量TD$_{5/5}$、TD$_{50/5}$对后续并发症仍有治疗价值，但是目前肿瘤的治疗已经由单一治疗方式转变为多学科的综合治疗，放射治疗与其他治疗方式的相互作用已经改变了正常组织、器官对放射线的耐受剂量，常规认为安全的耐受剂量已不完全适合临床，在综合治疗时可能加重放射治疗反应及诱发记忆反应（记忆反应是指在放射治疗结束后，联合化学治疗期间，原照射野位置的皮肤及黏膜又出现色素沉着或黏膜反应加重等）。除照射剂量的影响之外，组织、器官受照射体积也显著影响器官的耐受剂量（表3-1-3），DVH图直观地反映了受照射器官的照射剂量及体积情况，为临床预测治疗计划的可行性提供了有力的参考依据。

表3-1-3　不同体积的组织、器官耐受剂量（Gy）

器官	TD$_{5/5}$体积			TD$_{50/5}$体积			所选观察指标
	1/3	2/3	3/3	1/3	2/3	3/3	
肾	50	30	23	—	40	28	肾炎
脑	60	50	45	75	65	60	坏死、梗死
脑干	60	53	50	—	—	65	坏死、梗死
脊髓	5cm：50	10cm：50	20cm：47	5cm：70	10cm：70	20cm：—	坏死性脊髓炎
肺	45	30	17.5	65	40	24.5	肺炎
心	60	45	40	70	55	50	心包炎
食管	60	58	55	72	70	68	缩窄/穿孔
胃	60	55	50	70	67	65	溃疡、穿孔
小肠	50	—	40	60		55	梗阻、穿孔/瘘管
结肠	55		45	65		55	梗阻、穿孔/瘘管
直肠	75	65	60	—	—	80	严重直肠炎/坏死/瘘管
肝	50	35	30	55	45	40	肝功能衰竭

正常组织、器官的耐受性还受其他多种因素的影响：①肿瘤因素：肿瘤对组织、器官的直接侵犯，肿瘤间接引起的肠粘连、梗阻和阻塞性炎症等，肿瘤带来的全身症状的影响；②宿主因素：

如遗传因素(如共济失调性毛细血管扩张症)、合并疾病(如血管病、糖尿病)、儿童的不同发育阶段和正常组织结构的变异等;③照射技术及设备因素;④联合放、化疗因素等。在临床治疗时要全面考虑各种因素的影响,周密设计,预防严重放射治疗损伤的发生。

第六节 加 温 治 疗

加温治疗(也称热疗)是利用热的生物效应治疗肿瘤的一种治疗方式,应用于临床已有100多年的历史。加温本身就有直接杀灭肿瘤的作用,但更重要的是加温可以通过诱导组织的再氧化、改变微血管口径的大小,使局部药物浓度的增加,从而增加肿瘤细胞对其他治疗方法的敏感性(如放射治疗和化学治疗)。

一、加温治疗在肿瘤治疗中的作用

(一)加温的生物学特点

1. 细胞存活曲线 在一定的温度范围内,加温杀灭细胞,细胞的存活率随时间变化呈对数线性关系(图3-1-4)。在曲线的起始部位有肩区,随后为指数部分。初始的肩区意味着损伤需要积累到一定水平才会导致细胞的死亡,这与放射线所致亚致死性损伤有些相似。在较低温度时曲线的末段可变得较为平坦,是由加温过程中细胞产生热的耐受所致,与放射线照射后出现的乏氧细胞不同。

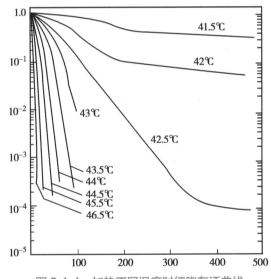

图3-1-4 加热不同温度时细胞存活曲线
横坐标为加温时间(时间单位:min),纵坐标为细胞存活率。

2. 影响细胞存活的因素

(1)细胞周期:处于细胞周期的S期细胞对加温最敏感;放射线照射时G_2期和M期细胞最敏感,对S期细胞不敏感。因此,加温与放射线结合有互补效应,是联合治疗的基础之一。

(2)细胞乏氧状态:细胞处于乏氧状态时对放射抗拒,但乏氧与否对热的敏感性无明显差别,加温与放射治疗结合增强了对乏氧细胞的杀灭作用。

(3)pH:处于低pH状态的细胞对热较为敏感,但长期处于低pH状态的细胞热敏感性并不提高,而在短期内使细胞从正常pH状态降到低pH状态,细胞的热敏感性增加,这是提高热疗效果的途径之一。

3．热耐受 第一次加温后引起细胞对后继加温的抗拒现象称为热耐受。热耐受不是细胞固有的遗传特性，而是暂时用于保护细胞本身免受损伤的现象，可由长时间、持续低温加热诱发，也可在两次加温治疗过程中产生。第一次加温以后几个小时就开始形成热耐受，24～48h达高峰，72h以后热耐受基本消失。

（二）加温治疗在肿瘤治疗中的作用

1．加温与肿瘤及正常组织血流的关系 正常组织有完善的动、静脉血液回流系统，毛细血管经常处于闭合状态，加温后毛细血管开放，血流量增加，血流将热量带走，不会形成热量的滞留。肿瘤组织的新生血管并不成熟，有大量的血窦，毛细血管也经常处于开放状态且血流慢，加温后血流量变化不明显，致使肿瘤温度逐渐上升，并且散热慢而形成热量的滞留。加温后的最终结果，导致肿瘤温度高于正常组织温度，是加温可以杀灭肿瘤而不损伤正常组织的主要机制之一。肿瘤体积小时，血流与正常组织相似，不会形成温度差，因此小肿瘤不宜应用加温治疗。

2．加温与细胞增殖周期的关系 肿瘤细胞为增殖细胞，对热的反应比正常细胞更为敏感。加温治疗对S期的细胞最敏感，可以抑制DNA、RNA及蛋白质的合成，使肿瘤细胞增殖受抑，促进其死亡，从而增强了放射线对肿瘤的治疗作用。

3．加温与细胞的氧合状态 加温治疗的效果与细胞是否处于乏氧状态无关，弥补了放射线对乏氧细胞不敏感的不足，增强了对乏氧细胞的治疗作用。

4．加温与pH及营养状况的关系 肿瘤细胞的代谢以无氧酵解作用为主，常处于酸性环境中，对热较为敏感，因此肿瘤对热的反应性要高于正常组织。

5．加温与肿瘤微环境和侵袭转移 加温影响肿瘤微环境，主要影响血管系统。加温在抑制肿瘤生长的同时，也抑制肿瘤侵袭转移，这是由于加热暂时性增加细胞内环腺苷酸的表达而抑制膜型基质金属蛋白酶的产生和胶原酶前体的激活所致。

6．加温与提高免疫功能 加温可有效刺激体内免疫系统，激活补体，释放细胞因子，产生大量的T细胞、NK细胞和巨噬细胞，刺激先天和后天免疫反应，提高免疫系统对癌细胞的应答能力。因此，热疗可以协助激发机体的免疫作用，发挥治疗肿瘤的作用。

二、加温治疗在临床上的应用

（一）加温治疗的方法

1．局部加温治疗 包括浅表加温、腔内加温和插植加温治疗。

2．区域加温治疗 主要指深部肿瘤的加温治疗和各种热灌注技术。

3．全身加温治疗 包括体外血液循环加热法、红外线太空舱法及微波全身热疗机等。

（二）加温治疗的仪器

用于浅表肿瘤治疗的2 450MHz、915MHz和433MHz的微波热疗机，用于深部肿瘤加热的各种不同频段的射频热疗机、超声加温设备、BSD系列热疗机和射频消融设备等。

（三）加温治疗的应用

一般加温治疗的有效温度为42.5～45.0℃。加温的次数目前主张分多次加温治疗。由于有热耐受的影响，因此加温治疗一般为1～2次/周，两次间隔要超过48～72h。

（四）加温治疗与放射治疗

加温治疗本身可以有一定的肿瘤杀灭作用，但单独应用效果差，常与其他治疗方法并用，可以起到增敏、增效的作用。加温治疗联合放疗用于肿瘤的治疗有着确切的生物学基础。

1．加温治疗与放射治疗联合的理论依据 ①乏氧细胞对温度敏感，弥补了乏氧细胞对放射治疗的不敏感；②S期细胞对加温更敏感，弥补了S期细胞对放射治疗的不敏感；③加温治疗还可以抑制肿瘤细胞对放射损伤的修复，主要是抑制DNA单链断裂的修复。

2. 加温治疗与放射治疗联合的顺序 加温治疗与放射治疗同时进行的增敏作用最大，但导致正常组织的放射损伤加重，而且临床难以实施。常采用的模式为先放射治疗后加温治疗，充分发挥加温治疗与放射治疗的联合作用，除杀灭乏氧细胞和 S 期细胞外，还抑制肿瘤细胞对放射损伤的修复。这种联合治疗顺序，也可以先加温治疗再进行放射治疗，虽然少了对放射损伤修复的抑制，但在疗效上并无明显降低。因为随两者间隔时间的延长，加温的增敏作用减弱，所以间隔时间最好在 30min 以内，不要超过 1h，这可能主要与肿瘤受热后细胞周期的改变及乏氧细胞的再氧合有关。

3. 加温治疗与放射治疗联合的并发症 加温治疗过程中，当正常组织的温度超过其温度阈值，则可发生不同程度的损伤，主要表现为局部皮肤红斑、干湿性皮肤反应、烫伤水疱、皮下脂肪硬结、溃疡及坏死等。

第七节 放射治疗与化学治疗的联合

放射治疗是恶性肿瘤局部和区域病变的主要治疗方式，但仍有一部分肿瘤治疗后复发，尤其是体积较大、进展期和晚期肿瘤，其总治愈率和长期生存率均较低。多种治疗模式的研究结果均显示，放射治疗联合化学治疗（放、化疗）在控制局部病变和提高生存率中显示出了较大的优势。

一、放、化疗联合的目的

（一）提高肿瘤的局部控制率

无论手术治疗还是放射治疗和化学治疗，治疗失败的主要原因就是肿瘤的局部复发，如脑胶质瘤、头颈部肿瘤、妇科肿瘤、肺癌、消化道和泌尿系统肿瘤等，复发成为此类肿瘤的主要致死原因之一，因此提高肿瘤局部和区域控制率意味着提高患者生存率。化学治疗是全身治疗和放射治疗的局部治疗联合，可增加局部肿瘤的治疗强度，降低局部复发和转移，提高患者的生存率。即使局部晚期或已有远处转移者，提高肿瘤局部控制率也会起到减轻症状、提高患者生活质量和延长生存期的目的。对于化学治疗不敏感的肿瘤，选择放射治疗仍可使多数患者获得很好的疗效，所以肿瘤的治疗的个体化非常重要。

（二）降低远处转移率

肿瘤治疗失败的另一主要原因是远处转移。淋巴瘤、小细胞肺癌和乳腺癌等其生物学行为属于全身性疾病，远处转移率高，在此类肿瘤的治疗中，除要提高肿瘤局部控制率外，还要考虑患者体内亚临床病灶的存在，因此放射治疗与化学治疗联合应用可降低远处转移率，提高患者的生存率。放射治疗对一些特殊部位，如化学治疗药物难以到达的区域，如中枢神经系统等进行照射，可减少该特殊部位肿瘤的复发，对肿瘤局部加用放射治疗还可消灭耐药的细胞亚群，降低局部复发率，进而降低远处转移率。

（三）保存器官的完整性和人体正常功能

放射治疗与化学治疗联合应用可使部分患者避免手术或缩小手术切除的范围，从而保留器官和功能，提高生存质量。目前，这种治疗方法已是恶性肿瘤治疗的趋势，如同步应用氟尿嘧啶衍生物及 5- 氟尿嘧啶（5-Fluorouracil，5-Fu）为基础的化学治疗加放射治疗，可使 75%～80% 无远处转移的低位直肠癌和肛管癌患者有保留肛门的机会，进而显著改善患者生活质量，也减少患者精神和心理的负担；保乳及局部晚期乳腺癌可行术前化疗和术后的放、化联合综合治疗；综合治疗软组织肉瘤也可以避免截肢；早期喉癌的综合治疗可以避免根治术后无法发声的痛苦，而且能够获得与手术相同的效果。

二、放、化疗综合治疗的理论基础

综合治疗优于单一治疗方式,可以提高每种单独治疗方式的治疗效果,这在大量的临床实践和试验中已得到证实,并从理论上得到了强有力的支持。

(一)空间协作

空间协作是由 Steel 于 1979 年提出的放、化疗结合的最基本理论,是指放、化疗直接作用于不同的解剖部位,各自独立地发挥治疗作用而达到综合治疗的目的。空间协作是辅助性化学治疗的基础,放射治疗作为局部治疗控制原发病灶,化学治疗作为全身治疗控制转移。这一概念也适用于血液肿瘤,当血液肿瘤细胞已经播散到药物作用不到的部位(如脑)时,药物很难达到治疗浓度,应用放射治疗更能体现其优势。

(二)毒性依赖

毒性依赖是增加放、化疗综合治疗比的另一个重要方法。正常组织毒性是放射治疗和化学治疗剂量的限制性因素,因此联合治疗要有良好的耐受性,必须使所选择的药物毒性与放射治疗毒性不叠加或最小。这就要求通过对药物毒性的认识,分析其潜在的作用机制,结合药物代谢动力学进行药物的选择,在保持抗肿瘤效果的前提下减少正常组织的损伤。

(三)增加放射治疗的敏感性

放射治疗联合某些化学药物治疗可增加肿瘤细胞对放疗的敏感性,即具有放射增敏作用。在临床及试验中,与放射治疗联合应用的药物主要有铂类、紫杉类、嘧啶类似物及拓扑异构酶 I 抑制剂等。这些药物能直接杀伤肿瘤细胞,同时还可在细胞水平改变 DNA 功能结构,影响细胞周期,从而增加对肿瘤细胞的杀伤作用或抑制修复,实现其增敏作用。因此,可以利用放射治疗与化学治疗联合的增敏效应。然而,大部分化学治疗药物虽然对肿瘤细胞有增敏效果,但同时对正常组织也有增敏作用,在联合放射治疗时毒副作用明显,因此临床应用受到明显的限制。

药物增加放射敏感性的机制目前不是十分明确,可能的机制包括增加初始的放射损伤、抑制细胞损伤的修复、细胞周期的再分布、乏氧相关放射抗拒性的逆转以及抑制肿瘤细胞的再分化等。

(四)对 DNA 损伤修复的影响

DNA 是射线和化学治疗药物对细胞杀伤的靶部位,化学治疗药物对 DNA 损伤的形式有形成 DNA 链间的交联、DNA 复合物、DNA 链的断裂和碱基损伤。射线对细胞的杀伤主要表现为 DNA 的单链或双链断裂。放射损伤的修复形式是亚致死性损伤修复和潜在致死性损伤修复,放疗导致的 DNA 双链断裂可在放疗期间进行修复。一些化学治疗药物能够抑制细胞对放射损伤的修复,从而增强射线对肿瘤细胞的杀伤作用,如顺铂、5-Fu 等能增加 DNA 的损伤,拓扑异构酶抑制剂能抑制放射损伤的修复。

(五)细胞动力学的协同作用

不同细胞周期的不同时相对放射线敏感性不同,G_2 和 / 或 M 期细胞对放射线敏感;不同化疗药物对细胞周期有阻断作用,将细胞周期选择性地阻断在 G_2 和 / 或 M 期将会提高放射治疗的敏感性。例如,紫杉类药物能够将肿瘤细胞阻断在 G_2 和 / 或 M 期,具有放射治疗增敏作用,目前已经应用在放射治疗和化学治疗结合的临床治疗中。

(六)保护正常组织

有效的化学治疗可以缩小肿瘤,消除亚临床病灶,因此可以缩小放射治疗的照射范围,减少周围正常组织的照射体积,保护肿瘤周围的正常组织。

三、同步放、化疗常用的化学药物

目前,临床上肿瘤放射治疗同步的化学治疗药物如表 3-1-4 所示。

表 3-1-4　临床常用的同步放、化疗药物

药物	作用机制	临床应用
替莫唑胺	烷化剂,将 DNA 分子烷基化,产物错配修复,发挥细胞毒作用	中枢神经系统
5- 氟尿嘧啶及其衍生物卡培他滨和替吉奥	参与 RNA、DNA 的合成,抑制胸腺嘧啶合成,破坏 RNA、DNA 功能,抑制亚致死性放射损伤的修复	头颈部肿瘤、膀胱癌和消化系统肿瘤
顺铂和洛铂	抑制 DNA 双链间交联修复,抑制 DNA 合成,抑制 DNA 损伤修复	头颈部肿瘤、妇科肿瘤和肺癌
奥沙利铂	通过产生烷化结合物作用于 DNA,形成链内和链间交联,从而抑制 DNA 的合成及复制	消化系统肿瘤
紫杉醇和多西他赛	阻滞细胞于 G_2 和 / 或 M 期,诱导凋亡,破坏有丝分裂和细胞增殖	乳腺癌、肺癌和头颈部肿瘤
吉西他滨和伊立替康	抑制核苷酸还原酶,作用于 S 期细胞,细胞周期再分布,抑制放射诱导的 DNA 损伤修复,启动凋亡	胰腺癌、膀胱癌、卵巢癌和非小细胞肺癌

四、放、化疗综合治疗的临床应用

　　放射治疗和化学治疗的联合并不是两种治疗方法的简单并用,需要结合患者的一般状况、肿瘤的生物学特点、化学治疗药物与放射线之间的相互作用以及各自对正常组织的损害情况等进行综合考虑,合理安排放射治疗和化学治疗的先后顺序、化学治疗药物及剂量选择、放射治疗布野、放射治疗时间剂量分割方法等,同时要考虑治疗不良反应的预防和治疗。放射治疗和化学治疗的联合方法有多种,按化学治疗应用的时间可分为以下几种基本方法:用于放射治疗之前的诱导化学治疗、与放射治疗同时进行的同步化学治疗以及用于放射治疗之后的辅助化学治疗,其他类型都是此 3 种模式的衍生(表 3-1-5)。

表 3-1-5　放、化疗的方法、优势及不足

方法	优势	不足
术前放疗	降期、提高切除率,如直肠、乳腺	分期不够准确
术后序贯放、化疗	毒性最小;全身系统治疗充分;诱导治疗后肿瘤缩小可以应用较小的照射野	延长治疗时间;缺乏局部病变的协同作用
同步放、化疗	缩短治疗时间;放、化疗有增效协同作用	全身系统治疗强度略弱;毒性增加
同步 + 辅助治疗	全身系统治疗充分;放、化疗增效协同作用;兼顾局部和全身治疗	毒性增加;治疗时间增加;同步治疗后很难完成辅助治疗
诱导 + 同步放疗新辅助治疗	全身系统治疗充分;有协同作用,降低、减少肿瘤细胞播散机会	毒性增加;治疗时间增加

(一)诱导化学治疗

　　用于手术及放疗前的诱导治疗,目的是治疗全身的潜在病变和原发肿瘤,可减少肿瘤细胞的数量,使存活的乏氧细胞再氧合,提高放射治疗的敏感性。肿瘤缩小后放射治疗的体积及剂量也会相对减小,降低正常组织的损伤效应。这种治疗方式常常用于淋巴瘤、乳腺癌、宫颈癌、直肠癌、鼻咽癌和儿童实体肿瘤等。诱导化学治疗提高了综合治疗的耐受性,但是治疗过程中发现疗效有差异,可能与肿瘤细胞的加速再增殖、耐药及细胞异质性有关。

（二）同步放、化疗综合治疗

同步放、化疗指同时进行放疗和化疗，以提高放疗对肿瘤的局部控制作用，并发挥化疗对全身治疗的作用，防止发生远处转移。化疗在作用于全身病变的同时，其最大的优势在于加强放射治疗对原发肿瘤的治疗作用。同步治疗缩短了总疗程，减少了肿瘤细胞在放射治疗过程中的加速再增殖。需要注意的是，放射治疗过程中同步应用药物的选择和给药时间的安排是十分重要的，要根据放射增敏的机制，选择合理的药物及最佳的给药时间，同时注意药物的毒性作用。目前，同步放、化疗和其他的综合治疗方式相比，在肿瘤的局部控制和患者的长期生存中有更大的优势，已经在头颈部肿瘤、直肠癌、宫颈癌和局部晚期肺癌中广泛应用，而且取得了较好的效果。

放、化疗同步治疗的优点：①避免放疗后纤维化引起小血管闭塞，化疗药物不能均匀进入血液循环；②能尽快缓解病情，如上腔静脉压迫综合征、脑转移和骨转移等。缺点：少数患者全身反应较重，可出现骨髓抑制，有的化疗药可诱发放射性肺炎。

（三）辅助化疗

辅助化学治疗是指手术后或放疗后的化疗、内分泌治疗和靶向治疗等全身治疗。在放射治疗过程中辅助化学治疗的主要目的是治疗及预防肿瘤的转移，对原发肿瘤的控制也有一定作用。

临床综合治疗另一部分还包括姑息性放、化疗和内分泌治疗、介入治疗、射频治疗、粒子治疗、免疫治疗、生物治疗、靶向治疗及中医中药治疗等。

第八节　放射治疗与分子靶向治疗

一、放射治疗敏感性与基因的关系

放射治疗对不同类型恶性肿瘤的疗效有明显差异，即使同种类型的肿瘤在不同的个体治疗中也存在着明显不同的治疗效果，这说明存在肿瘤放射敏感性的个体差异。近年来，对放射敏感性的研究证明，放射敏感性除了与细胞的内在敏感性有关之外，还与多种相关基因密切相关。癌基因激活和抑癌基因失活是肿瘤发生的重要环节。

（一）癌基因

癌基因的发现使肿瘤靶向治疗成为可能，并使分子靶向治疗成为一门新的学科。

1. 原癌基因（proto-oncogene）、癌基因（oncogene）　癌基因最先在逆转录病毒（RNA病毒）中发现的，含有病毒癌基因的逆转录病毒能在动物体内迅速诱发肿瘤并能在体外转化细胞。后来，在正常细胞的 DNA 中也发现了与病毒癌基因几乎完全相同的 DNA 序列，被称为细胞癌基因，如 *C-ras* 和 *myc* 等。通常情况下，细胞癌基因以非激活形式存在，故又称为原癌基因。

2. 原癌基因的激活　原癌基因在各种环境或遗传因素作用下，可发生结构改变而成为癌基因；也可以是原癌基因本身结构没有改变，而由于调节原癌基因表达的基因发生改变，使原癌基因过度表达。以上基因水平的改变可导致细胞生长刺激信号的过度或持续出现，使细胞发生转化。引起 DNA 结构改变的原癌基因突变，包括点突变、染色体易位、插入激活、基因缺失和基因扩增。通过增加生长因子及其受体，产生突变的信号转导蛋白与 DNA 结合的转录因子等机制，癌蛋白调节其靶细胞的代谢并促使该细胞转化为肿瘤细胞。

（二）抑癌基因

抑癌基因（antioncogene）是指由于其存在和表达而抑制细胞癌变的基因，是与原癌基因的作用相反，在正常情况下存在于细胞内的另一类基因。若抑癌基因的功能丧失，则可能促进细胞的肿瘤性转化。肿瘤的发生可能是癌基因的激活与抑制基因的失活共同作用的结果。

1. 视网膜母细胞瘤基因　视网膜母细胞瘤基因（retinoblastoma gene，*Rb* 基因）纯合子缺失见于所有的视网膜母细胞瘤及部分骨肉瘤、乳腺癌和小细胞肺癌等，在细胞核中以活化的去磷酸化和失活的磷酸化的形式存在。当细胞受到刺激开始分裂时，Rb 蛋白被磷酸化失活，使细胞进入 S 期；当细胞分裂成两个子细胞时，失活的（磷酸化的）Rb 蛋白通过去磷酸化再生使子细胞处于 G_1 期或 G_0 期的静止状态。如果由于点突变或 13q14 的丢失而使 *Rb* 基因失活，则 Rb 蛋白的表达会出现异常，细胞可能持续地处于增殖期，并可能由此恶变。

2. *p53* 基因　*p53* 基因定位于 17 号染色体，正常的 p53 蛋白（野生型）存在于胞核内，在去磷酸化时活化，有阻碍细胞进入细胞周期的作用。在部分结肠癌、肺癌、乳腺癌和胰腺癌等发现有 *p53* 基因的点突变或丢失，从而引起异常的 p53 蛋白表达，丧失其生长抑制功能，从而导致细胞增生和恶变。

（三）放射敏感性与癌基因调控的关系

癌基因的调控应与肿瘤细胞的内在放射敏感性有着密切的关系，特别是在动物细胞中癌基因与放射抵抗性的产生有着密切的联系。多基因间还可协同诱导产生放射抵抗性。放射线作用于癌基因后，可能会通过影响放射后细胞的修复、细胞增殖周期的改变以及细胞程序性死亡（programmed cell death，PCD）等机制最终影响细胞的放射敏感性。

二、放射治疗与分子靶向治疗

放射治疗是通过物理的手段，应用放射线对细胞的 DNA 造成损伤，导致细胞死亡。在此过程中由电离辐射所致的 DNA 损伤以及对细胞膜、细胞质内生物分子的影响，从而诱发产生一系列细胞生命活动的变化，如细胞周期动力学、细胞周期分布和细胞增殖的变化，以及 DNA 损伤的修复异常。这些也都是肿瘤分子生物学研究的内容。

分子靶向治疗合并放射治疗和同步放、化疗相比，由于给药方便，不良反应小，能够保证良好的生活质量，因此将是今后临床研究的热点和方向。

（一）放射治疗合并应用表皮生长因子受体抑制剂

目前，有关放射治疗合并应用表皮生长因子受体（epidermal growth factor receptor，EGFR）抑制剂的研究较多，属于 EGFR 抑制剂、小分子喹唑啉类衍生物的吉非替尼（gefitinib）、厄罗替尼（erlotinib）和奥希替尼（osimertinib）已经在肺癌的临床治疗中应用，取得了较好的疗效。EGFR 抑制剂与放射治疗的协同作用表现在以下几个方面：①对细胞周期动力学的影响，两者联合应用能够阻止细胞进入 S 期，减少 S 期细胞比例，使细胞聚集在 G_1、G_2 期；②增加放射治疗诱导的细胞凋亡；③抑制放射治疗诱导的 EGFR 磷酸化；④抑制放射损伤的修复。总之，研究结果表明，EGFR 抑制剂具有放射治疗增敏作用。

（二）单克隆抗体

目前，对某些特定细胞标志物的单克隆抗体，如西妥昔单抗（cetuximab）以及抗 HER-2 的单克隆抗体曲妥珠单抗（trastuzumab）等的研究也比较多，已应用于临床。西妥昔单抗及尼妥珠单抗（nimotuzumab）提高了 5-Fu 和 CPT-11 治疗失败的结肠癌患者的获益率。而曲妥珠单抗目前研究多是集中在乳腺癌的放、化疗综合治疗中，与化疗药物具有协同作用。抗 CD20 抗体的利妥昔单抗（rituximab）已被批准用于低度恶性 B 细胞淋巴瘤的治疗，并正在探索与化学治疗联合用于恶性度高的淋巴瘤的治疗。

（三）抗肿瘤血管生成

抗肿瘤血管生成的药物有贝伐珠单抗（bevacizumab）、内皮细胞抑制素（endostatin）以及索拉非尼（sorafenib）等。贝伐珠单抗是重组人抗血管内皮生长因子（vascular endothelial growth factor，VEGF）配体单克隆抗体，目前已经被广泛用于结直肠癌、肺癌、卵巢癌、宫颈癌和胶质母细胞瘤等多种肿瘤的治疗。内皮细胞抑制素是一种内源性抗血管生成因子，目前已经应用于临床，与放射治疗联合作用的结果有待于进一步观察。索拉非尼具有双重的抗肿瘤作用：既可通过作用于血管内皮生长因子受体（vascular endothelial growth factor receptor，VEGFR），抑制新生血管的形成和切断肿瘤细胞的营养供应而达到遏制肿瘤生长的目的，还可通过阻断由 RAF/MEK/ERK 介导的细胞信号转导通路而直接抑制肿瘤细胞的增殖。索拉非尼适用于不能手术的晚期肾细胞癌及无法手术或远处转移的肝细胞癌患者。

（四）分子靶向药物的临床应用

1. 准确掌握用药适应证 分子靶向治疗不是以病理类型为标准，而是以靶点为指征，必须进行基因检测。根据检测结果决定患者是否适合应用，如曲妥珠单抗用于 HER-2 阳性，甚至 HER-2 高表达的乳腺癌患者；克唑替尼（crizotinib）适用于间变性淋巴瘤激酶（anaplastic lymphoma kinase，ALK）阳性的局部晚期或转移性非小细胞肺癌，以及 *ROS1* 阳性的晚期非小细胞肺癌患者；西妥昔单抗适用于表达 EGFR 和 *K-ras* 野生型的转移性结直肠癌患者；尼妥珠单抗适用于放疗联合治疗 EGFR 表达阳性的 III/IV 期鼻咽癌患者；奥希替尼适用于 EGFR19 外显子缺失或 21 外显子（L858R）置换突变的局部晚期或转移性非小细胞肺癌（non-small cell lung cancer，NSCLC）成年患者的一线治疗。

2. 药物剂量及时间 靶向药物毒性较强，往往达到最大耐受剂量前，已经达到靶点饱和，发挥最大剂量抑制作用，因此靶向治疗药物的应用剂量是最佳生物学剂量（optimal biological dose，OBD）。靶点抑制多数情况下是可逆的，并且肿瘤具有再生和修复的机制，因此，目前临床应用靶向药物是为了达到对癌细胞的系统控制，一般持续使用到肿瘤进展或患者不能耐受为止。

3. 用药途径及不良反应 通常口服给药，单克隆抗体药物必须静脉滴注，作用时间长的可数周或每周给药注射。一般而言，分子靶向治疗反应较轻，当药物长期使用时，一些新的不良反应可能显现出来。有的药物可能存在少见、严重的不良反应，如 EGFR-TKI 药物，可能引起少见的间质性肺炎和单克隆抗体的皮疹等。

第九节 放射治疗与免疫治疗

近年来，免疫治疗作为一种新兴的癌症治疗手段，为许多晚期癌症患者带来了希望。目前，使用最广泛的方法是使用针对抑制 T 细胞活化的调节性免疫检查点分子的靶向单克隆抗体，其中以阻断程序性死亡蛋白 1（programmed death-1，PD-1）和阻断程序性死亡配体蛋白 1（programmed cell death-Ligand-1，PD-L1）的药物为主要代表。与传统疗法相比，免疫疗法最大的优势之一就是疗效具有持久性。比如，欧洲和美洲 20% 左右的黑色素瘤晚期患者应用 PD-1 抑制剂能实现临床治愈，成为"超级幸存者"。

目前，放射治疗联合免疫治疗的治疗模式在肺癌、恶性黑色素瘤等肿瘤中已有不错的数据。有回顾性临床研究提示，放疗联合 PD-1 抑制剂，可以将生存期提高数倍。

一、免疫治疗作用机制

免疫细胞（主要是 T 细胞）在身体内查找病原体或肿瘤等并加以消灭。T 细胞表面有一种 PD-1 的受体蛋白，而癌细胞会携带一些起到"面具"作用的蛋白质，以躲避 T 细胞的捕捉，PD-L1 就是具有"面具"作用的蛋白之一。PD-1 和 PD-L1 一旦结合便会向 T 细胞传递一种负向调控信号，诱导 T 细胞进入静息状态，减少淋巴结 $CD8^+$ T 细胞的增生，让其无法识别癌细胞，并且使 T 细胞自身增殖减少或凋亡，有效解除机体的免疫反应，因此癌细胞可以肆无忌惮地生长。免疫治疗正是利用这个机制，注入 PD-1/PD-L1 抗体，与 T 细胞表面的 PD-1 或肿瘤细胞表面的 PD-L1 相结合，使肿瘤细胞能够被人体的免疫系统 T 细胞识别，从而达到杀伤肿瘤的作用。

二、放射治疗与免疫治疗联合应用的相关机制

1. 放射治疗联合免疫治疗的协同效应 ①放疗可增强 T 细胞和 NK 细胞的抗肿瘤效应；②放疗可上调肿瘤细胞表面 PD-L1 表达，放疗联合 PD-L1 抑制剂可协同增强抗肿瘤效应；③放疗可增强肿瘤抗原的表达，提高免疫反应。

2. 放射治疗联合免疫治疗的远隔效应 肿瘤局部病灶接受放疗后，其照射范围以外的远处转移灶缩小，甚至消失，称作"远隔效应"。研究报道，以 SBRT 为主的大分割放疗联合 PD-1 抑制剂时会逆转免疫耐药，提升局部及转移灶的抗肿瘤免疫力。如何促进放疗远隔效应使局部治疗变成一种系统治疗，将有可观的推广前景。

三、免疫治疗的临床应用

1. 用药适应证 PD-1 抑制剂纳武利尤单抗（nivolumab）适用于治疗 *EGFR* 基因突变阴性和 *ALK* 阴性、既往接受过含铂方案化疗后疾病进展或不可耐受的局部晚期或转移性 NSCLC 成年患者，另外在头颈部鳞癌及胃癌的二线治疗方面也取得了不错效果。PD-1 抑制剂帕博利珠单抗（pembrolizumab），适用于经一线治疗失败的不可切除或转移性黑色素瘤的治疗，另外在 NSCLC 及食管癌治疗方面也取得了较好疗效。PD-L1 抑制剂度伐利尤单抗（durvalumab），适用于在接受铂类药物为基础的化疗同步放疗后未出现疾病进展的不可切除、Ⅲ期非小细胞肺癌患者的治疗。另外，PD-1 抑制剂特瑞普利单抗及信迪利单抗等国产药物，目前也取得了国内多项恶性肿瘤治疗适应证的获批。

2. 用药时间 目前，国际标准的方案是：手术或同步放、化疗后，巩固性、辅助性使用的患者，PD-1/PD-L1 抑制剂建议用满 1 年；而晚期的、全身转移的患者，建议用满 2 年。然而，越来越多的证据支持，使用 PD-1/PD-L1 抑制剂满 6 个月，且肿瘤缩小达到完全缓解、部分缓解（肿瘤缩小超过 30%）的患者，可以再巩固 2～3 次后酌情停药或调整剂量和间隔时间。放疗期间，联合应用免疫治疗模式，在术前新辅助治疗、术后辅助治疗及根治性治疗等方面均取得了较好效果。

3. 不良反应及处理方式 PD-1/PD-L1 抑制剂，总体的不良反应远小于传统的放化疗。最常见的不良反应是"流感"样症状：发热、乏力、头晕、全身肌肉酸痛和嗜睡等，发生率在 30% 左右，对症处理即可。此外，大约 5%～10% 的患者会出现严重的免疫相关的炎症反应：甲状腺炎症（表现为甲状腺功能亢进、甲状腺功能减退或先甲状腺功能亢进后甲状腺功能减退）、免疫性肺炎、免疫性肠炎和免疫性肝炎，甚至免疫性心肌炎。免疫性炎症如果发现不及时，处理不到位，可能导致严重的后果，甚至死亡。对于甲状腺问题，可以请内分泌科医生会诊，甲状腺功能亢进可以服用抗甲状腺药物，甲状腺功能减退可以补充优甲乐。对于免疫性炎症，如肺炎、肝炎和肠炎等，需要酌情加口服或静脉用糖皮质激素，如地塞米松、泼尼松和甲泼尼龙琥珀酸钠等；对于病情较重的，还需要加环磷酰胺、霉酚酸酯等免疫抑制剂。

第十节 放射治疗与放射增敏剂

乏氧细胞对放射治疗的抗拒被认为是导致放射治疗不敏感、肿瘤局部不能控制或放射治疗后复发的主要原因之一。放射增敏剂可增加肿瘤对放射治疗的敏感性，同时增加放射治疗的效果。

一、放射增敏剂应具备的特点

1. 不易与其他物质起反应，性质稳定。
2. 有效剂量没有毒性或毒性很低，不良反应小。

3．有较长的生物半衰期，在体内能保持其药物活性，足以渗入整个肿瘤。

4．对不同周期的细胞均应有效。

5．对常规分次照射必须有效，较低的药物剂量即可收到较大的放射治疗增敏效果。

二、放射治疗增敏的机制

目前，放射治疗增敏的机制主要包括以下几个方面。

1．增加辐射的原发性损伤　电离辐射主要通过影响生物靶分子的结构和功能引起细胞损伤，而 DNA 是放射损伤的基本靶分子。电离辐射可引起 DNA 单链或双链断裂、碱基的破坏或脱落等损伤，其中双链断裂是最重要的致死性损伤。电离辐射可直接导致 DNA 链断裂，产生和暴露出更多的 DNA 链游离端。放射治疗增敏剂的设计原理之一是增加靶细胞受到电离辐射时引起的原发性损伤，即"固定"自由基，增加 DNA 致死性损伤的发生率，并通过抑制修复系统增加电离辐射的细胞毒作用。

2．抑制损伤修复　放射治疗增敏的修复抑制与细胞损伤的修复同步发生，抑制亚致死性损伤的修复，增加致死性损伤。

3．细胞周期同步化　目前的研究认为，肿瘤细胞对于电离辐射的反应取决于在细胞周期中所处的阶段，G_2/M 期的放射敏感性最高，G_1 期有一定抵抗性，而 S 期尤其是晚 S 期的放射敏感性最低。产生上述细胞周期放射敏感性差异的原因尚不完全清楚，增敏剂的作用就是将细胞阻滞在放射敏感性最高的时期。

三、放射增敏剂的种类

目前，常见的放射增敏剂有以下几种。

1．乏氧细胞增敏剂　亲电子硝基咪唑类化合物，主要有甲硝唑（metronidazole）及甘氨双唑钠（glycididazole sodium）等。目前，甘氨双唑钠已广泛应用于临床，并取得了一定的效果。

2．巯基抑制剂　包括巯基耗竭剂和细胞内巯基合成抑制剂等。

3．类氧化合物　这类物质具有一定的亲电子性，如一氧化氮供体类。

4．阻断细胞周期的化疗药物　这类药物，如紫杉醇类、铂类，可使不同细胞周期的细胞处于 G_2/M 相，从而增加放射敏感性。

5．放射防护剂　目前，主要的放射防护剂有硫氢化合物，包括谷胱甘肽、色氨酸和半胱氨酸等。如何应用合适的放射防护剂保护好被照射的正常组织也是目前放射治疗研究的热点之一。

（董丽华）

第二章 头颈部肿瘤

头颈部肿瘤是指除脑、颈段脊髓、颈段食管和眼以外的头颈部所有器官发生的肿瘤。它是全球第六大常见的肿瘤，90%的头颈部恶性肿瘤是鳞状细胞癌。酗酒与吸烟为头颈部肿瘤最常见的致病原因，是口腔、口咽、喉咽及喉部常见肿瘤的共同病因。近年发现人乳头状瘤病毒（human papilloma virus，HPV）感染对某些口咽部的鳞状细胞癌也是一个高危因素。头颈部肿瘤的许多症状缺乏特异性，60%以上患者接受治疗时已处于局部晚期。手术、放射治疗和化学治疗目前仍为头颈部肿瘤的主要治疗手段。近年来，随着医学技术不断发展，分子靶向治疗和免疫治疗在复发和转移性头颈鳞癌的治疗中也逐渐占据一席之地。

颈部淋巴结解剖分区：头颈部组织、器官多，淋巴引流丰富，因此头颈部的恶性肿瘤易出现颈部淋巴结转移，其中鼻咽癌的颈淋巴结转移率高达70%～80%。一般情况下，头颈部肿瘤的颈淋巴结转移具有一定的规律性，了解颈部淋巴结解剖分区对于准确判断头颈部肿瘤的临床分期具有重要意义。自从CT和MRI在临床广泛应用以后，能清晰地分辨出颈淋巴结的解剖位置，为临床放射治疗的靶区设计提供了准确定位，并为外科手术提供了明确的切除边界。目前，放射肿瘤学领域广泛采用 *Radiotherapy & Oncology* 发布的"头颈部肿瘤颈部淋巴结分区共识指南（2013版）"（表3-2-1，图3-2-1/文末彩色插图3-2-1）。

表 3-2-1　颈部淋巴结分区名称、引流范围及相应的原发肿瘤

淋巴结区	淋巴结名称	所引流的淋巴区域	可能的原发肿瘤
Ⅰa	颏下淋巴组	颏部皮肤、中下唇、舌侧缘、口底前部	口底癌、下唇癌、舌前部和下颌牙槽嵴前部的肿瘤
Ⅰb	颌下淋巴组	颏下淋巴结、鼻腔下部、硬腭、软腭、上颌窦、下颌牙槽脊、颊部、上下唇、舌前部	发生于口腔、鼻腔前部、面中部和下颌腺的肿瘤
Ⅱ	上颈淋巴组	面部、腮腺、颌下腺、颏下、咽后淋巴结	发生于鼻腔、口腔、鼻咽、口咽、下咽、喉、唾液腺肿瘤（Ⅱb多见于鼻咽和口咽肿瘤）
Ⅲ	中颈淋巴组	主要为Ⅱ、Ⅴ区淋巴结引流，其次为咽后、气管前和喉返神经旁淋巴结	口腔癌、鼻咽癌、口咽癌、下咽癌和喉癌
Ⅳa	下颈淋巴组	主要为Ⅲ区淋巴引流，其次为咽后、气管前、喉返神经旁淋巴引流，也包括下咽、喉、甲状腺和颈段食管	主要是下咽癌、喉癌、甲状腺癌、颈段食管癌，少见的有发生于口腔前部的肿瘤
Ⅳb	锁骨上内侧组	主要为Ⅳa和Ⅴc区淋巴引流，其次为气管前、喉返神经旁淋巴引流，也包括下咽、食管、喉、气管和甲状腺	下咽癌、声门下喉癌、发生于气管、甲状腺和颈段食管的肿瘤
Ⅴ	颈后三角淋巴组	枕淋巴结、耳后淋巴结引流，顶枕部头皮、颈部后外侧和肩部皮肤、鼻咽、口腔和甲状腺	鼻咽癌、口咽癌、甲状腺癌
Ⅵa	颈前淋巴结	颌面下部、颈前部淋巴引流	下唇癌、晚期下牙龈癌

续表

淋巴结区	淋巴结名称	所引流的淋巴区域	可能的原发肿瘤
Ⅵb	喉前、气管前和气管旁淋巴结	口底前部、舌体侧缘、下唇、甲状腺、声门、声门下、下咽和颈段食管	下唇癌、口腔癌（口底、舌癌）、甲状腺癌、声门下癌、梨状窝癌和颈段食管癌
Ⅶa	咽后淋巴结	鼻咽、咽鼓管和软腭淋巴引流	鼻咽癌、咽后壁癌、口咽癌（主要为扁桃体癌和软腭癌）
Ⅶb	茎突后淋巴结	鼻咽黏膜	鼻咽癌或Ⅱ区上部较大的淋巴结反流
Ⅷ	腮腺淋巴组	额部、颞部皮肤、眼睑、结膜、外耳、外耳道、鼓膜、鼻腔、鼻根、鼻咽和咽鼓管	额颞部皮肤癌、眼眶癌、外耳道癌、鼻腔癌和腮腺癌
Ⅸ	面颊淋巴组	鼻、眼睑和颊部引流	面部和鼻部皮肤癌、上颌窦癌侵及颊部软组织、颊黏膜癌
Ⅹa	耳后、耳下淋巴结	耳郭后表面、外耳道及邻近皮肤	耳后区域的皮肤癌
Ⅹb	枕淋巴结	有头发的枕部头皮	枕部皮肤癌

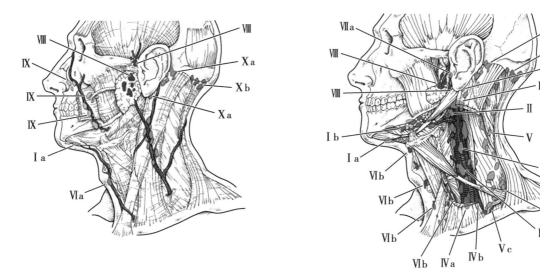

图 3-2-1 颈部淋巴结解剖分区示意图

第一节 鼻 咽 癌

一、概 述

鼻咽癌（nasopharyngeal carcinoma，NPC）是指原发于鼻咽部上皮组织的恶性肿瘤，病理类型为鳞癌，鼻咽癌是我国常见恶性肿瘤之一。鼻咽癌的流行病学具有较大的区域性分布特点，在我国以广东、广西、福建、湖南、江西、海南等地最常见，北方地区较少见。发病年龄多见于30～59 岁，男女性别之比为（2～4）:1。鼻咽癌的病因目前尚未完全清楚，但认为主要与 EB 病毒（Epstein-Barr virus，EBV）感染、遗传因素和环境因素有关。鼻咽癌的治疗应首选放射治疗，对局部晚期患者应采用联合化学治疗的综合治疗。鼻咽癌的 5 年生存率已经从 20 世纪 90 年代以前的 50%～60% 提高到现在的 80% 左右。

（一）鼻咽的解剖

鼻咽位于鼻腔的后方，蝶骨体的下方，呈不规则的立方形状。鼻咽部的垂直径和横径各约 3～4cm，前后径约 2～3cm。鼻咽部共有 6 个壁，即顶壁、顶后壁、左右侧壁、前壁和底壁（图 3-2-2）。

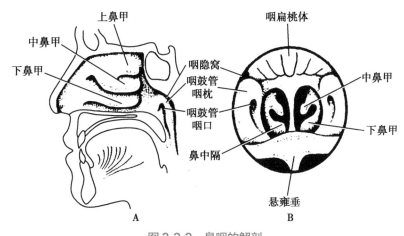

图 3-2-2 鼻咽的解剖
A. 鼻咽矢状面解剖示意图；B. 间接鼻咽镜直观图。

1. 鼻咽各壁结构

（1）顶壁与顶后壁：鼻咽的顶壁位于蝶窦底部，由于顶壁与后壁之间没有明显的角度边界，其顶后壁主要是由蝶窦底、枕骨基底部和 C_1、C_2 构成，呈穹窿状，即从后鼻孔上缘向后下延伸至软腭水平为止。鼻咽的顶壁和顶后壁的黏膜下淋巴组织十分丰富，构成咽扁桃体，在儿童时期的咽扁桃体形成腺样增殖体，亦称腺样体，随着年龄的增长腺样体逐渐萎缩。

（2）左右侧壁：鼻咽左右侧壁基本对称。侧壁主要由腭帆张肌、腭帆提肌、咽鼓管咽肌和咽鼓管软骨组成。由软组织包绕咽鼓管的隆突样结构，称为耳咽管隆突，其隆突的上部为圆枕，前部为前唇，后部为后唇。隆突的中央为耳咽管开口。咽鼓管隆突的后上方为咽隐窝，呈圆锥形，深约 1cm，其尖端向上与颅底破裂孔相距约 1cm。该区是鼻咽癌的好发部位，也是鼻咽癌侵入颅内的重要途径之一。

（3）前壁：由鼻中隔后缘、下鼻甲后端以及左右后鼻孔组成。上端与顶壁相连，两侧与咽鼓管前区相接。

（4）底壁：由软腭的背面及其后方的咽峡构成。

2. 咽筋膜及咽旁间隙

（1）咽筋膜：咽筋膜包括鼻咽顶壁及顶后壁黏膜下内侧的咽颅底筋膜、外侧的颊咽筋膜以及分隔咽旁组织结构的筋膜。

（2）咽旁间隙：以咽筋膜、茎突和咽旁的肌肉为界，把咽旁间隙划分为鼻咽部外侧的咽侧间隙和鼻咽部后方的咽后间隙。咽侧间隙又以茎突为界分为茎突前间隙和茎突后间隙（图 3-2-3，图 3-2-4）。①茎突前间隙：上方邻近咽隐窝，下方与扁桃体对应，顶部为颅中窝底部、蝶骨大翼、卵圆孔、棘孔以及破裂孔的前外侧。其内有颌内动脉及其分支、下齿槽神经、舌神经和耳颞神经通过。三叉神经下颌支自卵圆孔出颅后即在此间隙内穿行。②茎突后间隙：前方与茎突前间隙相接，其内与咽后间隙为邻。自内而外有颈内动脉、第Ⅸ～Ⅻ对脑神经、颈交感神经的颈上节、颈内静脉以及颈静脉淋巴链在此穿行。其后外方与腮腺深叶相邻，下方与颈间隙相接。③咽后间隙：位于鼻咽部后正中，前壁为颊咽筋膜，后壁为椎前筋膜。以中线为界被纤维隔分为左右两侧，其内有咽后内、外侧两组淋巴结。临床上外侧组更为重要，亦称为 Rouviere 淋巴结。

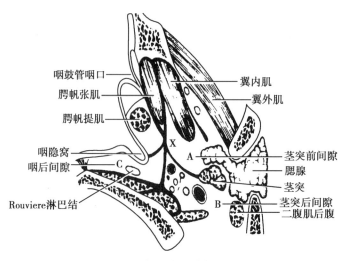

图 3-2-3　咽旁间隙解剖横断面示意图

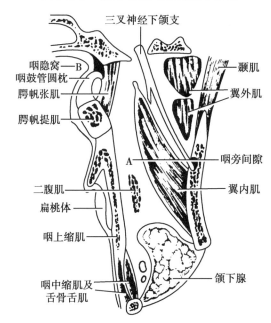

图 3-2-4　咽旁间隙解剖冠状面示意图

3. 颅底及海绵窦

（1）颅底：位于鼻咽顶部和顶侧壁，是鼻咽癌常见的侵犯部位。其中线结构有蝶骨基底部和斜坡。中线旁结构有破裂孔、蝶骨大翼的卵圆孔和棘孔、岩骨内的岩尖和颈动脉管、颈静脉孔、舌下神经孔等重要结构。中线旁结构颅底骨的受侵常伴有第 V、IX、X、XI、XII 对脑神经的损伤。

（2）海绵窦（cavernous sinus）：位于颅内蝶窦两旁，自上而下有颈内动脉和第 III、IV、V_1、V_2、VI 对脑神经穿行。当鼻咽癌侵犯海绵窦时，临床上可表现为第 III、IV、V_1、V_2、VI 对脑神经受损的表现。

（二）鼻咽的淋巴引流

鼻咽的淋巴引流十分丰富，在黏膜下有较致密的淋巴管网。经咽后壁引流至咽后内、外侧淋巴结，然后再引流至颈部；或咽侧壁直接引流至颈内动、静脉出入颅底处的淋巴结及乳突尖深部淋巴结，然后再引流至颈部的淋巴结。颈淋巴结转移的常见部位：①颈深上淋巴结、二腹肌下淋巴结、颈深中淋巴结和颈深下淋巴结；②颈后三角区斜方肌前的副神经链上、下淋巴结；③颌下淋巴结、颏下淋巴结和颈前淋巴结。上述三组转移途径最终均可转移至锁骨上淋巴结。鼻咽癌发生跳跃式淋巴结转移的概率极小。

二、病　　理

1962 年，我国学者梁伯强首先在国际上提出鼻咽癌病理组织学分类，将鼻咽癌鳞状细胞癌病理组织学分为未分化、低分化及高分化 3 大类。此后，国内及 WHO 多次修改鼻咽癌病理分类。目前国际沿用的是 2005 年 WHO 分型，包括角化性鳞状细胞癌、非角化性癌和基底细胞样鳞状细胞癌 3 大类，其中基底细胞样鳞状细胞癌罕见。非角化性癌在我国多见，可以进一步细分为非角化性分化型癌及非角化性未分化型癌。

三、临床表现

鼻咽癌患者就诊时最常见的主诉有颈部肿块、耳和 / 或鼻的症状、头痛、面部麻木以及复视等。少数早期患者因微小病灶仅局限在鼻咽部的顶壁或顶后壁，临床可无任何症状和体征，仅在常规体检或肿瘤普查时检出。部分患者仅以颈部肿块就诊而检出。鼻咽癌的临床表现与肿瘤侵犯部位和脑神经损害有密切关系。

（一）症状

1. 鼻塞　当鼻咽肿物位于鼻咽顶前壁或肿瘤直接侵犯后鼻孔时，由于肿物堵塞鼻腔而产生鼻塞。根据肿瘤侵犯鼻腔的不同部位，患者可出现单侧或双侧的鼻塞，并随肿瘤的增大而呈进行性加重。临床上需要与鼻息肉和鼻腔黏膜水肿鉴别，后者经鼻腔滴麻黄碱后症状可缓解。

2. 涕血或鼻出血　鼻咽癌侵犯鼻腔、鼻咽菜花状结节肿物或肿瘤合并溃疡的患者，用力回吸鼻腔或鼻咽分泌物时，易导致肿瘤表面毛细血管的溃破而渗血。表现为涕中带血或回吸性涕血，尤以晨起时多见。少数可以出现鼻咽大出血。

3. 耳鸣　常为鼻咽癌的初发症状。当原发灶位于鼻咽侧壁咽隐窝、咽鼓管咽口和隆突时，由于肿瘤浸润、压迫咽鼓管，使鼓室形成负压而出现耳鸣。此时常易被误诊为中耳炎。

4. 听力减退　随着鼻咽侧壁肿瘤的增大，患者出现耳鸣的同时伴有耳内闷塞感和不同程度的听力下降。做听力检查时表现为传导性听力障碍。

5. 头痛　头痛是鼻咽癌的最常见症状。临床上多表现为单侧的持续性疼痛，其部位常在颞、顶和枕后部，少数可有颈项部痛。头痛的部位及严重程度常与鼻咽原发灶侵犯的部位和范围有密切关系，部分患者头痛与鼻旁窦炎症有关。

6. 复视　鼻咽癌患者临床出现的复视表现为视物时出现的双重影。可以是肿瘤侵入眼眶内或侵及颅底、海绵窦而引起的第Ⅲ、Ⅳ、Ⅵ对脑神经受累所致。

7. 面部麻木　是由于鼻咽肿瘤侵犯或压迫了三叉神经第 1、2、3 支所致的患侧头面部感觉麻痹。临床表现为受累的不同分支所支配的区域，出现局部皮肤的浅感觉异常或麻木。

（二）体征

1. 鼻咽肿物　通常临床可通过间接鼻咽镜或纤维鼻咽镜检查见到鼻咽部隆起的肿物。对于黏膜下型的肿瘤，可能未见到明显的结节，但可见鼻咽部的结构不对称。只有极少数未发现明显肿物。

2. 颈部肿块　鼻咽癌的颈淋巴结转移率高达 70% 以上。部分患者以单纯的颈部肿块就诊。鼻咽癌患者颈淋巴结转移可以单个或多个同时出现，部分甚至多个融合形成较大的肿块。局部肿块可以单侧或双侧同时出现。极少数晚期患者甚至出现远处淋巴结转移。当转移的颈淋巴结穿破包膜后可以直接浸润颈部肌肉，甚至侵犯皮肤，形成局部边界不清的硬实肿块和皮肤橘皮样改变。

3. 脑神经受累的表现　鼻咽部周围的邻近部位均是 12 对脑神经出颅后所经过的不同解剖部位。临床上通常把第Ⅰ～Ⅷ对脑神经称为前组脑神经，第Ⅸ～Ⅻ对脑神经称为后组脑神经。鼻咽癌引起脑神经受累最常见的是第Ⅴ对，其次是第Ⅵ对，再次是第Ⅻ和Ⅸ～Ⅺ对。由于鼻咽癌侵犯部位不同，原发肿瘤可以直接侵犯或压迫相应部位的脑神经而产生 12 对脑神经中 1 对或 2 对以上受累的临床表现及体征。由于鼻咽癌局部扩散而引起的一组脑神经受累的临床体征，称为脑神经麻痹综合征。临床常见颅底和茎突后间隙受侵而产生以下几种综合征：

（1）眶上裂综合征：当肿瘤侵犯眶上裂时，可以产生第Ⅲ、Ⅳ、V₁、Ⅵ对脑神经从部分麻痹发展到完全麻痹的临床表现。如复视、眼球活动障碍或固定伴轻微眼球外突（眼外肌麻痹松弛）、上眼睑下垂、瞳孔缩小、对光反射消失（动眼神经交感支麻痹）、前额皮肤麻木和痛觉减退。患者多伴有明显头痛。

（2）眶尖综合征：肿瘤侵犯眶尖视神经管引起第Ⅱ对脑神经损伤的症状，表现为视力下降、复视甚至眼球固定、失明。一旦出现失明则复视消失。部分患者在肿瘤侵犯眶尖的同时也侵犯眶上裂，此时可同时伴有上述眶上裂综合征的表现，统称为眼眶综合征。

（3）垂体 - 蝶窦综合征：肿瘤直接侵犯颅底蝶窦区和后组筛窦时，可同时先有第Ⅲ、Ⅳ、Ⅵ对脑神经受累表现，继而由于视神经和三叉神经受压迫，可致失明和麻痹性角膜炎。

（4）岩蝶综合征：在鼻咽癌患者中最多见，亦称破裂孔综合征。由于肿瘤沿咽旁筋膜扩展至岩蝶区的破裂孔、颞骨岩尖、卵圆孔、圆孔和蝶骨旁的海绵窦，可出现第Ⅱ～Ⅵ对脑神经受累时的表现。临床上首先受累的多为第Ⅵ对脑神经，然后依次为第 V₃、V₂、V₁、Ⅲ、Ⅳ对脑神经，而第Ⅱ对脑神经受侵通常较迟。如病情不能控制，凡有岩蝶综合征的患者最终均会出现麻痹性失明。

（5）颈静脉孔综合征：当肿瘤从破裂孔、岩尖往后扩展越过岩脊，自岩枕裂侵入颅内，从茎突后间隙侵犯后颅凹的颈静脉孔等区域，将会导致第Ⅸ～Ⅺ对脑神经麻痹的表现，包括软腭活动障碍、咽反射减弱或消失、吞咽困难和声嘶。当同时伴有舌下神经孔受侵时，则可出现第Ⅻ对脑神经麻痹，表现为舌肌萎缩、伸舌偏向患侧以及说话、咀嚼和吞咽功能障碍。

（6）腮腺后间隙综合征：肿瘤侵犯茎突后间隙、咽后和腮腺区域，使该区域的第Ⅸ～Ⅻ对脑神经和颈交感神经受累。患者可出现吞咽困难，舌后 1/3 味觉异常，软腭、咽、喉黏膜感觉麻木或过敏引起呛咳，患侧的软腭下垂、舌肌萎缩、伸舌偏歪、斜方肌或胸锁乳突肌萎缩、耸肩障碍，部分同时伴有霍纳综合征的表现。

四、诊断与鉴别诊断

（一）诊断

鼻咽癌是一种可治愈性疾病，其早期诊断和早期治疗非常重要，但大部分到医院就诊的鼻咽癌患者为中、晚期。难以提高早期诊断率的原因通常是鼻咽肿瘤生长部位隐蔽，早期可以没有任何特异症状和体征，以及首诊医生的疏忽和误诊。

在临床上，根据临床表现的七大症状（鼻塞、涕血或鼻出血、耳鸣、听力减退、头痛、复视、面部麻木）、三大体征（鼻咽肿物、颈部肿块、脑神经受累时的表现）一般不难诊断。因此，对初诊患者应注意主诉的特征，以及对临床出现上述任何一种症状、颈部肿块、脑神经受累表现的患者，应常规做间接鼻咽镜检查，必要时做鼻咽肿物病理活检将有助于提高鼻咽癌的早期诊断率。目前，EB 病毒血清学检查、间接鼻咽镜或纤维鼻咽镜、CT、MRI 等影像检查是有效的辅助诊断措施。

1. EB 病毒 DNA（Epstein-Barr virus DNA，EBV DNA）拷贝数检测　血浆 EBV DNA 拷贝数是鼻咽癌最重要的肿瘤标志物，其检测是鼻咽癌早期筛查、预后判断、疗效评价及随访复查的重要辅助手段，建议临床动态监测 EBV DNA 拷贝数水平。血清 EB 病毒壳抗原抗体（VCA-IgA）和 EB 病毒早期抗原抗体（EA-IgA）滴度检测也有助于提高早期诊断率。

2. 间接鼻咽镜检查　是鼻咽癌筛查和诊断简单易行的方法之一，也是鼻咽癌放射治疗期间观察疗效的基本手段。临床可以通过这一方法观察到鼻咽部有无肿物，鼻咽黏膜有无增粗、糜烂、溃疡、坏死或出血等异常改变，以便钳取组织送病理检查确诊。临床对鼻咽部结构的改变和双侧对称性进行比较，检查时要特别注意：①咽隐窝有无变浅或消失；②隆突有无变形、增大、移位或黏膜增粗,耳咽管开口有无变形或消失;③顶后壁、顶侧壁有无黏膜下隆起增厚;④双侧后鼻孔缘有无变形、增厚或结节;⑤咽后壁及侧壁有无肿物或黏膜下隆起,软腭背面有无肿物或局限性隆起。

3.纤维鼻咽镜检查 经鼻腔表面麻醉及收缩鼻腔黏膜血管后,从鼻腔置入纤维鼻咽镜,可以清楚地观察到鼻腔及鼻咽内的病变,尤其对咽反射较敏感而无法使用间接鼻咽镜检查的患者更为适用。纤维鼻咽镜检查的优点:①对张口困难或咽反射敏感的患者也能观察到鼻咽并取活检;②可以更清楚地发现黏膜表面的微细病变;③对咽隐窝、咽鼓管开口的微小病灶容易钳取活检。

4.影像学检查 早年鼻咽癌的影像学检查是以鼻咽X线片和额顶位颅底X线片为依据。自20世纪80年代初引进CT后,鼻咽癌的影像诊断产生了质的变化。

(1)CT检查:CT图像通过横断面能分辨骨性结构和软组织结构,更清楚地了解鼻咽癌对周围咽旁、颅底、鼻窦和颅内的侵犯范围。

(2)MRI检查:MRI具有更佳的软组织分辨能力,对鼻咽癌的诊断更显示出它的优势,尤其对鼻咽黏膜的早期癌诊断、颅底斜坡的早期破坏、咽旁间隙侵犯的边界、咽后淋巴结转移、颈动脉鞘区侵犯、蝶窦与海绵窦侵犯的诊断,以及鼻窦肿瘤侵犯与炎症的鉴别诊断和鼻咽癌复发与放射治疗后纤维化的鉴别诊断等方面都显示出比CT的优越之处。目前国内外都认可了MRI作为鼻咽癌的影像诊断手段,我国鼻咽癌2008分期的标准就是以MRI作为诊断依据。

(3)B超:主要用于颈部淋巴结、腹部脏器有无转移的诊断。颈部淋巴结B超可依据淋巴结内有无坏死或血流信号等初步判断淋巴结性质。肝脏B超对于肝转移灶、肝囊肿或肝血管瘤的鉴别具有一定的诊断价值。

(4)全身骨显像:为骨转移的初步筛查方法,骨ECT阳性者可行X线、CT或MRI检查进一步确诊。

(5)PET-CT:对鼻咽局部病灶侵犯范围的判断目前似乎未显示出优于MRI,但对于转移性颈部淋巴结的判定及发现全身隐匿性远处转移病灶等方面具有重要应用价值。尤其是对于具有较高转移风险的患者(如局部晚期或血浆EBV DNA拷贝数高水平),推荐使用PET-CT检查。

(二)鉴别诊断

根据临床症状、体征、EB病毒血清学、CT或MRI影像、间接鼻咽镜或纤维鼻咽镜检查及病理活检,一般不难对鼻咽癌作出正确诊断。然而,在临床上仍需要根据鼻咽肿物及颈淋巴结肿大的特点与鼻咽腺样体增生、鼻咽结核、鼻咽坏死性肉芽肿、鼻咽血管纤维瘤、鼻咽脊索瘤、颈淋巴结结核、颈淋巴结炎、恶性淋巴瘤以及颅内鞍区肿瘤(如垂体瘤、颅咽管瘤)侵犯鼻咽顶壁等良性和恶性病变相鉴别。

五、分 期

目前鼻咽癌临床分期主要采用国际抗癌联盟(UICC)/美国癌症联合委员会(AJCC)分期系统(第8版)。

1.原发肿瘤(T)

T_x 原发肿瘤无法评价

T_0 无原发肿瘤证据,但具有EBV阳性的颈部淋巴结累及

T_{is} 原位癌

T_1 肿瘤局限于鼻咽或侵犯口咽和/或鼻腔,无咽旁间隙累及

T_2 肿瘤侵犯咽旁间隙和/或邻近软组织累及(翼内肌、翼外肌、椎前肌)

T_3 肿瘤侵犯颅底骨质、颈椎、翼状结构和/或鼻旁窦

T_4 肿瘤侵犯颅内,累及脑神经、下咽、眼眶、腮腺和/或广泛的软组织区域浸润并超过翼外肌外侧缘

2. 区域淋巴结（N）

N_x　区域淋巴结无法评价

N_0　无区域淋巴结转移

N_1　单侧颈部淋巴结转移，和／或单侧或双侧咽后淋巴结转移，最大径≤6cm，环状软骨下缘以上水平

N_2　双侧颈部淋巴结转移，最大径≤6cm，环状软骨下缘以上水平

N_3　单侧或双侧颈部淋巴结转移，最大径＞6cm，和／或侵犯环状软骨下缘以下水平

3. 远处转移（M）

M_0　无远处转移

M_1　有远处转移

4. 总体分期

0 期　　$T_{is}N_0M_0$

Ⅰ期　　$T_1N_0M_0$

Ⅱ期　　$T_{0\sim1}N_1M_0$，$T_2N_{0\sim1}M_0$

Ⅲ期　　$T_{0\sim2}N_2M_0$，$T_3N_{0\sim2}M_0$

Ⅳ$_A$ 期　$T_4N_{0\sim2}M_0$，任何 TN_3M_0

Ⅳ$_B$ 期　任何 T 任何 NM_1

六、治　疗

（一）综合治疗原则

1. 综合治疗　鼻咽癌的治疗应以个体化分层治疗为原则。Ⅰ期患者以单纯放射治疗为主，Ⅱ期患者可采用放射治疗±同步化学治疗，Ⅲ、Ⅳ$_A$ 期患者目前推荐采用诱导化疗序贯同步放化疗。对已有远处转移（Ⅳ$_B$）的患者应采用全身治疗为主的综合治疗模式，包括化学治疗、免疫治疗及局部姑息放疗等治疗模式。

2. 鼻咽癌同步放化疗意义及常用方案

（1）鼻咽癌同步放化疗的意义：同步放化疗是指在放射治疗期间同时使用化学治疗。其优点在于通过放射增敏等机制增加肿瘤局部控制率，同时可能通过杀灭微小转移灶，减少远处转移的发生；而缺点则在于化学治疗药物的非特异性增敏效应和毒性反应，易引起较为严重的黏膜反应及全身状态的恶化，甚至导致放射治疗的中断。

（2）临床常用的同步放化疗方案：目前鼻咽癌同步放化疗时首选的化疗药物为顺铂（DDP）。如果患者合并肾功能损伤时，可以用卡铂（Carbo）替代顺铂。推荐同期化疗期间 DDP 的累积剂量达到 $200mg/m^2$。

1）三周方案：DDP 每 3 周用药一次（每次 $100mg/m^2$）至放射治疗结束。

2）单周方案：DDP 每周用药一次（每次 $40mg/m^2$）至放射治疗结束。

（二）放射治疗

1. 放射治疗原则　照射靶区必须包括鼻咽大体肿瘤区、转移的颈部阳性淋巴结、亚临床病灶和预防区域，尽量避免或减少重要器官的照射。

（1）放射治疗前的准备：首先完善各项检查，必须有病理确诊以及 CT 和／或 MRI 的影像检查。放射治疗前需进行口腔处理，包括洁牙和拔出龋齿等，拔除龋齿后 7～14 天才能开始放射治疗。

（2）放射治疗是鼻咽癌的首选治疗手段，以调强适形放射治疗（intensity-modulated radiation therapy，IMRT）为主要放射治疗技术。鼻咽癌首次放射治疗时不能采用近距离放射治疗或立体定向放射治疗作为单纯的治疗方法。

（3）放射治疗计划应严格控制照射总剂量，不能盲目追加剂量，以免造成正常组织不可逆的严重损伤。

（4）放射治疗设计保证肿瘤获得高剂量照射的同时，尽量保护邻近正常组织免受过量照射。对重要器官如大脑颞叶、脑干、脊髓、垂体和视神经应限制在正常耐受剂量范围内。

2．放射治疗流程

（1）体位固定：一般采用头略后仰的仰卧位，为了减少一些重要器官的照射（例如眼睛）可以采用适当头部过仰位。采用头颈肩膜、头颈肩架、真空袋（或发泡胶）结合固定患者照射体位。

（2）CT模拟与扫描：CT模拟定位扫描从头顶至锁骨下2cm（可根据肿瘤范围适当增减），层厚最好≤3mm。如条件允许，可采用MRI和CT的融合图像，或直接进行MRI模拟扫描。完成扫描后，图像资料经网络系统传输到治疗计划系统。

（3）治疗计划设计：整个IMRT的治疗计划设计程序包括患者信息资料、图像资料注册、影像图像融合、靶区和危及器官的勾画、处方剂量的给予、优化与剂量计算、计划修改和确认等步骤。

（4）治疗计划的验证与实施：患者的治疗计划经确认后，均需要在治疗前进行治疗计划的验证，以确保质量控制和质量保证。验证剂量误差必须在临床允许范围以内方可执行治疗，其目的是验证计划系统剂量计算的准确性，照射设备的可靠性和稳定性，以保证照射剂量的准确和治疗计划的成功实现。

3．鼻咽癌靶区勾画与处方剂量

（1）靶区确定：鼻咽癌靶区划分的方法如下（图3-2-5/文末彩色插图3-2-5）：

GTVnx：临床和影像学检查所见的鼻咽部原发肿瘤区域。

CTV$_1$：包括GTVnx及其周围的亚临床病灶区域（一般在GTVnx外5～10mm）。

CTV$_2$：包括CTV$_1$及其外缘5～10mm范围，并注意调整靶区包括鼻腔后部、上颌窦后部、翼腭窝、部分后组筛窦、咽旁间隙、颅底、部分颈椎和斜坡。

GTVnd：临床检查和/或影像学所见的肿大淋巴结。在IMRT时，可根据双颈多个颈淋巴结灶设置多个GTVnds。

CTVnd：包括GTVnd并超出其1～2个阴性淋巴结引流区。

以上各靶区向上、下、前、后、侧各扩3mm形成对应的PTV。

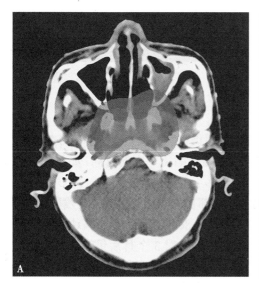
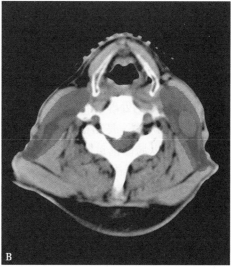

图3-2-5 鼻咽癌的靶区勾画

A．鼻咽癌靶区勾画鼻咽病灶范围；B．鼻咽癌靶区勾画颈淋巴结及其引流区范围。GTVnx（红色），CTV$_1$（粉红色），CTV$_2$（蓝色），GTVnd（红色），CTVnd（蓝色）。

（2）处方剂量：根据鼻咽原发病灶、鼻咽亚临床灶、颈淋巴结和颈淋巴引流区不同分别给予不同的处方剂量，有利于提高肿瘤的局部剂量和减少邻近正常组织的剂量。鼻咽原发灶处方剂量：① PTV-GTVnx：68～72Gy/30～33 次 /6～7 周；② PTV-CTV$_1$：60～64Gy/30～33 次 /6～7 周；③ PTV-CTV$_2$：50～54Gy/30～33 次 /6～7 周。颈淋巴结的处方剂量：① PTV-GTVnd：60～70Gy/30～33 次 /6～7 周；② PTV-CTVnd：50～54Gy/30～33 次 /6～7 周。敏感器官限制剂量（表 3-2-2）。

表 3-2-2　鼻咽癌 IMRT 推荐部分敏感组织 / 器官限制剂量

敏感组织 / 器官	限制剂量（Gy）	敏感组织 / 器官	限制剂量（Gy）
脊髓	45	晶体	10
脑干	54	腮腺	26（平均剂量）
垂体	60	下颌骨	70
视神经 / 视交叉	54	颞颌关节	70

IMRT 的优势在于可以使靶区高剂量覆盖好，同时周围重要器官的剂量明显下降，从而达到最大程度杀灭肿瘤，最大程度保护重要器官的目的（图 3-2-6/ 文末彩色插图 3-2-6，图 3-2-7/ 文末彩色插图 3-2-7）。

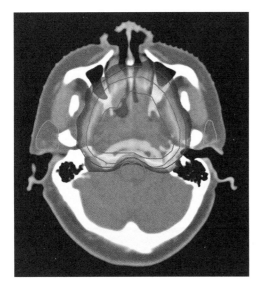

图 3-2-6　IMRT 鼻咽部等剂量曲线示意图

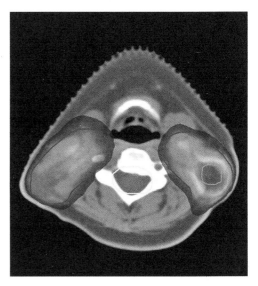

图 3-2-7　IMRT 颈部等剂量曲线示意图

4. 疗终肿瘤残存的处理

（1）鼻咽原发灶残留：是指根治性放射治疗后，鼻咽仍存在肿瘤，其残留率约占 10%～20%。临床可根据情况予以局部推量照射。由于 IMRT 后肿瘤退缩需一定的时间，如果靶区剂量已足够，可以观察 1～3 个月再决定是否加量。

（2）颈部淋巴结残留：是指根治性放射治疗后，颈部仍有淋巴结残留，其残留率约占 30%。颈淋巴结的残留率与放射治疗前淋巴结的大小有关，大于 8cm 者其残留率高达 80%。对残留淋巴结≤2cm 者，观察 1～3 个月后约有一半患者可获得消退。对 3 个月后仍有残留且原发灶获得控制的患者，可行颈部残留淋巴结穿刺细胞学检查，如明确残留，可手术切除。

5. 复发与转移的处理　鼻咽癌复发的定义是指根治性放射治疗后肿瘤全消持续 6 个月以上再次出现肿瘤。临床上约有 10%～25% 鼻咽癌患者经根治性放射治疗后会有鼻咽和 / 或颈淋巴结复发。临床上对鼻咽癌复发的诊断常常需要与肿瘤残留相鉴别。复发出现在首程放射治疗后

1～3 年内最多，约占 70%～85%。临床检查怀疑鼻咽或颈淋巴结复发者，应取病理活检证实，不能仅仅凭借有肿块就诊断为复发，以免误诊导致误治，严重影响患者的生存质量。

鼻咽癌放射治疗后的转移通常是指经血循环引起的远处器官转移。放射治疗后 5 年内的累积远处转移率约占 20%～45%。远处转移发生部位的频率依次为：骨、肺和肝脏，脑转移罕见。临床上对鼻咽癌远处转移诊断的手段可选用 B 超、全身骨扫描、CT、MRI 或 PET-CT 等方法，EB-DNA 水平滴度进行性升高也可作为鼻咽癌远处转移的辅助诊断依据。

（1）复发病灶的治疗

1）鼻咽癌放射治疗后复发的再程放射治疗，原则上仅照射复发的部位，不需要对颈部预防照射。

2）放射治疗后 1 年以内鼻咽复发者，一般不宜做全程根治性外照射。可以选用化学治疗、化疗联合免疫治疗、近距离放射治疗或射波刀/X 刀等。放射治疗后颈淋巴结复发者，建议采用手术治疗，放射治疗后 1 年以上鼻咽和 / 或颈淋巴结复发者，可考虑做第二程根治性放射治疗。

3）复发病灶的再程放射治疗计划设计应充分考虑危及器官受量，剂量应达到 50～70Gy。

4）如已经出现重要器官放射损伤，不建议行再程放射治疗。一般情况下不推荐行第三程放射治疗。

5）手术治疗：外科手术在复发鼻咽癌治疗中的病例选择性较强。rT_1～rT_2 的病例可选择手术治疗，单个颈淋巴结复发的病例，应首选手术切除。

目前外科手术的方式主要分为两种，一种是传统的开放式切除术，另一种是鼻内镜下切除术。手术方式的选择取决于复发肿瘤的大小、位置和侵犯的范围。经典的鼻外路径手术的常用入路有：经下颌骨翼突路径、经上颌骨外翻路径、经腭路径等。常见的术后并发症包括术后毁容、张口困难、上颚瘘、神经损伤、骨坏死等，严重者会造成颈动脉损伤而导致死亡。鼻内镜下手术损伤较小，可一定程度上减少手术并发症，但对病例的选择性较强，一般仅适用于 rT_1、rT_2 及部分 rT_3 的患者，该手术方式越来越受到重视。手术治疗对复发鼻咽癌的另一个重要作用是处理再程放射治疗后的并发症，如清除鼻咽黏膜坏死、重度鼻甲粘连等。

（2）远处转移病灶的治疗

1）鼻咽癌出现远处转移时应以化学治疗联合免疫治疗为主，但局部病灶（包括原发灶或转移灶）放射治疗对缓解症状和延长生存期具有积极的作用。

2）对局限的骨转移病灶可采用局部外照射；对广泛骨转移灶宜采用全身治疗，包括化学治疗、靶向治疗和免疫治疗，同时对疼痛剧烈的部位给予局部姑息性放射治疗。

七、放射反应与放射损伤

放射反应是指在射线作用下出现的暂时性且可恢复的全身或局部反应。放射性损伤是指射线的作用引起组织器官不可逆的永久性损伤。根据放射反应出现的时间和表现分为急性放射反应（从放射治疗开始至 3 个月内）、亚急性放射反应（放射治疗后 3～6 个月）和慢性放射反应（放射治疗后 6～12 个月）。

（一）口腔黏膜反应

主要表现为急性放射反应，通常在放射治疗开始后 2～3 周出现，表现为口干、咽痛、干咳等。局部表现为口咽、软腭及咽后壁黏膜充血、伪膜形成，严重者伴有溃疡、出血及脓性分泌物。

（二）皮肤反应

皮肤急性反应主要是指在放射治疗中出现的急性放射性皮炎。临床按其出现的时间和表现分为：①放射性干性皮炎；②放射性湿性皮炎；③放射性溃疡性皮炎。在照射野内的皮肤忌用碘酒、红汞、胶布等，以免加重皮肤的放射性损伤。晚期皮肤损伤主要表现为红白相间的花斑样变，严重者出现迁延不愈的皮肤溃疡。

（三）唾液腺反应

急性反应是由于腮腺受辐射线照射后局部急性充血、水肿、腮腺导管阻塞等。患者在首次接受放射治疗后即可出现腮腺区肿胀、疼痛、局部压痛，甚至张口困难。临床一般无须特殊处理。严重合并感染者可伴有发热，可给予抗感染治疗。唾液腺晚期放射损伤主要是唾液腺功能受损，临床表现为口腔干燥。但应用 IMRT 等精确治疗技术后，重度口干的发生率明显下降。

（四）放射性颞颌关节炎

颞颌关节的损伤可导致颞颌关节功能障碍，表现为张口时颞颌关节抽搐、疼痛、张口困难、门齿距缩小。初治鼻咽癌采用 IMRT 技术后，张口困难等发生率也明显下降。

（五）放射性下颌骨骨髓炎

患者在放射治疗前有龋齿而没有做口腔处理，或下颌骨的过量照射，可导致骨髓炎或骨坏死的发生。临床表现为局部红、肿、热、痛和压痛。X 线片可见下颌骨骨质破坏甚至坏死。

（六）放射性脑、脊髓损伤

脑、脊髓接受过量照射后可导致局部出现水肿，梗死或坏死的损伤，严重影响患者的生存质量。放射性脑、脊髓损伤发生的潜伏期在 1.5～6 年。其病因主要有以下可能的机制：①直接损伤学说；②血管损伤学说；③免疫损伤学说；④自由基损伤学说。

（七）放射性垂体功能低下

垂体功能的损伤可以导致垂体功能低下，临床表现为性欲下降、阳痿、月经减少、月经不规则、闭经以及甲状腺功能和肾上腺皮质功能减退等。

（八）放射性颈部肌肉纤维化

放射性颈部肌肉纤维化是皮肤与软组织的晚期损伤，其表现主要是皮肤与软组织的萎缩和纤维化，临床上出现颈部肌肉僵硬，活动受限，抽搐性疼痛等症状。

八、放射新技术与展望

在 IMRT 为代表的精确放射治疗时代，为了更好地遵循最大程度杀灭肿瘤，最大程度保护正常组织这两大原则，新的放疗技术层出不穷，也迅速在临床上应用于鼻咽癌和头颈肿瘤患者的治疗。

（一）容积弧形调强治疗（volumetric modulated arc therapy，VMAT）

VMAT 作为一种新兴的适形调强放疗技术，和传统的 IMRT 比较，主要优势是缩短了分次照射时间，可提高患者的舒适度和放疗设备的使用效率，理论上可提高肿瘤的放射生物学效应和治疗的准确率。

（二）螺旋断层放射治疗（tomotherapy，TOMO）

TOMO 是一种依托于螺旋断层放射治疗系统的癌症放射治疗方法，螺旋断层放疗装置集 IMRT、IGRT（image guided radiation therapy，影像引导调强适形放疗）、DGRT（dose guided radiation therapy，剂量引导调强适形放疗）于一体，其独创性的设计使直线加速器与螺旋 CT 完美结合，在 CT 引导下 360° 聚焦断层照射肿瘤，对恶性肿瘤患者进行高效、精确的治疗。对于靶区形状复杂的鼻咽癌病灶，TOMO 往往具有更理想的剂量分布。

（三）质子 / 重离子放疗

质子和重离子具有独特的物理性质，穿透物质时速度随穿透深度变慢，能量损失率随速度的降低而增加，形成布拉格峰，峰的深度即照射范围，范围外的剂量可忽略不计。重离子还具有切断 DNA 双链的功能，能更有效地杀死乏氧肿瘤细胞。故质子 / 重离子放疗的优势在于：①具有优越的放射生物学特性，治疗的适应证范围拓宽；②出色的剂量定位，减少对正常组织的剂量，治疗的不良反应减轻。目前，使用质子 / 重离子放疗治疗在复发鼻咽癌中已观察到更高的局部控制率和降低的治疗毒性，这项新技术有望在未来临床得到广泛应用。

第二节 口 腔 癌

一、概 述

口腔癌(oral carcinoma)是指发生于口腔黏膜上皮的恶性肿瘤,主要包括舌癌、口底癌、颊黏膜癌、齿龈癌、硬腭癌等,舌和口底是好发部位。在我国,口腔癌约占头颈部恶性肿瘤的4.7%~20.3%,居头颈部恶性肿瘤第二位。男性较女性发病率高,多见于50~70岁的男性。近年来的研究认为烟草和酒精是口腔癌的主要致病因素,长期吸烟及饮酒会显著增加口腔癌的风险。此外,嚼槟榔、口腔卫生状况差、感染人乳头状瘤病毒、长期的异物刺激等也与罹患口腔癌相关。

早期口腔癌运用单纯手术或单纯放疗都能取得高的控制率(85%~90%),对于局部进展期的病变,往往需要联合手术及放疗来提高局部控制率。对于不可治愈的晚期口腔癌,通过姑息放化疗能改善生存质量。

(一)口腔的解剖

口腔向前通过上下唇之间的口裂与外界相通,向后经咽峡与咽相连续。顶部为腭,底部为肌性口底,侧壁为颊。口腔借上、下牙弓分为前外侧部的口腔前庭和后内侧部的固有口腔。口腔前庭是上、下唇和颊与上、下牙弓和牙龈之间的间隙,固有口腔是位于上、下牙弓和牙龈所围成的空间。

(二)淋巴结转移

口腔癌的淋巴结转移率约为36%,浅淋巴管的引流方向一般为由上到下,深淋巴管的引流方向不太恒定。病变越远离中线,其淋巴结转移率也越低。口腔癌的淋巴结转移与病变部位密切相关,转移率从高到低依次为舌、口底、下牙龈、颊黏膜、上牙龈、硬腭及唇。

舌癌易出现淋巴结转移,同侧颈部Ⅰb、Ⅱ、Ⅲ区是最常见的区域,也有部分患者会出现Ⅳ区的跳跃性淋巴结转移。多数口底癌也易出现淋巴结转移,常有Ⅰb、Ⅱ区的淋巴结转移。颊黏膜癌、齿龈癌的淋巴结转移主要在同侧的Ⅰb和Ⅱ区,对侧颈部淋巴结转移少见。

二、病 理

口腔癌中绝大多数为黏膜鳞状细胞癌。大部分舌癌为中分化或高分化鳞癌,少部分为腺样囊性癌。颊黏膜癌、齿龈癌大部分为分化好的鳞癌。硬腭鳞癌大多高度分化,来自小唾液腺的癌也较为多见。

三、临 床 表 现

口腔癌可表现为溃疡性或菜花样的肿物,病变颜色相对于正常黏膜可以变浅或变红,病变常伴有疼痛、肿瘤表面破溃或少量出血。当病变累及周围正常结构可出现相应症状,例如累及齿龈时可有牙齿松动脱落,累及舌肌时伴有伸舌受限等表现。当淋巴结转移时,可于颌下区或颈部触及肿大的淋巴结。

四、诊断与鉴别诊断

(一)诊断

根据病史、头颈部查体以及病理活检一般不难诊断。CT或MRI检查有利于了解病灶侵犯范围。

1.头颈部查体 头颈部查体是口腔癌诊断的重要环节,通过触诊、视诊可以明确口腔肿瘤的位置、大小、质地、浸润深度以及与周围结构的关系。此外,查体可以明确异常黏膜的范围,而影像学检查往往难以显示异常黏膜。颌下区和颏下区域的双合诊有助于明确口底肿瘤的范围及淋巴结转移情况。

2. 病理组织活检 病理检查是诊断口腔癌的"金标准"。口腔肿瘤一般可以直接对肿瘤组织进行活检。对于难以判断是否转移的小淋巴结,可针对淋巴结进行穿刺活检。

3. 影像学检查 CT 和 MRI 能用于判断肿瘤的外侵范围以及淋巴结转移情况。MRI 比 CT 更有利于明确肿瘤对于周围软组织浸润的范围,CT 相对 MRI 在骨受侵方面有一定优势。对于怀疑有远处转移的患者,PET-CT 有助于提高患者远处转移病灶诊断的准确率。

(二)鉴别诊断

尽管口腔恶性肿瘤的诊断并不难,但临床上需与口腔白斑、良性溃疡、口腔乳头状瘤、牙龈瘤等鉴别。

五、分 期

口腔癌的分期采用 AJCC 于 2017 年制定的第 8 版 TNM 临床分期标准。

(一)原发肿瘤(T)

T_x　原发肿瘤情况不能评价

T_{is}　原位癌

T_1　肿瘤≤2cm,浸润深度≤0.5cm

T_2　肿瘤≤2cm,0.5cm<浸润深度≤1cm;或 2cm<肿瘤≤4cm,浸润深度≤1cm

T_3　肿瘤>4cm,或者任何大小的肿瘤浸润深度>1cm

T_{4a}　肿瘤单独侵犯邻近组织(包括下颌骨和上颌骨、上颌窦、面部皮肤)

T_{4b}　肿瘤侵犯咀嚼肌间隙、翼板或颅底和/或包绕颈内动脉

(二)区域淋巴结(N)

N_x　区域淋巴结情况不能评价

N_0　无区域淋巴结转移

N_1　同侧单个淋巴结转移,最大直径≤3cm,并且淋巴结包膜外侵犯(ENE)(−)

N_2　同侧单个淋巴结转移,最大径>3cm,但≤6cm,ENE(−);或同侧多个淋巴结转移,最大径均≤6cm,ENE(−);或双侧或对侧淋巴结转移,最大径≤6cm,ENE(−)

　　N_{2a}　同侧单个淋巴结转移,最大径>3cm 但≤6cm,ENE(−)

　　N_{2b}　同侧多个淋巴结转移,最大径均≤6cm,ENE(−)

　　N_{2c}　双侧或对侧淋巴结转移,最大径均≤6cm,ENE(−)

N_3　单个淋巴结转移,最大直径>6cm,ENE(−)或任何淋巴结转移,并且 ENE(+)

　　N_{3a}　单个淋巴结转移,最大直径>6cm,ENE(−)

　　N_{3b}　任何淋巴结转移,并且 ENE(+)

(三)远处转移(M)

M_x　有无远处转移不能确定

M_0　无远处转移

M_1　有远处转移

(四)口腔癌的临床 TNM 分期标准

Ⅰ期　　　$T_1N_0M_0$

Ⅱ期　　　$T_2N_0M_0$

Ⅲ期　　　$T_{1\sim2}N_1M_0$

　　　　　$T_3N_{0\sim1}M_0$

IV_A 期　　$T_{1\sim3}N_2M_0$

　　　　　　$T_{4a}N_{0\sim2}M_0$

IV_B 期　　$T_{4b}N_{0\sim3}M_0$

　　　　　　$T_{1\sim4}N_3M_0$

IV_C 期　　$T_{1\sim4}N_{0\sim3}M_1$

六、治　疗

（一）综合治疗原则

1. 早期口腔癌的治疗　早期口腔癌（$T_1\sim T_2$，N_0）多数通过手术可充分切除，并且能较好地保留发音及吞咽功能，因此手术是目前早期口腔癌的主要治疗模式。术后病理提示脉管癌栓、神经侵犯或者颈部淋巴结转移较多的患者需要术后辅助放疗。对于颈部淋巴结包膜外侵犯、术后切缘阳性的患者还需要术后同步放化疗。对于不能耐受手术或可能导致严重功能障碍的患者，也可以选择根治性放化疗。

2. 局部晚期口腔癌的治疗　针对局部晚期口腔癌（$T_1\sim T_2$，N +/$T_3\sim T_4$，任何 N），手术仍然是主要的根治手段。对于 $T_3\sim T_4$，$N_2\sim N_3$ 淋巴结位于 IV 或 V 区、脉管侵犯、周围神经浸润建议术后单纯放疗，术后放疗应在术后 6 周内进行。对于病例切缘阳性或颈部淋巴结转移有包膜外浸润的患者，需要术后辅助放化疗。对于不可手术的晚期患者，可选择根治性放化疗或姑息化疗。

（二）放射治疗

1. 放射治疗原则

（1）早期口腔癌患者术后病理或组织学检测提示有高危因素时，需行术后放疗或放化疗。

（2）局部晚期患者需要进行综合治疗，对于术后有病理危险因素的患者需要术后辅助放疗或术后放化疗。

（3）放射治疗推荐采用 IMRT 等精确治疗技术。

2. 放疗流程与照射范围

（1）放疗流程

1）体位固定：定位前需完成放疗前口腔准备，例如口腔患齿的处理。通常需要使用口含器以降低不需照射的口腔剂量。一般采用头略后仰的仰卧位，根据患者颈部曲度选择合适的头枕，采用头颈肩热塑膜固定体位以确保重复性。

2）CT 模拟与扫描：CT 扫描前需了解患者有无 CT 造影剂的禁忌证。CT 模拟定位扫描从颅顶到胸锁关节下方，扫描层厚一般为 3mm。若有条件可采用 MRI 和 PET 的融合图像以提高勾画靶区的准确性。

3）治疗计划设计：整个 IMRT 的治疗计划设计程序包括患者信息资料、图像资料注册、影像图像融合、靶区和危及器官的勾画、处方剂量的给予、优化与剂量计算、计划修改和确认等步骤。

4）治疗计划的验证与实施：患者的治疗计划经确认后需要进行治疗计划的验证，验证剂量误差必须在临床允许范围以内方可执行治疗。

（2）照射范围

1）原发灶照射范围：根治性放疗的 GTV 包括查体及影像学所示的原发肿瘤。CTV 包括 GTV 周围至少 1cm 的正常组织。术后放疗的照射范围主要包括瘤床和周围术区，颊黏膜癌还需照射患侧整个颊黏膜区域。

2）颈部照射范围：根治性放疗的颈部照射范围需包含阳性淋巴结，并设置颈部高、低危预防性照射区域。术后照射的范围根据原发灶的不同而异，舌、口底癌的颈部照射需要包括双侧 I ～ IV 区，颊黏膜癌、齿龈癌、硬腭癌的颈部照射范围只需包括同侧 I ～ IV 区，若淋巴结阳性需照射 V 区，视具体情况设计高、低危 CTV。

3. 口腔靶区勾画与处方剂量

靶区确定与处方剂量

GTVp：临床和影像学检查所见的原发肿瘤区域，处方剂量通常为 66～70Gy/30～35 次 /6～7 周（图 3-2-8/ 文末彩色插图 3-2-8）。

GTVnd：临床检查和 / 或影像学所见的肿大淋巴结，处方剂量通常为 66～70Gy/30～35 次 /6～7 周。

CTV：包括瘤床及周围术区，处方剂量为 60～66Gy/30～35 次 /6～7 周。

CTV$_1$：高危预防区域，包括 GTV 相同或相邻层面的高危淋巴结引流区，一般在 GTV 外 5～10mm 的范围，处方剂量通常为 56～60Gy/30～35 次 /6～7 周（图 3-2-9/ 文末彩色插图 3-2-9）。

CTV$_2$：低危预防区域，主要包括转移风险较低的淋巴结区域，如同侧下颈或对侧颈部，处方剂量通常为 50～54Gy/30～35 次 /6～7 周。

PTV：根据实际情况外扩，一般向各方向各扩 3mm，在重要器官附近可扩 1～2mm。

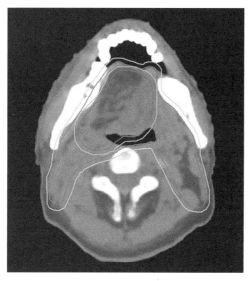

图 3-2-8　口腔癌原发肿瘤靶区勾画示意图

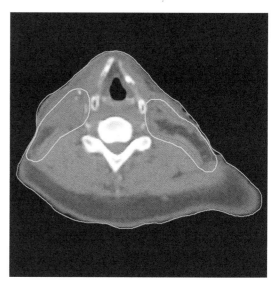

图 3-2-9　口腔癌颈部靶区勾画示意图

第三节　口　咽　癌

一、概　　述

口咽癌（oropharyngeal carcinoma）是指原发于口咽部上皮组织来源的恶性肿瘤。口咽恶性肿瘤包括发生在软腭与舌骨之间的扁桃体、舌根、软腭、口咽壁等口咽部的恶性肿瘤。其中发生在扁桃体的恶性肿瘤约占 60%，其次是舌根占 25%，软腭部位约 15%。我国口咽恶性肿瘤的发病率占全身恶性肿瘤的 38%～84%。发病年龄为 21～70 岁，其中恶性淋巴瘤和未分化癌的发病年龄较小，鳞癌的发病年龄偏大。男女之比约为 2：1。口咽部恶性肿瘤的确切病因仍不清楚，流行病学认为，饮酒造成口腔咽喉部肿瘤的危险性相对较高，如果长时间大量吸烟再加上饮烈性酒，其危险性可成倍增加。近年来的研究认为部分口咽癌患者与感染人乳头状瘤病毒（human papilloma virus，HPV）有关，且 HPV 感染的患者预后要好。

早期口咽癌可用单纯放射治疗，中、晚期患者则采用手术或放化综合治疗。口咽部恶性肿瘤的预后与临床分期和病理类型有关,恶性淋巴瘤预后较好,间胚叶来源的恶性肿瘤预后较差。早期5年生存率可达80%~90%,晚期则仅为20%。

(一)口咽的解剖

口咽部介于软腭与舌骨水平之间,上起软腭腹侧连接鼻咽,下至会厌谷与下咽相毗邻(图3-2-10/文末彩色插图3-2-10,图3-2-11)。顶壁包括软腭舌面和悬雍垂。前方以腭舌弓和舌轮廓乳头与口腔分界。咽后壁为覆盖于颈椎前的一层软组织。侧壁由腭舌弓、腭咽弓、扁桃体窝和扁桃体组成。口咽的侧壁及后壁由咽缩肌包绕,与咽旁间隙及咽后间隙毗邻。该处发生肿瘤易引起茎突后间隙和咽后间隙淋巴结转移。

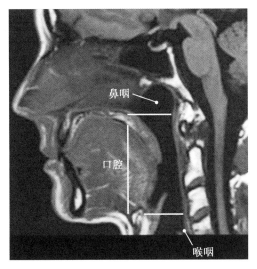

图3-2-10 口咽部解剖范围示意图

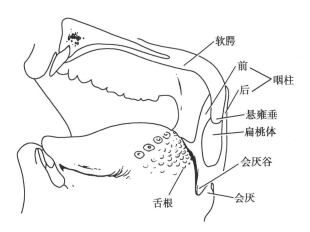

图3-2-11 口咽矢状面解剖示意图

(二)淋巴结转移

由于口咽部的淋巴组织和淋巴网非常丰富,口咽癌常可见颈淋巴结转移。最常见部位是颌下区和上颈部,晚期患者可同时出现上、中、下颈淋巴结转移。

口咽部恶性肿瘤的生长方式可呈黏膜下生长形成表面光滑的肿物结节,也可向口咽腔生长形成外生性菜花状肿物。其扩展方式可分为:向前侵犯口腔,向上侵犯鼻咽,向下侵犯喉咽,两旁侵犯咽侧壁和咽旁间隙。软腭肿瘤可以向两侧侵犯咽弓。舌根肿瘤则向深部浸润累及会厌谷、会厌皱襞和下颌角。

二、病 理

大多数口咽部恶性肿瘤为上皮来源(包括鳞状上皮和腺上皮),约占58%~84%,主要是鳞癌,其次是恶性淋巴瘤和未分化癌,约占30%,较少见的是中线恶性网织细胞增生症和间胚叶来源的恶性肿瘤。口咽部恶性肿瘤的病理类型与部位具有一定关系。扁桃体区多见鳞癌、恶性淋巴瘤和未分化癌;舌根与软腭多见鳞癌和腺癌,其中腺癌多为腺样囊性癌;口咽侧壁多为鳞癌和恶性淋巴瘤。

三、临 床 表 现

(一)症状

口咽部恶性肿瘤的病程一般在数月之间,腺癌发展较缓慢,病程稍长。临床症状根据病变大小和扩展范围而不同。早期患者症状不明显,常见症状是感觉咽部不适和异物感。随着肿瘤增大、溃破合并感染,出现固定病变一侧的咽喉疼痛,随进食而加重,甚至出现吞咽困难和呼吸道阻塞。患者常有唾液带血并伴口臭。部分患者由于舌咽神经反射而造成耳内疼痛。如肿瘤侵犯咽侧壁，累及翼内肌可致张口困难；舌根肿瘤向深部侵犯舌神经或舌下神经时，则表现为半侧舌麻木和伸舌困难；如肿瘤向上侵犯鼻咽则可有患侧的耳鸣和听力下降。

（二）体征

1. 扁桃体鳞癌表现为菜花状突起的肿物，表面溃疡，触之易出血；恶性淋巴瘤则多呈结节状隆起，呈暗红色，表面光滑；软腭肿瘤多发生在软腭口咽面，晚期可穿透至软腭背面；软腭腺样囊性癌表现为表面凹凸不平的浸润灶；舌根肿瘤多往深部浸润，局部触诊可扪及结节状肿物；口咽侧和后壁肿瘤可见局部黏膜下隆起。

2. 颈部肿块是口咽部恶性肿瘤的常见体征。临床上很多患者是以颌下或上颈部肿块为首发症状而就诊。口咽癌的淋巴结转移高达 50%～85%，若原发肿瘤已越过中线，其对侧淋巴结发生转移的概率为 20%～30%。

四、诊断与鉴别诊断

（一）诊断

根据病史、临床咽喉部检查以及病理活检一般不难诊断。CT 或 MRI 检查有利于了解病灶侵犯范围。

1. 临床咽喉部检查　通过视诊、触诊以及间接鼻咽镜和喉镜检查通常可发现肿瘤的部位和形态。由于口咽部恶性肿瘤具有沿软腭及咽侧壁黏膜向周围生长和向深层浸润的特性，其局部浸润性病灶多较广泛，往往超出肉眼所见。因此，对舌根癌患者除触诊检查外，还需要用间接喉镜检查肿瘤与喉咽的关系；扁桃体和咽侧壁的肿瘤除要检查喉咽外，还需要检查鼻咽，以了解肿瘤向上、下方侵犯的范围；软腭的肿瘤则需检查后鼻孔和鼻咽。

2. 颈淋巴结检查　在检查时，必须明确有无颈淋巴结肿大。有颈淋巴结转移的患者，必须详细检查淋巴结的部位、大小、数目、质地、活动度以及是否有皮肤侵犯。

3. 病理组织活检　要对口咽部恶性肿瘤的病理分类做出诊断，必须取组织进行病理检查。口咽部恶性肿瘤可直接取肿瘤组织活检，黏膜下型的肿瘤可行针刺活检。

4. 影像学检查　在临床影像学检查中，CT 或 MRI 对确切了解口咽部恶性肿瘤的部位、大小、邻近侵犯范围、下颌骨侵犯和颈淋巴结转移的情况很有帮助。对手术切除范围和放射治疗靶区的设计也有很大的裨益。因此，CT 或 MRI 应作为原发灶和颈部的常规检查手段。

（二）鉴别诊断

尽管口咽部恶性肿瘤的诊断并不难，但临床上仍需与化脓性扁桃体炎、口咽部乳头状瘤、咽旁间隙或腮腺深叶肿瘤、咽后脓肿、舌根淋巴组织增生、会厌谷囊肿等鉴别。

五、分　　期

口咽癌的分期采用 AJCC 于 2017 年制定的第 8 版 TNM 临床分期标准，分为 p16(-) 及 p16(+) 的两类。

（一）口咽癌[p16(-)]

1. 原发肿瘤（T）

T_x　原发肿瘤情况不能评价

T_0　无原发肿瘤的证据

T_{is}　原位癌

T_1　肿瘤最大直径≤2cm

T_2　肿瘤最大直径>2cm，但≤4cm

T_3　肿瘤最大直径>4cm，或侵及会厌舌面

T_{4a} 肿瘤侵犯喉、舌外侧肌肉、翼内肌、硬腭或下颌骨

T_{4b} 肿瘤侵犯翼外肌、翼板、鼻咽侧壁或颅底,或包绕颈动脉

2. 区域淋巴结(N)

N_x 区域淋巴结情况不能评价

N_0 无区域淋巴结转移

N_1 同侧单个淋巴结转移,最大直径≤3cm,并且 ENE(-)

N_2 同侧单个淋巴结转移,最大径>3cm,但≤6cm,并且 ENE(-);或同侧多个淋巴结转移,最大径均≤6cm,并且 ENE(-);或双侧或对侧淋巴结转移,最大径均≤6cm,并且 ENE(-)

N_{2a} 同侧单个淋巴结转移,最大径>3cm 但≤6cm,并且 ENE(-)

N_{2b} 同侧多个淋巴结转移,最大径均≤6cm,并且 ENE(-)

N_{2c} 双侧或对侧淋巴结转移,最大径均≤6cm,并且 ENE(-)

N_3 单个淋巴结转移,最大直径>6cm,并且 ENE(-)或任何淋巴结转移,并且 ENE(+)

N_{3a} 单个淋巴结转移,最大直径>6cm,并且 ENE(-)

N_{3b} 任何淋巴结转移,并且 ENE(+)

3. 远处转移(M)

M_x 有无远处转移不能确定

M_0 无远处转移

M_1 有远处转移

4. 口咽癌(p16-)的临床 TNM 分期标准

Ⅰ期　　$T_1N_0M_0$

Ⅱ期　　$T_2N_0M_0$

Ⅲ期　　$T_{1\sim2}N_1M_0$

　　　　$T_3N_{0\sim1}M_0$

ⅣA 期　$T_{1\sim3}N_2M_0$

　　　　$T_{4a}N_{0\sim2}M_0$

ⅣB 期　$T_{4b}N_{0\sim3}M_0$

　　　　$T_{1\sim4}N_3M_0$

ⅣC 期　$T_{1\sim4}N_{0\sim3}M_1$

(二)口咽癌[p16(+)]

1. 原发肿瘤(T)

T_x 原发肿瘤情况不能评价

T_0 无原发肿瘤的证据

T_{is} 原位癌

T_1 肿瘤最大直径≤2cm

T_2 肿瘤最大直径>2cm,但≤4cm

T_3 肿瘤最大直径>4cm,或侵及会厌舌面

T_4 肿瘤侵犯喉、舌的外部肌肉、翼内肌、硬腭、下颌骨或更远

2. 区域淋巴结(N)

N_x 区域淋巴结情况不能评价

N_0 无区域淋巴结转移

N_1 同侧单个或多个淋巴结转移,最大直径≤6cm

N_2 对侧或双侧淋巴结转移,最大径≤6cm

N_3 转移淋巴结最大径>6cm

3. 远处转移（M）

M_x 有无远处转移不能确定

M_0 无远处转移

M_1 有远处转移

4. 口咽癌（p16+）的临床 TNM 分期标准

Ⅰ期　　$T_{0\sim2}N_{0\sim1}M_0$

Ⅱ期　　$T_{0\sim2}N_2M_0$

　　　　$T_3N_{0\sim2}M_0$

Ⅲ期　　$T_{0\sim3}N_3M_0$

　　　　$T_4N_{0\sim3}M_0$

Ⅳ期　　$T_{1\sim4}N_{0\sim3}M_1$

六、治　疗

（一）综合治疗原则

1. 对 $T_{1\sim2}N_{0\sim1}$ 患者可行根治性放射治疗或手术治疗，对放射治疗后有残留患者行挽救性手术治疗，T_2N_1 的可选用放疗加全身化疗；对术后有不良预后因素（包括淋巴结包膜外受侵、切缘阳性、神经周围侵犯或血管内瘤栓）者，需行术后放疗或同步放化疗。$T_{3\sim4a}N_{0\sim1}$ 患者可行同步放化疗、手术治疗、诱导化疗后放疗或同步放化疗；$T_{1\sim4b}N_{2\sim3}$ 患者首选同步放化疗或诱导化疗 + 同步放化疗，或者行手术后再行放化疗。晚期患者可选用靶向药物综合治疗。

2. 临床常用化疗方案

（1）同步放化疗：3 周方案，DDP 每 3 周用药一次（每次 100mg/m²）至放射治疗结束；或每周方案，DDP 每周一次（每次 40mg/m²）。

（2）诱导化疗：TPF 方案，每 3 周一次，共 3 次。

（3）靶向治疗：放疗中加用靶向药物，推荐西妥昔单抗每周一次（每次 250mg/m²，首次用量 400mg/m²）。

（二）放射治疗

1. 放射治疗原则

（1）早期口咽癌放射治疗与手术治疗疗效接近，因此对Ⅰ期或Ⅱ期患者选用单纯放射治疗，不但可取得治愈的效果，而且可有效保护正常器官的功能，较易为患者所接受。手术治疗对早期口咽癌患者可作为放射治疗失败后的挽救治疗手段。

（2）对Ⅲ或Ⅳ期患者，尤其有颈淋巴结转移的患者，单纯手术和放射治疗都不理想，目前多主张手术与放、化疗综合治疗。临床可根据肿瘤的大小、病灶侵犯的范围、病理类型和颈淋巴结转移的情况选择术前放射治疗或术后放射治疗。

（3）口咽部恶性淋巴瘤则采用放、化疗综合治疗方法。

（4）放射治疗推荐采用 IMRT 等精确治疗技术。

2. 放射治疗的适应证与禁忌证

（1）Ⅰ～Ⅳ期的口咽癌均可以按上述原则选择做放射治疗。

（2）因各种原因致头颈部无法做体位固定的患者不宜放射治疗。

（3）口咽部肿瘤巨大影响呼吸道通畅的患者不宜放射治疗。

（4）有危及生命的心肺功能障碍患者不宜放射治疗。

3. 放疗流程与照射范围

（1）放疗流程

1）体位固定：一般采用头略后仰的仰卧位。用头颈肩膜、头颈肩架、真空袋（或发泡胶）结合固定患者照射体位。

2）CT 模拟与扫描：CT 模拟定位扫描从头顶至锁骨下 2cm（可根据肿瘤范围适当增减），层厚最好≤3mm。如条件允许，可采用 MRI 和 CT 的融合图像，或直接进行 MRI 模拟扫描。完成扫描后，图像资料经网络系统传输到治疗计划系统。

3）治疗计划设计：整个 IMRT 的治疗计划设计程序包括患者信息资料、图像资料注册、影像图像融合、靶区和危及器官的勾画、处方剂量的给予、优化与剂量计算、计划修改和确认等步骤。

4）治疗计划的验证与实施：患者的治疗计划经确认后，均需要在治疗前进行治疗计划的验证，以确保质量控制和质量保证。验证剂量误差必须在临床允许范围以内方可执行治疗。

（2）照射范围

1）原发灶照射范围：基于口咽部恶性肿瘤的生物学特点①具有沿软腭及咽侧壁黏膜向周围生长和向深层浸润的特性，其局部浸润性病灶多较广泛；②口咽部的淋巴组织和淋巴管丰富；③颈淋巴结转移高达 50%～85%，若原发肿瘤已越过中线，其对侧淋巴结发生转移的概率为 20%～30%。因此，口咽恶性肿瘤的原发灶照射范围通常较大。

2）颈部照射范围：对口咽部恶性肿瘤患者除有上颈淋巴结转移必须给予下颈、锁骨上区的预防照射外，对即使颈淋巴结阴性的患者也应行颈部的预防照射。

4. 口咽癌靶区勾画与处方剂量

（1）靶区确定

GTVp：临床和影像学检查所见的原发肿瘤区域。

GTVnd：临床检查和 / 或影像学所见的肿大淋巴结（图 3-2-12/ 文末彩色插图 3-2-12，图 3-2-13/ 文末彩色插图 3-2-13，图 3-2-14/ 文末彩色插图 3-2-14）。

CTV_1：高危亚临床病灶，包括原发肿瘤可能侵犯的范围和高危淋巴结区域。一般在 GTVp 外 5～10mm 的范围。

CTV_2：低危亚临床病灶，肿瘤可能扩散的亚临床区域，包括 CTV_1 及其外缘 5～10mm 范围，或可能发生转移的淋巴结引流区域（图 3-2-15/ 文末彩色插图 3-2-15）。

PTV：根据实际情况外扩，一般向各方向各扩 3mm，在重要器官附近可扩 1～2mm。

（2）处方剂量：根据原发病灶、亚临床灶、颈淋巴结和颈淋巴引流区不同分别给予不同的处方剂量。原发灶处方剂量：① PTV-GTVp：66～70Gy/30～35 次；② PTV-CTV_1：60～64Gy/30～35 次；③ PTV-CTV_2：50～54Gy/30～35 次。

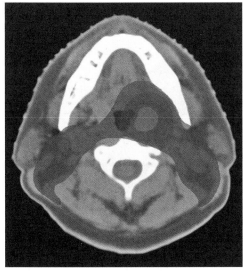

图 3-2-12 口咽癌（左扁桃体癌）原发肿瘤靶区勾画示意图

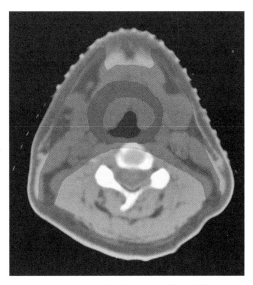

图 3-2-13 口咽癌（舌根癌）原发肿瘤靶区勾画示意图

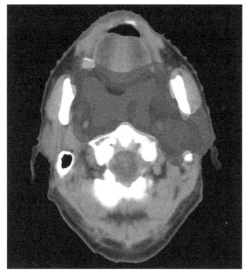

图 3-2-14　口咽癌(软腭癌)原发肿瘤靶区勾画示意图

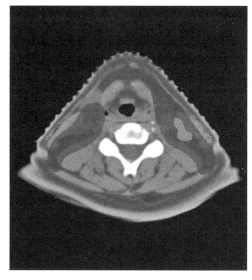

图 3-2-15　口咽癌颈部靶区勾画示意图

(3)临床上也可采用非常规分割根治性放射治疗

1)加速放射治疗:66～70Gy,6 次 / 周,加速放射治疗。

2)同步推量加速放射治疗:72Gy/6 周(先大野 1.8Gy/ 次;在治疗的最后 12 天,每天再加小野补充照射 1.5Gy,作为 1 天中的第 2 次照射,两次之间需间隔 6h 以上)。

3)超分割放射治疗:照射 81.6Gy/7 周(1.2Gy/ 次,2 次 /d,5d/ 周,两次之间需间隔 6h 以上)。

第四节　下　咽　癌

一、概　　述

下咽癌(hypopharyngeal carcinoma)是指原发于下咽部上皮来源的恶性肿瘤,亦称喉咽癌。多发生在梨状窝,约占 51%～59%;咽后壁占 8%～35%;环后区占 6%～41%。

下咽癌较少见,我国的下咽癌约占头颈肿瘤的 0.8%～1.5%。本病男性多见,男女之比(7～8):1。发病年龄多见于 50～70 岁。下咽癌的病因仍不清楚,根据流行病学调查发现本病与过量的烟酒刺激加上某些营养不足有关。下咽癌的治疗原则类似口咽癌。早期下咽癌可采用单纯放射治疗,中、晚期患者则采用手术、放射治疗和化学治疗的综合治疗。下咽癌的疗效较差,尤其晚期的 5 年生存率较低,单纯手术为 30%～40%,单纯放射治疗者仅 10%～20%。

下咽亦称喉咽。其解剖位置位于喉的后方,会厌软骨上缘至环状软骨下缘平面之间,相当于 C_3～C_6。其上分较宽,下分较窄。下咽为咽部的下分,上与口咽相连,下与食管相接。下咽在临床上分为三个区域,即梨状窝、环状软骨后区和咽后壁(图 3-2-16)。

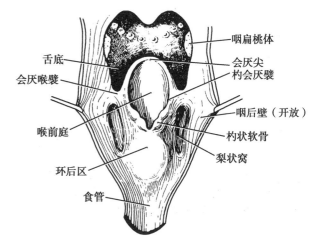

图 3-2-16　下咽冠状面解剖示意图

二、病　　理

1. 病理类型　下咽恶性肿瘤95%以上为分化程度较低的鳞状细胞癌,其他少见的有小唾液腺来源的腺癌、恶性淋巴瘤以及软组织肉瘤等。

2. 生长与扩展方式　下咽癌具有沿黏膜或黏膜下扩散的特征。绝大部分呈浸润性生长,仅少部分为膨胀性生长。病灶的实际范围往往超过临床检查所见肿瘤的范围,常易侵犯口咽、喉、颈段食管和甲状腺,甚至蔓延达鼻咽和咽旁间隙。不同部位的下咽癌另具不同的扩展方式。

(1) 梨状窝癌:大多数位于梨状窝底部。一般分化较差,具有早期黏膜下浸润性生长的特点,局部常伴有广泛坏死。肿瘤向内侧侵犯喉内致患侧声带固定;向前、外侧浸润可破坏甲状软骨,侵及甲状腺及颈部软组织。

(2) 咽后壁癌:包括咽外侧壁,通常分化较好。咽后壁癌向上蔓延至口咽侧壁、咽会厌皱襞、会厌谷和舌根。向下侵犯颈段食管,向后侵犯咽后椎前软组织。

(3) 环后区癌:原发在环状软骨后区,细胞分化程度较高。以浸润性生长为主,常伴有裂隙样溃疡和坏死,易发生跳跃式浸润生长。环后区癌易破坏环状软骨、杓状软骨、气管环,向下可侵犯颈段食管。

3. 颈淋巴结转移　梨状窝癌70%出现颈淋巴结转移,其中10%~20%为双侧转移。咽后壁癌易早期出现中颈淋巴结和咽后淋巴结转移,且多为双侧转移。环后区癌易引起气管旁淋巴结和下颈淋巴结转移。

三、临 床 表 现

(一) 症状

1. 咽部异物感　常为下咽癌的首发症状,在进食后有下咽食物残留的感觉或喉部后方的压迫感,且持续时间较长。

2. 吞咽疼痛　开始疼痛轻微,若肿瘤发生溃疡合并感染或侵犯软骨和软组织则疼痛加剧。梨状窝癌或会厌谷受侵时,由于喉上神经的反射作用,疼痛可向一侧耳部放射。

3. 咳嗽或呛咳　由于肿瘤刺激喉咽黏膜而引起干咳。当饮水或食物误入气管,可引起呛咳。肿瘤增大严重者可以产生气道阻塞和呼吸困难。若肿瘤溃疡坏死合并感染时,可出现口臭、咯血痰,甚至咯出坏死组织。

4. 吞咽困难　环后区癌或晚期肿瘤侵犯食管时,可出现类似食管癌的吞咽困难。

5. 声音嘶哑　当肿瘤侵犯喉部或外压喉部或侵犯喉返神经时可引起声音嘶哑,甚至有不同程度的呼吸困难。

(二) 体征

1. 喉外形改变　肿瘤侵犯甲状软骨和颈部软组织时,可使喉外形增宽、肿胀。侵犯椎前软组织则导致喉摩擦音减弱或消失。

2. 下咽部肿物　临床可通过间接喉镜检查,发现下咽部肿物呈菜花状或溃疡型,表面有坏死,周围黏膜水肿。梨状窝癌可见梨状窝有积液或食物残渣。肿瘤侵犯喉内时,可见声带固定。对于早期隐匿的梨状窝癌和环后区癌通常需要行电子或纤维喉镜检查才能发现肿瘤。确诊时早期的下咽癌仅占20%。

3. 颈部肿块　下咽癌的颈淋巴结转移率相当高,确诊时颈淋巴结转移者占50%~70%。其中以单侧、中颈为主,晚期可出现双颈淋巴结转移。如肿瘤侵犯喉部,可转移至喉前和气管旁淋巴结。

四、诊断与鉴别诊断

（一）诊断

下咽癌早期诊断较困难，由于下咽的解剖部位较隐蔽，早期癌的临床症状一般不典型。患者就诊主诉吞咽困难、吞咽疼痛、声嘶等症状时通常已属晚期。

1. 临床特点与喉咽 根据下咽癌原发部位与侵犯范围的不同而症状表现各异。如肿瘤位于环后区或侵犯食管入口则以吞咽困难为主；如肿瘤位于咽后壁则以吞咽疼痛，异物感，咽喉痛为主；如肿瘤位于梨状窝则以声嘶、咯血痰、喉鸣为主。晚期患者肿瘤较大可致呼吸困难。临床可通过间接喉镜或电子喉镜的检查了解原发肿瘤的部位。直接的电子喉镜可以发现隐匿的病灶，有助于早期诊断。

2. 颈淋巴结 由于下咽癌的颈淋巴结转移率较高，临床必须对患者进行详尽的颈淋巴结检查，了解淋巴结转移的部位、大小、数目及与皮肤的关系等。

3. 影像学检查

（1）X 线检查：常规的 X 线检查已很少应用。必要时通过钡剂造影，可以根据充盈缺损的大小及黏膜异常的情况判断肿瘤的情况以及颈段食管有无病灶。

（2）CT 或 MRI 检查：CT 或 MRI 由于具有较好的软组织分辨能力，有助于发现下咽癌原发灶及其侵犯的范围、颈淋巴结转移的部位。通过 MRI 的横断面、冠状面及矢状面扫描，可以更准确地了解肿瘤侵犯下咽的邻近部位及颈淋巴结转移的情况，有助于临床 TNM 分期。

4. 病理活检 尽管下咽癌的临床诊断并不很困难，但病理诊断仍然是唯一的诊断标准。临床可以通过直接的电子喉镜取组织做病理检查。

（二）鉴别诊断

由于下咽癌的临床症状与喉咽的一些良性病变症状极为相似，临床需要与喉咽部炎症以及良性肿瘤鉴别，包括血管瘤、平滑肌瘤、脂肪瘤和纤维肉瘤等。对于隐匿型的下咽癌早期出现颈淋巴结转移时，需要与慢性淋巴结炎以及颈淋巴结结核鉴别。

五、分　　期

下咽癌的分期采用 AJCC 于 2017 年推出的第 8 版 TNM 临床分期标准。

（一）原发肿瘤（T）

T_x　原发肿瘤情况不能评价

T_0　无原发肿瘤的证据

T_{is}　原位癌

T_1　肿瘤局限于下咽的某一个解剖亚区，且肿瘤的最大直径≤2cm

T_2　肿瘤侵犯下咽部一个以上解剖亚区或邻近解剖区

T_3　肿瘤的最大直径＞4cm，或伴半喉固定，或侵及食管

T_{4a}　肿瘤侵犯甲状软骨、环状软骨、舌骨、甲状腺或中央区软组织

T_{4b}　肿瘤侵犯椎前筋膜，包绕颈动脉或累及纵隔结构

（二）区域淋巴结（N）

N_x　区域淋巴结情况未能评价

N_0　无区域淋巴结转移

N_1　同侧单个淋巴结转移，最大直径≤3cm，并且 ENE（－）

N_2　同侧单个淋巴结转移，最大直径＞3cm 但≤6cm，并且 ENE（－）或同侧多个淋巴结转移，但其最大直径均≤6cm，并且 ENE（－）或双侧／对侧淋巴结转移，但其最大直径均≤6cm，并且 ENE（－）

N_{2a}　同侧单个淋巴结转移,最大直径>3cm 但≤6cm,并且 ENE(−)

N_{2b}　同侧多个淋巴结转移,但其最大直径均≤6cm,并且 ENE(−)

N_{2c}　双侧/对侧淋巴结转移,但其最大直径均≤6cm,并且 ENE(−)

N_3　转移淋巴结的最大直径>6cm,并且 ENE(−)或任何淋巴结转移,明显 ENE(+)

N_{3a}　转移淋巴结的最大直径>6cm,并且 ENE(−)

N_{3b}　任何淋巴结转移,明显 ENE(+)

(三)远处转移(M)

M_x　有无远处转移未能确定

M_0　无远处转移

M_1　有远处转移

(四)下咽癌的临床 TNM 分期标准

0 期　　$T_{is}N_0M_0$

Ⅰ 期　　$T_1N_0M_0$

Ⅱ 期　　$T_2N_0M_0$

Ⅲ 期　　$T_{1\sim2}N_1M_0$

　　　　$T_3N_{0\sim1}M_0$

Ⅳ$_A$ 期　$T_{1\sim3}N_2M_0$

　　　　$T_{4a}N_{0\sim2}M_0$

Ⅳ$_B$ 期　$T_{4b}N_{0\sim3}M_0$

　　　　$T_{1\sim4}N_3M_0$

Ⅳ$_C$ 期　$T_{1\sim4}N_{0\sim3}M_1$

六、治 疗

(一)综合治疗原则

下咽癌的治疗原则是提高肿瘤的局部控制率,降低喉咽器官功能损伤的程度,尽可能地保持喉咽及喉的正常生理功能。可根据临床分期选择最佳的治疗模式。

1. 早期下咽癌的手术治疗与单纯放射治疗的疗效基本相似,而单纯放射治疗可以保存喉咽的功能。因此,对Ⅰ期下咽癌应首先选择单纯根治性放射治疗。

2. 对Ⅱ或Ⅲ期下咽癌可以选择手术＋术后放、化疗综合治疗。

3. 对没有远处转移的Ⅳ期患者可选用诱导化学治疗＋手术＋术后放、化疗综合治疗。但对于有远处转移的Ⅳ期患者则以化学治疗为主。

4. 放射治疗推荐采用 IMRT 等精确治疗技术。

(二)放射治疗

1. 适应证与禁忌证

(1)Ⅰ～Ⅳ期的下咽癌均可以按上述原则选择做放射治疗。

(2)因各种原因致头颈部无法做体位固定的患者不宜放射治疗。

(3)下咽部肿瘤巨大影响呼吸道通畅的患者不宜放射治疗。

(4)有危及生命的心肺功能障碍患者不宜放射治疗。

2. 放疗流程与照射范围

(1)放疗流程

1)体位固定:一般采用头略后仰的仰卧位,为了减少一些重要器官的照射(例如眼睛)可以采用适当头部过仰位。用头颈肩膜、头颈肩架、真空袋(或发泡胶)结合固定患者照射体位。

2)CT 模拟与扫描:CT 模拟定位扫描从头顶至锁骨下 2cm(可根据肿瘤范围适当增减),层厚最好≤3mm。如条件允许，可采用 MRI 和 CT 的融合图像，或直接进行 MRI 模拟扫描。完成扫描后，图像资料经网络系统传输到治疗计划系统。

3）治疗计划设计：整个 IMRT 的治疗计划设计程序包括：患者信息资料、图像资料注册、影像图像融合、靶区和危及器官的勾画、处方剂量的给予、优化与剂量计算、计划修改和确认等步骤。

4）治疗计划的验证与实施：患者的治疗计划经确认后，均需要在治疗前进行治疗计划的验证，以确保质量控制和质量保证。验证剂量误差必须在临床允许范围以内方可执行治疗。

（2）照射范围：由于下咽癌有沿黏膜下扩散的生物学特性和颈淋巴结转移多见的特征。照射范围较大，除包括原发灶外，还要包括全颈淋巴引流区。上界一般至颅底，下界至食管入口（相当于环状软骨下缘水平），包括鼻咽、口咽、下咽、喉、颈段食管以及咽后淋巴引流区和上、中、下颈部。

3．下咽癌靶区勾画与处方剂量

（1）靶区确定

GTVp：临床和影像学检查所见的原发肿瘤区域。

GTVnd：临床检查和 / 或影像学所见的肿大淋巴结（图 3-2-17/ 文末彩色插图 3-2-17）。

CTV_1：高危亚临床病灶，包括原发肿瘤可能侵犯的范围和高危淋巴结区域。一般在 GTVp 外 5～10mm 的范围。

CTV_2：低危亚临床病灶，肿瘤可能扩散的亚临床区域，包括 CTV_1 及其外缘 5～10mm 范围，或可能发生转移的淋巴结引流区域（图 3-2-18/ 文末彩色插图 3-2-18）。

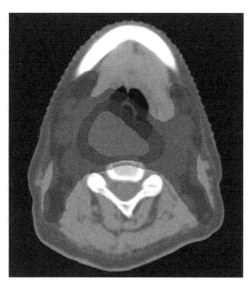
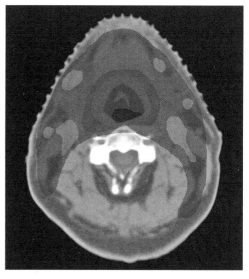

图 3-2-17　下咽癌原发肿瘤靶区勾画示意图　　　　图 3-2-18　下咽癌颈部靶区勾画示意图

PTV：根据实际情况外扩，一般向各方向各扩 3mm，在重要器官附近可扩 1～2mm。

（2）处方剂量：根据原发病灶、亚临床灶、颈淋巴结和颈淋巴引流区不同分别给予不同的处方剂量。原发灶处方剂量为① PTV-GTVp：66～70Gy/30～35 次；② PTV-CTV_1：60～64Gy/30～35 次；③ PTV-CTV_2：50～54Gy/30～35 次。

（3）临床上也可采用非常规分割根治性放射治疗

1）加速放射治疗：66～70Gy，6 次 / 周，加速放射治疗。

2）同步推量加速放射治疗：72Gy/6 周（先大野 1.8Gy/ 次；在治疗的最后 12 天，每天再加小野补充照射 1.5Gy，作为 1 天中的第 2 次照射，两次之间需间隔 6h 以上）。

3）超分割放射治疗：照射 81.6Gy/7 周（1.2Gy/ 次，2 次 /d，5d/ 周，两次之间需间隔 6h 以上）。

第五节 喉 癌

一、概 述

喉癌（laryngocarcinoma）是指原发于喉部的恶性肿瘤，大多数为上皮来源。喉癌可发生于喉内所有区域，我国以声门癌多见，声门上癌次之，声门下癌则较少见。喉癌是头颈部常见恶性肿瘤之一，发病年龄多为50～70岁，男性居多，男女之比为4∶1。喉癌的致病因素目前尚未明确，病因学研究认为吸烟与喉癌的发病关系最为密切，长期吸烟与酗酒可能对致癌起协同作用。其他如HPV、性激素等也被认为是喉癌的致病因素。早期喉癌单纯放射治疗的疗效与手术疗效相仿，但放射治疗可以保存喉的正常生理功能。中、晚期喉癌则以手术、放射治疗和化学治疗的综合治疗为主。喉癌的5年生存率早期可达70%～90%，而晚期则只有30%左右。喉癌伴有颈淋巴结转移者较没有颈淋巴结转移者的预后差。

（一）喉的解剖

喉位于颈前正中C_4～C_6之间，上与下咽相续，下与气管相连。在解剖学上将喉分为声门上区、声门区和声门下区（图3-2-19）。

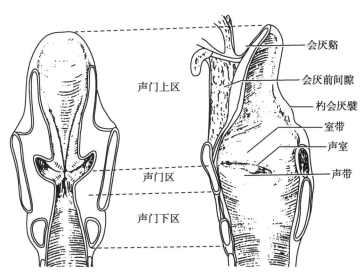

图3-2-19 喉冠状面与矢状面解剖示意图

标注：会厌谿、会厌前间隙、杓会厌襞、室带、声室、声带

1. 声门上区 从喉的上界至声带上缘上，包括舌骨上会厌（会厌尖、会厌舌面、会厌喉面）、杓会厌皱襞、喉侧缘、杓状软骨部、舌骨下会厌和室带（假声带）。

2. 声门区 包括声带、前联合、后联合以及前联合下0.5～1cm范围内的区域。

3. 声门下区 指声带下缘至环状软骨下缘之间。

（二）喉的淋巴引流

喉癌的颈淋巴结转移与喉癌的原发部位有关。声门上区癌多转移至颈深上或颈深中淋巴结，其转移率为33.3%～62%；声门下区癌多转移至喉前、气管前和气管旁淋巴结，进一步转移至颈深下、锁骨上和上纵隔淋巴结，其转移率为13%～20%；声门区由于声带基本没有毛细淋巴管，故声门区癌极少见颈淋巴结转移，当声门区癌侵犯了声门上区或声门下区则颈淋巴结转移率可达15%～30%。

二、病　理

病理组织学类型以鳞状细胞癌最多，占 90% 以上，且细胞分化程度较高。其他较少见的是原位癌、腺癌、未分化癌、恶性淋巴瘤、肉瘤等。

三、临床表现

喉癌的临床表现随原发肿瘤的部位不同而有所差别。当肿瘤侵犯邻近解剖结构时则产生相应部位的临床表现。

（一）症状

1. 声门上区癌　早期可没有症状或仅有咽部不适及喉异物感。当肿瘤侵犯声门区时则可出现声嘶；肿瘤发生溃疡时可出现咳嗽伴血丝痰。随着病情发展，肿瘤侵犯舌根、梨状窝、环后区或食管入口时，可出现咽喉痛，吞咽时疼痛加剧，严重时妨碍进食。随着肿瘤的增大，局部晚期患者可出现吞咽困难、呼吸困难等症状。

2. 声门区癌　由于肿瘤生长在声带上，通常早期就出现声嘶，且呈进行性加重。肿瘤位于声带边缘时声嘶明显，位于声带表面尚未影响声带闭合时则声嘶并不严重。随着肿瘤的增大，临床可出现喉鸣和呼吸困难。喉癌引起的呼吸困难属喉源性呼吸困难，其特点为吸入性呼吸困难。

3. 声门下区癌　早期症状不明显，肿瘤侵及声带时出现声嘶；肿瘤增大和溃疡时则有咳嗽、血丝痰；严重者堵塞气道，引起呼吸困难。

（二）体征

1. 喉外形　临床通过视诊和触诊注意喉的外形变化。早期喉癌其喉外形无变化，中、晚期喉癌由于肿瘤压迫或直接侵犯了甲状软骨、甲状腺、椎前间隙等，使喉外形增宽、变形、甲状软骨上切迹消失，甲状软骨增厚、压痛，甲状软骨左右推动时与椎前间隙的摩擦音（亦称喉摩擦音）消失。

2. 喉肿物　临床通过间接喉镜或纤维喉镜检查，可见声门上区、声门区或声门下区的肿物形状、部位、甚至隐匿病灶；是否合并水肿、感染、溃疡、出血；肿瘤侵犯引起的声带活动受限等。

3. 颈淋巴结转移　声门上、下区癌可在早期出现同侧颈淋巴结转移，晚期可出现对侧或双侧颈淋巴结转移。声门区癌早期极少有颈淋巴结转移，当肿瘤侵犯超出声门区时，颈淋巴结转移的机会才会增加。

四、诊断与鉴别诊断

（一）诊断

1. 临床检查　对 40 岁以上以原因不明的声嘶、咽部异物感为主诉的患者，除详细询问病史、颈部喉外形、颈淋巴结检查外，必须进行间接喉镜检查。尤其对嗜烟的男性患者更应高度警惕喉癌的可能，需做进一步检查。

2. 间接喉镜检查　为喉癌最简单而常用的检查方法之一。它可以查见病变的部位、表面状况、累及范围以及声带功能状态等。检查时应由上往下，系统观察喉腔、周围结构及其肿瘤的喉外侵犯情况：包括舌根、会厌谷、会厌舌面与喉面、杓会厌皱襞、杓状软骨、梨状窝、环后区、咽后壁、室带、声带、声门前后联合、声门下区等部位，以及声带的活动情况。

3. 纤维喉镜检查的优点

（1）可确切了解病灶的外观、部位、范围及器官的活动状况。

（2）能窥清间接喉镜难以看到的病灶部位，如会厌根部、喉室、声门下区等。

（3）具有放大作用，可以更清楚地观察喉黏膜和病灶微细改变。

（4）可钳取活体组织做病理检查和做涂片细胞学检查。

（5）具有拍摄录像和照片功能，可作资料保存。

4．病理 包括活检和脱落细胞涂片的细胞学检查。尽管90%以上的喉癌都是鳞癌，临床仍需要通过间接喉镜或纤维喉镜钳取活体组织做病理检查确诊，以了解确切的病理类型。对有明显呼吸困难的患者，宜做气管切开后呼吸得到保证时才做病理活检。

5．影像学检查

（1）X线片检查：现已较少应用，有时可以进行钡胶浆造影，主要了解下咽、食管入口和颈段食管情况，以确定是否有喉外侵犯。

（2）CT或MRI检查：能较好地观察到肿瘤的边缘、部位、局部侵犯的范围、软骨侵犯和颈淋巴结转移的情况。MRI更可以通过横断面、冠状面及矢状面扫描以及其软组织更高的分辨率，清楚地了解肿瘤的侵犯范围，有利于TNM的准确分期。

（二）鉴别诊断

临床在确诊喉癌之前需要与下列良性病变鉴别，包括喉结核、声带小结及息肉、喉乳头状瘤、喉角化症、喉白斑及喉淀粉样变等。

五、分 期

喉癌的分期采用AJCC于2017年制定的第8版TNM临床分期标准。

（一）声门上区癌

T_x 原发肿瘤情况不能评价

T_{is} 原位癌

T_1 肿瘤局限于声门上一个亚解剖部位，声带活动正常

T_2 肿瘤侵犯声门上区一个以上邻近亚解剖结构的黏膜或声门上以外区域（如舌根、会厌谷、梨状窝内侧壁），不伴有喉固定

T_3 肿瘤局限于喉内，伴有声带固定和/或侵犯以下任一结构：环后区、会厌前间隙组织、声门旁间隙，和/或甲状软骨内侧皮质

T_{4a} 肿瘤侵及甲状软骨，和/或侵及喉外组织，如侵及气管、包括舌深部外侧肌的颈部软组织、带状肌，甲状腺或食管

T_{4b} 肿瘤侵犯椎前间隙、包绕颈动脉，或侵及纵隔结构

（二）声门癌

T_x 原发肿瘤情况不能评价

T_{is} 原位癌

T_1 肿瘤局限于声带（可以累及前或后联合），声带活动正常

　T_{1a} 肿瘤局限于一侧声带

　T_{1b} 肿瘤侵及双侧声带

T_2 肿瘤累及声门上区和/或声门下区，声带活动受限

T_3 肿瘤局限于喉内，声带固定，和/或侵犯声门旁间隙，和/或甲状软骨内板

T_{4a} 肿瘤侵及甲状软骨，和/或侵及喉外组织（如侵及气管、包括舌深部的外侧肌的颈部软组织、带状肌，甲状腺或食管）

T_{4b} 肿瘤侵犯椎前间隙、包绕颈动脉，或侵及纵隔结构

（三）声门下区癌

T_x 原发肿瘤情况不能评价

T_{is} 原位癌

T_1 肿瘤局限于声门下区

T_2 肿瘤侵及声带，声带活动正常或受限

T_3　肿瘤局限于喉内，声带固定

T_{4a}　肿瘤侵及甲状软骨，和/或侵及喉外组织（如侵及气管、包括舌深部的外侧肌的颈部软组织、带状肌、甲状腺或食管）

T_{4b}　肿瘤侵犯椎前间隙、包绕颈动脉，或侵及纵隔结构

（四）区域淋巴结（N）

N_x　区域淋巴结情况未能评价

N_0　无区域淋巴结转移

N_1　同侧单个淋巴结转移，最大直径≤3cm，并且ENE（−）

N_2　同侧单个淋巴结转移，最大直径＞3cm但≤6cm，并且ENE（−）或同侧多个淋巴结转移，但其最大直径均≤6cm，并且ENE（−）或双侧/对侧淋巴结转移，但其最大直径均≤6cm，并且ENE（−）

　　N_{2a}　同侧单个淋巴结转移，最大直径＞3cm但≤6cm，并且ENE（−）

　　N_{2b}　同侧多个淋巴结转移，但其最大直径均≤6cm，并且ENE（−）

　　N_{2c}　双侧/对侧淋巴结转移，但其最大直径均≤6cm，并且ENE（−）

N_3　单个转移淋巴结的最大直径＞6cm，并且ENE（−）或任何淋巴结转移，明显ENE（+）

　　N_{3a}　单个转移淋巴结的最大直径＞6cm，并且ENE（−）

　　N_{3b}　任何淋巴结转移，明显ENE（+）

（五）远处转移（M）

M_x　有无远处转移未能确定

M_0　无远处转移

M_1　有远处转移

（六）喉癌的临床TNM分期标准

0期　　$T_{is}N_0M_0$

Ⅰ期　　$T_1N_0M_0$

Ⅱ期　　$T_2N_0M_0$

Ⅲ期　　$T_{1\sim2}N_1M_0$

　　　　$T_3N_{0\sim1}M_0$

ⅣA期　$T_{1\sim3}N_2M_0$

　　　　$T_{4a}N_{0\sim2}M_0$

ⅣB期　$T_{4b}N_{0\sim3}M_0$

　　　　$T_{1\sim4}N_3M_0$

ⅣC期　$T_{1\sim4}N_{0\sim3}M_1$

六、治　疗

（一）综合治疗原则

1. 早期（Ⅰ期、Ⅱ期）喉癌　可首选单纯根治性放射治疗。

2. 中、晚期（Ⅲ期、Ⅳ期）　患者可做计划性术前和/或术后放射治疗，必要时加化学治疗。

3. 晚期患者可行姑息放射治疗。

4. 术后放射治疗的指征

（1）手术后切缘阳性、肿瘤残留或安全边界不够。

（2）广泛性颈淋巴结转移或淋巴结包膜受侵。

（3）喉邻近软骨、神经受侵。

（4）颈部软组织受侵。

5．术后放化综合治疗的指征

（1）淋巴结包膜外受侵和/或切缘阳性。

（2）其他不良预后因素也可考虑放化疗，如原发肿瘤 pT_4 淋巴结 N_2 或 N_3 神经周围侵犯、血管内瘤栓等。

（3）推荐同步单药顺铂每次 $100mg/m^2$，1 次/3 周。

6．诱导化疗 局部晚期（T_4 及部分不能手术的 T_3）的患者应行诱导化疗，根据诱导化疗的反应决定下一步治疗方案。

（1）原发病灶完全缓解者（CR），行根治性放疗。

（2）原发病灶部分缓解者（PR），行放疗或放化综合治疗。

（3）原发病灶未达部分缓解者（<PR），手术治疗。术后根据实际情况加用放疗或放化综合治疗。

7．放射治疗推荐采用 IMRT 等精确治疗技术。

（二）放射治疗

1．适应证与禁忌证

（1）Ⅰ～Ⅳ期的喉癌均可按上述原则选择做放射治疗。

（2）因各种原因致头颈部无法做体位固定的患者不宜放射治疗。

（3）喉部肿瘤巨大影响呼吸道通畅的患者不宜放射治疗。

（4）有危及生命的心肺功能障碍患者不宜放射治疗。

2．放射治疗流程

（1）体位固定：一般采用头略后仰的仰卧位。用头颈肩膜、头颈肩架、真空袋（或发泡胶）结合固定患者照射体位。

（2）CT 模拟与扫描：CT 模拟定位扫描从头顶至锁骨下 2cm（可根据肿瘤范围适当增减），层厚最好≤3mm。如条件允许，可采用 MRI 和 CT 的融合图像，或直接进行 MRI 模拟扫描。完成扫描后，图像资料经网络系统传输到治疗计划系统。

（3）治疗计划设计：整个 IMRT 的治疗计划设计程序包括患者信息资料、图像资料注册、影像图像融合、靶区和危及器官的勾画、处方剂量的给予、优化与剂量计算、计划修改和确认等步骤。

（4）治疗计划的验证与实施：患者的治疗计划经确认后，均需要在治疗前进行治疗计划的验证，以确保质量控制和质量保证。验证剂量误差必须在临床允许范围以内方可执行治疗。其目的是验证计划系统剂量计算的准确性，照射设备的可靠性和稳定性，以保证照射剂量的准确和治疗计划的成功实现。

3．照射范围

（1）T_1 或 T_2 早期声门癌的照射范围仅包括全喉的声门上区、声门区和声门下区。

（2）T_3 或 T_4 晚期声门癌和各期的声门上区癌的照射范围除包括全喉的声门上区、声门区和声门下区外，同时要包括颌下和颈深上的淋巴引流区。颈淋巴结转移者，需加下颈区、锁骨上区。

（3）各期声门下区癌的照射范围除包括全喉的声门上区、声门区和声门下区外，同时要包括下颈、锁骨上区、食管入口、气管和上纵隔。

4．喉癌靶区勾画与处方剂量

（1）靶区确定

GTVp：临床和影像学检查所见的原发肿瘤区域。

GTVnd：临床检查和/或影像学所见的肿大淋巴结（图 3-2-20/文末彩色插图 3-2-20）。

CTV_1：高危亚临床病灶，包括原发肿瘤可能侵犯的范围和高危淋巴结区域。一般在 GTV 外 5～10mm 的范围。

CTV_2：低危亚临床病灶，肿瘤可能扩散的亚临床区域，包括 CTV_1 及其外缘 5～10mm 范围，或可能发生转移的淋巴结引流区域。

PTV：根据实际情况外扩，一般向各方向各扩3mm，在重要器官附近可扩1～2mm。

（2）处方剂量：根据原发病灶、亚临床灶、颈淋巴结和颈淋巴引流区不同分别给予不同的处方剂量。原发灶处方剂量为① PTV-GTVp: 66～70Gy/30～35 次；② PTV-CTV$_1$: 60～64Gy/30～35 次；③ PTV-CTV$_2$: 50～54Gy/30～35 次。

（3）临床上也可采用非常规分割根治性放射治疗。

1）加速放射治疗：66～70Gy，6 次 / 周，加速放射治疗。

2）同步推量加速放射治疗：72Gy/6 周（先大野 1.8Gy/ 次；在治疗的最后 12 天，每天再加小野补充照射 1.5Gy，作为 1 天中的第 2 次照射，两次之间需间隔 6h 以上）。

3）超分割放射治疗：照射 79.2～81.6Gy/7 周（1.2Gy/ 次，2 次 /d，5d/ 周，两次之间需间隔 6h 以上）。

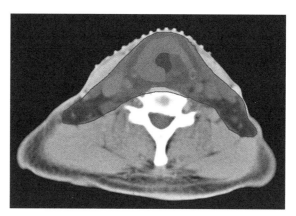

图 3-2-20　喉癌（声门癌）原发肿瘤靶区勾画示意图

第六节　鼻腔及鼻窦恶性肿瘤

一、概　　述

鼻腔（nasal cavity）与鼻窦（paranasal sinuses）由于解剖部位邻近，其恶性肿瘤临床表现相似，故除早期外，甚难辨明其原发部位，本节将其作为一个整体的病种论述。鼻腔癌与鼻窦癌是指原发于鼻腔、上颌窦、蝶窦和筛窦的上皮源性恶性肿瘤。除此之外，尚有少部分为非上皮来源的恶性肿瘤，前者约占 80%，后者约有 20%。鼻腔癌与鼻窦癌在我国北方较南方多见，在头颈肿瘤中前者居第三位，后者居第六位。多见于男性，男与女之比（1.5～2）:1。发病年龄以 40 岁以上多见。鼻腔癌与鼻窦癌的病因尚未明确，但多数认为可能与长期暴露在木屑粉尘的环境中有关，亦有认为与长期在镍粉尘的环境中工作有关。

早期鼻腔癌可用单纯放射治疗获得较佳效果，对已累及鼻窦或单纯的鼻窦癌晚期患者则以手术＋放射治疗＋化学治疗的综合治疗为原则。鼻腔癌与鼻窦癌的预后欠佳，5 年生存率约为 20%～25%。

（一）鼻腔与鼻窦的解剖

鼻腔与鼻窦是一个相邻与互通的结构，其应用解剖分述如下。

1．鼻腔　鼻腔位于两侧面颊部之间，略呈锥体形。以鼻中隔分为左右两侧，每侧鼻腔包括鼻前庭及固有鼻腔。前鼻孔与外界交通，后鼻孔与鼻咽连接。两侧方与上颌窦为邻，上方与眼眶、筛窦、额窦以及蝶窦为邻。鼻腔共分四个壁。

（1）上壁（顶壁）：呈狭长弧形与筛窦相邻，筛板将鼻腔与颅前窝隔开，较窄而薄，硬脑膜与其粘连紧密，其中有嗅神经通过。

（2）下壁（底壁）：即硬腭鼻腔面，将鼻腔与口腔分隔。

（3）内壁：即鼻中隔，其前下方有筛前动脉、筛后动脉、鼻腭动脉、腭大动脉和上唇动脉的分支互相吻合，形成丰富的血管网，称为 Little 氏区。这是鼻出血的最常发生部位。

（4）外壁：自上而下略向外倾斜，有上、中、下三个鼻甲突向鼻腔，每一鼻甲下面形成一鼻道。上鼻道有后组筛窦和蝶窦的开口；中鼻道有前组筛窦、额窦和上颌窦的开口；下鼻道有鼻泪管开口。下鼻道的外侧壁为上颌窦的内壁，其骨质菲薄，是上颌窦穿刺冲洗的最常用部位。下鼻甲最长最大，其后端距咽鼓管咽口约 1～1.5cm。下鼻甲的肿大常可影响咽鼓管的通畅。

2. 上颌窦 上颌窦位于上颌骨体内，与筛窦、眼眶、颅底、鼻咽及口腔毗邻，呈锥体形。其基底在内侧，顶尖突向颧弓，后上直达眼眶底的尖端及翼腭裂。体积约为 2.3cm×3.3cm×3.4cm。上颌窦共分为五个壁：

（1）前壁：为上颌骨的犬齿凹，上方有眶下孔，是眶下神经的出口处。

（2）内壁：为鼻腔的外侧壁，其上部有上颌窦开口于中鼻道。

（3）上壁：为眶下板，是眼眶的底壁。肿瘤破坏上壁后可侵犯眼眶而致眼球突出。

（4）后外壁：骨质较厚，与颞下窝及翼腭窝毗邻。肿瘤破坏此壁后进一步侵犯翼肌，致使下颌骨运动障碍，张口困难。

（5）下壁：为上颌骨牙槽突及硬腭，牙槽与上颌窦腔相隔仅一薄骨板。肿瘤侵犯下壁后可直接侵犯牙根或牙槽神经而引起牙齿疼痛甚至脱落。

（二）鼻腔与鼻窦的淋巴引流

前 1/3 鼻腔的淋巴引流至颌下淋巴结，后 2/3 鼻腔淋巴和上颌窦淋巴引流至颌下淋巴结和咽后淋巴结，然后引流至颈深上淋巴结。

二、病 理

1. 鼻腔恶性肿瘤

（1）原发于鼻腔的恶性肿瘤 80% 为鳞状细胞癌。鳞癌的好发部位是鼻腔外侧壁的中、下鼻甲，少数发生于鼻中隔。极易破坏鼻腔外侧壁而侵入上颌窦，亦可穿破硬腭侵入口腔和向上侵犯筛窦。原发鼻腔的鳞癌约有 10% 发生颈淋巴结转移。

（2）腺癌较少见，而腺癌（包括唾液腺型肿瘤）中以腺样囊性癌居多。好发于鼻腔上部，易向上侵犯眼眶、筛窦，晚期可破坏骨壁而侵入鼻咽、颅底及颅前窝。

（3）恶性黑色素瘤较少见，多发生在鼻中隔或中、下鼻甲，常向上颌窦发展或突出鼻腔外。临床上，大多数恶性黑色素瘤含有黑色素，也有少数不含黑色素，称为无色素黑色素瘤。病理检查如不做细胞质黑色素特殊染色，易误诊为未分化癌或恶性淋巴瘤。而无色素恶性黑色素瘤的转移病灶仍可见黑色素，临床可供鉴别诊断。恶性黑色素瘤易于发生血道及淋巴结转移。

（4）嗅神经母细胞瘤亦较少见，属于神经外胚层来源的肿瘤。主要发源于筛板或鼻腔外侧壁上部的嗅区，肿瘤易侵犯筛板进入颅前窝，约 10%～20% 发生颈淋巴结转移。

（5）恶性淋巴瘤和纤维肉瘤更少见。前者多发生自鼻腔后部，肿块较大，常向软腭及鼻咽或口咽部扩展；后者多发生在鼻甲，瘤体亦较大，主要向咽腔及上颌窦扩展。

2. 鼻窦恶性肿瘤 原发于鼻窦的恶性肿瘤绝大多数发生在上颌窦，筛窦、蝶窦和额窦较少见。来源于鼻窦腔黏膜的上皮癌大多数为鳞癌，其他较少见的有恶性唾液腺型肿瘤、腺癌、腺样囊性癌、纤维肉瘤、骨肉瘤及淋巴肉瘤等。

3. 鼻腔与鼻窦恶性肿瘤的转移 鼻腔与鼻窦恶性肿瘤的转移较少见。一般仅见于一些较晚期的患者，其中以颈淋巴结转移为主。鼻腔鳞癌的淋巴结转移约有10%，而上颌窦癌的颈淋巴结转移率为15%～27%。

三、临床表现

（一）鼻腔恶性肿瘤

1．症状

（1）鼻塞：为最常见症状，约占85%。一般为单侧鼻塞，但肿瘤较大压迫鼻中隔时可引起对侧继发鼻塞，甚至阻塞鼻腔和咽腔而出现呼吸困难。鼻腔上部的肿瘤引起鼻塞症状较晚。

（2）血性或脓性分泌物：鼻腔癌的早期症状可表现为反复的血性分泌物，偶有鼻出血。鼻腔鳞癌常因肿瘤表面组织坏死合并感染而出现脓、血性分泌物，且有异味。恶性黑色素瘤多见血性分泌物；恶性淋巴瘤、腺癌、软组织肉瘤等则较少有异常分泌物。

（3）嗅觉障碍：由于肿瘤堵塞鼻腔或侵犯嗅区而引起。

（4）疼痛：表现为鼻腔内痛、上牙痛、面颊部痛或偏头痛，有时为早期表现。

（5）其他：晚期肿瘤侵犯筛窦、眼眶等邻近组织器官时则可产生相应部位的症状。

2．体征

（1）鼻外形改变：由于肿瘤占据鼻腔使鼻的外形发生鼻背变宽和局部隆起的改变。晚期肿瘤可穿破鼻背皮肤引起溃疡。

（2）眼球外突移位：当肿瘤侵犯眼眶时可使眼球向上、向外、向前移位，眼球活动受限和结膜水肿。

（3）鼻腔肿物：经鼻内镜可见鼻腔肿物突至鼻前庭；经间接鼻咽镜可见后鼻孔肿物。肿物的形态按病理类型不同而异。鳞状细胞癌多呈菜花状，表面溃疡伴坏死，质脆易出血；腺癌多呈结节状，早期黏膜正常，晚期亦可有溃疡；恶性黑色素瘤的瘤体多呈黑色或浅棕色，少数可以无色素而伴有血性渗出物；嗅神经母细胞瘤似息肉样或血管丰富呈灰红色；恶性淋巴瘤或其他软组织肉瘤一般瘤体较大，表面黏膜光滑。

（4）颈部肿块：有颈淋巴结转移的患者，可在颈深上或颌下区触及肿大的淋巴结。

（二）上颌窦恶性肿瘤

1．症状　局限在窦腔内的早期上颌窦恶性肿瘤可以没有明显的症状，随着肿瘤的增大可以表现为局部胀痛感。肿瘤破坏骨壁超出上颌窦腔时，症状逐渐加重，且根据肿瘤侵犯不同骨壁而产生相应部位的症状。

（1）鼻部症状：当肿瘤破坏内侧壁侵入鼻腔时则产生类似上述鼻腔癌的鼻塞，脓、血性分泌物和嗅觉异常等临床症状。

（2）面部症状：肿瘤侵犯前壁时累及眶下神经，早期可出现患侧面部皮肤和上唇的知觉减退和麻木。肿瘤浸润面前软组织一般出现较晚，表现为局部肿胀。肿胀以上颌正前方面颊部为最多；病变在外上方表现为颧部肿胀和面部变形；病变在内侧方则表现为鼻旁肿胀，晚期严重累及上壁时，可出现眶下及下眼睑水肿、眼裂变小、流泪、视力下降等症状。

（3）口腔症状：肿瘤向下扩展侵犯齿槽骨最常累及第一、二磨牙。早期仅表现为牙痛而在口腔科就诊，此时最易误诊。随着病情进一步发展，临床可出现牙齿松动和脱落，牙龈或硬腭肿胀、出血。部分侵犯鼻咽、翼腭窝和颞下窝的晚期患者可有张口困难、耳鸣和听力减退等类似鼻咽癌的临床症状。

2．体征　早期患者可以没有明显的体征，在肿瘤增长超出上颌窦腔时可在相应部位发现肿块。尤其是上颌肿块是上颌窦癌的主要体征。

（1）上颌肿块：多见于犬齿窝，在口腔内的龈颊沟触及清楚、质硬、固定的半圆形肿物。有时在牙槽突或硬腭也可以触及肿物。一般肿物表面黏膜完整，只有在晚期时肿物溃破而形成溃疡。

（2）鼻腔肿块：肿瘤破坏内侧壁突向鼻腔时，可在鼻腔的顶侧壁见肿物并使鼻道狭窄。肿物表面粗糙触之易出血，常有血性分泌物覆盖。临床常见肿物与中鼻甲肥大和鼻息肉同时存在，后者经用麻黄碱后通常可以收缩，但肿瘤则不会收缩。肿瘤侵犯鼻咽和后鼻孔时，可用间接鼻咽镜见到肿物。

（3）眼球突出：肿瘤破坏上壁侵犯眼眶时，可出现眼球突出，眼球向下活动受限甚至固定。患侧眼视力可以正常或减退。患侧眶下缘和内眦触诊呈饱满、变钝。

（4）颈淋巴结肿大：因本病常合并炎症感染，故可以在颌下触及炎性肿大的淋巴结，其质较软，活动，有压痛。经抗感染治疗后，淋巴结明显缩小或消失。然而，在晚期患者病灶患侧的颌下、耳前或颈深上区可能触及肿大的淋巴结转移。

四、诊断与鉴别诊断

（一）诊断

鼻腔与鼻窦的恶性肿瘤由于前者生长部位隐蔽，后者局限在窦腔内而使临床难以早期诊断，当病情发展到晚期时一般诊断不难。由于鼻腔与上颌窦是两个相邻的器官，在晚期两个部位均有肿瘤时常难以区别原发的部位。临床常需要根据患者的病史、首次出现症状的部位和时间、肿瘤最大体积的部位，以及影像和病理检查结果作出正确诊断。

1. 病史　尽管对鼻腔和上颌窦恶性肿瘤的早期诊断较为困难，但详细询问病史对争取早期诊断和避免误诊极有帮助。临床上对 40 岁以上的患者有下述症状者应高度怀疑有鼻腔或鼻窦恶性肿瘤，需要做进一步检查。

（1）有不明原因的鼻塞，间歇性涕血，鼻腔脓、血性分泌物，鼻腔胀痛者，高度怀疑鼻腔恶性肿瘤的可能。

（2）口腔单侧上牙龈或牙齿肿胀疼痛，牙齿松动、脱落。

（3）面颊部、上唇或上齿槽有知觉减退或麻木感等。

2. 体检　对有上述各种临床症状的患者，应详细检查口腔的犬齿窝、牙龈、龈颊沟，鼻腔和鼻咽腔有无肿物。发现肿物应做活检。当鼻腔发现肿物难以与鼻甲肥大或鼻息肉鉴别时，可用 3% 麻黄碱收缩血管后再对没有收缩的肿物进行活检。对鼻腔肿胀、变形以及内眦或眶下缘触诊有饱满和变钝者，应进一步做检查。

3. 病理

（1）鼻腔肿物活检：对鼻腔可见肿物直接取肿物活检。

（2）上颌窦穿刺活检：用上颌窦穿刺活检针穿刺入窦腔内取组织活检。由于所取组织较少，而且取材部位不一定准确，其阳性率仍较低。

（3）上颌窦开窗探查活检：此法需要手术进行取组织活检，但确实是最可靠的活检方法。

（4）其他部位活检：由于鼻腔或上颌窦的恶性肿瘤可以侵犯口腔的硬腭、软腭、牙龈、龈颊沟等部位，临床可以在这些可见肿瘤的部位直接取组织活检。

4. 影像学检查　由于 CT 检查能清楚分辨软组织与骨质的结构，尤其能显示深部不同层次的解剖结构，可以清楚显示鼻腔与鼻窦恶性肿瘤侵犯的范围。MRI 则可以通过其不同序列的信号改变，使肿瘤与正常组织结构的分界更清楚，同时可以通过横断面、矢状面和冠状面等不同截面的图像，对肿瘤的鉴别诊断、侵犯范围的了解和准确设置放射治疗的照射靶区更具优势。因此，临床应将 CT 或 MRI 列为常规检查。

（二）鉴别诊断

1. 鼻腔恶性肿瘤　由于鼻腔与上颌窦和筛窦的组织结构邻近，它们之间相互侵犯的概率较高，临床常需要与筛窦癌和上颌窦的恶性肿瘤鉴别。同时还需要与鼻腔恶性肉芽肿、浆细胞肉瘤、鼻硬结症等鉴别。

2. 上颌窦恶性肿瘤　早期上颌窦癌需要与上颌窦良性肿瘤（造釉细胞瘤、骨化性纤维瘤、含牙囊肿等）以及上颌窦炎症鉴别。晚期上颌窦癌需要与上牙龈癌、硬腭癌、鼻腔癌等鉴别。

五、分　　期

鼻腔癌与鼻窦癌的分期采用 AJCC 于 2017 年制定的第 8 版 TNM 临床分期标准。

（一）上颌窦癌

T_x　　原发肿瘤不能估计

T_{is}　　原位癌

T_1　　肿瘤局限于上颌窦黏膜，无骨质侵蚀或破坏

T_2　　肿瘤引起骨质侵蚀或破坏，包括侵入硬腭及／或中鼻道，但侵及上颌窦后壁及翼突内侧板除外

T_3　　肿瘤侵犯以下任一结构：上颌窦后壁、皮下组织、眼眶底壁或内侧壁、翼窝、筛窦

T_{4a}　　肿瘤侵犯眶内容物、面颊皮肤、翼突内侧板、颞下窝、筛板、蝶窦或额窦

T_{4b}　　肿瘤侵犯以下任一结构：眶尖、硬脑膜、脑组织、颅中窝、三叉神经上颌支、鼻咽、斜坡

（二）鼻腔癌及筛窦癌

T_x　　原发肿瘤不能估计

T_{is}　　原位癌

T_1　　肿瘤局限于任一亚解剖部位，伴或不伴骨侵犯

T_2　　肿瘤在单个区域侵及两个亚解剖部位，或侵及鼻筛迷路内的邻近区域，伴或不伴骨质破坏

T_3　　肿瘤侵犯眼眶底壁或内侧壁、上颌窦、上腭或筛板

T_{4a}　　肿瘤侵犯以下任一结构：眼眶前部内容物、鼻或面颊皮肤、颅前窝、翼板、蝶窦或额窦

T_{4b}　　肿瘤侵犯以下任一结构：眶尖、硬脑膜、脑组织、颅中窝、三叉神经上颌支、鼻咽、斜坡

（三）区域淋巴结（N）

N_x　　区域淋巴结情况未能评价

N_0　　无区域淋巴结转移

N_1　　同侧单个淋巴结转移，最大直径≤3cm，并且 ENE（−）

N_2　　同侧单个淋巴结转移，最大直径＞3cm 但≤6cm，并且 ENE（−）或同侧多个淋巴结转移，但其最大直径均≤6cm，并且 ENE（−）或双侧／对侧淋巴结转移，但其最大直径均≤6cm，并且 ENE（−）

　　　N_{2a}　　同侧或对侧单个淋巴结转移，最大直径≤3cm，ENE（+）

　　　　　　同侧单个淋巴结转移，3cm＜最大直径≤6cm，ENE（−）

　　　N_{2b}　　同侧多个淋巴结转移，但其最大直径均≤6cm，并且 ENE（−）

　　　N_{2c}　　双侧／对侧淋巴结转移，但其最大直径均≤6cm，并且 ENE（−）

N_3　　单个转移淋巴结的最大直径＞6cm，并且 ENE（−）或任何淋巴结转移，明显 ENE（+）

　　　N_{3a}　　转移淋巴结的最大直径＞6cm，并且 ENE（−）

　　　N_{3b}　　同侧单个淋巴结转移，最大径＞3cm，ENE（+）

　　　　　　同侧多个淋巴结，对侧或者双侧淋巴结转移，ENE（+）

（四）远处转移（M）

M_0　　无远处转移

M_1　　有远处转移

（五）鼻腔与鼻窦癌的临床 TNM 分期标准

0 期　　　$T_{is}N_0M_0$

Ⅰ期　　　$T_1N_0M_0$

Ⅱ期　　　$T_2N_0M_0$

Ⅲ期　　　$T_{1\sim2}N_1M_0$

　　　　　$T_3N_{0\sim1}M_0$

ⅣA期　　$T_{1\sim3}N_2M_0$

　　　　　$T_{4a}N_{0\sim2}M_0$

ⅣB期　　$T_{4b}N_{0\sim3}M_0$

　　　　　$T_{1\sim4}N_3M_0$

ⅣC期　　$T_{1\sim4}N_{0\sim3}M_1$

六、治　疗

（一）综合治疗原则

1. 鼻腔恶性肿瘤的治疗原则　主要根据肿瘤的不同病理类型及临床分期选择治疗方法。

（1）早期鼻腔未分化癌和低分化鳞癌，可采用单纯根治性放射治疗获得较好的疗效。

（2）对于中、高分化的鳞癌、腺癌、腺样囊性癌、恶性黑色素瘤、嗅神经母细胞瘤、软组织肉瘤等，应先采用手术治疗，然后加术后放射治疗。部分晚期患者同时需要加化学治疗。

（3）对鼻腔局限型的早期恶性淋巴瘤可用单纯根治性放射治疗。对中、晚期患者则先化学治疗后加鼻腔局部放射治疗。

（4）对任何病理类型而病灶广泛的晚期患者，可以给予术前放射治疗，待肿瘤缩小后给予手术，最后再辅以术后放射治疗。必要时同时给予化学治疗。

（5）对伴有远处转移的鼻腔恶性肿瘤，应选择以化学治疗为主。放射治疗仅作为姑息治疗的手段。

（6）由于鼻腔癌的颈淋巴结转移率较少，一般不需要做颈部淋巴引流区的预防照射。

2. 鼻窦恶性肿瘤的治疗原则

（1）对上颌窦未分化癌、淋巴肉瘤、不适合行根治性手术、年老体弱或患者拒绝手术者，可做单纯放射治疗或放、化疗综合治疗。

（2）上颌窦癌的最佳综合治疗方法是：手术加术后放射治疗，手术后2周做术后放射治疗。术后根据是否有不良预后因素（切缘阳性、转移淋巴结包膜侵犯、周围神经侵犯等）选用放、化疗综合治疗。

（二）放射治疗

1. 适应证与禁忌证

（1）Ⅰ～Ⅳ期的鼻腔癌和鼻窦癌均可以按上述原则选择做放射治疗。

（2）因各种原因致头颈部无法做体位固定的患者不宜放射治疗。

（3）有危及生命危的心肺功能障碍患者不宜放射治疗。

2. 放射治疗原则

（1）术前放射治疗：为了提高手术切除率，有些肿瘤较大不能手术切除的上颌窦癌患者可以采用术前放射治疗。部分鼻腔癌侵犯上颌窦的晚期患者也可以采用术前放射治疗。其适应证是：有明确病理诊断，无筛窦、额窦、鼻咽和颅底侵犯，肿瘤未超过鼻中隔，无远处转移。术前照射剂量40Gy/4周，休息2周后手术。

（2）术后放射治疗：术后放射治疗主要是用于手术切除不彻底、肿瘤有残留或术后局部复发的补充照射。临床根据术前是否有放射治疗而给予不同的照射剂量。

1）对术前已照射过40Gy/4周的患者，则给予30～40Gy/3～4周。

2）对术前未做过照射的患者，可给予根治70Gy/6～7周。

（3）放射治疗推荐采用 IMRT 等精确治疗技术。

3. 照射范围　由于鼻腔、筛窦、上颌窦是 3 个毗邻的器官，其中任何一个发生肿瘤都极易相互直接侵犯。因此，这 3 个部位的肿瘤照射范围极为相似，临床需要根据侵犯的不同部位，个体化确定照射范围。

4. 鼻腔、鼻窦癌靶区勾画与处方剂量

（1）靶区确定

GTVp：临床和影像学检查所见的原发肿瘤区域。

GTVnd：临床检查和 / 或影像学所见的肿大淋巴结（图 3-2-21/ 文末彩色插图 3-2-21）。

CTV_1：高危亚临床病灶，包括原发肿瘤可能侵犯的范围和高危淋巴结区域。一般在 GTV 外 5～10mm 的范围。

CTV_2：低危亚临床病灶，肿瘤可能扩散的亚临床区域，包括 CTV_1 及其外缘 5～10mm 范围或可能发生转移的淋巴结引流区域。

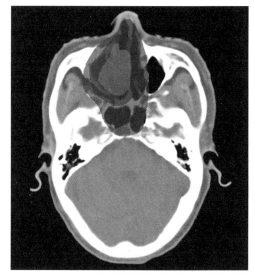

图 3-2-21　鼻腔癌原发肿瘤靶区勾画示意图

PTV：根据实际情况外扩，一般向各方向各扩 3mm，在重要器官附近可扩 1～2mm。

（2）处方剂量：根据原发病灶、亚临床灶、颈淋巴结和颈淋巴引流区不同分别给予不同的处方剂量。原发灶处方剂量为① PTV-GTVp：66～70Gy/30～35 次；② PTV-CTV_1：60～64Gy/30～35 次；③ PTV-CTV_2：50～54Gy/30～35 次。

（3）临床上也可采用非常规分割根治性放射治疗。

1）加速放射治疗：66～70Gy，6 次 / 周，加速放射治疗。

2）同步推量加速放射治疗：72Gy/6 周（先大野 1.8Gy/ 次；在治疗的最后 12 天，每天再加小野补充照射 1.5Gy，作为 1 天中的第 2 次照射，两次之间需间隔 6h 以上）。

3）超分割放射治疗：照射 81.6Gy/7 周（1.2Gy/ 次，2 次 /d，5d/ 周，两次之间需间隔 6h 以上）。

（4）不同病理类型肿瘤的推荐照射剂量

1）恶性淋巴瘤和未分化癌：1.8～2Gy/ 次，1 次 /d，5 次 / 周，总量 50～60Gy/5～6 周。

2）鳞癌和嗅神经母细胞瘤：1.8～2Gy/ 次，1 次 /d，5 次 / 周，总量 66～70Gy/6.5～7 周。

3）各种腺癌及腺样囊性癌：1.8～2Gy/ 次，1 次 /d，5 次 / 周，总量 70～80Gy/7～8 周。

4）恶性黑色素瘤：宜采用大分割照射技术，3～5Gy/ 次，2～3 次 / 周，总量 65～75Gy/7～8 周。

第七节　原发灶不明的颈淋巴结转移癌

一、概　　述

原发灶不明的颈部淋巴结转移癌（unknown primary cervical metastatic carcinoma，UPCMC）是指患者以转移性颈部淋巴结肿大为首诊症状，但经各种临床检查均无法发现原发灶的恶性肿瘤，又被称为隐匿癌（occult carcinoma）。此类情况并不常见，约占专科医院就诊患者的 5%。很小的扁桃体和舌根部肿瘤临床通常不容易发现而仅出现增大的颈部淋巴结，此时也容易被诊断为原发灶不明的肿瘤。头颈部原发灶不明的肿瘤多见于 40～50 岁的患者，是一种容易治愈的疾病。对于出现颈部肿块后被证实是肿瘤转移的患者，通过全面仔细的头颈部、胸部及身体其他部位检查，基本能够找到转移淋巴结的原发病变。原发灶不明的颈部转移性恶性肿瘤绝大部分为上皮源性,少部分为非上皮源性,临床习惯统称为原发灶不明的颈淋巴结转移癌。

二、临 床 表 现

颈部肿大包块是患者唯一的症状和体征。

由于原发灶的不明确,需要详细询问病史和进行细致的体格检查。向患者了解包块的发现时间、生长速度、有无疼痛或压迫症状、有无全身症状以及曾经的治疗情况。体格检查应遵循淋巴结检查的要求循序进行,并准确记录肿块部位、大小、数目、质地、形状、边界、活动度、有无压痛、有无波动和搏动、皮肤颜色与温度、有无血管杂音等。根据预估的原发灶部位,全身的体格检查既要全面又要有针对性。

三、诊断及鉴别诊断

(一)诊断原则

1. 全身除颈部外,无其他部位淋巴结肿大,且颈部淋巴结经病理证实为转移性癌。

2. 经多方努力查找均难以发现相应的原发肿瘤(为排外检查不仔细所造成的遗漏,有学者认为治疗后 6 个月内出现原发灶者均不属于此病)。

3. 无全身其他恶性肿瘤病史。

4. 在治疗结束前,无颈部以外的转移灶。

5. 排外原发于淋巴结本身的原发性恶性肿瘤,如少见的鳃裂源癌、颌下腺鳞癌。

实际上约有 1/3 病例经临床努力查找可发现原发灶,1/3 病例在治疗中或治疗后 6 个月内可发现明显的原发灶,而剩下 1/3 病例直至死亡也不能找到原发灶。

(二)常用的检查方法及应用

1. **影像学检查** 临床上主要通过影像学检查来发现原发灶。

(1)B 超检查对甲状腺、乳腺、肝脏、胰腺病变有一定的诊断价值。

(2)增强 CT 和 MRI 可以很好地发现淋巴结的位置、数目、大小和中心有无坏死。值得注意的是,头颈部 CT 或 MRI 扫描范围应该从鼻咽开始扫至锁骨头下缘,以包括整个颈部,并且层距以 3mm 为宜,有利于发现较小的头颈部病灶。

(3)PET-CT 在原发灶不明的颈部转移癌诊断中应用越来越广泛,当临床和 CT 都未发现病灶时,PET-CT 可以发现 25% 的原发灶。有报道 PET-CT 诊断颈淋巴结转移癌的灵敏度、特异性、准确度分别达到 95.0%、87.5%、92.9%。PET-CT 的另一优势在于可一次性进行全身检查,对原发灶的发现有快速、全面的益处。缺点是有一定的假阳性。

2. **肿瘤标志物检测** 许多恶性肿瘤都有特有的肿瘤标志物,该标志物含量增高提示着某种肿瘤的存在。当原发灶不明的颈部转移癌患者的某种肿瘤标志物增多时,可以为原发灶的查找提供重要方向。临床上常用的肿瘤标志物有:

(1)EB 病毒抗体:包括 VCA-IGA、EA-IGA 和 DNA 酶抗体,是诊断鼻咽癌的重要指标。

(2)甲胎蛋白(AFP):72% 的原发性肝细胞癌 AFP 升高,胰腺癌、胃癌、肺癌、结肠癌等均有部分阳性者。

(3)癌胚抗原(CEA):对原发灶的诊断意义不大,但提示消化道腺癌的概率较大。

(4)β-绒毛膜促性腺激素(β-HCG):非精原细胞瘤性睾丸癌约 70% 升高,卵巢腺癌有 40% 升高,肺癌、其他胚胎性癌、乳腺癌、胃肠道癌等,均有 10%~30% 的病例会升高。

(5)甲状腺球蛋白:血清甲状腺球蛋白超过 5 000ng/ml 时,应认真排除甲状腺癌。

(6)雌激素受体(ER):乳腺癌、食管癌、胃癌、前列腺癌等转移癌组织的 ER 检测可能会有帮助。

(7)前列腺特异抗原(PSA):虽然前列腺癌转移至颈部的概率较小,但如果患者血清中 PSA

升高，提示前列腺内可能存在病灶。

3．内镜检查 高度怀疑有头颈部肿瘤的患者，应对头颈部各器官进行重点专科检查，包括口腔、口咽、鼻咽、鼻腔、喉、下咽等部位，注意器官活动度、功能、大小、形态、溃疡、息肉、接触出血、分泌物，注意关键部位不要漏查、漏诊，如舌根部、鼻中隔等处病灶均不易发现。当影像学检查、血清学检测均不能提示原发灶时，内镜检查如电子鼻咽镜、纤维支气管镜、胃肠内镜等非常必要，检查过程中发现可疑病变时应行多点病理活检。

4．病理组织学检查 当患者经上述检查后仍未能确诊原发灶的转移淋巴结，则应该首先选用细针吸取活检术（fine needle aspiration，FNA）。注意应尽量避免粗针活检或切开活检，因为可能影响或改变之后的治疗措施。当针吸活检仍无法证实时，可选择完整切除单个或数个淋巴结，以便获得组织学诊断。

（三）鉴别诊断

原发灶不明的颈淋巴结转移癌的鉴别诊断即查找原发灶的过程。原发灶的查找不是盲目、无规可循的，以下原则可为临床提供重点检查的线索，并为患者的诊治节省金钱和时间。

1．转移淋巴结的部位 原发灶不明的颈部转移癌约有75%～80%来源于头颈部，由耳、鼻、咽、喉、口腔和颌面部的恶性肿瘤转移而来。淋巴结转移的部位与原发灶关系密切，各种原发癌的淋巴结转移有一定的途径和规律。

（1）Ⅰ区淋巴结转移主要来源于口腔、颌面部和鼻腔，如牙龈癌、唇癌、扁桃体癌、鼻腔癌、舌癌、颌下腺癌等。

（2）Ⅱ区淋巴结转移主要考虑鼻咽癌，尤其是在高发区，来源于鼻咽部的可能性更大。扁桃体癌、口咽癌、腮腺癌和舌根癌的淋巴结转移也常发生在Ⅱ区。约有57%的原发灶不明的转移淋巴结发生于Ⅱ区，原因是大多数头颈部肿瘤淋巴结扩散的第一站就是该区域。

（3）Ⅲ区淋巴结转移主要考虑鼻咽癌、喉癌、下咽癌。

（4）Ⅳ区淋巴结转移除主要考虑喉癌、下咽癌、口咽癌外，还应考虑食管癌尤其是颈段食管癌。

（5）Ⅴ区为副神经链淋巴结，在鼻咽癌高发区常见肿大，其次为下咽癌。

（6）Ⅵ区淋巴结转移应重点查找甲状腺病变、气管癌以及胸部肿瘤。

（7）锁骨上区转移来源于胸腹部较多，尤其是左锁骨上淋巴结转移，要仔细查找胃肠道的恶性肿瘤。若只发生于锁骨上窝的转移癌，在男性应考虑其原发处为肺癌、胃肠癌、肝癌；在女性则多考虑为肺癌、乳腺癌、宫颈癌、膀胱癌等。

除中线部位的肿瘤如鼻咽癌、舌根癌、软腭癌经常发生双侧淋巴结转移外，大多数头颈部肿瘤的淋巴结转移为单侧，转移至对侧者少见。

2．转移淋巴结的病理类型 转移淋巴结的病理类型可为原发灶的查找提供重要线索。

（1）鳞癌：约占70%～75%，尤其是低分化鳞癌，主要考虑来自鼻咽部，少数来源于扁桃体、舌根、梨状窝和下咽；高分化和中分化者来源于口腔、鼻窦、喉、咽、头皮、梨状窝等居多。

（2）腺癌：应先排除甲状腺癌、唾液腺的恶性混合瘤或腺样囊腺癌，然后重点检查乳腺、肺、腹腔和盆腔脏器。

（3）未分化癌：常见部位是鼻咽和扁桃体，肺、食管、舌根和下咽也可见到。由于未分化癌细胞异型性特征有时难以明确，临床上也要考虑其他来源的可能性：如小细胞未分化癌，可能为肺小细胞未分化癌、恶性淋巴瘤、尤因肉瘤、神经母细胞瘤；大细胞未分化癌可能为大细胞型恶性淋巴瘤、睾丸外生殖细胞瘤；神经内分泌肿瘤可能为胰岛细胞瘤、类癌、肺小细胞癌、膀胱癌、宫颈癌；中线结构的未分化癌有可能为生殖细胞肿瘤。这些应行免疫组化检查来确实。

（4）腺样囊性癌：应重点检查腮腺、颌下腺等唾液腺，以及鼻咽、甲状腺等部位。

（5）单纯锁骨上淋巴结转移的病理与原发灶也有十分重要的联系：黏液腺癌应重点考虑胃和肺的肿瘤；乳头状腺癌、未分化癌以肺癌多见；髓样癌以胃和乳腺的肿瘤多见。

（6）腺癌要重点检查肠道、胆道、胰腺、卵巢、子宫内膜、宫颈等部位；若为鳞癌，左锁骨上淋巴结要考虑鼻咽癌和食管癌，右锁骨上淋巴结则要首先考虑肺癌。

四、治疗原则

1. 对腺癌患者应争取行广泛性颈淋巴结清扫术（包括Ⅰ～Ⅲ区淋巴结）。如果转移腺癌在颈部的高位，颈淋巴结清扫术的同时可能需要行腮腺切除术。

2. 对 N_1 期淋巴结转移可单纯手术切除；术后≥3 个淋巴结阳性和／或有淋巴结包膜侵犯者需要术后放射治疗；对 N_2～N_3 患者需行同步放、化疗综合治疗。

3. 对于低分化或非角化鳞癌患者可选择行广泛性颈淋巴结清扫术（包括Ⅰ～Ⅴ区淋巴结）。也可以选择同步放化疗或诱导化学治疗加同步放化疗。

4. 对于未分化癌患者应选择诱导化学治疗加同步放化疗。

5. 对于已行广泛性颈淋巴结清扫术后发现以下高危因素之一者，应行术后的同步放化疗：

（1）临床分期 N_2 或 N_3。

（2）淋巴结侵犯神经和／或血管。

（3）淋巴结包膜受侵。

（4）淋巴结 5 个以上或单个淋巴结≤5cm。

6. 对于转移淋巴结病理报告为低分化鳞癌或未分化癌，以及 EB 病毒血清学和／或 HPV 阳性者，放射治疗照射范围应包括鼻咽和口咽；酌情配合化学治疗。

7. 同步放化疗应选用顺铂每次 $100mg/m^2$，每隔 3 周重复；或者每周 $30mg/m^2$，用至放射治疗结束。

8. 放射治疗

（1）推荐使用 IMRT 等精确治疗技术。

（2）照射范围应包括多发的、可疑的原发部位，这样有机会杀灭微小的隐匿原发灶。

（3）转移淋巴结仅累及单侧颈部者，同时估计原发灶来源于中线器官（如鼻咽、舌根、喉等）的可能性较小时，放疗可以只照射同侧颈部。

（4）靶区勾画及照射剂量

1）术后放疗：高剂量照射区域（CTV_1）为手术瘤床（有包膜外侵犯者应包括影像学所显示的范围），60～64Gy。低剂量照射区域（CTV_2）为预防区域，包括Ⅰ～Ⅴ区的范围，50～54Gy。其中 N_1 者预防照射Ⅰb、Ⅱ、Ⅲ、Ⅳ区和咽后淋巴结，$N_{2～3}$ 者除上述区域外，还应预防照射Ⅴ区。

2）单纯放疗

①大体肿瘤区（GTV）：为临床检查及影像学所发现的阳性淋巴结，66～70Gy/30～35 次。

② CTV_1：单侧淋巴结转移者，包括同侧Ⅰ～Ⅴ区；双侧淋巴结转移者，包括双侧Ⅰ～Ⅴ区，60～64Gy。

③ CTV_2：单侧淋巴结转移者，包括对侧Ⅰ～Ⅴ区和高度怀疑的原发灶部位黏膜；双侧淋巴结转移者，包括高度怀疑的原发灶部位黏膜，50～54Gy。

④病理为腺样囊性癌等，照射剂量可给至 70～76Gy。

（杨坤禹　姜　新　韩　非）

第三章　胸　部　肿　瘤

胸部肿瘤包括原发性支气管肺癌(肺癌)、食管癌及纵隔肿瘤。2020年全球恶性肿瘤发病率排序肺癌为第2位,仅比乳腺癌低0.3%,食管癌为第8位;死亡率肺癌为第1位,食管癌为第6位。在我国恶性肿瘤发病率排序肺癌为第1位,食管癌为第6位;死亡率肺癌为第1位,食管癌为第4位。肺癌和食管癌无论发病率还是死亡率均在前十位,对人类生命健康具有极大威胁。纵隔肿瘤特别是胸腺瘤逐渐被重视。本章将针对胸部肿瘤发生部位的解剖、淋巴引流,胸部肿瘤的流行病学、病理、分期、临床表现、诊断及鉴别诊断、治疗(特别是以综合治疗原则及放射治疗为重点),以及放疗反应如何处理等进行讲解。希望读者(学生)能融会贯通,为成为合格优秀的胸部放疗医生打下扎实的基础。

第一节　食　管　癌

一、概　　述

食管癌(esophagus cancer)是指原发于食管黏膜上皮的恶性肿瘤,其发生有明显的地域性分布特点。据世界卫生组织国际癌症研究机构(IARC)2020年全球最新癌症数据显示,全球食管癌新发病例数约60万,位列恶性肿瘤第八位。2020年我国新发病例数为32万,在我国恶性肿瘤发病率中排第六位。河北磁县及河南林州等是高发区。食管癌好发年龄为50~65岁(60%以上),男性多于女性。食管癌的病因与不良的饮食生活习惯,尤其是吸烟、饮酒、进食粗糙或热辣食物、真菌毒素等物理和化学的长期刺激,以及营养缺乏、生物及遗传等因素有关。

(一) 食管的解剖

食管是一个管状肌性器官,上端起自咽部(环状软骨),相当于C_6下缘,于T_{11}水平止于贲门。成人的食管长度通常为25~30cm,自门齿到食管入口约为15cm,自门齿到气管分叉水平约为26cm,自门齿到食管末端约为40cm。食管有三个生理狭窄,分别位于食管入口、主动脉弓和食管膈肌入口处。依据AJCC和UICC联合发布的2017年第8版食管及食管胃交界部癌TNM分期,肿瘤部位按原发灶的中点界定。①颈段食管:上接下咽,向下至胸骨切迹平面的胸廓入口,内镜检查距门齿15~<20cm。②胸上段食管:自胸廓入口至奇静脉弓下缘水平,内镜检查距门齿20~<25cm。③胸中段食管:自奇静脉弓下缘至下肺静脉水平,内镜检查距门齿25~<30cm。④胸下段食管:自下肺静脉水平至食管胃结合部(esophagogastric junction,EGJ),内镜检查距门齿30~40cm。⑤食管胃交界:内镜下EGJ通常被定义为第1个胃皱襞出现处,这是一个理论上的标志。组织学上,EGJ能被准确定义,即食管柱状上皮和鳞状上皮的交界处。如果肿瘤的中点位于胃近端2cm以内,不论是否侵犯食管下段或EGJ,均按食管癌进行分期;胃近端2cm以外者,皆按胃癌进行分期。

(二) 食管的淋巴引流

食管的淋巴引流主要集中在食管壁的黏膜下与肌层间的淋巴管网,两者相互沟通后汇集成淋巴管穿出管壁。颈段和大部分胸上段的淋巴引流上行进入食管旁、锁骨上及颈深淋巴结;部分胸中段和胸下段食管的淋巴引流则下行进入贲门旁及胃左动脉旁淋巴结;部分胸中段的淋巴管引流到气管隆嵴下淋巴结,同时还向上、下两个方向引流;部分胸下段的食管淋巴引流到气管或食管旁淋巴结(图3-3-1)。

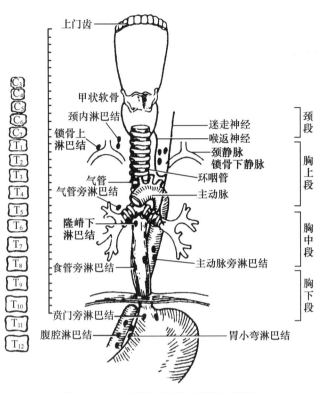

图 3-3-1　食管解剖及淋巴引流示意图

二、病　理

(一)早期食管癌的病理形态

早期食管癌指病变局限于黏膜或黏膜下层,无肌层侵犯、淋巴结转移和远处转移。早期食管癌的病理学形态可分为:

1.隐伏型　是食管癌的最早阶段,多为原位癌。仅有食管黏膜的轻度充血或仅表现为小区黏膜的粗糙改变,肉眼难以辨认。

2.糜烂型　原位癌和早期浸润癌各占50%左右。病变处的食管黏膜表现为轻度的糜烂,呈不规则的地图样改变,与周围正常的食管黏膜境界较清,多伴有糜烂边缘的轻度隆起。

3.斑块型　多为早期浸润癌。病变处的食管黏膜呈现出肿胀隆起,正常纵行皱襞中断、紊乱和增粗。侵犯范围多较广,部分病例可侵及食管全周。

4.乳头型　绝大多数为早期浸润癌。肿瘤呈乳头状或息肉状向食管腔内生长,边缘清楚。

(二)进展期食管癌的病理分型

1.髓质型　以食管壁增厚为特点,边缘坡状隆起。

2.蕈伞型　肿瘤边缘隆起,唇状/蘑菇样外翻,表面可伴有浅溃疡。

3.溃疡型　少见,中央有明显溃疡,通常伴有边缘隆起。

4.缩窄型　以管腔明显狭窄为特点,患者的吞咽困难症状明显。

5.腔内型　少见,病变像蘑菇样或大息肉样,有细蒂。

（三）病理组织学分类（表 3-3-1）

表 3-3-1　食管癌 WHO 组织学类型（参照 2019 版 WHO 消化系统肿瘤分类）

组织学类型	ICD-O 编码
鳞状细胞癌，非特殊型（NOS）	8070/3
疣状癌	8051/3
梭形细胞鳞状细胞癌	8074/3
基底细胞样鳞状细胞癌	8083/3
腺癌，非特殊型（NOS）	8140/3
腺鳞癌	8560/3
腺样囊性癌	8200/3
黏液表皮样癌	8430/3
未分化癌，非特殊型（NOS）	8020/3
淋巴上皮瘤样癌	8082/3
神经内分泌肿瘤（NET），非特殊型（NOS）	8240/3
NET G1	8240/3
NET G2	8249/3
NET G3	8249/3
神经内分泌癌（NEC）	8246/3
小细胞癌	8041/3
大细胞神经内分泌癌	8013/3
混合性神经内分泌 - 非神经内分泌癌	8154/3
复合性小细胞 - 腺癌	8045/3
复合性小细胞 - 鳞状细胞癌	8045/3

三、临 床 表 现

（一）早期食管癌

发病较隐匿，症状轻微且多为非特异性，常间歇、反复发作，易受饮食及情绪等因素的影响而被忽视，可持续数日甚至 2～3 年。临床上常见的早期症状如下：

1. 吞咽哽噎感、异物感或停滞感最常见，常于吞咽大口食物时出现。

2. 胸骨后烧灼样、针刺样疼痛、闷胀感及咽部紧缩或不适等。

3. 胸下段食管癌可有上腹部不适、呃逆或嗳气等。

（二）中期食管癌

1. 典型的吞咽困难及梗阻症状　为大多数患者的首发症状。多呈进行性加重，严重时滴水不进，病情发展至此一般需要 6 个月左右的时间。吞咽困难的程度与病理类型和病变程度有关，如蕈伞型、腔内型或溃疡型症状相对较轻，而髓质型、缩窄型的患者则症状较重。

2. 梗阻及呕吐泡沫样黏液　由于癌肿导致食管管腔狭窄，使唾液反射性分泌增多，不能正常排入胃内而引起食管的逆向蠕动所致，梗阻严重时尤为明显。

3. 胸背疼痛　多见于溃疡型和髓质型患者。多表现为隐痛、刺痛或烧灼样疼痛，与病变位置基本一致。原因是癌肿向食管腔外的浸润和炎症刺激所致。若疼痛剧烈并同时伴有发热时，应注意是否有穿孔的可能。

4. 体重下降、脱水及营养不良等。

5. 出血、呕血或黑便 多见于溃疡型的患者。此型癌肿若外侵穿透主动脉等大血管时，可引发致死性大出血。蕈伞型、髓质型的出血多为肿瘤坏死破溃所致。

（三）晚期食管癌

1. 呛咳、声音嘶哑及呼吸困难。呛咳是由于食物反流进入气道或肿瘤侵透支气管壁致食管支气管瘘所致。声音嘶哑是因癌肿的直接侵犯和/或转移淋巴结压迫喉返神经所致，临床上以左侧喉返神经受侵而表现为左侧声带麻痹常见。侵犯膈神经时可致膈肌麻痹，发生膈肌的反常运动。

2. 恶病质、脱水、电解质紊乱、上腔静脉综合征、大出血、全身衰竭等。

3. 肝、脑、肺及腹腔的转移可致肝脏肿大、黄疸、腹水、肝功能衰竭、头痛、恶心、呕吐、呼吸困难等。

四、诊断与鉴别诊断

（一）诊断

食管癌的早期诊断十分重要。我国的食管癌患者在临床确诊时已有 80%～90% 为中晚期病例，治疗效果不尽如人意。因此，临床上凡年龄在 40 岁以上，出现进食后的胸骨后不适感、停滞感及吞咽困难时，应及时行如下相关检查。

1. X 线检查 X 线检查简单且准确性高，在食管癌的诊断中占有重要位置，中晚期食管癌的诊断符合率达 70%～94%。常用食管钡餐透视或点片，除可以观察食管病灶的部位、长度、梗阻程度、溃疡大小、深度及有无穿孔等，还可以观察食管黏膜及其运动功能的改变。早期食管癌可表现为局限性黏膜皱襞增粗或断裂、局部管壁僵硬、小的充盈缺损或龛影；中、晚期主要表现为充盈缺损、食管腔不同程度的狭窄和梗阻，病变较长者的近端食管可有明显的扩张。另外，食管癌穿孔前在 X 线片上会表现为食管明显的扭曲成角、较大龛影或尖刺状突出等。但是，X 线检查在判断肿瘤的大小及浸润深度上仍有一定的局限性。

2. CT 检查 CT 扫描检查有益于准确地判断中晚期食管肿瘤的范围、病变食管壁的外侵程度、邻近器官的受累程度以及淋巴结转移情况等，为临床分期的确定、手术切除可能性的判定、放射治疗靶区的确定以及照射野的设计等提供重要依据，便于临床制定并实施正确、合理的治疗方案。通常 CT 上显示的正常食管壁厚度为 3～5mm，当超过 5mm 并且与周围器官分界模糊时应视为异常。当 CT 上显示食管壁不规则增厚、与周围器官间的脂肪层消失、分界不清或由于肿瘤压迫邻近器官，使其移位或变形时均可视为肿瘤已侵犯邻近的器官。CT 上纵隔淋巴结的短径 ≥10mm 考虑转移，食管旁和气管食管沟淋巴结短径 ≥5mm 可视为异常。

3. 纤维食管镜检查 该检查不仅能够直接观察病变的范围和形状，而且能够直接获取病理以明确诊断。但是，若肿瘤致食管的管腔狭窄明显，镜身无法通过时，则往往不能准确地判定病变的长度，此时应结合 X 线钡餐透视检查。

4. 超声波内镜检查 食管壁的超声波内镜显像分为黏膜表层、黏膜深层、黏膜下层、肌层和外膜层共 5 层。诊断标准为：病变局限于黏膜表层至黏膜下层为 T_1，侵及肌层者为 T_2，侵及外膜层者为 T_3，侵及邻近器官时为 T_4。该检查对 T 分期的准确率可达 86%～92%，因此，可以准确地判定病变的浸润深度和范围，利于明确临床分期，为治疗方法的选择提供可靠的依据；还可以量化治疗前和治疗中肿瘤的变化，有效地预测疗效。

5. 淋巴结活检 对经全面检查仍原发灶不明且伴有颈部淋巴结转移的患者，可行颈部淋巴结活检确诊。

6. PET-CT 检查 ^{18}F-FDG PET-CT 显像对食管鳞癌有较高的灵敏性，其摄取程度与肿瘤侵犯食管的深度相关。PET-CT 还可发现远处转移病灶。

7. MRI 弥散加权成像（DWI） 根据组织内部水分子弥散运动的改变判断其内组织结构的变化。肿瘤细胞的细胞核增大，核质比增高，单位体积内肿瘤细胞排列紧密，导致细胞外间隙减小，水分子扩散受限，因而 ADC 值（表观弥散系数）较正常组织降低。可用于食管癌的早期诊断、分期评估、预后及疗效监测。

8. 其他 除以上各项检查外，食管癌患者在治疗前还应常规进行腹部超声检查，尤其应注意对肝脏及腹腔淋巴结的检查，若发现有异常时则应行腹部增强 CT 或 MRI 等相关检查。

（二）鉴别诊断

尽管根据临床症状和体征，结合食管钡餐透视、CT、MRI 等影像学检查以及纤维食管镜病理活检等，通常不难做出食管癌的正确诊断。但是早期食管癌常被误诊，临床上往往需要和食管的各种外压性改变如先天性血管异常、主动脉瘤、胸内甲状腺肿、纵隔原发或转移性肿瘤、纵隔内肿大淋巴结，食管的良性肿瘤如平滑肌瘤，食管功能性改变如食管贲门失弛缓症、食管痉挛，以及食管其他恶性肿瘤如恶性淋巴瘤、恶性黑色素瘤、平滑肌肉瘤等相鉴别。

五、分　　期

食管癌的分期采用 UICC/AJCC TNM 分期系统（2017 年第 8 版）。

（一）T、N、M 的定义

1. 原发肿瘤（T）

T_x　原发肿瘤无法评价

T_0　没有原发肿瘤证据

T_{is}　高级别上皮内瘤变/异型增生

T_1　肿瘤侵及黏膜固有层、黏膜肌层或黏膜下层

　　T_{1a}　肿瘤侵及黏膜固有层或黏膜肌层

　　T_{1b}　肿瘤侵及黏膜下层

T_2　肿瘤侵及固有肌层

T_3　肿瘤侵及食管纤维膜

T_4　肿瘤侵及邻近结构

　　T_{4a}　肿瘤侵及胸膜、心包、奇静脉、膈肌或腹膜

　　T_{4b}　肿瘤侵及其他邻近结构，如主动脉、椎体或气道

2. 区域淋巴结（N）

N_x　区域淋巴结不能评价

N_0　无区域淋巴结转移

N_1　1～2 个区域淋巴结转移

N_2　3～6 个区域淋巴结转移

N_3　≥7 个区域淋巴结转移

3. 远处转移（M）

M_0　无远处转移

M_1　有远处转移

（二）预后分组

食管鳞状细胞癌临床 TNM 分期（cTNM）预后分组（表 3-3-2）和食管腺癌/食管胃交界部腺癌临床 TNM 分期（cTNM）预后分组（表 3-3-3）如下。

表3-3-2　食管鳞状细胞癌临床TNM分期（cTNM）预后分组

分期	TNM
0	$T_{is}(HGD^*)N_0M_0$
I	$T_1N_{0\sim1}M_0$
II	$T_2N_{0\sim1}M_0$
	$T_3N_0M_0$
III	$T_3N_1M_0$
	$T_{1\sim3}N_2M_0$
IV$_A$	$T_4N_{0\sim2}M_0$
	任何TN_3M_0
IV$_B$	任何T任何NM_1

*：高级别上皮内瘤变／异型增生（HGD）。

表3-3-3　食管腺癌／食管胃交界部腺癌临床TNM分期（cTNM）预后分组

分期	TNM
0	$T_{is}(HGD^*)N_0M_0$
I	$T_1N_0M_0$
II$_A$	$T_1N_1M_0$
II$_B$	$T_2N_0M_0$
III	$T_2N_1M_0$
	$T_3N_{0\sim1}M_0$
	$T_{4a}N_{0\sim1}M_0$
IV$_A$	$T_{1\sim4a}N_2M_0$
	$T_{4b}N_{0\sim2}M_0$
	任何TN_3M_0
IV$_B$	任何T任何NM_1

*：高级别上皮内瘤变／异型增生（HGD）。

六、治　疗

（一）可切除食管癌的治疗

1. T_{is}和T_{1a}　通常选择内镜下切除（ER）。内镜治疗前需结合病变范围（环周程度）、长度、肿瘤分化程度、有无脉管侵犯、有无可疑淋巴结等综合评估；或在有经验的治疗中心行食管切除术。初诊cT_{1b}或ER后病理提示pT_{1b}时，需手术切除治疗，拒绝手术或不耐受手术者可行同步放化疗或单纯放疗。

2. 可切除的食管癌或食管胃交界癌　侵犯黏膜下层（T_{1b}）或更深的肿瘤通常选择手术治疗；虽然多个、多站淋巴结转移是手术的相对禁忌证，当有区域淋巴结转移（N+），$T_{1\sim3}$肿瘤也可以切除，此时需要考虑患者的年龄和身体状况等因素；T_{4a}肿瘤累及胸膜、心包或膈膜是可切除的。

3. 不可切除的食管癌或食管胃交界癌　T_{4b}肿瘤累及心脏、大血管、气管、椎体或邻近腹腔器官（包括肝脏、胰腺和脾脏）是不可切除的；肿瘤位于食管胃交界伴锁骨上淋巴结转移的患者应考虑为不可切除；伴有远处转移（包括非区域淋巴结转移及Ⅳ期）患者考虑为不可切除。颈段或胸段食管癌距环咽肌<5cm首选根治性同步放化疗，放疗后可考虑巩固化疗。

4. 局部晚期食管癌　有条件的医院建议术前行新辅助治疗，食管癌术前同步放化疗的循证医学证据更充分（食管胃交界部腺癌围手术期化疗证据也很充分），因此可以作为常规推荐。研究证实，对于可手术的食管癌，术前放化疗联合手术的治疗模式较单纯手术可获得明显生存获益。而术前同步放化疗的长期生存获益是否优于术前化疗尚无定论，但绝大部分研究认为放化综合治疗可提高局部区域控制率和根治性手术切除率。新辅助治疗后建议的手术时机是在患者身体条件允许情况下，放化疗结束后的第4～8周，化疗结束后的第3～6周。对于拒绝手术或者不能耐受手术者，可以选择根治性同步放化疗、单纯放疗等。

5. 潜在可切除食管癌（可疑累及周围器官但未明确cT_{4b}）　建议先行新辅助治疗，疗后进行肿瘤的二次评估，可根治性切除者行手术治疗，不能切除者继续完成根治性同步放化疗。

研究证实，同步放化疗在肿瘤降期、R0切除率和病理缓解率等方面疗效优于单纯放疗。因此，仅在患者无法耐受同步放化疗时选择单纯放疗方案。病理类型为腺癌的患者，放疗前或放疗后建议加入化疗。同步化疗方案：紫杉醇＋卡铂，顺铂＋5-FU或卡培他滨或替吉奥，长春瑞滨＋顺铂，紫杉醇＋顺铂，奥沙利铂＋5-FU或卡培他滨或替吉奥（推荐用于腺癌），紫杉醇＋5-FU或卡培他滨或替吉奥。老年患者可考虑单药使用卡培他滨或替吉奥。

6. 放疗靶区勾画 食管癌放疗靶区勾画如图 3-3-2/ 文末彩色插图 3-3-2 所示。

大体肿瘤靶体积（GTV）：包括原发肿瘤（GTVp）及转移淋巴结（GTVn）。GTVp 为可见的食管病灶，应综合影像学（食管造影、增强 CT、MRI 和 / 或 PET-CT）和内镜（电子上消化道内镜和 / 或腔内超声）结果确定。GTVn 为可见的转移淋巴结，指 CT 和 / 或 MRI 显示的短径≥10mm（食管旁、气管食管沟≥5mm）的淋巴结，或 PET-CT 显示 SUV 值高（炎性淋巴结除外），或者虽低于上述标准，但淋巴结有明显坏死、环形强化、强化程度与原发灶相仿、偏心钙化者，也作为 GTVn。

临床靶体积（CTV）：目前尚有争议，多数单位采用累及野照射。累及野照射时，CTV 定义为 GTVp 前后、左右方向均外放 5～6mm，上下方向各外放 30mm，GTVn 各方向均外放 5～6mm（外放后将解剖屏障包括在内时需作调整）。部分单位采用选择性淋巴结照射。选择性淋巴结照射时，除食管原发病灶和转移淋巴结外，尚需包括淋巴结转移率较高的相应淋巴引流区。

计划靶区（PTV）：在 CTV 各方向外放 5mm，纵向外放可至 8mm（实际外放可根据各中心质控数据自行决定）。

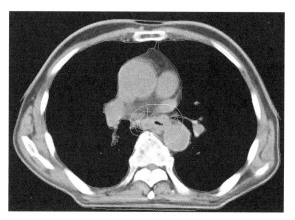

图 3-3-2 食管癌三维适形放疗靶区勾画
红色线为 GTV，绿色线为 CTV，黄色线为 PTV。

7. 放疗剂量 术前放疗剂量：40～50Gy；根治性同步放化疗剂量：50～60Gy，大部分单位采用≥60Gy。根治性单纯放疗剂量：60～70Gy。放疗每日 1 次，每周 5 次。（图 3-3-3/ 文末彩色插图 3-3-3）

8. 经外科评估可切除的局部进展期食管癌 对此围手术期免疫治疗尚缺乏充分的循证医学证据，因此推荐在临床研究范畴内开展。食管癌术前新辅助免疫治疗推荐与放化疗或化疗的联合模式，周期数为 2～4。

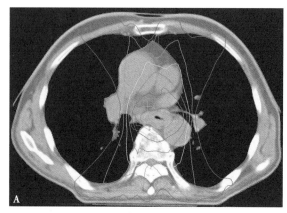
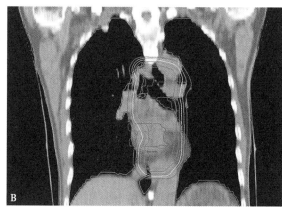

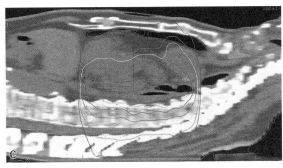
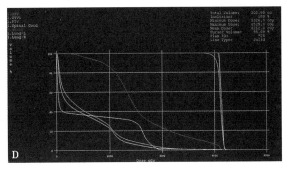

图 3-3-3　食管癌三维适形放疗剂量分布图

A 为轴位剂量分布，B 为冠状位剂量分布，C 为矢状位剂量分布，D 为剂量 - 体积直方图。红色、绿色、黄色、蓝色、粉色线分别表示 60Gy、50Gy、40Gy、30Gy、20Gy 剂量线。

（二）术后辅助治疗

术后辅助放疗可提高有淋巴结转移患者的生存率，而回顾性研究表明术后辅助同步放化疗比术后辅助放疗更能提高生存获益。对于无淋巴结转移的 $pT_{2\sim3}N_0M_0$ 患者，有研究表明应用较好的适形放疗技术进行术后放疗可能提高总生存率和无病生存率。但目前还没有大型随机对照研究进一步证实以上结论。食管和食管胃交界部腺癌推荐术后辅助化疗，但如果病理为鳞癌，有研究表明辅助化疗可延长无病生存期，但对总生存期无明显影响。根据 CheckMate 577 研究结果，推荐局部进展期食管癌或食管胃交界癌经新辅助同步放化疗联合 R0（切缘无癌残留）切除后，病理学评估有肿瘤残存（非 pCR）的患者推荐术后辅助纳武利尤单抗治疗 1 年，可显著提高无病生存率。

1. 术后放疗靶区

胸上段 CTV：上界：环甲膜水平。下界：隆突下 3cm 或瘤床下 2～3cm。包括区域：下颈、锁骨上淋巴引流区（1 区）、锁骨头水平食管气管沟淋巴引流区（2 区）、4、7、8U-M 淋巴引流区。

胸中段 CTV：上界：环甲膜水平或 T_1 椎体上缘。下界：瘤床下缘 2～3cm。包括区域：锁骨上淋巴引流区（1 区）、锁骨头水平食管气管沟淋巴引流区（2 区）、4、7、8U-L$_0$ 淋巴引流区。

胸下段 CTV：上界：T_1 椎体上缘。下界：腹腔干水平。包括区域：锁骨头水平食管气管沟淋巴引流区（2 区）、4、7、8U-L$_0$ 和胃周淋巴引流区（16a 区）。

残胃位于食管床（术后放疗照射野）的患者，因残胃对放疗耐受性差，除肿瘤有明显残留（R1或 R2 切除）外，不建议积极的术后预防性放疗。当残胃位于左侧或右侧胸腔内，且符合术后放疗适应证时，可行纵隔淋巴结引流区的预防性放疗。需包括吻合口的情况：原发于颈段或上段食管癌，上切缘阳性或切缘距肿瘤≤3cm。

PTV：在 CTV 各方向外放 5mm，纵向外放可至 8mm（实际外放可根据各中心质控数据自行决定）。

2. 放疗剂量　R0 切除术后：95% PTV 50～56Gy/1.8～2.0Gy，每日 1 次，每周 5 次。R1 或 R2 切除术后：95% PTV 50Gy/1.8～2.0Gy，序贯 95% pGTV 10～14Gy/1.8～2.0Gy，每日 1 次，每周 5 次。有条件的医院也可采用同步加量技术。

（三）局部晚期不可切除食管癌的治疗

1. 食管癌放疗患者营养不良发生率高，严重影响治疗效果和不良反应。推荐所有食管癌放化疗患者在入院后行营养风险筛查、营养状况评估和综合测定。营养风险筛查推荐采用 NRS 2002量表。营养评估推荐采用 PG-SGA 量表。营养状况综合测定包括应激程度、炎症反应、能耗水平、代谢状况、器官功能、人体组成、心理状况等方面。对于评估后存在营养不良风险或营养不良的患者，建议给予规范化营养治疗。

2．放疗前梗阻严重不能进食，营养状况差，有严重的低蛋白血症或贫血，肿瘤溃疡深大、有穿孔或大出血风险者，建议先行营养管置入、胃造瘘、抗炎、抑酸、止血、止痛等对症支持治疗（建议 2～4 周，时间过长肿瘤可能进展明显），待患者一般状况改善后，可考虑再行放、化疗。若无改善，则继续最佳支持治疗。食管支架置入会增加肿瘤大出血的风险，建议仅用于预计无长期生存可能的患者，用于缓解临时的进食困难。

3．对于肿瘤不可切除，如气管、大血管、喉返神经受侵等情况，可行根治性同步放化疗，但需要高度警惕穿孔、出血的可能。腺癌可考虑在放疗前 / 后进行周期性化疗。Meta 分析显示同步放化疗在治疗疗效方面比单纯化疗有优势，特别是对病理类型为鳞癌的患者。根治性同步放化疗后的巩固化疗是否获益，目前没有高级别证据。对于身体状况较好、淋巴结转移多、分期较晚、低分化的患者，建议巩固化疗。是否可以合并靶向药物如西妥昔单抗或尼妥珠单抗进行治疗，目前研究结果并不一致，部分研究提示患者有肿瘤降期和局部控制的获益。

4．化疗后的序贯放疗是否再合并同步化疗，需由放疗科医生综合患者身体状况和放疗照射范围大小进行综合评估。因化疗后的患者对同步放化疗的耐受性变差，因此可考虑单纯放疗或者放疗联合单一药物化疗。

5．放疗可作为缓解晚期食管癌患者临床症状的有效手段，如减少出血、缓解疼痛和吞咽困难等，起到提高生活质量、改善营养状况的作用。对于食管鳞癌患者，放疗的加入还可以改善患者的生存。另外，一些高龄、心肺功能差或合并多发基础疾病而无法手术治疗者，也建议放疗或放化综合治疗。

6．靶区勾画及照射剂量参照可切除食管癌的治疗。

7．不可手术食管癌的同步放化疗联合免疫治疗的相关研究（如 Keynote 975、Rationale 311 等）正在进行中，尚缺乏充分的循证医学证据，因此推荐在临床研究范畴内开展。

七、放射治疗的不良反应及处理

（一）全身放射治疗反应

多数患者无明显的全身反应或仅有轻微的反应，无须处理。少数患者可出现较明显的反应，主要表现为乏力、食欲减退、白细胞下降等，可给予加强营养、输液支持治疗及相应的药物治疗，以保证放射治疗顺利完成。

（二）局部放射治疗反应

1．**放射性食管炎**　多数患者表现为轻度吞咽疼痛，进食困难较前加重，多在照射剂量达 20～40Gy/2～4 周左右时出现，可不做处理；严重者可出现局部疼痛或胸骨后烧灼感，进食时加重等症状。主要原因为照射所致食管黏膜充血、水肿、渗出及糜烂。处理方法：首先要向患者解释该反应是放射治疗中的必然过程，而不是病情加重。对于症状较轻的患者给予观察并嘱其进流食或半流食，增加营养，重者需给予输液等治疗，适当少量的激素和抗生素治疗可获得较好的效果。

2．**放射性气管炎**　主要表现为刺激性干咳或痰不易咳出。轻者无须处理或对症治疗，加有糜蛋白酶和激素等的雾化吸入有助于排痰。反应严重者应暂停放射治疗。

3．**穿孔**　穿孔是食管癌治疗中最严重的并发症之一，发生率约为 3%，其诊断与处理非常关键。

（1）原因：食管癌放射治疗过程中发生穿孔的机制为肿瘤消退的速度与正常组织修复速度不均衡所致。

（2）临床表现：①进食或饮水呛咳；②发热，常为低热；③胸背痛或胸部不适；④白细胞尤其是中性粒细胞数增高。

（3）处理

1）对于放射治疗前 X 线片即显示有穿孔前征象（如尖刺、龛影或扭曲变形等）的患者，应采用常规外照射，并随时观察患者的临床表现，加强抗感染和促进正常组织修复能力的相应治疗，注意及时补充蛋白质等营养物质，并及时纠正贫血等。同时，应经常行 X 线透视以便动态观察食管癌治疗过程中病变的转归和穿孔前征象的变化。

2）放射治疗中和放射治疗后发生穿孔时的处理：①禁食水并中止放射治疗；②进行积极有效的抗炎、高营养、高蛋白等治疗；③可行食管被覆支架介入治疗。

4. 出血 发生率约为 1%，可发生在治疗中的任何时期。多无明显先兆症状，出血量多少不一，甚至可为大出血。对治疗前就有明显的溃疡，尤其是伴有毛刺状的较深溃疡者应特别谨慎，应经常行 X 线透视检查，根据病变的情况，通过酌情减少单次照射剂量、延长总的治疗时间等避免其发生。

5. 食管单纯瘢痕狭窄 多发生于放射治疗结束后 3～6 个月，主要表现为进食哽噎症状重新出现或有加重趋势。钡餐显示原病变处高度狭窄、扩张差或不扩张、狭窄上缘光滑；纤维食管镜则显示黏膜正常或部分瘢痕、局部弹性差，但无新生物，病理或细胞学检查为阴性。目前尚无狭窄严重程度的统一评价标准。轻者可无须处理，狭窄较严重者应视情况选择物理扩张或手术治疗。

第二节 原发性支气管肺癌

一、概 述

原发性支气管肺癌（primary bronchogenic lung cancer）或称原发性支气管癌（primary bronchogenic carcinoma），简称肺癌（lung cancer），是指来源于支气管黏液腺、细支气管上皮及肺泡上皮的恶性肿瘤。肺癌是世界范围内最为常见的恶性肿瘤之一，目前已经成为我国发病率和死亡率均位列第一的恶性肿瘤，2020 年新发病例数达 81.6 万，死亡病例数达 71.5 万，男女比例约为 2:1。肺癌的病因和发病机制迄今尚未明确，但有证据显示肺癌的发生与吸烟及环境因素、家族易患因素等有关。80%～90% 的肺癌与主动或被动吸烟相关，肺癌的发生与每日吸烟的支数及吸烟年限等呈正相关，由于经常处于"被动吸烟"环境中或长期接触厨房油烟等因素，女性肺癌病例呈增加趋势。在我国，非小细胞肺癌中可手术切除者仅占 20%～30%，多数患者确诊时已为局部晚期，需要接受放射治疗在内的综合治疗。肺癌的局部未控是发生远处转移的根源，最终导致治疗的失败。影响肺癌预后的因素包括患者情况、肿瘤相关情况和治疗相关情况等，其中，最重要的是临床分期，而且分期决定了治疗方案的选择。按组织学分类，鳞状细胞癌的预后最好，其次是腺癌和大细胞未分化癌，小细胞未分化癌的预后最差。非小细胞肺癌患者总的 5 年生存率仅为 18% 左右。

（一）肺的解剖
肺位于胸腔内纵隔两侧，表面覆盖有脏胸膜，壁胸膜则附在胸壁内侧、膈肌和纵隔上。左肺 2 个叶，右肺 3 个叶，气管于胸廓入口进入上纵隔，在第 5 胸椎水平分为左、右主支气管。左、右支气管，肺动、静脉，支气管动、静脉和淋巴组织等组成肺门结构。

（二）肺的淋巴引流
肺的淋巴分布非常丰富，通常分为深浅两部分，浅层与脏胸膜相并行，深层与支气管、肺血管相并行，深、浅两部分淋巴引流最后汇集在肺门部。

肺的淋巴引流可分为 14 个区，如图 3-3-4/ 文末彩色插图 3-3-4 所示。掌握淋巴结的分区对正确地勾画靶区非常重要。

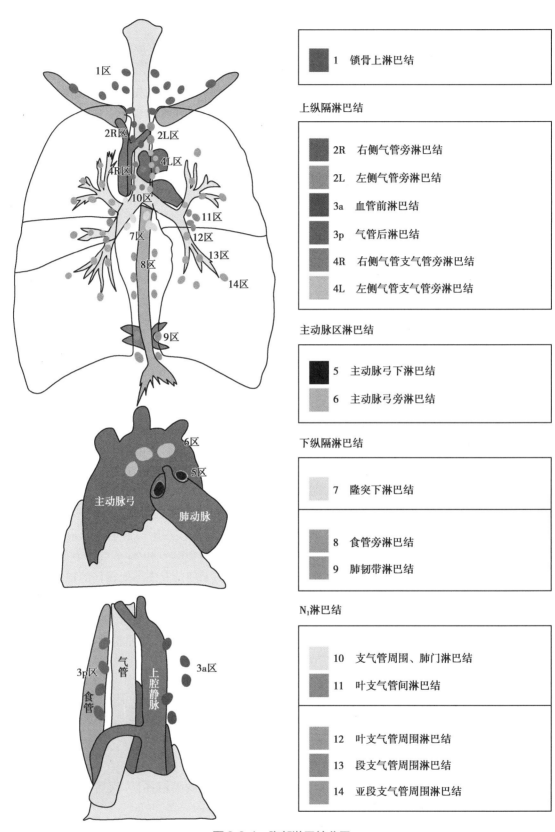

图 3-3-4　胸部淋巴结分区

1. 锁骨上淋巴结

1区为锁骨上淋巴结

2. 上纵隔淋巴结

2区为气管旁淋巴结

3区为气管后、血管前淋巴结

4区为气管支气管旁淋巴结

3. 主动脉区淋巴结

5区为主动脉弓下（主动脉肺动脉窗）淋巴结

6区为主动脉弓旁（升主动脉或膈神经）淋巴结

4. 下纵隔淋巴结

7区为隆突下淋巴结

8区为食管旁淋巴结

9区为肺韧带淋巴结（1～9区淋巴结称为纵隔淋巴结）

5. N_1 淋巴结

10区为支气管周围、肺门淋巴结

11区为叶支气管间淋巴结

12区为叶支气管周围淋巴结（10～12区淋巴结称为肺门淋巴结）

13区为段支气管周围淋巴结

14区为亚段支气管周围淋巴结（13、14区淋巴结称为肺内淋巴结）

肺癌的淋巴转移顺序：通常先转移至同侧肺门，后到隆突下淋巴结、纵隔淋巴结、锁骨上淋巴结，最后进入血液循环。左肺癌除了同侧纵隔淋巴结转移外，常累及对侧纵隔淋巴结；左肺上叶癌也经常侵及隆突下淋巴结。右肺癌主要扩散到气管、支气管上方淋巴结，后累及右上纵隔淋巴结，再向气管旁淋巴结扩散，最后到右侧斜角肌淋巴结或颈深淋巴结。右肺上叶癌很少累及隆突下淋巴结和对侧纵隔淋巴结；右肺下叶癌可扩散到隆突下淋巴结，也可累及对侧纵隔淋巴结。

二、病　　理

（一）大体分型

1. 根据肿瘤发生部位分型

（1）中央型：肿瘤发生在主支气管、叶支气管和段支气管。

（2）周围型：肿瘤发生在段支气管以下的小支气管和细支气管。

（3）弥漫型：肿瘤发生在细支气管和肺泡，弥漫分布在肺内。

2. 根据肿瘤生长方式分型

（1）管内型：肿瘤限于较大的支气管腔内，呈息肉状或菜花样突入管腔，少数有蒂，主要见于鳞癌。

（2）管壁浸润型：肿瘤向较大的支气管壁内浸润，常侵入管壁外肺组织。管壁黏膜皱襞消失，代之以颗粒状或肉芽样表面，管壁增厚，管腔狭窄。

（3）巨块型：肿瘤大多邻近肺门，形状不规则，直径＞5cm，边缘可呈大分叶状，与周围肺组织分界不清。

（4）球型：肿瘤呈圆形或类圆形，直径3～5cm，边缘较平滑，可呈小分叶状，与周围组织分界清楚。

（5）结节型：肿瘤呈圆形或不规则形，直径＜3cm，单个或多个，与周围组织分界清楚。

（6）弥漫浸润型：肿瘤不形成局限的肿块，而弥漫浸润肺叶或肺段的大部分，形态与大叶性肺炎或融合性支气管肺炎相似。

（二）组织学分类

WHO肺部肿瘤病理分类（2021版）：

1. 上皮源性肿瘤

腺体前驱病变：非典型腺瘤性增生、原位腺癌

腺癌：微浸润性腺癌

　　浸润性非黏液腺癌：贴壁型腺癌、腺泡型腺癌、乳头型腺癌、微乳头型腺癌、实体性腺癌

　　浸润性黏液腺癌：黏液／非黏液混合型腺癌

　　　　　　　　胶样腺癌

　　　　　　　　胎儿型腺癌

　　　　　　　　肠型腺癌

鳞状细胞癌前驱病变：鳞状细胞不典型增生和原位癌

鳞状细胞癌：角化型鳞状细胞癌、非角化型鳞状细胞癌、基底样鳞状细胞癌、淋巴上皮样癌

大细胞癌

腺鳞癌

肉瘤样癌：多形性癌、肺母细胞瘤、癌肉瘤

其他上皮肿瘤：肺部NUT癌（中线癌）、胸部SMARCA4缺陷的未分化肿瘤

唾液腺型肿瘤：腺样囊性癌、上皮-肌上皮癌、黏液表皮样癌、玻璃样变透明细胞癌、肌上皮瘤和肌上皮癌

2. 肺神经内分泌肿瘤

前驱病变：弥漫性特发性肺神经内分泌细胞增生

神经内分泌瘤：类癌，非特指型／神经内分泌瘤

　　　　　　典型类癌／神经内分泌瘤，G1

　　　　　　不典型类癌／神经内分泌瘤，G2

神经内分泌癌：小细胞肺癌、复合性小细胞癌、大细胞神经内分泌癌、混合型大细胞神经内分泌癌

3. 其他　　间叶来源肿瘤、淋巴造血系统肿瘤、异位起源肿瘤等。

病理分类中鳞状细胞癌多为中心型，男性多见，与吸烟关系密切，2/3为中心型，1/3为周围型。生长较缓慢，中心常发生坏死而伴有偏心厚壁空洞，多伴有肺门淋巴结的转移。血行转移较晚，对射线中度敏感。腺癌多为周围型，女性多见，近年发病率明显上升，与被动吸烟关系密切，早期即可出现淋巴、血行或胸膜的转移，对放射治疗、化学治疗敏感性均较差。小细胞癌男性多见，与吸烟关系密切，多为中心型。病情进展迅速，恶性度极高，常侵犯周围组织，早期即可出现广泛的淋巴及血行转移，对放射治疗和化学治疗均敏感。

由于肿瘤的生物学行为不同，为临床治疗方便，将肺癌分为两大类：小细胞肺癌（small cell lung cancer，SCLC）和非小细胞肺癌（non-small cell lung cancer，NSCLC）。后者包括除小细胞肺癌以外的其他所有上皮源性肺癌。

三、临床表现

肺癌的临床表现主要取决于肿瘤的发生部位、病理类型、肿块的大小和发展速度等。周围型肺癌早期无明显症状，中心型肺癌的症状出现早而且明显。

（一）症状

1. 咳嗽　　刺激性干咳是中心型肺癌最早出现的症状。常为阵发性，夜间和清晨为重。

2. 咳痰　　多数患者以咳痰为主要症状，有少量白色泡沫痰，合并有感染时可出现黄痰。

3. 血痰和咯血　　多为肿物破溃所致，常为间断性、反复少量咳痰，痰中带血丝，如肿瘤侵蚀

大血管则出现咯血量增加,甚至发生致死性大咯血。

4. 胸闷、气急 多见于中心型肺癌,由于肿瘤阻塞支气管引起管腔狭窄甚至闭塞、出现肺不张和胸腔积液而导致胸闷、气急;或因病变广泛、纵隔内淋巴结转移压迫气管、支气管以及心包转移引起的心包积液、上腔静脉受阻等,均可出现气急症状,并随活动而加重。

5. 胸痛 当病变累及胸膜和胸壁时可出现胸痛。常表现为胸闷和钝痛,随着用力、体位变化、咳嗽或深呼吸而加重。开始疼痛部位不固定,当肿瘤发展到一定程度时部位逐渐固定。

6. 发热 肺癌的发热有两种:一种是由于肿瘤引起支气管狭窄和/或阻塞而发生阻塞性肺炎时出现;另一种则是由于肿瘤细胞本身的坏死、吸收引起的"肿瘤热"。后者抗生素治疗常无效。

7. 声音嘶哑 常因主动脉弓下方淋巴结转移和/或肿瘤直接侵及左侧喉返神经引起左侧声带麻痹;右侧锁骨上淋巴结转移压迫右侧喉返神经引起右侧声带麻痹。表现为声音嘶哑和呛咳。

8. 吞咽困难 因纵隔内较大肿块、淋巴结压迫或侵及食管所致。

9. 心脏症状 因心包或心肌的直接受累或转移而引起的心包积液、心动过速、心律不齐或心力衰竭等。

10. 全身症状 发热、食欲缺乏、体重下降、乏力甚至恶病质。

(二)体征(远处转移)

1. 锁骨上区和/或腋下淋巴结转移时,可触及局部的结节或包块。

2. 脑或脊髓转移时,可表现出共济失调和肢体感觉或运动障碍等神经定位体征,可伴有头晕、头痛、呕吐等症状。

3. 肝脏转移时,表现为肝区压痛、肝脏肿大,严重时可出现黄疸和腹水。

4. 骨转移时,常转移到肋骨、脊柱或骨盆,可表现为不同程度的局部压痛、叩击痛等,严重者可发生病理性骨折。

5. 皮下转移时,表现为全身单发或多发的皮下结节。

(三)肺癌相关综合征

1. 上腔静脉综合征(superior vena cava syndrome,SVCS) 由于纵隔内淋巴结转移压迫和/或肿瘤直接压迫上腔静脉而产生的急性或亚急性综合征。主要体征是头颈部及胸壁静脉曲张、颜面及口唇发绀、面部肿胀,部分患者表现还包括上肢水肿或眼结膜水肿、视力模糊等。SVCS是肺癌患者的一种急症,应积极进行治疗。

2. 副瘤综合征

(1)杵状指/趾和肥大性骨关节病:由于长期乏氧导致肢体末端(手指、脚趾)和双下肢及踝部关节肿胀、疼痛,X线片可有骨膜改变,常见于鳞状细胞癌,肿瘤切除后症状减轻或消失。

(2)内分泌失常:多见于小细胞肺癌。肿瘤若分泌促肾上腺皮质激素(ACTH),可引起库欣综合征(Cushing syndrome);分泌抗利尿激素可引起水潴留、稀释性低钠血症,伴有全身的水肿、嗜睡、定向障碍等水中毒症状,称为抗利尿激素分泌失调综合征;若肿瘤分泌促性腺激素,可引起男性乳房发育,常伴有肥大性骨关节病。

(3)神经肌肉综合征:多见于小细胞肺癌,表现为重症肌无力、小脑运动性失调、眼球震颤及精神改变等。

(4)高钙血症:多见于鳞状细胞癌,肺癌发生骨转移或分泌甲状旁腺激素时可引发高钙血症,出现恶心、呕吐、嗜睡、烦渴、多尿和精神紊乱等症状。

3. 霍纳综合征(Horner syndrome) 又称颈交感神经麻痹综合征。为肿瘤压迫交感神经节所致,表现为患侧眼球内陷、上睑下垂、瞳孔缩小、患侧颜面无汗和发红等。

4. Pancoast 综合征 常见于肺上沟癌(又称 Pancoast 瘤或肺尖癌),是一种发生在肺尖的支气管肺癌。Pancoast 综合征是该肿瘤所致的一系列综合征,即由于其位于胸腔入口处,易侵犯胸腔内的筋膜淋巴管、臂丛下神经根、肋间神经、交感神经节链以及邻近的肋骨和椎体,而产生剧烈的疼痛和霍纳综合征。疼痛为顽固性或烧灼性,多为阵发性加重,有时伴有皮肤感觉的异常和不同程度的肌肉萎缩。

四、诊断与鉴别诊断

(一)诊断

对可疑者除应详细了解病史、临床表现和体征外,还应进行如下相关检查,其中病理组织学是诊断肺癌最确切的依据。随着精准医学时代的到来,分子病理学在肺癌的诊断和治疗中起到了重要的作用。

1. 影像学检查

(1)X线检查:胸部正侧位片可作为临床进行肺癌普查和诊断的最初依据。可以显示肿瘤的大小、部位、形状以及由肿瘤造成的支气管狭窄或阻塞导致的肺部间接影像,如阻塞性肺炎或肺不张等。还可以观察到肿瘤侵犯或转移引起的肺内和胸内、外的改变。

(2)CT检查:CT是诊断肺癌最有价值的影像学检查手段。增强扫描可更明确地观察肿瘤的形状、大小、边缘形状、支气管有无狭窄或阻塞,发现纵隔内的肿大淋巴结,确定肿瘤是否侵犯大血管、其他脏器及侵及胸膜的范围等,对X线片很难发现的肺尖癌、脊柱旁肿瘤、心后区及奇静脉食管窝的肿瘤有诊断优势,应用于放疗定位也利于精确地勾画靶区和正常组织。还可为纤维支气管镜检查做向导,对周围型肺肿块进行穿刺活检等。对确定临床分期、制定治疗方案具有非常重要的作用,还可用于治疗后的疗效判断和随访。

(3)MRI检查:增强MRI较容易区别纵隔内肿瘤与血管、软组织、脂肪、骨等正常组织,对肿瘤是否侵及邻近的大血管、纵隔、胸壁、心脏等的判断有重要意义。脑增强MRI及肝脏增强MRI对于脑转移瘤和肝转移瘤的发现有着重要作用。

(4)超声检查:对判断颈部、锁骨上区淋巴结以及上腹部(尤其是肝、肾上腺及腹膜后淋巴结)转移有积极意义,也可对邻近胸壁的肿块、皮下结节的性质及有无胸腔积液等作出判定。

(5)骨SPECT检查:可较X线检查提前3～6个月发现是否有骨转移及其部位,是肺癌临床分期、疗效判定和随访的常规方法之一。

(6)PET-CT/MRI检查:对肺癌的早期发现、肺内孤立性结节良恶性的鉴别诊断,尤其对纵隔内直径小于10mm的淋巴结性质的判定、临床分期及远处转移的发现、疗效的判定、有无复发或转移及预后随访等均有重要价值。由于PET-CT的敏感性和特异性分别为81%和90%,而CT分别为59%和79%,因此,PET-CT在肿瘤诊疗中的应用提高了患者靶区勾画的准确性。目前,PET-CT乏氧特异性显像对肺癌放射治疗生物靶区勾画及预后的评价等已经应用于临床工作中。

2. 血液、细胞及组织学检查

(1)肿瘤标志物检查:目前临床上用于肺癌的肿瘤标志物较多,有蛋白质、各种肽类、酶类、内分泌物质和各种抗原物质等,肺癌常用的肿瘤标志物包括CEA、SCC、NSE、proGRP等。

(2)痰脱落细胞检查:对中心型肺癌的诊断价值较高,连续痰检3次以上的阳性率可达69%～91%,但对周围型肺癌诊断的阳性率较低(约20%)。通常痰脱落细胞和病理诊断的阳性率为:鳞癌为75%～91%,腺癌为80%～95%,小细胞癌为80%左右。

(3)纤维支气管镜检查:常应用于中心型肺癌,可直视病变的部位和范围,通过获取病理组织和细胞、肺泡灌洗液检查、肺活检、针吸、腔内超声等手段提高阳性率及临床分期的准确性,阳性率可达60%～70%。经纤维支气管镜针吸活检术(TBNA)应用于紧邻气管、支气管周围(如隆突下、气管旁肿大淋巴结)病灶的定性诊断,对于肺癌的分期有很大帮助。支气管内超声引导的细针穿刺(EBUS-NA)用于纵隔2R/L、4R/L、7区及肺门淋巴结的定性诊断,敏感性高达89%。此外,还可以进行腔内高剂量率后装放射治疗。

(4)经皮穿刺活检术:在CT或超声引导下对肺内结节性肿物进行经皮穿刺活检,对周围型肺癌的诊断具有重要价值,阳性率达 90% 以上。主要合并症有气胸、肺出血及血痰等,对于肺癌的诊断和分期有很大帮助。

（5）浅表淋巴结活检术:对疑有颈部、锁骨上区、腋下等浅表淋巴结转移者,可行切取或经皮穿刺活检。

（6）纵隔镜检查:可直视下检查纵隔、肺门淋巴结等情况,并进行病理活检判断有无转移。对明确诊断及分期有重要意义。

（7）分子病理:特别是针对肺腺癌患者,建议行 *EGFR*、*ALK* 等基因检测,有助于判断靶向药物的具体应用情况。

（二）鉴别诊断

早期肺癌常被误诊。尽管根据临床症状、体征以及 CT、MRI、纤维支气管镜检查等通常不难做出肺癌的正确诊断。然而,临床上仍需要与肺结核、肺炎、结核性胸膜炎、肺脓肿、错构瘤、平滑肌瘤、纤维瘤、炎性假瘤等良性疾病及纵隔肿瘤、肺内孤立性转移瘤以及肺内其他恶性肿瘤,如纤维肉瘤、恶性淋巴瘤及结节病（sarcoidosis）等相鉴别。

五、分　期

肺癌的分期采用 AJCC/UICC 于 2017 年发表的第 8 版 TNM 分期。

（一）原发肿瘤（T）

T_x　原发肿瘤大小无法测量;或痰脱落细胞、支气管冲洗液中找到癌细胞,但影像学检查和支气管镜检查未发现原发肿瘤

T_0　没有原发肿瘤的证据

T_{is}　原位癌

T_1　原发肿瘤最大径≤3cm,周围包绕肺组织及脏胸膜;支气管镜见肿瘤侵及叶支气管,未侵及主支气管

　　$T_{1(mi)}$　微浸润性腺癌

　　T_{1a}　肿瘤最大径≤1cm

　　T_{1b}　肿瘤最大径>1cm,≤2cm

　　T_{1c}　肿瘤最大径>2cm,≤3cm

T_2　肿瘤最大径>3cm,≤5cm;侵犯主支气管(不常见的表浅扩散型肿瘤,不论体积大小,侵犯限于支气管壁时,虽可侵犯主支气管,仍为 T_1),但未侵及气管隆嵴;侵及脏胸膜;有阻塞性肺炎或部分或全肺不张。符合以上任何一个条件即归为 T_2

　　T_{2a}　肿瘤最大径>3cm,≤4cm

　　T_{2b}　肿瘤最大径>4cm,≤5cm

T_3　肿瘤最大径>5cm,≤7cm;或直接侵犯以下任何一个器官:胸壁(含肺上沟瘤)、膈神经、心包;原发肿瘤同一肺叶转移性结节。符合以上任何一条即为 T_3

T_4　肿瘤最大径>7cm;无论大小,侵犯以下任何一个器官:纵隔、膈肌、心脏、大血管、喉返神经、隆突、气管、食管、椎体;原发肿瘤同侧不同肺叶内转移性结节

（二）区域淋巴结（N）

N_x　区域淋巴结无法评估

N_0　无区域淋巴结转移

N_1　同侧支气管周围和 / 或同侧肺门淋巴结以及肺内淋巴结转移,包括原发肿瘤直接侵犯累及

N_2　同侧纵隔和 / 或隆突下淋巴结转移

N_3　对侧纵隔和 / 或对侧肺门、同侧或对侧前斜角肌及锁骨上淋巴结转移

（三）远处转移（M）

M_0　无远处转移

M_1　有远处转移

　　M_{1a}　对侧肺叶出现转移性结节；胸膜播散（表现为恶性胸腔积液、心包积液或胸膜结节）

　　M_{1b}　远处单个器官单发转移

　　M_{1c}　远处单个器官多发转移或多个器官转移

（四）肺癌 TNM 分期

隐匿期　$T_xN_0M_0$

0 期　　$T_{is}N_0M_0$

I_A 期　$T_1N_0M_0$

I_B 期　$T_{2a}N_0M_0$

II_A 期　$T_{2b}N_0M_0$

II_B 期　$T_1N_1M_0$, $T_2N_1M_0$, $T_3N_0M_0$

III_A 期　$T_{1\sim2}N_2M_0$, $T_3N_1M_0$, $T_4N_{0\sim1}M_0$

III_B 期　$T_{1\sim2}N_3M_0$, $T_{3\sim4}N_2M_0$

III_C 期　$T_{3\sim4}N_3M_0$

IV_A 期　任何 T 任何 N$M_{1a/1b}$

IV_B 期　任何 T 任何 NM_{1c}

（1）1973 年美国退伍军人肺癌协会（VALG）分期系统将 SCLC 分为：①局限期（limited disease）：病变限于一侧胸腔，且能被纳入一个放射治疗野内。②广泛期（extensive disease）：指病变超过一侧胸腔，有恶性胸腔、心包积液和 / 或血行转移。

（2）NCCN 治疗小组建议 SCLC 分期采取 AJCC TNM 分期方法与 VALG 二期分期法相结合：

局限期：AJCC（第 8 版）I～III 期（任何 T 任何 NM_0），可以安全使用根治性的放疗剂量。排除 $T_{3\sim4}$ 由于肺部多发结节或者肿瘤 / 结节体积过大而不能被包含在一个可耐受的放疗计划中。

广泛期：AJCC（第 8 版）IV 期（任何 T 任何 N$M_{1a/1b/1c}$），或者 $T_{3\sim4}$ 由于肺部多发结节或者肿瘤 / 结节体积过大而不能被包含在一个可耐受的放疗计划中。

六、治　　疗

不论何种恶性肿瘤，正确的分期对于治疗方案的制定和预后的评估都是非常重要的。在我国，由于大多数肺癌患者在临床确诊时已属中、晚期，因此，应根据患者的一般状况、病变部位及范围、病理类型、临床分期和发展趋向，结合分子病理学，有计划、合理地应用现有的多种治疗手段进行多学科综合、有效的治疗，以最适宜的经济费用取得最好的治疗效果，同时最大限度地改善患者的生活质量，延长生存期。

（一）综合治疗原则

1. 非小细胞肺癌的治疗原则

（1）I、II 及 III_A 期：只要无手术禁忌证，应首选手术或手术为主的综合治疗，术后应根据不同的病理类型和临床分期，酌情配合放、化疗等综合治疗。对因高龄或内科原因不能手术或拒绝手术的病例，放射治疗特别是 SBRT（针对 I、II 期）可作为一种根治性治疗手段，可获得和手术相似的局部控制率。

（2）III_B、III_C 期：由于已有纵隔器官受累和 / 或伴有锁骨上区的转移等已不适合手术，可根据病理类型合理地采用放射治疗、化学治疗等综合治疗。

（3）IV 期：如患者一般情况尚可，可适当进行全身化学或靶向治疗，或采用以减轻症状、改善生存质量为目的的局部放射治疗或支持治疗。

（4）术后病理证实断端阳性、肿瘤残存及未行系统淋巴结清扫的患者，应结合影像学、病理及手术中局部留置的银夹等定位，行术后放射治疗。

2. 小细胞肺癌的治疗原则

（1）临床分期Ⅰ期：可行肺叶切除术加纵隔淋巴结清扫后行化学治疗。

（2）局限期：合理运用放疗、化疗等多种手段。同步放化疗或序贯放化疗（放疗越早进行疗效越佳），可取得根治效果。

（3）广泛期：化疗作为主要治疗手段，胸部放疗有助于提高局部控制率。对于转移发生在脑、骨、肾上腺等部位的病例，行姑息性放射治疗有助于减轻患者痛苦，提高生存质量。

（4）根治性放化疗后，获得缓解较好的局限期患者可行全脑预防性照射，可有效降低脑转移的发生率，并提高整体生存率。

（二）放射治疗

放射治疗为肺癌治疗中重要的局部治疗手段，与同样为局部治疗手段的外科手术相比，其适用范围更为广泛。

1. 根治性放疗 通过给予肿瘤致死剂量的照射，使肿瘤在治疗区域内缩小、甚至消失，以达到临床治愈的效果。

适应证：①不适合手术的Ⅰ期、Ⅱ期及ⅢA期的非小细胞肺癌；②ⅢB期、ⅢC期不可手术的非小细胞肺癌；③局限期小细胞肺癌。

（1）Ⅰ期及ⅡA期非小细胞肺癌：手术仍是标准治疗手段，但不能耐受或拒绝手术的患者可给予根治性放射治疗，具体方法见（2）。对于以下情况可选择SBRT治疗，如临床和影像学诊断为Ⅰ期或ⅡA期，肿瘤病灶直径通常≤5cm，最好≤3cm；有明确的病理依据，若无则需经MDT会诊明确为肺癌后进行治疗。

SBRT治疗基本要求：①所用剂量分割的等效生物学剂量需要大于100Gy；②剂量分布高度适形，高剂量区覆盖肿瘤，肿瘤周围剂量迅速下降以保护正常组织；③体位固定重复性要高，避免治疗期间由于患者运动而产生对治疗精准性的影响；④放疗前需要图像引导精确保证治疗计划实施；⑤两周内通过1～10次高剂量照射完成治疗。

SBRT靶区勾画：在CT肺窗图像上勾画靶区，在纵隔窗图像上仔细观察纵隔及周围器官的侵犯情况并修改靶区。SBRT靶区勾画及计划设计如图3-3-5/文末彩色插图3-3-5。

GTV：勾画原发灶（包括其周围短毛刺根部）。

CTV：无须勾画CTV，因照射GTV范围即可达到90%的肿瘤控制率。

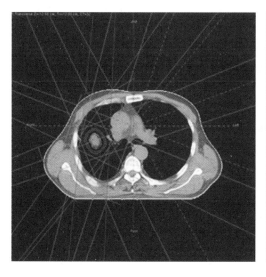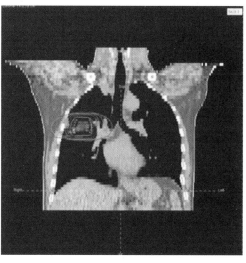

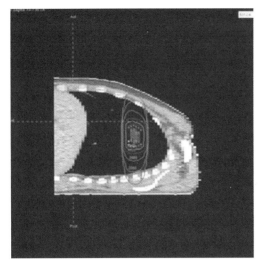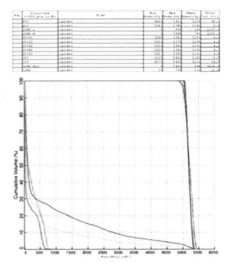

图 3-3-5 早期肺癌 SBRT 靶区勾画及计划设计

ITV：推荐在 4D-CT 各时相上分别勾画 GTV 然后叠加生成 ITV；也可采用最大吸气相、最大呼气相图像勾画 GTV 叠加生成 ITV，并在各时相上进行确定和修改。

PTV：ITV 外放 5mm 生成 PTV，ITV～PTV 外放边界需要根据各单位确定的系统误差进行调整。如非 4D-CT 定位可采用呼吸追踪或门控技术进行治疗，可由常规 CT 扫描勾画 GTV 外扩 10mm 生成 PTV（根据各单位确定的系统误差进行调整）。

SBRT 放疗剂量：具体分次剂量和危及器官剂量限值详见表 3-3-4 和表 3-3-5。

表 3-3-4 立体定向放射治疗常用处方剂量

总剂量	分次	适应证
25～34Gy	1	周围型，小肿瘤（<2cm），特别是距离胸壁>1cm 者
45～60Gy	3	周围型，且离胸壁>1cm
48～50Gy	4	中央型 * 或周围型肿瘤<4～5cm，特别是距离胸壁<1cm 者
50～55Gy	5	中央型或周围型肿瘤，特别是距离胸壁<1cm 者
60～70Gy	8～10	中央型肿瘤

* 广义的中央型肺癌指各方向上距离 PBT（隆突、左右主支气管、叶支气管、肺段开口）2cm 以内以及距离纵隔、心包 1cm 范围内的病灶。超中央型肺癌定义为 GTV 或 ITV 毗邻或侵犯任何关键危及器官（气管、主支气管、中间支气管、肺动脉起始部、食管和心脏等）。中央型肺癌的靶区勾画建议在增强 CT 扫描下完成，如果 PTV 与正常器官如食管、气管、心包有重叠，建议适当缩小 PTV 范围。治疗出现严重不良反应的风险较周围型肺癌明显增加，在治疗前应充分评估患者的治疗风险。

表 3-3-5 不同分割次数危及器官剂量限值

危及器官	25～34Gy/1 次	45～60Gy/3 次	48～50Gy/4 次	50～55Gy/5 次	70Gy/10 次
脊髓	D_{max}<14Gy	D_{max}<21.9Gy	D_{max}<26Gy	D_{max}<30Gy	D_{max}<40Gy
食管	D_{max}<15.4Gy	D_{max}<25.2Gy	D_{max}<30Gy	D_{max}<35Gy	D_{max}<50Gy
心脏	D_{max}<22Gy	D_{max}<30Gy	D_{max}<34Gy	D_{max}<38Gy	D_{max}<60Gy
大血管（肺门）	D_{max}<37Gy	D_{max}<45Gy	D_{max}<49Gy	D_{max}<53Gy	D_{max}<75Gy
气管和支气管	D_{max}<20.2Gy	D_{max}<30Gy	D_{max}<34.8Gy	D_{max}<40Gy	D_{max}<60Gy
肋骨	D_{max}<30Gy	D_{max}<36.9Gy	D_{max}<40Gy	D_{max}<43Gy	
皮肤	D_{max}<26Gy	D_{max}<33Gy	D_{max}<36Gy	D_{ma}<39.5Gy	
臂丛神经	D_{max}<17.5Gy	D_{max}<24Gy	D_{max}<27.2Gy	D_{max}<30.5Gy	D_{max}<55Gy

（2）ⅡB、ⅢA期（不适合手术）及ⅢB、ⅢC期非小细胞肺癌

照射范围：主要采取累及野放射治疗，其放疗范围为影像学可见病灶（包括原发肿瘤和阳性淋巴结）；肺尖癌照射范围需要包括原发病灶、同侧锁骨上区，如无肺门淋巴结肿大则不必包括肺门及纵隔；诱导化疗后接受放疗患者，照射靶区应包括化疗后所见肿瘤和化疗前的异常淋巴结，若经化疗后达到完全缓解，靶区应包括治疗前的肿瘤和受累淋巴结，若化疗后肿瘤进展，则靶区应包括进展后的肿瘤范围。NSCLC 根治性放疗的靶区及计划设计如图 3-3-6/ 文末彩色插图 3-3-6 及表 3-3-6。

靶区勾画：目前我们多采用三维和四维定位技术。二维技术靶区勾画详见数字内容。

GTVp：原发病灶 GTV，根据 CT 或 PET-CT 上可见肿瘤，在肺窗勾画原发灶。

GTVn：淋巴结 GTV，在纵隔窗图像上勾画短径 >1cm 的肺门或纵隔淋巴结或者 PET-CT 显示阳性的淋巴结。

CTVp：原发病灶 CTV，为根据病理类型由 GTVp 外扩获得，原发灶鳞状细胞癌外扩 6mm、腺癌外扩 8mm（能够覆盖 95% 的微观浸润病灶）。

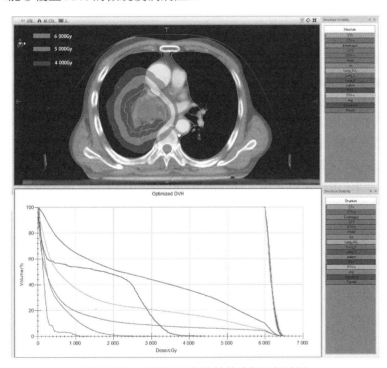

图 3-3-6　NSCLC 根治性放疗靶区与计划

表 3-3-6　常规分割放射治疗正常组织耐受剂量

危及器官	限量
脊髓	D_{max} <45Gy
肺	肺 D_{mean} ≤20Gy
	单纯放疗：双肺 V_{20} ≤30%
	同步放化疗：双肺 V_{20} ≤28%
	肺上叶切除：双肺 V_{20} ≤25%
	肺下叶切除：双肺 V_{20} ≤20%
	全肺切除：V_{20} ≤10%
心脏	D_{mean} ≤20Gy；V_{30} ≤40%；V_{40} ≤30%
食管	D_{mean} ≤34Gy；V_{50} ≤50%

CTVn：淋巴结 CTV，在 GTVn 基础上外扩 5～8mm，淋巴引流区域不做预防性照射。

PTV：通常为 5mm（结合 ITV 及系统和摆位误差），由 CTV 外扩获得。

ITV：根据 4DCT 测定肿瘤运动情况确定 ITV。

CTVp、CTVn 和 PTV 按照解剖屏障结构及靶区周围重要器官情况进行必要的修回和调整。

放射治疗剂量：同步放化疗时给予原发肿瘤 / 转移淋巴结，放疗总剂量为 60～66Gy/30～33 次 /6～6.5 周，单纯放疗时给予原发肿瘤 / 转移淋巴结，放疗总剂量为 60～70Gy/30～35 次 /6～7 周。

（3）小细胞肺癌的根治性放射治疗：小细胞肺癌的生物学特点是恶性度高，早期即可发生远处转移，对放射治疗和化学治疗较敏感。因此，治疗前应行全身详细的检查和准确的分期后尽快实施治疗。放射治疗前应全面评估患者的一般状态，全面检查排除转移可能，对于不可手术的一般状态良好的局限期患者给予根治性放射治疗。

照射范围：局限期 SCLC 经过诱导化学治疗后，肿瘤会有不同程度的退缩，此时放射治疗应包括化学治疗后残留的原发肿瘤范围，对已有淋巴结转移的区域，即使诱导化疗后该区域淋巴结完全缓解，也应该照射该淋巴结所在的完整淋巴结区，原发灶同侧肺门区应常规给予照射。

GTVp：肺窗勾画原发灶（方法同非小细胞肺癌勾画）。

GTVn：纵隔窗勾画淋巴结（小细胞肺癌原发灶和转移淋巴结融合成团，可以 GTVp 名义勾画）。

CTVp：GTVp 到 CTVp 的外放边界尚无统一标准，通常外放 5～10mm，且包括同侧肺门。

CTVn：包括化疗前转移淋巴结区。

PTV：CTV 到 PTV 的边界外放 3～5mm。

放疗剂量：常规放射治疗剂量为 60～70Gy/30～35 次，1 次 /d，5d/ 周，加速超分割照射剂量为 45Gy/30 次，1.5Gy/ 次，2 次 /d，10 次 / 周，共 3 周。

2. 脑预防性照射（prophylactic cranial irradiation，PCI） 脑是 SCLC 远处转移的好发部位，约 20% 的患者在初次诊断时即有脑转移。SCLC 经过系统的放化综合治疗后，存活 2 年以上者脑转移的发生率为 50%～80%。对于局限期小细胞肺癌经过系统放化综合治疗后，缓解较好且无认知功能障碍者建议行 PCI。

传统二维放疗技术是采用两侧全脑对穿野照射，以颅中间平面计算剂量。现代放疗技术采用头网 / 头颈肩网固定，CT/MR 模拟定位，靶区包括全脑，需要对眼球、晶体及海马等重要器官进行保护。放疗处方剂量为 25Gy/10 次（2.5Gy/ 次），1 次 /d，5 次 / 周。在 PCI 治疗前，建议采用头部增强 MRI 检查排除脑部转移。使用现代放疗技术如 TOMO、VMAT 等技术行 PCI 时采用海马区域保护，可降低患者认知功能减退发生率。放疗期间针对脑水肿症状，给予甘露醇及皮质激素等药物对症治疗。PCI 海马保护靶区及计划如图 3-3-7/ 文末彩色插图 3-3-7。

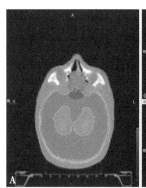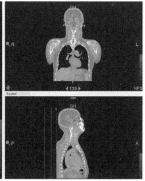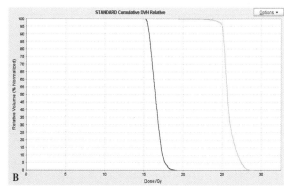

图 3-3-7　小细胞肺癌 PCI 海马保护靶区及计划设计
A. TOMO 治疗计划剂量曲线分布图；B. TOMO 治疗计划 DVH 图。

3．姑息性放射治疗　肺癌的根治性放射治疗主要用于早期不能手术或局部晚期手术不能切除而又无远处转移的病例,而姑息减症放射治疗多用于能够耐受治疗的任何期别有症状的病例。以下紧急情况,如严重的大气道的堵塞、上腔静脉阻塞、有症状的骨转移和脑转移,应首选单纯放射治疗,加或不加化学治疗,以达到缓解症状、控制病情和提高生存质量的目的。对一些高龄、肺功能差及肿瘤过大的肺癌患者,接受诱导化疗后的照射靶区可以仅包括所见的肿瘤,对淋巴结引流区域仅进行累及野照射。

因肺癌引起的上腔静脉综合征的放射治疗应尽早开始,仅照射受压的上腔静脉区域或包括原发肿瘤,放射治疗剂量和分割次数可视患者的具体情况而定,通常采用大分割照射法。对于压迫症状严重、不能平卧者可采用 4Gy/ 次,每天或隔日照射,症状缓解后改用常规照射或 3Gy/ 次,1 次 /d,5 次 / 周。对局限期的推荐剂量为 60～70Gy/6～7 周。放射治疗的同时应酌情使用脱水剂(如 20% 的甘露醇和地塞米松等)或利尿剂(呋塞米)。

4．术后放射治疗　肺癌的术后放射治疗可以杀灭残存的肿瘤或亚临床病灶,降低局部区域复发率和改善总生存率。

(1)适应证

1)有明确的肿瘤残留者。

2)手术切缘靠近肿瘤或阳性。

3)术中未行区域淋巴结清扫。

4)术后病理证实有肺门或纵隔淋巴结转移而清扫不彻底者。

5)肿瘤穿破淋巴结包膜进入周围组织。

6)任何 T_4 病变(除外同侧不同肺叶内转移性结节)。

7)R0 切除术后 pIII_A-N_2 期的非小细胞肺癌患者异质性较大,术后放疗可以降低局部复发率。对于提高总生存率还需大规模前瞻性多中心随机对照研究。

(2)照射范围

1)原发肿瘤残留或切缘阳性且行纵隔淋巴结清扫,病理证实无淋巴结转移,照射野只包括残留部位或切缘。

2)原发肿瘤残留或切缘阳性且行纵隔淋巴结清扫,病理证实有 $N_{1～2}$ 时,照射野应包括残留原发病灶和同侧肺门、隆突下、同侧纵隔淋巴结(4 区),左肺还须包括 5 区且如隆突下淋巴结阳性则需要包括 4R 区,建议包含术后阳性淋巴结所在淋巴引流区及下一站淋巴引流区,非连续阳性淋巴结所在淋巴引流区之间的全部淋巴引流区。

3)R0 手术切除,靶区主要包括术后局部高危复发区域。参考肺部原发灶所在位置及其局部复发的规律,结合临床高危因素(如临床 N_2、$T_{3～4}$、支气管近切缘、淋巴结包膜外侵、多站纵隔淋巴结、淋巴结清扫数目不足、淋巴结转移比率高、纵隔阳性淋巴结≥4 枚等),可确定放疗范围,左侧 CTV 包括支气管残端及第 2R、2L、4R、4L、5、6、7、10～11L 组淋巴结;右侧 CTV 包括支气管残端及第 2R、4R、7、10～11R 组淋巴结。术后放疗的毒副作用与放疗射野大小相关,目前术后放疗范围需更进一步研究。

(3)剂量:对于手术完全切除的患者,给予常规照射,1.8～2.0Gy/ 次,1 次 /d,5 次 / 周,总剂量为 50～54Gy;对于术后有残留或者淋巴结包膜外侵者,推荐剂量 60Gy。

5．腔内放射治疗　适用于如下情况:原发肿瘤比较表浅,或经足量的外照射结束时,气管内局部仍有原发灶残留;气管、支气管腔内肿瘤阻塞引起的肺不张或阻塞性炎症;外照射后气管内局部复发者;术后支气管残端阳性或术后残端复发者。

(三)综合治疗

1．非小细胞肺癌的放化综合治疗　对于不能手术的局部晚期 NSCLC,放射治疗是一种有效的局部治疗手段,联合化学治疗可有效地延长无瘤生存期和总生存期。同步放化疗优于序贯化放疗；若无法耐受同步放化疗，序贯化疗优于单纯放疗；若无法耐受化放综合性治疗（一般情况差，伴内科并发症，体重明显下降和/或患者意愿低），单纯放疗是其主要治疗手段。与放疗同步应用的化疗药物目前最常用的为 EP 方案或 TC 方案。标准的放疗剂量为 60～66Gy/30～33次。最新研究趋向驱动基因阴性的局部晚期非小细胞肺癌患者放化疗后免疫维持治疗的生存获益明显。

2. 小细胞肺癌的放化综合治疗 尽管 SCLC 恶性程度高，进展迅速，早期即可出现远处转移，自然生存期短，具有对化学治疗敏感等特有的生物学特性，但单纯化学治疗只能获得 40%～68% 的完全缓解率，局部区域复发率为 75%～80%，而放化综合治疗的复发率为 30%～60%。因此放化综合治疗已经成为 SCLC 的标准治疗模式，几乎适用于所有的 SCLC 病例，在局限期或一般状态较好的广泛期患者中疗效更佳，其中同步放化综合治疗局限期 SCLC 已成为规范。目前局限期 SCLC 标准治疗方式为同步放化疗（化疗方案为 EP 方案：依托泊苷+顺铂）或序贯放化疗。同步放化疗优于序贯放化疗。放射治疗在化疗过程中介入的时机建议为尽早开始，日常临床实践中诱导化疗最多不应超过 2 个疗程，推荐在第 1 程或第 2 程化疗的同时即开始放疗。对于特殊临床情况，如肿瘤巨大、合并肺功能损害、阻塞性肺不张等可考虑 2 个周期或更多周期的化疗后进行放疗。从任何治疗开始到放疗结束的时间越短，生存获益越大。

3. 晚期肺癌的治疗原则 是以全身治疗为主，配合恰当的局部治疗会给患者带来生存获益。近年来非小细胞肺癌靶向（以针对 EGFR 和 ALK 靶点的小分子抑制剂为代表）及免疫治疗手段的应用，显著改善了晚期患者的生存预后，加用局部治疗手段（放疗、射频消融、手术等）能进一步提升患者的局部控制率，延长生存期。广泛期 SCLC 患者化疗后病灶显著缓解，加用局部放疗可显著延长患者生存期。

（四）放射治疗技术及发展

1. 体部立体定向放射治疗（stereotactic body radiotherapy，SBRT） 也有学者称之为 SABR，是指采用外照射技术，分 1 到 10 次将放射治疗的高剂量精准投照到颅外体部肿瘤病灶上，从而使肿瘤受到高剂量而肿瘤周围正常组织受到低剂量照射的一种特殊放疗技术。该种治疗方式需要精确的肿瘤定位和图像引导以及优良的投照技术和个体化的流程管理。SBRT 的放疗计划需要保证肿瘤物理剂量梯度陡峭，正常组织器官得到很好保护，整体分割次数少，肿瘤放射生物效应剂量高。

SBRT 在早期 NSCLC 中的治疗特点：①采用 SBRT 技术治疗早期 NSCLC 是安全有效的；②肿瘤体积和肿瘤在肺内的位置是影响 SBRT 放射性损伤发生的关键因素，应根据肿瘤所在的不同部位选择不同的剂量分割进行 SBRT 治疗，对于距离胸壁较近的肿瘤，降低单次剂量、增加治疗次数会降低正常组织放射性损伤的发生，增加治疗的耐受性；③剂量分割经 L-Q 模型换算得到的生物有效剂量（BED）>100Gy，才能够有效杀伤肿瘤。

肺癌 SBRT 治疗技术的两项核心内容是：图像引导放射治疗（image-guided radiation therapy，IGRT）技术和肿瘤随呼吸运动干预技术。

（1）图像引导放射治疗（IGRT）：图像引导放射治疗利用影像系统如电子射野影像系统（electronic portal imaging device，EPID）和锥形束 CT（cone beam CT，CBCT）实时修正因误差（如计划、摆位和器官运动等因素）所致的靶区移位，充分考虑了器官和靶区放疗分次内和放疗分次间运动，利用先进的影像设备对肿瘤和关键器官进行监控，并能根据器官和靶区位置以及其形状变化调整治疗条件，使照射野"追随"靶区，实现肿瘤真正意义上的"精确"放疗。IGRT 在临床上的独特优势和技术特点，已广泛应用于肺癌的放射治疗。

（2）屏气和呼吸门控技术：肺癌靶区受呼吸运动影响显著，屏气可以使靶区暂时停止运动，减小受照射范围。

屏气技术主要有主动呼吸控制技术（active breathing control，ABC）和深吸气屏气技术（deep

inhalation breath holding，DIBH）。由于需要患者的配合和治疗前的适当呼吸训练，要求患者能承受适当时间长度的屏气动作，放疗时吸气至某一特定阈值，然后进行屏气定位和治疗，该技术仅适用于呼吸功能良好且愿意配合的患者。呼吸门控（respiratory gating）技术是指在治疗过程中，采用红外线或其他方法监测患者的呼吸，在特定的呼吸时相触发射线束照射。时相的位置和长度就是门的位置和宽度。该技术只能减小靶区运动范围，但不要求患者屏气，患者耐受性好。此方法应用使肺部肿瘤基本保持不动，可实现大剂量照射，杀伤肿瘤并保护正常组织器官。

4DCT 扫描技术：是指应用 CT 在一个呼吸或其他运动周期的每个时相采集一套图像，所有时相的图像构成一个时间序列。在图像采集时利用一个呼吸监控装置（如腹压带）监控患者呼吸，可以保证采集到的每层图像均带有时相标签，然后按不同的时相分为多套 3D 图像，从而得到图像采集部位在一个呼吸周期的完整运动图像。4DCT 获取的图像为肺癌放射治疗靶区移动范围的确定及正常组织的评估提供了精准的依据。

2. 容积弧形调强治疗（volumetric modulated arc therapy，VMAT） 是较新的 IMRT 治疗方式，它的实施是通过一个或多个弧，机架连续旋转，同时 MLC 运动以调节光子注量。VMAT 技术中的治疗进一步增加了放疗实施的自由度，可以提供更好的靶区剂量覆盖。VMAT 还缩短了 1/2～2/3 的治疗时间。

3. 质子、重离子放射治疗 质子、重离子放射治疗因其独特的物理学特性，能够更加有效地减少正常组织损伤，如放射性肺炎、放射性食管炎以及放射性心脏损伤等。国内外质子、重离子放射治疗随着技术的进步应用范围逐步增加，肺癌放射治疗与光子放射治疗相比，疗效上并未显示出更多的优势，但正常组织损伤明显减轻。同时，多项大规模多中心临床试验正在进行中，尚未得出明确结论。

4. 磁共振影像引导的直线加速器 因磁共振影像在软组织成像中具有优势，而且磁共振影像引导技术在无辐射情况下能够实时监测治疗过程中肿瘤运动情况，近年来备受关注。磁共振影像引导的直线加速器已在全球超过 100 家单位进入临床应用或试验，目前已有多项其应用于肺癌放射治疗中的研究。

七、放射治疗的不良反应及处理

（一）急性放射反应

1. 放射性食管炎 较常见，常于放射治疗开始 2 周左右出现，是胸部肿瘤接受放射治疗时出现的剂量限制性反应。其发生率及其严重程度与放射治疗剂量、分割方式、食管受照射的体积（尤其食管壁的长度）和是否合并使用化学治疗药物等因素相关。同步放化疗患者约有 30% 以上会出现Ⅲ度以上放射性食管炎。主要表现为胸骨后异物感、烧灼感、吞咽困难伴吞咽疼痛。通常无须特殊处理，中度者可应用止痛、局麻、黏膜保护剂等药物，必要时暂停放射治疗，通过鼻饲管、临时胃造瘘或静脉维持营养，部分患者可使用抗生素预防感染，必要时可应用少量激素。一般不留后遗症。

2. 放射性肺炎 多发生在肺组织受照射 30～40Gy/3～4 周后，到放射治疗结束后 2 个月达到高峰。约 15% 的患者因遗传等因素对放射线高度敏感，仅照射 20～25Gy 也会产生此并发症。在肺部肿瘤的放射治疗中，肺组织往往会因受到不同程度的照射而发生不同程度的间质渗出性炎症反应。常见的症状为低热、刺激性干咳及胸闷，出现在放射治疗开始后的 1～3 个月，多见于 45 天左右，持续时间可达 1～4 个月，多无须治疗而自行缓解。若症状严重或合并感染时则症状加剧，出现咳嗽、咳痰、高热、端坐呼吸、甚至呼吸窘迫等症状。诊断要点是影像学显示与照射野一致的弥漫性片状密度增高影。其中 CT 诊断的敏感程度最高，显示与照射野一致的肺炎样改变。

放射性肺炎的发生与以下因素有关：①肺功能差和一般状况差者；②肺受照射体积、照射剂量及相关剂量体积参数；③放射源的能量和分割方法；④与某些化学、靶向治疗药物合并使用时，如吉西他滨、小分子酪氨酸激酶抑制剂（TKI）类药物等可增加放射性肺炎的发生概率；⑤血液相关因子，如 TGF-β、IL-6/IL-10、ACE、KL-6 及血栓调节蛋白（TM）等表达量的改变。

放射性肺炎的预防比治疗更重要。在对肺部病变进行放射治疗时应注意以下事项：①了解患者的一般状况、既往肺病史、肺功能、是否接受过化学治疗。②了解照射时正常肺的受照射体积、剂量，确保肺的照射剂量在耐受剂量范围内。尽量采用多野、较小野照射，并合理地选择单次照射剂量和总剂量。③放射治疗中应密切观察病情的变化，及早发现并给予恰当的处理，如使用抗生素等可有效地预防病情进展。同时应进行祛痰、使用支气管扩张剂等以保持呼吸道的通畅，必要时可低流量吸氧。急性放射性肺炎主要治疗手段是采用肾上腺皮质激素，其可有效地减轻病变部位的间质水肿等炎性反应。根据患者的具体情况确定激素的用量，首次足量使用（推荐使用注射用甲泼尼龙琥珀酸钠，一般按照 1mg/kg 的剂量使用），用药时长 2～4 周。待急性症状得到有效控制 5～7 天后逐渐减量 1/4～1/3，根据病情适当地继续使用激素类药物数日到数周后，逐渐减量、换口服用药至停药，以防止突然停药导致的肺损伤加重。抗生素的使用是作为预防性用药，合并有感染时，可根据感染的细菌种类和药敏试验选择用药，同时给予吸氧等对症治疗。定期复查胸部 CT 有助于判断病情变化。

3. 放射性心脏损伤 精确放疗时代临床上已经少见，主要是指瓣膜损害和心脏传导异常。临床上表现不同、出现的时间早晚不定，通常是亚临床的。表现为心电图 ST 段改变、心肌收缩力减弱及血压变化等。某些化学治疗药物如阿霉素类可以增加射线对心脏的损伤，治疗时应尽量避免两者同时使用。

（二）晚期放射损伤

1. 放射性肺纤维化 主要为肺的间质性纤维化，通常发生于照射后的 3 个月左右，逐渐加重，1～2 年后趋于稳定。其形成与肺的受照射体积、分割剂量及照射总剂量有关。有吸烟史、肺部慢性疾病史或合用化学药物时可加重肺损伤。多数患者有轻微的咳嗽，易合并继发性感染。目前尚无特殊的治疗方法。

2. 放射性食管损伤 与急性反应不同，后期反应指在开始照射的 90 天后出现的反应。主要表现为吞咽困难或胸骨后疼痛，原因是良性狭窄的形成以及由于肌肉神经损伤导致的动力学改变。与照射剂量、分割方式、是否接受近距离治疗等有关。

3. 放射性心脏损伤 极少见。由于心包是放射治疗过程中最容易发生损伤的部位，因此以心包疾病引起的晚期并发症最常见，同时心肌、冠状动脉等也会受到不同程度的损害。其发生与心脏的受照射体积、照射剂量、照射技术、是否合用化学药物尤其是蒽环类药物（如阿霉素、柔红霉素等）、肿瘤生长部位、分子病理分型及个体差异等因素有关。主要表现为心肌功能异常症状及严重心包炎的临床表现，可伴有不同程度的心力衰竭。临床上尚无有效的办法。避免放射性心脏损伤的重要手段是通过采取各种措施，如采用精确放疗技术、实施精准放射治疗计划设计，以减少心脏尤其是冠状动脉的受照射体积，调整与化学治疗药物合用时的照射剂量等。

4. 放射性脊髓炎 罕见。为脊髓的受照射剂量超过了脊髓的耐受剂量所致，也是放射治疗的严重晚期并发症之一，是接受根治性放射治疗时存在的固有的潜在性危险，应以预防为主。当脊髓的受照射长度超过 10cm、剂量超过 40Gy 时，其发病概率明显增高，潜伏期长达 6 个月甚至数年，主要是脊髓的横贯性损害，多表现为下肢的麻木，重者出现受损平面以下的瘫痪。目前，采用精确放疗技术，同时进行精确的靶区勾画和治疗，可将脊髓受照射剂量严格控制在脊髓耐受剂量范围内，可完全避免脊髓损伤。

5. 胸壁损伤 多发生在靠近胸壁的周围型肺癌 SBRT 治疗后，发生率可高达 20%，多表现为一过性的胸壁疼痛和无症状的肋骨骨折，主要给予止痛及对症治疗。

6. 臂丛神经损伤 放射性臂丛神经损伤因发病率低，相关研究报道较少。有些病例报道了早期、短暂的臂丛神经损伤发生在放疗剂量相对较低的区域，可发生在放疗期间或放疗完成后数周到数月内，并且会自行缓解。晚期的放射性臂丛神经损伤更具临床意义，它可能在锁骨上区放疗后数年出现，表现为感觉迟钝、感觉异常以及患侧手臂和肩部的无力，它可能会加重发展为患侧手臂的完全麻痹和剧烈疼痛。肺上沟癌中发生率可高达 19%，多表现为沿神经根分布的运动和感觉异常，推荐用 MRI 进行诊断，以康复治疗为主。

第三节 纵隔肿瘤

一、概 述

（一）纵隔的解剖

纵隔位于胸腔正中、两侧胸膜腔之间。上界为 T_1 与胸骨柄形成的胸廓入口，下界为膈肌，前界为胸骨，后界为脊柱及其两侧椎旁沟。

由于纵隔肿瘤在纵隔内有相应的好发部位，所以纵隔分区对其诊断十分重要。从胸部侧位像上的四区分法在临床上最为常用，即将纵隔分为上纵隔（包括前上纵隔、后上纵隔）和下纵隔（包括前下纵隔、中下纵隔及后下纵隔）。以胸骨角与第 4 椎间盘做一连线，相当于主动脉弓水平面以上为上纵隔区；再以气管分界，气管前为前上纵隔，气管后为后上纵隔；下纵隔以心包为界分为三个区，心包前缘前为前下纵隔，心包后缘后为后下纵隔，心包前、后缘之间为中下纵隔。

（二）纵隔肿瘤与解剖部位的关系

纵隔的各个分区均可发生肿瘤，胸腺肿瘤、神经源性肿瘤、畸胎类肿瘤、各类囊肿和胸腔内甲状腺肿等共占原发纵隔肿瘤的 80%～90%，而前三种共约占 2/3。成人较常见的前上、前下、中下和后下纵隔肿瘤的占比分别为 20%、20%、20% 和 30%；儿童比较常见的前、中和后纵隔肿瘤的分布占比分别为 26%、11% 和 63%。纵隔肿瘤多为良性，成人恶性肿瘤占 10%～25%，儿童则半数为恶性肿瘤。纵隔肿瘤的常见好发部位如图 3-3-8 所示。

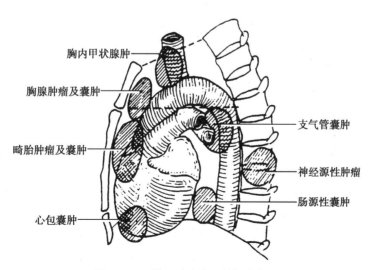

图 3-3-8 纵隔肿瘤常见的好发部位

纵隔各区的解剖结构和肿瘤的分类如表 3-3-7 所示。前上纵隔肿瘤主要为胸腺瘤，中纵隔最常见的是囊性肿瘤，后纵隔以神经源性肿瘤最常见。

表 3-3-7 纵隔各区解剖结构和肿瘤分类

项目	前上纵隔	中纵隔	后纵隔
解剖结构	动脉和大血管 胸腺 淋巴结	心脏和心包 气管、支气管 肺静脉、淋巴结	交感神经链、迷走神经 食管、淋巴结 胸导管、降主动脉
纵隔肿瘤和囊肿	胸腺瘤 淋巴瘤 生殖细胞肿瘤 内分泌肿瘤 甲状腺肿瘤 间质性肿瘤 肺癌 囊肿	淋巴瘤 肉瘤 心脏和心包肿瘤 气管肿瘤 动脉瘤 囊肿	神经源性肿瘤 淋巴瘤 食管肿瘤 内分泌肿瘤 脊柱肿瘤 肺癌

（三）综合治疗原则

除已明确有远处转移的肿瘤外，原发纵隔肿瘤应首选外科手术。即便是良性肿瘤，也可因为肿瘤的体积增大、压迫周围重要的组织或器官、恶变等产生不良后果。因此，一旦确诊为纵隔肿瘤，只要无外科手术禁忌证，均应行开胸探查并力争切除肿瘤，对不能完整切除或无法切除者，在取得组织学病理诊断后应标记肿瘤的范围，以便术后放射治疗或化学治疗。

（四）放射治疗

分为根治性放射治疗、姑息性放射治疗、诊断性放射治疗及术后放射治疗，根据患者和肿瘤两方面的情况进行选择。由于纵隔内空间狭小，重要器官众多，大多为放射敏感组织，放射治疗技术推荐应用 3D-CRT/IMRT。

1. 根治性放射治疗 主要用于淋巴瘤、不宜手术的胸腺瘤和纵隔生殖细胞肿瘤等。推荐应用基于 CT 模拟定位的三维适形放疗或调强放射治疗技术，要求靶区剂量分布均匀，重要器官限于耐受剂量以下。照射剂量根据病理和放射敏感性而定，通常为 46～60Gy/4.5～6 周。治疗过程中应根据肿瘤的退缩情况及时缩野并修改治疗计划。

2. 姑息性放射治疗 主要用于晚期患者，以解除痛苦、缓解症状为目的。照射剂量为 20～40Gy/2～4 周。建议应用三维适形放疗或调强放射治疗技术。

3. 与手术相结合的放射治疗 包括术前放疗和术后放疗。术前放疗在纵隔肿瘤中不常用。术前评估肿瘤与周围组织粘连难以完全剥离者，建议采用三维适形或调强放疗，术前放疗剂量 40Gy/4 周左右并复查 CT，如判断可以手术，可于放疗后 2～3 周进行。术后肿瘤残留者，术后 2～4 周给予局部放疗（术中已放置金属标记）。

二、胸　腺　瘤

（一）概述

胸腺瘤（Thymoma）是前纵隔内最常见的肿瘤，发病率占纵隔肿瘤的 20% 左右，无明显性别差异，好发于 40～70 岁成年人。典型的胸腺瘤是指原发于正常胸腺上皮样细胞的肿瘤。儿童发病率虽较低，但多为恶性。胸腺瘤与其他肿瘤的不同之处在于其局部侵犯倾向和肿瘤相关的全身综合征，最常见的是重症肌无力（myasthenia gravis，MG）。肿瘤的浸润性是决定预后的最重要因素。目前所有胸腺肿瘤均被视作恶性，属于惰性肿瘤。胸腺肿瘤 5 年生存率接近 90%，胸腺癌常伴有远处转移，5 年生存率约为 55%。

（二）胸腺的解剖

正常胸腺位于前上纵隔，完全发育的胸腺功能相当于一个淋巴器官，是细胞免疫过程中具有活性的 T 淋巴细胞成熟的场所。胸腺在胎儿末期相对最重，约 10～15g，但在青春期其绝对重量增至最大，约 30～40g，成年以后胸腺逐渐萎缩并主要被脂肪组织所取代。胸腺略呈三角形或锥体形，下宽而上尖，有不对称的左、右 2 个侧叶，两叶中间为峡叶。胸腺分甲状腺韧带部（颈部）和胸腺体部（胸部）。

（三）病理

1.大体病理　肿瘤大小不一，多为实质性、结节状，切面呈灰色或灰黄色，常见纤维组织分隔成多个小体，可有出血或钙化。胸腺瘤多呈膨胀性生长，有时虽体积巨大，但仍有完整的包膜，与周围组织无粘连或仅有纤维性的粘连，手术易完整切除，此类称为非浸润性胸腺瘤。另有约 40% 的胸腺瘤无完整的包膜或无包膜，呈浸润性生长，常侵犯包膜或包膜外周围脂肪组织和器官，如胸膜、肺、心包、纵隔大血管和胸壁等，称为浸润性胸腺瘤（恶性胸腺瘤）。

2.WHO 胸腺上皮性肿瘤分类　2015 年 WHO 将胸腺上皮性肿瘤分为 A 型、AB 型、B1 型、B2 型、B3 型和 C 型（即胸腺癌，包括胸腺神经内分泌癌），根据肿瘤组织不同亚型的生物学行为差异，将组织学分型简化为低危组（A 型、AB 型和 B1 型）、高危组（B2 型和 B3 型）和胸腺癌组（C 型）3 个组别。具体如表 3-3-8：

表 3-3-8　胸腺上皮性肿瘤世界卫生组织分类

胸腺上皮性肿瘤亚型	诊断必备标准	其他诊断标准
A 型	异型性不显著的梭形上皮细胞（至少局灶）；整个肿瘤中无或仅有少量未成熟（TdT 阳性）T 细胞	多角形上皮细胞 CD20+ 上皮细胞
非典型 A 型变体	符合 A 型胸腺瘤标准，同时有以下特征：粉刺型肿瘤坏死，有丝分裂计数增加（>4 个细胞 /2mm²），核拥挤	多角形上皮细胞 CD20+ 上皮细胞
AB 型	异型性不显著的梭形上皮细胞（至少局灶）；局部或整个肿瘤中有丰富的未成熟（TdT 阳性）T 细胞①	多角形上皮细胞 CD20+ 上皮细胞
B1 型	有胸腺样结构，且有以下细胞学特征：有丰富的未成熟 T 细胞、髓样分化区（髓岛），少有或未聚集的多角形或树突状上皮细胞（相邻上皮细胞 <3 个）	Hassall 小体，血管周间隙
B2 型	单个或聚集的多角形或树突状上皮细胞数量较多，混杂着丰富的未成熟 T 细胞	髓岛，Hassall 小体，血管周间隙
B3 型	成片的多角形、轻度到中度不典型上皮细胞，无或仅有少量细胞间桥，无或混合少量 TdT 阳性 T 细胞	Hassall 小体，血管周间隙
MNT	异型性不显著的梭形或椭圆形上皮细胞结节，周围包绕无上皮细胞的淋巴基质	淋巴滤泡，单克隆 B 细胞和 / 或浆细胞（少量）
化生型胸腺瘤	双相肿瘤：实体区由上皮细胞组成，背景为异型性不显著的梭形细胞，缺乏未成熟的 T 细胞	多形性上皮细胞，肌动蛋白、角蛋白或 EMA 阳性梭形细胞
其他罕见亚型②	—	—

注：MNT：伴淋巴样基质的小结节胸腺瘤；EMA：上皮膜抗原；一为无此项。①丰富与少量的界限：丰富指任何区域存在拥挤的成熟 T 细胞，或肿瘤中 10% 以上区域有中等数量的未成熟 T 细胞。②包括显微镜下胸腺瘤、硬化性胸腺瘤、脂肪纤维腺瘤等。

（四）临床表现

胸腺瘤通常生长较缓慢，约 30%～40% 的胸腺瘤患者无症状，常于体检或胸部 X 线检查时偶然发现。临床症状和体征多由伴随疾病造成。

1.重症肌无力（myasthenia gravis，MG）：是一种神经肌肉传递障碍的自身免疫性疾病。临床上 30%～50% 的胸腺瘤患者合并 MG。伴 MG 的胸腺瘤比不伴 MG 者发生浸润性生长的机会少。通常起病比较隐匿，主要表现为受累肌肉无力和易疲劳，晨轻暮重，休息或使用抗胆碱酯酶类药物后症状减轻或消失。常累及眼外周肌肉、面颈部肌肉、咽肌及近端肢体肌肉，严重者可累及呼吸肌导致呼吸麻痹。

2. 单纯红细胞再生障碍性贫血：发生率为5%，表现为贫血，胸腺切除后30%的患者可得到缓解。

3. 获得性丙种球蛋白缺乏症：发生率为5%～10%，表现为患者的免疫功能下降，易感染，尤其是胃肠道感染、腹泻。

4. 合并系统性红斑狼疮、硬皮病或库欣综合征等。

5. 当胸腺瘤较大、压迫肺或支气管时，可有咳嗽、胸骨后疼痛、气急等，晚期可出现颈部淋巴结肿大、上腔静脉压迫、胸腔积液、心包积液及膈肌包块等，均提示为浸润性胸腺瘤。

6. 胸腺瘤可发生局部转移，最常见为种植于胸膜表面或转移至纵隔淋巴结，很少经血行转移至胸部以外。远处转移几乎都发生在浸润性胸腺瘤中，以肝、肺、骨为最常见的转移部位。

（五）诊断与鉴别诊断

1. 诊断

（1）应详细地询问病史及相关症状，并行全面的体格检查。

（2）影像学检查：胸片提供的诊断信息十分有限，胸部增强CT是诊断胸腺瘤的首选方法，能显示出肿瘤范围、有无周围组织浸润。MRI平扫能准确分辨纵隔淋巴结和血管。全身检查主要评估胸腺是否存在身体其他部位转移，包括腹部超声等检查。PET-CT对胸腺肿瘤的早期诊断和良恶性鉴别具有指导性，并可以在一定程度上预测胸腺瘤的恶性程度。

（3）实验室检查：包括血常规、尿常规及生化检查，对可疑者可做血清抗乙酰胆碱受体抗体水平测定来确定是否合并MG。

（4）病理检查：可手术切除的胸腺瘤应避免穿刺活检。对于晚期不可手术切除的患者建议行穿刺活检或手术活检。疑似恶性胸腺瘤活检时应避免胸膜入路。

2. 鉴别诊断
胸腺瘤需与纵隔内的其他肿瘤，如生殖细胞瘤、淋巴瘤、类癌、胸内甲状腺肿、心包囊肿、神经源性肿瘤等相鉴别。

（六）分期

1. 改良的胸腺瘤Masaoka分期

Ⅰ期　　肿瘤局限在胸腺内，肉眼及镜下均无包膜浸润

Ⅱ$_A$期　　肿瘤镜下浸润包膜

Ⅱ$_B$期　　肿瘤肉眼可见侵犯邻近脂肪组织，但未侵犯至纵隔胸膜

Ⅲ期　　肿瘤侵犯邻近组织或器官，包括心包、肺或大血管（Ⅲ$_A$期不侵犯大血管，Ⅲ$_B$期侵犯大血管）

Ⅳ$_A$期　　肿瘤广泛侵犯胸膜和/或心包

Ⅳ$_B$期　　肿瘤扩散到远处器官

2. 胸腺瘤TNM分期（AJCC第8版）

（1）原发肿瘤（T）

T$_x$　　原发肿瘤无法评估

T$_0$　　无原发肿瘤证据

T$_{1a}$　　肿瘤未累及纵隔胸膜

T$_{1b}$　　肿瘤直接侵犯纵隔胸膜

T$_2$　　肿瘤直接侵犯部分或全层心包膜

T$_3$　　肿瘤直接侵犯以下任一部位：肺、头臂静脉、上腔静脉、膈神经、胸壁或心外肺动静脉

T$_4$　　肿瘤侵犯以下任一部位：主动脉（升主动脉、主动脉弓或降主动脉）、心包内肺动脉、心肌、气管或食管

（2）区域淋巴结（N）

N_x 局部淋巴结无法评估

N_0 无局部淋巴结转移

N_1 胸腺前或周围淋巴结转移

N_2 胸内或颈深淋巴结转移

（3）远处转移（M）

M_0 无胸膜、心包或远处转移

M_{1a} 单一的胸膜或心包内结节

M_{1b} 肺实质内结节或远处器官转移

详细的临床分期见表3-3-9。

表 3-3-9 胸腺瘤临床分期

TNM 分期	T 分期	N 分期	M 分期	Masaoka-Koga 分期
I 期	T_{1a}	N_0	M_0	I 期、II_A 期、II_B 期、III 期
	T_{1b}	N_0	M_0	
II 期	T_2	N_0	M_0	III 期
III_A 期	T_3	N_0	M_0	III 期
III_B 期	T_4	N_0	M_0	III 期
IV_A 期	任何 T	N_1	M_0	IV_A 期、IV_B 期
	任何 T	N_0	M_{1a}	
	任何 T	N_1	M_{1a}	
IV_B 期	任何 T	N_2	M_0	IV_B 期
	任何 T	N_2	M_{1a}	
	任何 T	任何 N	M_{1b}	

（七）综合治疗原则

1. 无论是非浸润性或浸润性胸腺瘤，除非已有广泛胸内、外转移者，首选的治疗方法是外科手术。应尽可能完整地切除肿瘤，不能切除的则取病理活检或尽可能多地切除肿瘤后，用金属夹对肿瘤范围作出标记，以便行术后放射治疗。

2. 对浸润性胸腺瘤，即使外科医生肉眼判断达到"完整切除"，术后也应给予根治性放射治疗。

3. 对 I 期非浸润性胸腺瘤建议手术完整切除整个胸腺，不推荐行术前和术后放疗及化疗。术后密切观察，一旦复发应争取再次手术后加根治性放射治疗。对于因医学原因不能耐受手术的 I 期患者可行放化疗或单纯放疗。

4. R1 切除的胸腺瘤建议术后放疗，胸腺癌则建议术后放疗＋化疗。

5. R2 切除的胸腺瘤及胸腺癌均建议术后放疗＋化疗。

6. 对晚期胸腺瘤，包括已有胸内、外转移者，只要患者情况许可，不应轻易放弃治疗，而应给予积极的局部放射治疗，采用适当的化学治疗，仍有可能获得长期生存。

（八）放射治疗

放射治疗在胸腺肿瘤的治疗中占有重要地位，推荐行基于 CT 模拟定位的 3D-CRT、IMRT、IGRT 等技术给予共面和 / 或非共面的多野照射。

1. 适应证

（1）浸润性胸腺瘤术后。

（2）胸腺瘤未能完全切除者，或仅行切取活检的晚期患者。

（3）部分胸腺瘤的术前放射治疗。

（4）复发病例。

（5）胸腺瘤的姑息放疗。

2.照射范围

GTV：为大体肿瘤体积，包括所有肉眼可见肿瘤、外科银夹标记的肉眼残存肿瘤。

CTV：GTV 外放 1cm，对于部分切除的患者，CTV 建议与外科医生共同确定，应包括全胸腺及所有可能的潜在残余。

PTV：考虑靶区的移动、摆位误差及机械误差等，多由 CTV 各方向均匀外放形成，外放范围根据各单位具体情况决定。

对于术后患者，靶区勾画应结合患者术前、术后影像学资料进行（图 3-3-9A/ 文末彩色插图 3-3-9A）。由于胸腺瘤转移至区域淋巴结不常见，故不推荐行扩大的选择性淋巴结（包括纵隔及锁骨上淋巴结区）预防照射。

3.放射剂量
病变无法切除的患者，总剂量 60～70Gy/6～7 周；手术完整切除的浸润性胸腺瘤，术后放疗 45～50Gy/4～5 周；切缘镜下阳性的患者，放疗剂量 54Gy；肿瘤肉眼残留的患者术后放疗总剂量应达 60Gy 以上，1.8～2.0Gy/ 次。

4.计划评估
处方剂量至少包括 95% PTV，PTV 外的任何地方不能出现 >110% 的处方剂量。危及器官限量：双肺 V_{20}≤25%，脊髓≤45Gy，食管 V_{50}≤50%。推荐对于所有正常组织使用更为保守的剂量限制。大部分患者具有较长的预计生存期，心脏总剂量应限制 V_{30}<40%，V_{40}<30%（剂量 - 体积直方图见图 3-3-9B/ 文末彩色插图 3-3-9B）。

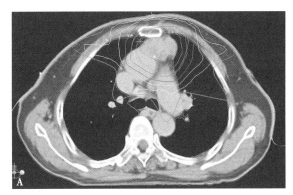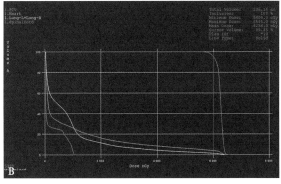

图 3-3-9 胸腺瘤调强放疗照射剂量分布图及剂量 - 体积直方图
A 为轴位剂量分布，红色、蓝色、橙色、黄色、绿色线分别表示 60Gy、50Gy、40Gy、30Gy、20Gy 剂量曲线。B 为剂量 - 体积直方图，红色、绿色、黄色、紫色线分别表示 PTV、心脏、左肺 + 右肺、脊髓的剂量 - 体积直方图。

需要注意的是，对不伴 MG 的胸腺瘤进行放射治疗时，用量为 2Gy/ 次，1 次 /d，5 次 / 周。应经常检查胸腺的缩小情况，并在 30～40Gy 后及时缩野，尽量避免放射性肺炎的发生。对胸腺瘤伴 MG 者进行放射治疗时，应在治疗前使用抗胆碱酯酶药物控制症状，并从低剂量（1Gy/ 次）开始，逐渐加量至 2Gy/ 次。治疗中应密切注意 MG 症状的变化并进行处置。

（九）重症肌无力的处理

重症肌无力的治疗：首先用抗胆碱酯酶药物新斯的明控制肌无力，可从小剂量开始，每日肌内注射新斯的明 1～2.5mg 或口服 15mg，多数患者服用新斯的明 15～45mg 或相当剂量的溴化吡啶斯的明（60～180mg），可取得满意效果。如药量过大而出现腹痛、腹泻、呕吐、出汗、流涎等胆碱能危象，可用阿托品缓解。治疗中还应配合使用其他免疫抑制治疗，一旦出现肌无力加重，应及时应用肾上腺皮质激素,从大剂量开始(泼尼松 60～100mg),症状好转后逐渐减量。放射治疗前应了解肌无力的程度、生命体征和新斯的明用量,在使用新斯的明后进行,一般开始为 0.5～1Gy/d,逐渐增加到 2Gy/d,40Gy/4～5 周。同时使用新斯的明等药物,即使放射治疗后 MG 消失,还需继续服用一段时间并逐渐减量。MG 等症状改善很慢,甚至在结束治疗后仍能持续数月。

(刘 明 鄂明艳)

第四章　消化系统肿瘤

消化系统肿瘤是严重威胁人类健康的一类疾病，常见的消化系统肿瘤包括食管癌、胃癌、结直肠癌、肝癌、胰腺癌等。数据统计显示：消化系统肿瘤新发病例约占全球新发肿瘤患者的四分之一。近年来，随着治疗方法的不断进步，消化系统肿瘤的治疗水平也有了很大的提高，但是仍有很多消化系统肿瘤患者生存时间短、治疗效果差。距离肿瘤患者的期望值差距很大，患者对诊疗规范化、个性化、创新性的需求亟待满足。消化系统肿瘤常见的治疗手段包括手术治疗、药物治疗、放射治疗、介入治疗等。放射治疗是消化系统肿瘤综合治疗模式中的重要环节，尤其在食管癌、胃癌、直肠癌、肝癌、胰腺癌等肿瘤的治疗中占有重要地位。

第一节　直　肠　癌

一、概　　述

直肠癌（rectal cancer）是原发于直肠齿状线至乙状结肠起始部之间的大肠恶性肿瘤，是临床常见的消化系统肿瘤之一。北美、欧洲和澳大利亚地区直肠癌发病率较高，我国近年来直肠癌发病率亦呈现上升趋势，且城市发病率高于农村。现代生物学、遗传学和流行病学的研究表明，直肠癌的发病主要与家族性息肉病、直肠腺瘤尤其是绒毛状腺瘤、直肠慢性炎症、高蛋白高脂高糖膳食以及遗传等因素有密切关系，是多因素相互作用的结果。手术治疗一直是直肠癌的主要治疗手段，近年来放化疗等辅助治疗手段也日益受到重视。直肠癌的多学科综合治疗协作模式能够提高患者生存率，减少复发率及远处转移率，提高患者的生存质量，该模式获得了广泛的认可，已经成为直肠癌治疗的标准模式。近年来临床研究者对其进行了大量的研究并取得了一定的进展。目前，中、晚期直肠癌综合治疗的 5 年局部控制率为 71%～94%，5 年生存率为58%～76%。

（一）直肠的解剖

直肠上端与乙状结肠相连，上界大致位于 S_3 水平，沿骶、尾骨前方向下延伸，由两侧肛提肌组成肛管止于肛门，肛管长约 3cm，其上为齿状线，作为直肠与肛管的移行部分。直肠长 12～15cm，以腹膜反折为界分为上段直肠和下段直肠。上段直肠前面和两侧有腹膜覆盖，前面的腹膜反折成直肠膀胱陷凹或直肠子宫陷凹，下段直肠全部位于腹膜外。

（二）直肠的淋巴引流

直肠肛管的淋巴引流以齿状线为界分为上、下两组（图 3-4-1）。上组在齿状线以上，有三个引流方向：向上沿直肠上动脉可引流至肠系膜下动脉旁淋巴结，这是直肠最主要的淋巴引流途径；向两侧经直肠下动脉旁淋巴结引流到盆腔侧壁的髂内淋巴结，延伸至骶前淋巴结；向下穿过提肛肌至坐骨肛管间隙，沿肛管动脉、阴部内动脉旁淋巴结到髂内淋巴结，沿肛内血管至髂内淋巴结。下组在齿状线以下，有两个引流方向：向下外经会阴大腿内侧皮下注入腹股沟淋巴结，然后到髂外淋巴结；向周围穿过坐骨直肠间隙沿闭孔动脉引流到髂内淋巴结。上、下两组淋巴网有吻合支，彼此相通。

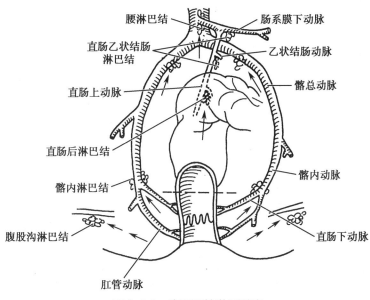

图 3-4-1　直肠肛管淋巴引流

二、病　理

（一）大体类型

肉眼观察一般可分为三型：

1. 隆起型　肿瘤向腔内突出，又可分为隆起息肉型及盘状型两个亚型。肿块增大时表面会出现溃疡，镜下多为分化成熟的腺癌，周围浸润少，预后较好。

2. 溃疡型　多见，占 50% 以上。形状为圆形或卵圆形，中心凹陷，边缘凸起，向肠壁深层生长并向周围浸润。早期可有溃疡，易出血，此型分化程度较低，转移较早。

3. 浸润型　肿瘤向肠壁深层弥漫浸润，常累及肠管全周，使局部肠壁增厚，表面常无明显溃疡。肿瘤伴纤维组织增生，可使肠管腔周径缩小，使肠腔狭窄，分化程度低，转移早而预后差。

（二）组织学类型

参照消化系统肿瘤 WHO 分类（第 4 版）。

1. 非特殊型腺癌。

2. 微乳头状腺癌　预后较好。

3. 黏液腺癌　以癌组织内大量黏液为特征，恶性度较高。黏液癌多呈浸润性生长，以单个的癌细胞及小的癌巢弥散于组织间隙，具有很强的向周围组织及血管、淋巴管的浸润能力，容易发生远处转移，预后差。

4. 印戒细胞癌　肿瘤由弥漫成片的印戒细胞构成，胞核深染，偏于细胞质一侧，似戒指样，恶性程度高，预后差。

5. 锯齿状腺癌　其发病率约占结直肠癌的 7.5%，癌组织呈浸润性生长，隐窝上皮呈锯齿状形态，胞质呈嗜酸性或嗜中性，具有空泡样核，核质比例低。

6. 髓样癌　癌细胞多形，边界不清，核异型明显，核分裂多见，癌组织排列成小片块，间质见有不同程度的淋巴细胞浸润。

7. 筛状粉刺型腺癌　肿瘤细胞呈筛孔状排列，中央常见粉刺状或点状坏死，肿瘤细胞呈多角形嗜碱性，肿瘤侵袭性强，易侵犯脉管和发生淋巴结转移，临床分期较晚，预后较差。

8. 梭形细胞癌／肉瘤样癌　对放化疗都不敏感，预后差。

9. 未分化癌　癌细胞常较小，形态较一致，细胞弥漫成片或成团，预后差。

10.鳞状细胞癌 多发生在直肠肛门附近的被覆鳞状上皮,为数较少。

11.腺鳞癌 肿瘤组织内有腺癌和鳞癌两种结构。

12.其他类型 如神经内分泌肿瘤、小细胞癌、大细胞癌等。

三、临 床 表 现

直肠癌早期局限于黏膜可无任何症状,偶有少量出血,肉眼尚难察觉,待癌肿增大并有溃疡及感染时可出现下列三组症状。

1.直肠刺激症状 如便意频繁,便前肛门有下坠感、便不尽感,里急后重,并可伴腹胀,下腹不适。

2.粪便异常 如大便表面带血、黏液便或脓血便,甚者有大便变形、变细等。

3.梗阻症状 癌肿侵犯致肠管狭窄时,有排便困难、粪少、便秘,或伴腹痛、腹胀,甚者可见肠型并有肠鸣音亢进等。

侵犯直肠周围组织器官时,可出现相应器官病变的症状,如侵犯肛管可有局部剧痛;肛门括约肌受累可致便失禁,常有脓血溢出肛外;前方侵及泌尿系统可出现尿频、尿痛、排尿困难;向后侵犯骶神经丛时,则会出现骶部、会阴部的持续性剧痛,并牵涉下腹部、腰部及大腿。

四、诊断与鉴别诊断

(一)诊断

局限于黏膜的早期癌肿只能靠普查及时获诊。对出现早期症状或大便潜血阳性的患者及时检查,诊断并不困难。

1.直肠指检 是诊断直肠癌最重要的方法,约70%的直肠癌指检可触及。指检时动作要轻柔,触及肠管全周,了解癌肿部位、距肛缘距离、大小、性质、活动度、浸润范围及与周围脏器的关系等,并注意指套有无脓血。

2.内镜检查 包括直肠镜、乙状结肠镜和纤维结肠镜检查。门诊常规检查时可用直肠镜或乙状结肠镜检查,操作方便,无须做肠道准备,但在明确直肠癌诊断需手术治疗时应行纤维结肠镜检查,因结直肠癌5%~10%为多发癌。内镜检查可在直视下了解病变的外观、性状、大体分型等,并可直接取活组织进行病理检查。

3.腔内超声检查 直肠腔内超声可较细致地显示直肠癌肠壁内、外的侵及深度,可为是否需做术前放射治疗等提供参考依据。

4.CT检查 CT主要用于了解直肠的浸润状况,可以直接观察肿瘤是否侵犯盆腔肌肉、膀胱、前列腺等,也可以用来评价区域淋巴结的状态。

5.MRI检查 可用来评价直肠肿瘤浸润至直肠系膜脂肪层(T_3期)、邻近器官(T_4期)以及评估手术阴性切缘的情况,越来越多地用于直肠癌的术前分期。MRI的影像融合对制定放疗计划也有一定的帮助。

6.PET-CT检查 可以很好地显示病灶范围,故运用于直肠癌的分期和靶区勾画。但是,PET显示低摄取的区域并不能取代体格检查的结果和CT发现的异常病灶。

7.胸部X线检查 直肠癌远处转移的常见部位为肝和肺。胸部正侧位相是治疗前最主要的分期检查之一,目的是排除肺转移。

8.肿瘤标志物 目前公认的在大肠癌诊断和术后监测有意义的肿瘤标志物是癌胚抗原(CEA)。CEA不具有特异性诊断价值,但在淋巴结转移患者中有50%高于正常值,对估计预后、术后复发及随访观察等方面有一定帮助。

(二)鉴别诊断

直肠癌应与痔、肛裂、慢性直肠炎、直肠息肉及痢疾等疾病相鉴别。

<h1>五、分　　期</h1>

采用 AJCC 第 8 版 TNM 分期标准。

<h2>（一）原发肿瘤（T）</h2>

T_x　原发肿瘤无法评价

T_0　无原发肿瘤证据

T_{is}　原位癌，黏膜内癌（侵犯固有层，未穿透黏膜肌层）

T_1　肿瘤侵犯黏膜下层

T_2　肿瘤侵犯固有肌层

T_3　肿瘤穿透固有肌层到达浆膜下

T_{4a}　肿瘤穿透脏腹膜（包括通过肿瘤的肠穿孔和通过内脏腹膜表面的炎症区域的连续侵入）

T_{4b}　肿瘤直接侵犯或粘连于其他器官或结构

<h2>（二）区域淋巴结（N）</h2>

N_x　区域淋巴结无法评价

N_0　无区域淋巴结转移

N_1　有 1～3 枚区域淋巴结转移

　　N_{1a}　有 1 枚区域淋巴结转移

　　N_{1b}　有 2～3 枚区域淋巴结转移

　　N_{1c}　无区域淋巴结转移，但是在浆膜下、肠系膜或者无腹膜覆盖的结直肠周围组织中发现癌结节

N_2　有 4 枚以上区域淋巴结转移

　　N_{2a}　有 4～6 枚区域淋巴结转移

　　N_{2b}　有 7 枚以上区域淋巴结转移

<h2>（三）远处转移（M）</h2>

M_0　无远处转移

M_1　有远处转移

　　M_{1a}　远处转移局限于单个部位或器官（如肝、肺、卵巢、非区域淋巴结），但无腹膜转移

　　M_{1b}　远处转移分布于 2 个以上的部位或器官，无腹膜转移

　　M_{1c}　腹膜转移有或没有其他器官转移

解剖分期与预后分组详见表 3-4-1。

表 3-4-1　直肠癌解剖分期与预后分组

期别	T	N	M	Dukes	MAC
0	T_{is}	N_0	M_0	—	—
I	T_1	N_0	M_0	A	A
	T_2	N_0	M_0	A	B_1
II_A	T_3	N_0	M_0	B	B_2
II_B	T_{4a}	N_0	M_0	B	B_2
II_C	T_{4b}	N_0	M_0	B	B_3
III_A	$T_{1\sim2}$	N_1/N_{1c}	M_0	C	C_1
	T_1	N_{2a}	M_0	C	C_1

续表

期别	T	N	M	Dukes	MAC
III_B	$T_{3\sim4a}$	N_1/N_{1c}	M_0	C	C_2
	$T_{2\sim3}$	N_{2a}	M_0	C	C_1/C_2
	$T_{1\sim2}$	N_{2b}	M_0	C	C_1
III_C	T_{4a}	N_{2a}	M_0	C	C_2
	$T_{3\sim4a}$	N_{2b}	M_0	C	C_2
	T_{4b}	$N_{1\sim2}$	M_0	C	C_3
IV_A	任何T	任何N	M_{1a}	—	—
IV_B	任何T	任何N	M_{1b}	—	—
IV_C	任何T	任何N	M_{1c}	—	—

注：1. cTNM 是临床分期，pTNM 是病理分期；前缀 y 用于接受新辅助（术前）治疗后的肿瘤分期（如 ypTNM），病理学完全缓解的患者分期为 $ypT_0N_0cM_0$。前缀 r 用于经治疗获得一段无瘤间期后复发的患者（rTNM）。Dukes B 期包括预后较好（$T_3N_0M_0$）和预后较差（$T_4N_0M_0$）两类患者，Dukes C 期也同样（任何 TN_1M_0 和任何 TN_2M_0）。MAC 是改良 Astler-Coller 分期。

T_{is} 包括肿瘤细胞局限于腺体基底膜（上皮内）或黏膜固有层（黏膜内），未穿过黏膜肌层到达黏膜下层。

T_4 的直接侵犯包括穿透浆膜侵犯其他肠段，并得到镜下诊断的证实（如盲肠癌侵犯乙状结肠）；或者位于腹膜后或腹膜下肠管的肿瘤，穿破肠壁固有基层后直接侵犯其他的脏器或结构，例如降结肠后壁的肿瘤侵犯左肾或侧腹壁；或者中下段直肠癌侵犯前列腺、精囊腺、宫颈或阴道。

2. 肿瘤肉眼上与其他器官或结构粘连则分期为 cT_{4b}。但是，若显微镜下该粘连处未见肿瘤存在，则分期为 pT_3。V 和 L 亚分期用于表明是否存在血管和淋巴管浸润，而 PN 则用以表示神经浸润（可以是部位特异性的）。

六、治　疗

（一）综合治疗原则

1. 早、中期直肠癌患者，若基本情况允许应首选手术治疗。

2. 建议对 II、III 期直肠癌患者进行以手术为主、辅助放化疗的综合治疗方案。无论术前放化疗还是术后的同步放化疗均是 II、III 期可切除直肠癌的标准辅助治疗方案。

3. 对局部晚期、各种原因不能手术以及术后复发的患者，推荐给予根治性或姑息性放化综合治疗。

4. 对于转移病灶可切除或潜在可切除的 IV 期直肠癌，建议新辅助治疗后，再次进行疾病分期，并评估手术的可行性；可手术的患者建议手术 + 辅助治疗，仍不可手术的患者建议姑息性治疗。

5. 提倡在直肠癌诊疗的全过程中采用多学科协作诊疗模式（MDT）。

（二）放射治疗

1. **适应证**　一直以来放射治疗在直肠癌治疗中都有着重要的地位。主要适应证为：

（1）早期直肠癌的术后放疗：I 期直肠癌局部切除术后，有高危因素者，如因各种原因无法行根治性手术，建议行术后放疗。

（2）II/III 期直肠癌的术前放疗：术前放疗的目的在于提高手术切除率，提高保肛率，延长患者无病生存期。术前影像学提示 $cT_{3\sim4}$ 和 / 或 N+ 的局部进展期中下段直肠癌，建议行术前放疗。

（3）II/III 期直肠癌的术后放疗：术后放疗主要推荐用于未行术前放疗、术后病理分期为 II～III 期且具有局部复发高危因素的直肠癌患者。

（4）局部晚期（T_4 期）直肠癌的放疗：包括根治性、姑息性、术前新辅助放疗。

（5）转移病灶可切除或潜在可切除的 IV 期直肠癌的放疗：建议新辅助治疗后，再次进行疾病分期，并评估手术的可行性；可手术的患者建议手术 + 辅助治疗，仍不可手术的患者建议姑息性治疗。若进行术前新辅助放疗，放疗与手术间隔时间应大于 6 周。转移灶必要时可行立体定向放疗或姑息减症放疗。

（6）复发后再程治疗直肠癌的放疗：局部区域复发患者，若既往未接受盆腔放疗，建议行术前同步放化疗，放化疗后重新评估，并争取手术切除；若既往接受过盆腔放疗，应谨慎评估再程放疗的高风险，可多学科会诊决定治疗方案。

2. 禁忌证

（1）完全性肠梗阻、恶病质等不能耐受放疗。

（2）既往已做盆腔高剂量照射，盆腔部位不能再接受放疗。

3. 术前、术后放射治疗的靶区勾画和定义

（1）GTV：影像图像上确认的大体肿瘤范围，包括原发病灶和转移性淋巴结。

（2）CTV：①术前放疗 CTV：GTV 及直肠周围系膜区、骶前、骶 3 椎体上缘以上（梨状肌起始部）髂外血管淋巴结引流区、全部髂内血管淋巴结引流区、闭孔淋巴结引流区。病变位于上中段时，不必包括坐骨肛门窝，如果病变位于腹膜反折以下则需要包括坐骨肛门窝。T_4 期的病变如侵犯前列腺（男性）或阴道中下段（女性），可考虑包括髂外淋巴结引流区。②术后放疗 CTV：瘤床、骶前、骶 3 椎体上缘以上的髂外血管和部分髂总血管淋巴结引流区、全部髂内血管淋巴结引流区、闭孔淋巴结引流区、手术瘢痕（Mile's 术后）。上界为 L_5 锥体下缘。上段直肠癌 CTV 的下界为吻合口下 2～3cm，不必包括坐骨肛门窝；中下段直肠癌 CTV 的下界为吻合口下 2～3cm，包括坐骨肛门窝。

（3）PTV：在 CTV 的范围基础上头脚方向外放 10mm，左右外放 5～10mm，腹背外放 5～10mm。

（4）正常组织和器官的勾画：包括双侧股骨头、膀胱、照射范围内的小肠（需勾画到 PTV 最上层的上两层）和睾丸。

4. 术前、术后放疗的处方剂量

（1）95% PTV 处方剂量：术前长程放疗模式及术后放疗剂量为 45～50.4Gy/25～28 次 /5～6周，1.8～2Gy/ 次 /d，5 次 / 周；术前短程放疗模式放疗剂量为 25Gy/5 次 / 周，5Gy/ 次 /d，5 次 / 周。

（2）最高剂量 <110%～115% 处方剂量，高剂量区不能落在小肠或残段直肠上。

（3）最低剂量 >93% 处方剂量。

（4）正常组织限量（常规分割）：①膀胱：$D_{50\%}$≤50Gy；②小肠：$D_{50\%}$≤20～30Gy，D_{max}≤50～54Gy；③股骨头：$D_{5\%}$≤50Gy；④睾丸：评价最高剂量和平均剂量。

（5）有肿瘤和 / 或残留者，全盆腔照射后局部缩野加量照射，放疗剂量 10～20Gy/5～10 次 /1～2 周，2Gy/ 次 /d，5 次 / 周。

5. 直肠癌放疗与手术的时间安排

（1）术前放疗与手术的时间间隔：放疗与手术的时间间隔需合理，对于术前放疗而言，放疗结束后的 2～4 周时间内盆腔处于充血、水肿状态，在此时间段内手术会增加手术的并发症，但若时间拖得过久，放射区域内的纤维化可能增加手术的难度。目前术前新辅助放疗主要有短程放疗和长程放疗两种剂量分割模式：短程放疗后 1 周手术（短程放疗即刻手术模式）或 6～8 周后手术（短程放疗延迟手术模式），短程放疗后 1 周放疗靶区内组织尚未进入急性水肿期，因而进行即刻手术并未增加术后并发症；长程放疗则需间隔 5～12 周后进行手术。

（2）术后放疗与手术的时间间隔：有术后放疗指征的患者（病理诊断为Ⅱ/Ⅲ期者）建议在手术恢复后及早开始放疗，一般在大便成形、规律后可开始治疗（术后 4～8 周左右）。

6. 直肠癌的单纯放射治疗

（1）无法耐受手术或手术无法切除的直肠癌患者，控制局部症状最好的办法是放射治疗。

（2）有手术指征，但坚决拒绝手术或有手术禁忌证的患者，可考虑行根治性放射治疗，肿瘤区放疗剂量 66～70Gy/33～35 次 /7 周，2Gy/ 次 /d，5 次 / 周，可序贯加量或同步加量照射。

（3）根治性放射治疗应以外照射为主，必要时辅以后装治疗。

（4）对病灶小，局限于肠壁浅层、分化良好的直肠癌患者，可选择行后装治疗。

（5）放射治疗结束时肿块残余未必就是放射治疗不敏感者，不必急于追加治疗或改用其他治疗方法。

7. 直肠癌局部复发的放射治疗

（1）一般手术复发患者就诊时复发灶常已较广且紧贴盆壁生长，手术难以完全切除，应行放射治疗。

（2）单纯止痛放射治疗的方案推荐小剂量照射。盆腔设野，每疗程放疗剂量 20Gy/10 次 /2 周，2Gy/ 次 /d，5 次 / 周，疼痛症状可以完全消失，以后复发再给予放疗剂量 20Gy/10 次 /2 周，2Gy/ 次 /d，5 次 / 周。

（3）部分患者也可以采取根治性放射治疗，放疗剂量 >50Gy/25 次 /5 周，2Gy/ 次 /d，5 次 / 周。

（4）直肠癌术后、放射治疗后复发，照射野应仅局限于复发肿瘤区域，有条件者应尽量应用三维适形技术或适形调强放射治疗技术，以减少正常组织受到照射。

8. 放射治疗技术

（1）患者体位及固定：为了确保摆位的可重复性，直肠癌患者可采用仰卧位体模固定或其他固定装置，也可采用俯卧位腹板固定以减少肠道的照射。不同单位可根据实际情况选用。

（2）膀胱充盈 / 排空状态：膀胱充盈或排空状态在放疗时也需要考虑，尤其是直肠癌使用调强放疗时。膀胱充盈状态可减少进入盆腔的肠道的照射，膀胱排空状态可得到更好的重复性。

（3）CT 模拟定位：患者定位 1 小时前排空膀胱，20% 泛影葡胺 20ml + 清水 800～1 000ml 分 3～4 次饮入，充盈膀胱。定位开始前，肛门口放置铅点（Mile's 术后将铅丝放于患者手术瘢痕），女性患者可内置阴道栓。定位时静脉应用造影剂（通常为 100ml 碘海醇），以便于盆腔血管和 GTV 的靶区勾画，但如果患者对造影剂过敏或高龄、有合并症时，可以不做增强。扫描范围：第 1～2 腰椎至坐骨结节下 10～15cm，层厚 5mm。

（4）外照射：直肠癌的放疗技术包括外照射、后装腔内放疗和术中放疗等，目前应用最广泛的是外照射。有条件的单位外照射治疗时可应选用 IMRT 和 IGRT，无条件的单位可用 3D-CRT，这样可以提高治疗的准确性以及保护直肠周围重要的正常组织和器官。目前，常规外照射技术仅用于直肠癌的姑息减症治疗。

（5）术中放疗：对术中发现不能切除的肿块，或明确有肿瘤残余的高危险区，有术中照射设备的单位均可实行术中放疗。对局部晚期或复发的直肠癌，或其他原因不能切除的癌块，因受小肠耐受剂量限制，难以达到根治剂量，可先行外照射，放疗剂量 50Gy/25 次 /5 周，2Gy/ 次 /d，5 次 / 周，后给予手术治疗。术中推开小肠、输尿管，暴露肿瘤并一次性给予术中放疗，放疗剂量 15Gy，可使肿瘤得到比较满意的控制。

七、放射治疗的不良反应及处理

1. 放射范围内的皮肤

（1）急性反应：可出现皮肤瘙痒、色素加深、滤泡样红斑、脱皮、水肿等表现。处理：瘙痒可用 3% 薄荷淀粉外敷。局部可外涂三乙醇胺乳膏，有破损者可使用生长因子促进其愈合。

（2）晚期反应：局部皮肤萎缩、皮下组织僵硬等。

2. 消化系统 放射性肠炎。

（1）急性反应：腹痛、腹泻、黏液分泌增多，有血性分泌物等，若病变位置低，照射野距离肛门近，还可出现肛门坠胀不适。处理：止泻治疗，温水坐浴改善局部血液循环、促进黏膜恢复，严重者暂停放化疗。

（2）晚期反应：腹泻、大便次数增多、便失禁、便血、大便变细、肠道梗阻、穿孔等。处理：慢性腹泻或便失禁者可考虑使用止泻药、硬化大便、调节饮食，严重出血、肠梗阻或穿孔者需外科就诊。

3. 骨髓系统 出现骨髓抑制，包括白细胞、红细胞、血小板低下等，放疗期间仍需保证营养供给，维持体重稳定。若出现骨髓抑制，需使用升白细胞药物、升血小板药物等治疗。白细胞低者，注意预防感染。

4. 泌尿生殖系统

（1）泌尿系统：排尿不适，有尿急、尿痛甚至血尿（非常少见）等表现，治疗期间建议多饮水，症状持续者需泌尿外科会诊。

（2）生殖系统：绝经前女性盆腔放疗后可出现激素紊乱甚至提早绝经，并出现相应的症状。放疗也可以影响患者的生育功能，对于有生育要求的患者，建议放疗科医师联合生殖医学医师评估放疗风险，必要时提前冷冻卵子。

第二节　原发性肝癌

一、概　　述

原发性肝癌（primary carcinoma of liver）是指肝细胞或肝内胆管细胞发生的恶性肿瘤。肝癌是我国常见恶性肿瘤之一，以东南沿海地区高发。近年来发病率有增高的趋势，其发病率占恶性肿瘤发病率的第三位，死亡率占第二位，发病年龄为 40～50 岁，男女比约 3∶1，其发病原因和发病机制尚不清楚，目前认为与肝硬化、乙型肝炎、黄曲霉素、某些化学致癌物质和环境因素有关。我国的肝癌患者，多发生在慢性肝病或者肝硬化的基础上，起病隐匿，早期症状不明显，确诊时大多数患者已是局部晚期或发生转移，预后很差。目前随着血清甲胎蛋白（AFP）和肝脏超声（US）联合筛查手段在肝炎和肝硬化患者中的应用，手术切除率已达到 30% 以上。但是即使可手术，5 年复发率也高达 70% 以上。因此，原发性肝癌强调多学科规范化的综合治疗，以提高患者的生存率。

（一）肝脏的解剖

肝位于右季肋部，上界相当于右侧第 5～6 肋间，并随呼吸运动。成人肝下缘不超过右侧肋弓，剑突下约 3cm。门静脉、肝固有动脉和胆总管在肝的脏面横沟各自分向左右侧的支干，再进入肝实质内，此处为第一肝门。3 条主要肝静脉在肝脏后上方的静脉窝进入下腔静脉，此处为第二肝门。肝的脏面借 H 形沟分为四叶，右纵沟右侧为右叶；左纵沟左侧为左叶；左、右纵沟之间在横沟前方为方叶；横沟后方为尾叶。

肝脏是体内双重供血器官，一是门静脉；二是腹腔动脉分支而来的肝动脉。正常肝脏 70%～80% 的血供来自门静脉，20%～30% 的血供来自肝动脉。而原发性肝癌血供与正常肝脏相反，约 98% 来自肝动脉。

（二）肝脏的淋巴引流

肝脏的淋巴引流分深浅两层：浅层淋巴管位于肝被膜的深面，形成淋巴管网，与深层淋巴管相通，引流至腹腔淋巴结；深层淋巴引流至肝门和膈淋巴结。

二、病　　理

（一）大体分型

1. 大体病理形态分型

（1）巨块型：肿瘤为一实体圆形巨块，直径 >10cm，多位于肝右叶，常伴有出血坏死，瘤体周边常有散在的卫星结节。

（2）多结节型：最多见，常发生于肝硬化的肝内。瘤结节多个散在，圆形或椭圆形，大小不等，直径数毫米至数厘米，有的相互融合形成较大的结节。被膜下的瘤结节向表面隆起。

（3）弥漫型：癌组织在肝内弥漫分布，无明显的结节形成，此型少见。

2. 按肿瘤大小分类

（1）微小肝癌（直径≤2cm）。

（2）小肝癌（>2cm，≤5cm）。

（3）大肝癌（>5cm，≤10cm）。

（4）巨大肝癌（>10cm）。

（二）组织学分型

1. 肝细胞癌 最多见，是由肝细胞发生的肝癌。

2. 胆管细胞癌 较少见，是由肝内胆管上皮发生的癌。

3. 混合细胞型肝癌 癌组织中具有肝细胞癌和胆管上皮癌两种结构，最少见。

三、临 床 表 现

原发性肝癌早期无典型的症状，中、晚期癌常见的症状如下：

1. 肝区疼痛 有半数以上的患者为首发症状，多为持续性钝痛、刺痛或胀痛，主要是由肝被膜张力增加所致。当癌结节发生破裂引起腹腔出血时，可表现为上腹剧痛、压痛及急腹症表现。

2. 全身和消化系统症状 主要表现为乏力、消瘦、食欲减退和腹胀等。部分患者可伴有恶心、呕吐、发热、腹泻等症状。晚期则出现贫血、黄疸、腹水、皮下出血及恶病质等。

3. 肝脏肿大 肝脏肿大为中、晚期肝癌最常见的体征。肝脏肿大呈进行性，质地坚硬，边缘不规则。

此外，如发生肺、骨、脑等转移可出现相应症状。晚期肝癌常并发肝性昏迷、上消化道出血、癌肿破裂出血及继发感染等。

四、诊断与鉴别诊断

肝癌晚期症状典型，诊断并不困难，而早期症状不典型。所以，凡是中年以上，特别是有肝病史的患者，如有原因不明的肝区不适、厌油腻、消瘦、进行性肝脏肿大者，应及时作详细检查。

（一）诊断

1. 肝癌血清标志物检查

（1）血清甲胎蛋白（AFP）测定：AFP为肝细胞癌诊断中最特异的肿瘤标志物。我国60%～70%肝癌患者的AFP高于正常值。放射免疫法测定持续血清AFP≥400μg/L，并能排除妊娠、活动性肝病、生殖腺胚胎源性肿瘤等，即可考虑为肝癌。对AFP低度升高者应行动态观察，并结合生化及影像学检查加以综合分析判断。

（2）γ-谷氨酰转肽酶（γ-GT）：肝癌患者血清中γ-GT或γ-GT同工酶Ⅱ可高于正常，但缺乏特异性，多用作辅助诊断。

2. 影像学检查

（1）超声检查：是目前肝癌最常见的定位诊断方法，可显示肿瘤的大小、形态、所在部位以及肝静脉或门静脉内有无癌栓等。彩色超声更有助于了解占位性病变的血供情况，对肝癌与肝血管瘤的鉴别诊断有重要帮助。

（2）CT检查：CT具有较高的分辨率，对肝癌的诊断符合率可达90%以上，应用动态增强扫描可提高分辨率，有助于鉴别血管瘤。

（3）MRI检查：MRI对肝癌病灶内部的组织结构变化及肝癌病灶外周的侵袭特点的识别优于CT，对于小肝癌的诊断价值也优于CT。

3. 肝穿刺活检 此项检查有确定的诊断意义,目前多采用在超声引导下经皮穿刺,进行组织学或细胞学检查。

(二)鉴别诊断

主要应与肝硬化、继发性肝癌、肝良性肿瘤、肝脓肿等疾病相鉴别。

五、Child-Pugh 肝功能分级

我国原发性肝癌患者大多数有慢性肝炎及肝硬化病史。肝硬化的严重程度是影响原发性肝癌患者治疗及预后的重要因素。目前,临床上普遍采用 Child-Pugh 分级来评价肝硬化的严重程度,分级越高表明肝硬化程度越严重,并以此作为选择治疗方式和评价预后的重要方式,其分级标准如表 3-4-2。

表 3-4-2 Child-Pugh 肝功能分级

实验室检查	评分		
	1	2	3
总胆红素(μmol/L)	<34	34~51	>51
白蛋白(g/L)	>35	28~35	<28
凝血酶原时间延长(s)	1~3	4~6	>6
腹水	无	少量	中等量
肝性脑病(级)	无	1~2	3~4

A 级:5~6 分;B 级:7~9 分;C 级:10~15 分。

六、分 期

采用国际抗癌联盟(UICC)的肝癌 TNM 分期标准(第 8 版)以及巴塞罗那(BCLC)临床分期,其分期标准如表 3-4-3 和表 3-4-4。

1. 原发肿瘤(T)

T_x 原发肿瘤无法评估

T_0 无原发肿瘤的证据

T_1 孤立的肿瘤最大径≤2cm 或孤立的肿瘤最大径>2cm,无血管侵犯

    T_{1a} 孤立的肿瘤最大径≤2cm

    T_{1b} 孤立的肿瘤最大径>2cm,无血管侵犯

T_2 孤立的肿瘤最大径>2cm,有血管侵犯;或者多发的肿瘤,最大径<5cm

T_3 多发的肿瘤,至少有一个最大径>5cm

T_4 任意大小的单发或多发肿瘤,累及门静脉的主要分支或者肝静脉;肿瘤直接侵及除胆囊外的邻近器官,或穿透腹膜

2. 区域淋巴结(N)

N_x 区域淋巴结不能评价

N_0 无区域淋巴结转移

N_1 区域淋巴结转移

3. 远处转移(M)

M_0 无远处转移

M_1 有远处转移

表3-4-3 肝癌临床分期

分期	T	N	M
I_A	T_{1a}	N_0	M_0
I_B	T_{1b}	N_0	M_0
II	T_2	N_0	M_0
III_A	T_3	N_0	M_0
III_B	T_4	N_0	M_0
IV_A	任何T	N_1	M_0
IV_B	任何T	任何N	M_1

表3-4-4 巴塞罗那(BCLC)临床分期

期别	体力状态评分	肿瘤状态		肝功能状态
		肿瘤数目	肿瘤大小	
0期(极早期)	0	单个	2cm	没有门静脉高压
A期(早期)	0	单个	任何	Child-Pugh A~B
		3个以内	3cm	Child-Pugh A~B
B期(中期)	0	多结节肿瘤	任何	Child-Pugh A~B
C期(进展期)	1~2	门脉侵犯或N_1、M_1	任何	Child-Pugh A~B
D期(终末期)	3~4	任何	任何	Child-Pugh C

注：BCLC分期比较全面地考虑了肿瘤、肝功能和全身情况，目前在全球范围被广泛采用。

七、治 疗

(一)综合治疗原则

我国原发性肝癌患者发现时多为中晚期，多有慢性肝病的背景。单一手术或其他治疗难以解决所有问题，有必要采取多学科综合治疗。由于原发性肝癌的恶性程度高，进展迅速，对于不能手术切除的患者目前尚没有具有明显优势的治疗手段，需要包括放疗在内的多学科综合治疗体系共同应对。放疗与手术、放疗与经导管动脉栓塞化疗(transcatheter arterial chemoembolization, TACE)以及放疗与系统性药物的结合已成为治疗原发性肝癌肝内或肝外病灶的重要组成部分。

(二)放射治疗

20世纪90年代以前，由于放疗的效果差，且对肝脏损伤也大，因此原发性肝癌患者较少进行放疗。90年代中期之后，随着现代精确放疗技术的发展，出现了三维适形放疗(3D-CRT)、调强适形放疗(IMRT)和立体定向放疗(SBRT)等技术，为放疗治疗原发性肝癌提供了新的机会。国内外学者已经陆续报告，采用现代精确放疗技术治疗不能手术切除、适合放射治疗的患者，放疗后3年生存率可达25%~30%。约有65%的原发性肝癌患者在疾病发展的某一阶段需要接受放射治疗。

1.适应证 一般认为，下述原发性肝癌患者可考虑放疗：

(1)肿瘤局限，因肝功能不佳不能进行手术切除；肿瘤位于重要解剖结构，在技术上无法切除；患者拒绝手术。

(2)一般情况好，如KPS评分≥70分，肝功能Child-Pugh A级，单个病灶手术后有残留病灶者。

(3)肝癌的放疗联合肝动脉介入治疗。

(4)外科或介入治疗后出现的癌栓以及原发灶的癌栓。

（5）远处转移灶的姑息治疗，如淋巴结转移、肾上腺转移及骨转移。

2．禁忌证

（1）全身状况差，KPS 评分≤50 分。

（2）炎症型肝癌。

（3）肝功能 Child-Pugh C 级。

（4）肿瘤巨大，伴大量腹水和 / 或广泛转移者。

（5）多种并发症，如肝昏迷、消化道出血，特别是脾功能亢进明显者等。

3．靶区勾画和定义

（1）肿瘤靶区（GTV）：影像图像上确认的大体肿瘤范围，包括原发病灶和转移性淋巴结。

（2）临床肿瘤体积（CTV）：为 GTV 外加 5～10mm。

（3）计划体积（PTV）：在使用呼吸门控系统条件下为 CTV 外扩 5～10mm，在没有使用呼吸门控系统时要根据患者的呼吸幅度适当增加外扩范围。

4．肝癌放疗剂量

（1）大分割照射：放疗剂量 50Gy/10 次 /2 周，5Gy/ 次 /d，5 次 / 周，对肿瘤的杀灭效应强，但是对正常肝脏的放射损伤也大。

（2）常规分割放射：放疗剂量 50～60Gy/25～30 次 /5～6 周，2Gy/ 次 /d，5 次 / 周，正常肝脏的耐受性好，对肿瘤也有明显的抑制。

对于选取上述哪种方法，还需进一步的临床实践和研究比较，但是对需要在短期缓解临床症状的患者，更适用于大分割放疗，因为肿瘤的退缩较快，症状改善明显。

（3）正常组织限量：国内资料表明，我国肝癌患者肝脏的耐受剂量（全肝平均剂量）是：Child-Pugh A 级患者低于 23Gy；Child-Pugh B 级患者视患者具体情况，一般应低于 6～8Gy。

5．放疗技术

（1）呼吸运动控制：肝脏会随着呼吸运动产生较大的移动，强烈建议采用多种技术的呼吸协调系统对呼吸运动进行控制，如主动呼吸控制、腹部压迫等。呼吸协调系统应该由不衰减放疗剂量的材料组成，并且不应干扰共面及非共面射野时机架入射的方向。

（2）CT 模拟定位：在模拟定位和整个放疗过程中都可以采用半身或全身固定，最好使用真空垫固定，双手上举，以利于体位重复及射野方向在空间上自由设置。增强造影的 CT 模拟定位是必要的，用于获得多时相的图像。通常，具有活性的原发性肝癌在动脉期 CT 扫描显示最好（最亮），在静脉期及延迟期图像中相对于肝组织增强不是很明显。肿瘤侵犯血管结构（如门静脉或下腔静脉）的情况，通常在静脉期或延迟静脉期 CT 图像中能较好地显示。如果有 CT 造影剂禁忌证，也可以事先使用多时相动态 MRI 扫描，采用图像融合的方法对定位时获取的平扫 CT 进行补充，以便更好地勾画靶区。

（3）外照射：原发性肝癌的放疗目前应用最广泛的是外照射，3D-CRT 或 IMRT 已经成为原发性肝癌的标准治疗技术。IMRT 可能有助于增强肿瘤靶区的覆盖率，同时减少正常组织的照射，尤其对于不规则形状的靶区照射，肝癌体积较大以致正常肝受到较大剂量照射，或者肝硬化严重不能耐受大剂量照射的患者。SBRT 近年来也在开始使用。由于肝脏位置的动态变化，也需考虑进行图像引导的放射治疗（IGRT）。不同的受照射的肝脏体积和胃肠组织需应用个体化的处方剂量。常规外照射技术仅用于原发性肝癌的姑息减症治疗。

（三）经导管肝动脉栓塞化学治疗（TACE）与放射治疗的综合治疗

经导管肝动脉栓塞化学治疗（transcatheter hepatic arterial chemoembolization，TACE）是目前治疗不能手术原发性肝癌的主要方法，但由于栓塞后侧支循环形成及门脉血供等原因，单纯 TACE 难以使肿块直径 >5cm 者完全缺血坏死，所以其近期疗效好，远期疗效差。与单独 TACE 比较，TACE 与放射治疗的综合治疗可以明显提高患者的生存率，对病灶的局部控制率也有提高。两者可以起到互补的作用：①放射治疗能抑制 TACE 治疗后残存的癌细胞，尤其是对肿瘤边缘区由门静脉血供、氧合较好的癌细胞，放射治疗的作用更强；② TACE 中应用的化学治疗药物对放射治疗均有增敏作用；③ TACE 后肿瘤缩小，可以减少放射治疗的范围，减少对正常组织的损伤；④碘油的沉积有利于在模拟机下的定位和验证。一般先进行 3～5 次 TACE，休息 1 个月后再做放射治疗。根据情况可采用三维适形放射治疗或常规放射治疗，一般放疗剂量为 50～60Gy。

（四）原发性肝癌伴脉管癌栓的放射治疗

肝细胞癌患者伴门静脉和 / 或下腔静脉癌栓的发生率相当高，尸检资料显示为 44%～84%；临床资料显示为 34%～50%，严重影响患者的生活质量。外科手术取栓很困难，且疗效不佳。如果门脉主干完全阻塞，侧支循环未形成时经导管肝动脉栓塞化学治疗属禁忌。放射治疗对此可以起到较好的姑息治疗作用，常规分割，放疗剂量 50Gy/25 次 /5 周，2Gy/ 次 /d，5 次 / 周。

八、放射治疗的不良反应及处理

（一）急性期（放疗期间）毒副作用

主要包括：

1. 厌食、恶心、呕吐，较严重的有上消化道出血。

2. 急性肝功能损害：胆红素升高，血清 ALT 升高，急性肝损伤往往可逆、易修复。

3. 骨髓抑制。

（二）放疗的后期（4 个月内）损伤

主要是放射诱导的肝病（radiation induced liver disease，RILD），临床表现和诊断标准如下：既往接受过肝脏高剂量的放疗；在放疗结束后发生。

临床表现有两种：

1. 典型的 RILD　发病快，短期内迅速出现大量腹水和肝脏肿大，伴 AKP＞ 正常值的 2 倍，或 ALT＞ 正常值的 5 倍。

2. 非典型 RILD　仅有肝脏功能的损伤，没有肝脏肿大和腹水，能排除肝肿瘤发展造成的临床症状和肝功能损害。

（三）放疗的后期（4 个月后）损伤

RILD 是一种严重的放射并发症，不可逆，一旦发生，死亡率高达 80%。

（四）治疗

卧床，给予高蛋白、高热量饮食，并限制盐的摄入量，服用利尿剂，必要时放腹水及使用激素。发生放射性肝炎往往预后差，主要靠预防，要尽可能采用精确定位、精确设计和精确放射治疗，避免 RILD 发生的关键是在设计放疗计划时，把正常肝脏受照剂量限制在能够耐受的范围内。

第三节　胰　腺　癌

一、概　　述

胰腺癌（pancreatic carcinoma）是一种较常见的恶性肿瘤，其发病率近年有逐渐增高的趋势，在我国胰腺癌的发病率居恶性肿瘤的第 10 位。胰腺癌早期缺乏典型临床症状，待明确诊断时往往已属晚期。40 岁以上好发，男性比女性多见。胰腺癌的病因不明，吸烟、饮酒、高脂肪和高动物蛋白饮食、饮咖啡和糖尿病等因素可能与其发病有关。胰腺癌的预后极差，确诊后的中位生存期为 4～5 个月，1 年生存率＜10%，5 年生存率仅为 4%。近年来，随着精确放射治疗的开展，放射治疗在该肿瘤治疗中的应用逐渐增多。

（一）胰腺的解剖

胰腺为一狭长形腺体，横卧于腹后壁前方，相当于 L_1、L_2 水平。胰腺分头、颈、体和尾四部分，并与周围许多重要脏器或器官组织相连，其中包括胃、十二指肠各部、胆总管、横结肠、小肠、肾及腹主动脉、下腔静脉、肠系膜上动、静脉等。胰腺的血供丰富，大部分来自腹主动脉分支，小部分来自肠系膜上动脉。胰腺的静脉回流通过脾静脉及胰十二指肠上、下静脉进入门静脉。胰腺痛觉神经沿交感神经走行，经腹腔丛分布至胰腺，胰腺癌患者的疼痛症状与肿瘤侵犯神经丛有关。

（二）胰腺的淋巴引流

胰腺有丰富的淋巴引流。胰头部淋巴引流经胰十二指肠上淋巴结至腹腔淋巴结，或经胰十二指肠下淋巴结引流至肠系膜上淋巴结。胰体上部淋巴引流可经肝淋巴结入腹腔淋巴结，下部入肠系膜上淋巴结。胰尾部的淋巴引流主要入脾淋巴结（图3-4-2）。

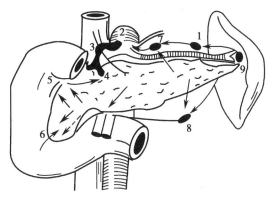

图 3-4-2　胰的淋巴流向和淋巴结
1. 胰上淋巴结；2. 腹腔淋巴结；3. 肝淋巴结；
4. 幽门下淋巴结；5. 胰十二指肠上淋巴结；
6. 胰十二指肠下淋巴结；7. 肠系膜上淋巴结；
8. 中结肠淋巴结；9. 脾淋巴结。

二、病　　理

1. 大体分型　根据胰腺癌的发生部位可分为胰头癌、胰体癌、胰尾癌及全胰癌，其中胰头癌约占60%～70%。

2. 组织学分类　90%的胰腺癌为导管腺癌，少见囊腺癌、导管内乳头状黏液腺癌、腺泡细胞癌、胰母细胞癌、实性假乳头状癌等。

三、临 床 表 现

早期胰腺癌的病灶仅局限在胰管内，此时可以没有任何症状。待肿瘤发展、增大，累及胆、胰管或胰周围组织时，才会出现症状，此时的病程往往已超过半年。常见的症状如下：

1. 疼痛　常为上腹部疼痛，以隐痛开始。阵发性疼痛提示胆道有梗阻；持续性疼痛提示神经受累；向两季肋部延伸至腰背部，提示腹腔神经丛受累；疼痛持久而严重，常提示病变已属晚期。

2. 黄疸　多为梗阻性黄疸，是胰头癌的突出表现，发生率可超过90%。黄疸常呈持续性且进行性加深；大便色泽变淡，甚至呈陶土色；皮肤黄染呈棕色或古铜色，有皮肤瘙痒症。

3. 消化系统症状　食欲减退、腹胀、消化不良及消瘦是胰腺癌的常见表现。因胆汁和胰液分泌及排泄障碍，或疼痛使睡眠不佳，引起十二指肠功能障碍，出现上述症状；肿瘤侵犯十二指肠使肠腔变窄，可出现呕吐；侵犯胃及十二指肠可引起胃肠道出血。

4. 其他　上腹可扪及肿块，表现为腹水征阳性及恶病质等。

四、诊断与鉴别诊断

（一）诊断

早期多无明显的症状，故诊断比较困难。对40岁以上有进行性阻塞性黄疸、不明原因上腹部隐痛、消化功能紊乱、伴有明显的体重减轻、不明原因的腹泻者，应注意有发生胰腺癌的可能，应做以下检查：

1. 血清标志物检查　CA199是目前临床上诊断胰腺癌最有价值的肿瘤相关抗原，其敏感性可达80%，但特异性不高，为50%～60%。为了提高诊断的准确性，多联合其他肿瘤标志物共同检测，尤其是 CA199 联合 CA242 可作为临床诊断胰腺癌的最佳选择。

2．影像学检查

（1）超声检查：超声检查是胰腺癌的首选无创性检查。由于胰腺部位较深，因此超声检查能发现的胰腺肿瘤大都已在 2cm 以上。在发现胆管扩张，特别是患者有黄疸，亦未发现胆石症时，应警惕存在早期壶腹周围肿瘤的可能，必须做进一步检查。

（2）CT 检查：目前对胰腺癌进行诊断和分期的标准检查方法是多排螺旋 CT 薄层双期增强扫描。但在诊断直径<2cm 的肿瘤时仍有相当难度，应配合其他方法检查。

（3）内镜超声检查：内镜超声是一种比较新的技术，它可以精确显示胰腺癌局部受侵情况和淋巴结转移情况，检查结果类似双期多排 CT。但由于设备价格昂贵，且需要训练有素的内镜专家，目前在国内尚难普及。

（4）PET-CT 检查：PET-CT 有助于诊断<2cm 的肿瘤，并能发现腹膜或网膜等胰腺外组织的转移。

3．组织学检查

（1）目前应用较多的是在超声或 CT 引导下的经皮穿刺活检，阳性率可达 80%。细针穿刺所致的并发症并不严重，少数可有出血或胰瘘，但均可经非手术治疗而治愈。

（2）在剖腹探查手术中，穿刺活检常被推荐。

（3）在胰腺癌诊断中具有明显优势的另一种技术是经内镜逆行胰胆管造影（endoscopic retrograde cholangiopancreatography，ERCP），它可以直接观察十二指肠乳头部情况，取得活检，放置胆道支架，并且无创；在行 ERCP 检查时，用促胰液素刺激后获得的胰液做细胞学检查，对胰腺癌有高度特异性，其敏感性达 84%。用细胞刷获得狭窄处的细胞比用脱落在胰管内的细胞进行病理诊断更准确。

（二）鉴别诊断

本病应与黄疸型肝炎、胆石症、原发性肝癌、胃溃疡及变异型心绞痛相鉴别。

五、分　期

胰腺癌的分期采用 AJCC 第 8 版 TNM 分期标准。

（一）原发肿瘤（T）

T_x　原发肿瘤无法评价

T_0　无原发肿瘤证据

T_{is}　原位癌（包括高级别导管上皮瘤变，导管内乳头状黏液性肿瘤伴重度异型增生，黏液性囊性肿瘤伴有重度异型增生）

T_1　肿瘤限于胰腺，最大直径≤2cm

　　T_{1a}　肿瘤最大径≤0.5cm

　　T_{1b}　0.5cm<肿瘤最大径<1cm

　　T_{1c}　1cm≤肿瘤最大径≤2cm

T_2　2cm<肿瘤最大径≤4cm

T_3　肿瘤最大径>4cm

T_4　肿瘤侵及腹腔动脉，和/或肝总动脉，无论肿瘤大小

（二）区域淋巴结（N）

N_x　局部淋巴结不能评价

N_0　无区域淋巴结转移

N_1　1～3 个区域淋巴结转移

N_2　4 个及以上淋巴结转移

（三）远处转移（M）

M_0　无远处转移

M_1　有远处转移

（四）胰腺癌的临床 TNM 分期标准

0 期　　$T_{is}N_0M_0$

I_A 期　　$T_1N_0M_0$

I_B 期　　$T_2N_0M_0$

II_A 期　　$T_3N_0M_0$

II_B 期　　$T_{1\sim3}N_1M_0$

III 期　　$T_{1\sim3}N_2M_0$、T_4 任何 NM_0

IV 期　　任何 T 任何 NM_1

六、治　疗

（一）综合治疗原则

1．临床分期为 I 期、II 期的胰腺癌，应争取根治性切除。

2．根治性切除术后 T_3 或 N＋且 M_0 患者可以考虑给予术后同步化放疗。

3．非根治性切除有肿瘤残存的病例，应给予术后同步化放疗。

4．无远处转移的局部晚期者不可手术切除胰腺癌，如果患者一般情况允许，应给予同步化放疗，期望取得可手术切除的机会或延长患者的生存时间。

5．不可手术的晚期胰腺癌出现严重腹痛、出现骨或其他部位转移灶引起疼痛，严重影响患者生活质量时，如果患者身体状况允许，通过同步化放疗或单纯放疗可起到很好的姑息减症作用。

6．术后同步化放疗在术后 4～8 周患者身体状况基本恢复后进行，化疗方案以 5- 氟尿嘧啶或吉西他滨为基础。

（二）放射治疗

1．适应证　近年来随着放射治疗设备的改进，放射治疗在胰腺癌治疗中的地位明显升高。主要适应证为：

（1）局部晚期胰腺癌。

（2）晚期胰腺癌的镇痛治疗。

（3）胰腺癌术后 T_3、N＋、切缘阳性或肿瘤残留者。

（4）术后局部复发者。

（5）早期胰腺癌拒绝或者估计不能耐受手术者。

2．禁忌证

（1）晚期胰腺癌全身多处转移、一般情况差者。

（2）梗阻性黄疸、肝功能损伤明显者。

3．靶区勾画和定义

（1）GTV：影像图像上确认的大体肿瘤范围，包括原发病灶和转移性淋巴结。

（2）CTV：①术后放疗：根据术前 CT 或者术中所见或术中放置的金属标记确定术后放疗的区域，原则上应包括原发肿瘤所在区域和区域淋巴结；②不可切除胰腺癌：GTV 外放 10～15mm，不做区域淋巴结预防性照射；不做全胰腺照射。

（3）PTV：在 CTV 的基础上，外放 10～15mm。

（4）ITV：如果有金属标记，在普通模拟定位机上或在 4D-CT 引导下确定 ITV 外放边界。

（5）正常组织和器官的勾画：包括胃、双肾、肝脏、十二指肠、照射范围内的小肠、结肠（需勾画到 PTV 最上层的上两层）和脊髓。

4．处方剂量

（1）处方剂量：95% PTV 45～54Gy/25～28 次 /5～6 周，1.8～2Gy/ 次 /d，5 次 / 周（术后放疗）或 50～60Gy/25～30 次 /5～6 周，1.8～2Gy/ 次 /d，5 次 / 周（不可手术切除胰腺癌的放疗）或 30Gy/10 次 /2 周，3Gy/ 次 /d，5 次 / 周（大分割照射）。

（2）最高剂量＜110%～115% 处方剂量。

（3）最低剂量＞93% 处方剂量。

（4）正常组织限量：① 60% 肝脏接受的最大剂量≤30Gy；②双肾 $D_{33\%}$≤15～25Gy，平均剂量 ≤15Gy；③小肠：$D_{50\%}$＜20～30Gy，D_{max} 45～50Gy；④十二指肠：D_{max} 45～50Gy。

5．放射治疗技术

（1）呼吸运动控制：对于无法手术切除的胰腺癌患者，由于胰腺自身蠕动和随着呼吸运动会产生较大的移动，强烈建议治疗时对呼吸运动进行控制。金属标记应该在定位前通过经皮、术中或内镜技术被放置，以用于呼吸运动控制的参考。呼吸运动控制技术包括呼吸门控技术、屏气训练、呼吸运动跟踪和腹部压迫等。

（2）CT 模拟定位：患者定位前 1～1.5 小时分次口服 20% 泛影葡胺 20ml＋清水 800～1 000ml。CT 定位时采取仰卧位，双手抱头置于额前，体模固定，增强 CT 应用造影剂（通常为 100ml 碘海醇），但如果患者对造影剂过敏或高龄、有合并症时，可以不做增强。扫描范围：胸骨角水平至髂前上棘水平，层厚 5mm。有条件的单位最好应用 4D-CT 扫描，如果采用呼吸门控技术，放疗计划制作在呼气末扫描图像上，在 4D-CT 上评估术中植入标记的移动。

（3）外照射：胰腺癌的放疗技术包括外照射、术中放疗等，目前应用最广泛的是外照射。有条件的单位外照射治疗时可应选用 IMRT 和 IGRT，无条件的单位可用 3D-CRT，这样可以提高治疗的准确性以及保护胰腺周围重要的正常组织和器官。常规外照射技术仅用于胰腺癌的姑息减症治疗。

（4）术中放疗：不论是根治性切除的患者，或者是肿瘤大体切除的患者，或者是肿瘤未切除的患者，有术中照射设备的单位均可实行术中放疗。综合考虑肿瘤是否为根治切除、切缘是否阳性、十二指肠是否在照射野内或者十二指肠卷入照射野内的体积等因素，一次性照射 10～20Gy。

七、放射治疗的不良反应及处理

1．外照射急性反应　表现为消化道急性反应，如不同程度的恶心、呕吐、食欲减退、胃炎或者胰腺炎症状。反应程度与放射治疗剂量有关，放射治疗加化学治疗时，急性反应会加重，应给予对症处理，一般能耐受，部分患者也会因此而中断治疗。

2．外照射晚期反应　如胃肠道溃疡出血、幽门梗阻、胆囊炎等。

第四节　胃　　癌

一、概　　述

胃癌（stomach carcinoma）是常见的恶性肿瘤之一，近年来发病率呈下降的趋势。胃癌好发年龄为 40～60 岁。男女之比约为 3∶1。好发部位为胃窦部，特别是小弯侧（约占 75%），胃体部则少见。胃癌的病因至今未明，与地域环境及生活饮食习惯、幽门螺杆菌感染、癌前病变（胃息肉、慢性萎缩性胃炎、胃部分切除后的残胃）、遗传和基因等因素有关。Ⅰ、Ⅱ、Ⅲ、Ⅳ期胃癌术后的 5 年生存率分别为 86.8%、58.7%、28.4% 和 7.6%。

（一）胃的解剖

胃中度充盈时大部分位于左季肋部，小部分在上腹部。胃前壁与肝、膈肌、腹壁相毗邻；胃后壁与胰腺、膈肌角、左肾上腺、左肾及脾相毗邻；胃小弯被肝左叶覆盖，此处癌肿易直接浸润肝左叶（图3-4-3）。胃壁分四层，自内向外为黏膜层、黏膜下层、肌层和浆膜层。黏膜下层由疏松结缔组织形成，含有丰富的血管和淋巴管，癌肿侵及此层时，可发生淋巴转移。浆膜层包裹胃的前壁，有阻止癌肿向邻近脏器浸润的作用。

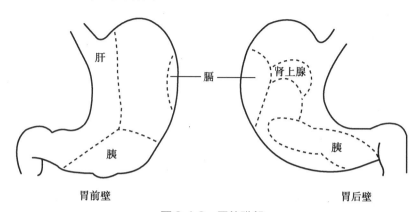

图 3-4-3　胃的毗邻

（二）胃的淋巴引流

胃淋巴引流走向与胃的主要血管一致。胃的引流淋巴结有16组，依据它们与胃的距离，可分为三站。第一站为胃旁淋巴结，按照贲门右、贲门左、胃小弯、胃大弯、幽门上、幽门下淋巴结的顺序编为1～6组（图3-4-4A）。7～16组淋巴结原则上按照动脉分支排序分别为胃左动脉旁、肝总动脉旁、腹腔动脉旁、脾门、脾动脉旁、肝十二指肠韧带内、胰后、肠系膜上动脉旁、结肠中动脉旁、腹主动脉旁淋巴结（图3-4-4B）。全胃7～11组为第二站，12～14组为第三站。

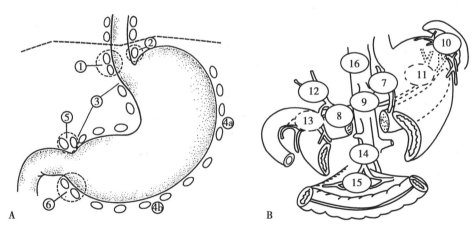

图 3-4-4　胃的淋巴结分组示意图

二、病　　理

（一）大体分型

1. 早期胃癌　胃癌仅限于黏膜或黏膜下层者，不论病灶大小或有无淋巴结转移均为早期癌。病灶直径 <10mm 称小胃癌，<5mm 为微小癌，病灶更小则仅在胃镜活检时诊断为癌，但切除后的胃标本虽经全黏膜取材却未见癌组织，称"一点癌"。早期胃癌根据病灶形态分三型：Ⅰ型为隆起型，病灶突向胃腔；Ⅱ型为浅表型，癌灶比较平坦，没有明显的隆起与凹陷；Ⅲ型为凹陷型，为较深的溃疡。Ⅱ型还可以分为三个亚型，即浅表隆起型（Ⅱa型）、浅表平坦型（Ⅱb型）和浅表凹陷型（Ⅱc型）。早期胃癌大多发生在胃的中下部，贲门部少见。

2. 进展期胃癌　癌组织超出黏膜下层、侵入胃壁肌层为中期胃癌；病变达浆膜下层或超出浆膜外浸润至邻近脏器或有转移为晚期胃癌。中、晚期胃癌统称为进展期胃癌。按 Borrmann 分型法分四型：

Ⅰ型（结节型）：为边界清楚、突入胃腔的块状癌灶。

Ⅱ型（溃疡局限型）：为边界清楚并略隆起的溃疡状癌灶。

Ⅲ型（溃疡浸润型）：为边界模糊不清的浸润性溃疡状癌灶。

Ⅳ型（弥漫浸润型）：癌肿沿胃壁各层全周性浸润生长导致边界不清。

若全胃受累，胃腔缩窄，胃壁僵硬如皮革状，称革囊胃，几乎都是低分化腺癌或印戒细胞癌引起，恶性度极高。

胃癌的好发部位以胃窦部为主，占一半以上，其次是胃底贲门部，胃体少见。

（二）组织学分型

常见的类型有乳头状腺癌、管状腺癌、低分化腺癌、黏液腺癌及印戒细胞癌；少见的类型有腺鳞癌、鳞状细胞癌及未分化癌等。Lauren 分型根据胃癌组织学生长方式将胃腺癌分为肠型、弥漫型、混合型。肠型：肿瘤主要由高至中分化的异型腺体组成，有时在肿瘤浸润前缘可呈现低分化。弥漫型：肿瘤由黏附性差的细胞组成，广泛浸润胃壁，很少或没有腺体形成。混合型：含有大致相同数量的肠型与弥漫型组织的胃癌。

三、临 床 表 现

早期胃癌多没有症状，少数仅有轻微非特异性消化不良的表现，因此，早期胃癌不易被发现。随着肿瘤生长，因其生长部位、生长方式及与周围脏器的关系不同，会出现相应的无特异性的症状和体征，此时多为晚期。

（一）症状

1. 上腹痛 上腹痛是胃癌最常见的症状，以剑突下痛最为常见。开始仅为上腹部不适、饱胀感，多见于小弯侧或幽门区溃疡型肿瘤。常出现于饭后，无间歇性，不能因进食或使用抑酸药而得到缓解。如有剧烈上腹痛且放射至背部，常提示胰腺受侵。

2. 胃纳不佳、无食欲、恶心、呕吐 也是常见症状，无特异性，且与肿瘤大小无关。易饱感是指患者自觉饥感，但一进食就有胃胀感，而无食欲，是胃壁严重浸润的表现，常见于革囊胃；胃窦部肿瘤增长到一定程度可出现幽门梗阻、呕吐；当胃壁广泛浸润影响其正常运动时，也可出现呕吐。

3. 出血和黑便 溃疡型肿瘤破溃或侵及血管时，有较大量出血，临床常表现为柏油便或呕吐咖啡样液。多数癌肿有长期小量渗血，而造成缺铁性贫血。晚期肿瘤转移或邻近脏器受侵可出现黄疸、腹泻、腹痛、腹胀、腹水等。

（二）体征

胃癌以腹部肿块为常见，多在上腹近幽门处。胃体肿瘤有时可触及肿块，而贲门处肿瘤不易被触及，肿块质硬，有压痛；肝转移时可触及肝脏的坚硬结节，有时可触及左锁骨上内侧肿大淋巴结；卵巢受侵时右下腹常可扪及包块，伴阴道出血。出现以上体征提示分期较晚。

四、诊断与鉴别诊断

（一）诊断

胃位于腹腔内，早期胃癌无特异性临床表现而很难被发现。对年龄在 40 岁以上，尤其男性，短期内出现不明原因的上腹部不适、食欲减退、进行性消瘦或溃疡经积极治疗症状未能改善者、慢性胃炎伴肠化生及不典型增生者应考虑胃癌的可能，需做下列检查。

1. X 线钡餐检查 新型数字化 X 线胃肠造影技术的应用，使 X 线影像分辨率和清晰度大为提高，是目前诊断胃癌的首选方法。常采用气钡双重造影，通过黏膜像和充盈像的观察做出诊断。

2. 纤维胃镜检查 可直接观察胃黏膜病变的部位和范围，并可获取病变组织作病理学检查，是诊断胃癌的可靠方法。

3. 超声检查　在胃癌诊断中,超声主要用于观察胃的邻近脏器(特别是肝、胰)受浸润及淋巴结转移情况。

4. 螺旋CT检查　多排螺旋CT扫描结合三维立体重建和模拟内镜技术,是一种新型无创的检查手段,有助于胃癌的诊断和术前临床分期。

（二）鉴别诊断

应与胃溃疡、慢性胃炎、胃息肉、胃部其他肿瘤(如胃平滑肌瘤、胃平滑肌肉瘤、胃原发性淋巴瘤)等相鉴别。

五、分　　期

胃癌的分期采用AJCC第8版TNM分期标准。

（一）原发肿瘤（T）

T_x　原发肿瘤无法评价

T_0　无原发肿瘤证据

T_{is}　原位癌:上皮内肿瘤,未侵及固有层,高度不典型增生

T_1　肿瘤侵犯固有层、黏膜肌层或黏膜下层

　　T_{1a}　肿瘤侵犯固有层或黏膜肌层

　　T_{1b}　肿瘤侵犯黏膜下层

T_2　肿瘤侵犯固有肌层 *

T_3　肿瘤穿透浆膜下结缔组织,而尚未侵犯脏腹膜或邻近结构 **,***

T_4　肿瘤侵犯浆膜(脏腹膜)或邻近结构 **,***

　　T_{4a}　肿瘤侵犯浆膜(脏腹膜)

　　T_{4b}　肿瘤侵犯邻近组织结构

（二）区域淋巴结（N）

N_x　区域淋巴结无法评价

N_0　区域淋巴结无转移

N_1　1~2个区域淋巴结有转移

N_2　3~6个区域淋巴结有转移

N_3　7个或7个以上区域淋巴结有转移

　　N_{3a}　7~15个区域淋巴结有转移

　　N_{3b}　16个(含)以上区域淋巴结有转移

（三）远处转移（M）

M_0　无远处转移

M_1　存在远处转移

* 肿瘤可以穿透固有肌层达胃结肠韧带、肝胃韧带或大小网膜,但没有穿透覆盖这些结构的脏腹膜。在这种情况下,原发肿瘤的分期为T_3。如果穿透覆盖胃韧带或网膜的脏腹膜,则应当被分为T_4期。

** 胃的邻近结构包括脾、横结肠、肝脏、膈肌、胰腺、腹壁、肾上腺、肾脏、小肠以及后腹膜。

*** 经胃壁内扩展至十二指肠或食管的肿瘤不考虑为侵犯邻近结构,而是应用任何这些部位的最大浸润深度进行分期。

（四）临床分期（cTNM）

0 期　　　$T_{is}N_0M_0$

Ⅰ 期　　　$T_1N_0M_0$、$T_2N_0M_0$

II_A 期　　$T_1N_{1\sim3}M_0$、$T_2N_{1\sim3}M_0$

II_B 期　　$T_3N_0M_0$、$T_{4a}N_0M_0$

III 期　　$T_3N_{1\sim3}M_0$、$T_{4a}N_{1\sim3}M_0$

IV_A 期　　T_{4b} 任何 NM_0

IV_B 期　　任何 T 任何 NM_1

六、治　疗

（一）综合治疗原则

不同期别胃癌的综合治疗原则如下：

1. I期　以手术切除为主。对于早期胃癌，首选内镜治疗即内镜下黏膜切除术（EMR）和内镜下黏膜下层切除术（ESD）。对于不适合内镜治疗的患者，可行开腹手术或腹腔镜手术。

2. II期　以手术切除为主。目前治疗标准是 D2 手术切除联合术后辅助化疗；D0、D1 术后进行放射治疗和化学治疗可提高生存率，降低复发率。

3. III期　多侵及周围组织或出现较广泛的淋巴结转移，虽以手术切除为主，但也要视情况配合化学治疗、放射治疗、免疫治疗及中药治疗。

4. IV期　多数采取对症姑息治疗。

（二）放射治疗

一般认为胃腺癌的放射敏感性低，甚至是抵抗性的，而胃正常黏膜耐受量低，胃周围正常组织敏感性高，照射时急性反应和照射后迟发性损伤均较严重，因而过去很长一段时间认为放射治疗在胃癌治疗中的应用十分有限。但近年来随着放射治疗方法的改进和放射生物学研究的深入，人们对放射治疗在胃癌治疗中的效果进行了重新评价，证明了它在胃癌治疗中有一定价值。但总的来说，胃癌放射治疗的目的仍只是辅助性的和姑息性的。

1. 放射治疗的适应证

（1）单纯放疗的适应证：病理为未分化癌、乳头状腺癌或低分化腺癌，已不适合手术的胃癌患者；手术后局部复发不适合再手术者；拒绝手术治疗的较早期患者。

（2）术前放疗的适应证：适用于估计手术切除有一定困难，而且病理组织学相对敏感的局部晚期患者；未分化癌，不论肿瘤大小，可考虑行术前放射治疗。

（3）术后放疗的适应证：胃癌姑息切除有明确残留病灶或病理证实切端见癌细胞者，均可给予术后放射治疗或放化综合治疗。术后放射治疗一般在手术后 2～3 周内开始。

（4）术中放疗的适应证：主要用于肿瘤切除术后的瘤床及淋巴结引流区预防照射，适用于原发灶已切除、无腹膜及肝转移、淋巴结转移在两组以内、原发灶累及浆膜面或累及胰腺者或对残留以及未能切除的病灶给予治疗性照射。此处"淋巴引流区"是指腹腔动脉及肝、十二指肠韧带区淋巴结。

（5）姑息性放疗的适应证：梗阻、疼痛、出血等症状明显的患者可用姑息性放射治疗，约 50%～70% 的患者可从姑息治疗中获益。

2. 禁忌证

（1）恶病质不能耐受放疗。

（2）严重恶心呕吐者不能耐受放疗。

3. 胃癌放疗的靶区勾画和定义

（1）GTV：影像图像上确认的大体肿瘤范围，包括原发病灶和转移性淋巴结。

（2）CTV：取决于原发病灶的位置、淋巴结是否转移或转移淋巴结的状态、是否手术等。如为术后患者，在确定 CTV 前需要检查外科手术记录和病理报告，并且同外科医生讨论以确定高危区域、手术方式，如全胃或部分胃切除术。区域淋巴引流区的照射需要根据不同的原发灶的位置确定。

（3）PTV：在 CTV 的范围基础上，上下、腹背扩大 10～20mm，左右扩大 5～15mm。

（4）正常组织和器官的勾画：包括全胃或残胃、双肾、肝脏、脊髓、照射范围内的小肠（需勾画到 PTV 最上层的上两层）。

4. 计划确认

（1）处方剂量：95% PTV 45～50.4Gy/25～28 次 /5～6 周，1.8～2Gy/ 次 /d，5 次 / 周，有肿瘤和 / 或残留者，大野照射后局部缩野加量照射 5～10Gy。

（2）最高剂量 <110%～115% 处方剂量。

（3）最低剂量 >93% 处方剂量。

（4）正常组织限量：①肝脏：60% 肝脏接受的最大剂量≤30Gy；②肾脏：一侧肾脏（多为右侧）33% 体积接受的最大剂量≤22.5Gy，另一侧肾脏的 1/3 体积接受的剂量≤15Gy；③小肠：$D_{50\%}$ <20～30Gy；④脊髓：≤40Gy。

5. 放射治疗技术

（1）患者体位及固定：为了确保摆位的可重复性，患者可采用仰卧位，双手上举，采用体模固定或其他固定装置。

（2）CT 模拟定位：定位前患者空腹或距离上一餐时间为 3～4 小时；患者定位前 2 小时口服 1 000ml 水 +20% 泛影葡胺 20ml（留 200ml 定位前喝）。定位时静脉应用造影剂（通常为 100ml 碘海醇），以确定血管并指导临床靶区的勾画，但如果患者对造影剂过敏或高龄、有合并症时，可以不做增强。扫描范围：从膈顶（胃癌）或隆突（胃食管结合部癌或贲门癌）到第五腰椎下缘，层厚 3～5mm。

（3）外照射：胃癌的放疗技术包括外照射、术中放疗等，目前应用最广泛的是外照射。有条件的单位外照射治疗时可选用 IMRT 和 IGRT，无条件的单位可用 3D-CRT，这样可以提高治疗的准确性以及保护胃周围重要的正常组织和器官。目前，常规外照射技术仅用于胃癌的姑息减症治疗。

（4）术中放疗：肿瘤全切，仅照射亚临床病灶时用 6～9MeV 电子线，放疗剂量 10～15Gy，深度 1.0～1.5cm；肿瘤虽全切但术前已侵及浆膜，与周围组织似粘连或已经粘连时用 9～12MeV 电子线，放疗剂量 12～18Gy，深度 1.0～2.5cm；大块瘤体切除，肉眼可见残存淋巴结时用 9～16MeV 电子线，放疗剂量 20～25Gy，深度 2.0～3.0cm；瘤体基本未切时用 12～16MeV 电子线，放疗剂量 20～30Gy。以上剂量均为单次给予。

当肿块侵犯一侧时，可选择斜口限光筒；当肿块侵犯两侧较对称时，可选择椭圆形限光筒；当肿块侵犯较广，甚至侵及胰腺组织、肠系膜时，可选择特制的五边形限光筒，上端与机头相接，下端以向头侧倾斜 15°角插入腹腔（图 3-4-5）。靶区中若存在不必要照射的正常组织（如胰腺、小肠），可用铅块遮挡。

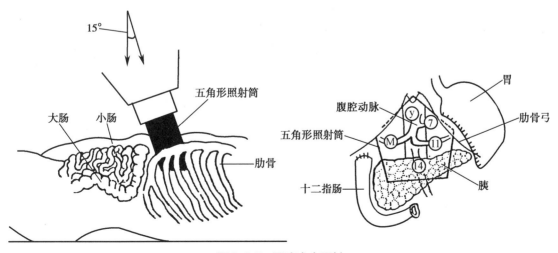

图 3-4-5　胃癌术中照射

七、放射治疗的不良反应及处理

胃是空腔脏器，照射后消化道反应较重，主要是恶心、呕吐、食欲不佳及全身乏力，一般不影响放射治疗进行，如反应较重可对症处理。放射治疗过程中应密切观察有无急腹症发生，如腹痛加重、发热、脉快及便血，警惕是否有穿孔的可能。术后放射治疗照射剂量不宜过大，防止吻合口瘘的发生。

术中放射治疗患者可出现一过性胰腺炎，对症处理后可自行缓解。为防止胰腺炎发生，未受肿瘤侵犯的正常胰腺组织可使用挡铅保护。

放射性小肠炎是常见的并发症，近期可能出现腹痛、腹泻，对症处理均可缓解，不影响治疗；反应严重者停止放射治疗，能很快恢复。远期可发生小肠及十二指肠溃疡或不同程度肠梗阻，且进行性加重。遇此情况应及早诊断，并进行十二指肠、空肠吻合术。为防止小肠放射反应发生，照射时应注意保护小肠。

（樊锐太）

第五章 泌尿及男性生殖系统肿瘤

泌尿及男性生殖系统肿瘤是一系列泌尿系统和男性生殖系统肿瘤的集合,大多数为恶性,包括发病率较高的膀胱肿瘤、前列腺肿瘤和肾脏肿瘤这三大肿瘤,以及睾丸肿瘤等少见肿瘤。其中,膀胱癌最常见,前列腺癌在我国的发病率呈日益上升趋势。泌尿及男性生殖系统肿瘤多以手术、放化疗等综合治疗模式进行治疗。本章我们将对这一类型疾病进行深入学习。

第一节 膀 胱 癌

一、概 述

膀胱癌(bladder cancer)是泌尿系统常见恶性肿瘤(占全身恶性肿瘤的2%～3%),男女发病比例为(4～5):1,诊断时中位年龄为65岁,40岁以下患者较少见。膀胱癌的发生与长期吸烟、长期接触芳香族类物质、慢性局部刺激、长期大量使用某些药物及遗传因素有关。根据病理、临床分期和治疗目的不同,可将膀胱癌分为三大类:①非肌层浸润癌:治疗目的是减少复发机会并防止肿瘤进展;②肌层浸润癌:治疗时需要考虑在不影响生存的情况下是否保留膀胱,并根据患者有无远处转移危险因素决定是单独处理原发病灶还是需要行全身治疗,以提高治愈率;③转移性膀胱癌:治疗时考虑如何用各种治疗手段达到最佳的治疗效果。

(一)膀胱的解剖

膀胱是位于盆腔前部腹膜外的一个中空肌膜性囊性器官,其形状、大小和位置均随其充盈程度而变化。膀胱空虚时,呈倒锥形,朝向前上方的尖端为膀胱顶,后下部为膀胱底,顶部和底部之间为膀胱体部。顶部和上部有腹膜覆盖,下外侧面与肛提肌、闭孔内肌和腹膜相连,前方与耻骨相连,后方上部男性借直肠膀胱陷凹与直肠相邻,女性与子宫及阴道前壁相邻。膀胱壁自内向外分为黏膜层、黏膜下层、肌层和浆膜层。膀胱内壁由两输尿管口和尿道内口形成的三角区是膀胱镜检查时的重要区域,也是肿瘤、结石等的好发部位。

(二)膀胱的淋巴引流

膀胱的淋巴引流与静脉相伴行,膀胱黏膜下层的淋巴组织汇集成较大淋巴管,注入膀胱底部及后壁,再引流至髂内淋巴结和腹主动脉分叉处淋巴结。前部淋巴管注入髂内淋巴结,后部及三角区淋巴管多注入髂外淋巴结,少数注入髂内淋巴结、髂总淋巴结或骶前淋巴结。髂内、髂外淋巴液引流至髂总淋巴结,最后汇集流入腹主动脉旁淋巴结(图3-5-1)。

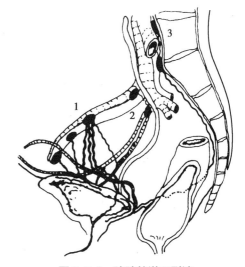

图 3-5-1 膀胱的淋巴引流
1.髂外淋巴结的内侧组;2.髂内淋巴结的外侧组;3.髂总淋巴结。

二、病　　理

（一）病理类型

尿路上皮癌约占所有膀胱癌的 90%，鳞状细胞癌约占 5%，其次为腺癌，小细胞癌、未分化癌、肉瘤、癌肉瘤和淋巴瘤等较罕见。

（二）膀胱癌病理分级

当组织学为尿路上皮（移行细胞）来源时，目前世界卫生组织 / 国际泌尿病理协会（WHO/ISUP）推荐应用低 / 高分化命名的分级系统：

LG：低级别

HG：高级别

如果分级系统不具体确定时，通常应用以下系统：

G_x：分级不能评估

G_1：分化良好

G_2：分化中等

G_3：分化差

肿瘤分化程度对肿瘤生物学行为和临床治疗有指导意义。

三、临　床　表　现

1. 血尿　占 75%，是膀胱癌最常见和最典型的表现，特点是间歇性、无痛性的肉眼血尿，偶有镜下血尿。

2. 尿路刺激症状和梗阻症状　约 25% 的患者表现为尿频、尿痛、排尿困难和尿潴留等膀胱刺激症状和梗阻症状。

3. 其他症状　约 20% 患者表现为无症状或有其他非特异性表现，如晚期患者可出现肿瘤侵及或压迫盆腔内的其他结构以及远处转移时导致的各种症状。

四、诊断与鉴别诊断

（一）诊断

膀胱癌的诊断并不困难，凡 40 岁以上，出现不明原因的无痛性肉眼全程血尿，或镜下血尿，或伴有膀胱刺激症状时，都应提高警惕，应行进一步详细检查。

1. 病史、症状和体格检查　多表现为无痛性血尿，不伴有其他任何症状或体征。

2. 尿常规检查　简单易行，可证实血尿的存在，判断是否合并感染或其他肾脏疾病。

3. 尿液脱落细胞学检查　连续 3 天检查可明显地提高阳性率，对尿细胞学检查阳性而膀胱镜检查阴性的患者应高度怀疑膀胱癌的存在。

4. 尿液肿瘤标志物的检测　膀胱肿瘤抗原（bladder tumor antigen，BTA）是较早用于检测膀胱癌的肿瘤标志物，现在多采用 BTA Stat 和 BTA Trak 方法检测尿液中的人补体因子 H 相关蛋白（HCFHrp），敏感性和特异性有所提高。核基质蛋白 22（nuclear matrix protein 22，NMP22）在低分级和低分期膀胱癌中仍能保持较高的敏感性，是膀胱癌早期诊断标志物，缺点是操作相对复杂、时间长及合适临界值较难确定。美国 FDA 已经批准 BTA Stat、BTA Trak、NMP22、ImmunoCyt 和 FISH 等用于膀胱癌的诊断和术后随诊检查。

5. 膀胱镜及病理检查　这是确诊膀胱癌的手段，对怀疑有膀胱肿瘤的患者均应积极施行该项检查。膀胱镜不仅可以明确是否有肿瘤存在，还可以了解肿瘤的位置、形状、大小、侵犯范围、数目、瘤蒂的粗细、表面有无出血和溃疡、活动度以及肿瘤周围的黏膜改变和与尿道口的关系等，并在直视下获取病理组织以明确病变性质、恶性程度和侵犯范围等，为临床提供明确的分期,并为治疗方法的选择提供可靠的依据。

6. 影像学检查

(1)静脉肾盂造影(intravenous pyelography,IVP):可观察膀胱有无充盈缺损及充盈扩张不良,可检查上尿路是否存在肿瘤以及因膀胱肿瘤所致的肾盂积水等。

(2)CT:显示膀胱腔内结节状、息肉状和菜花状软组织影,增强扫描有中等至明显强化的窄或宽基底像(有蒂或无蒂)。浸润生长的肿瘤表现为膀胱壁不规则增厚,还可见膀胱壁僵硬像。早期肿瘤未侵及膀胱壁时,膀胱壁光整、柔软;肌层受侵时,膀胱壁僵硬且局部内陷;膀胱周围脂肪组织受侵时,膀胱外壁不光整、模糊、内陷、有结节及索条影。CT可清楚显示肿瘤外侵周围器官及淋巴结。

(3)MRI:正常膀胱壁厚约3mm,光整,T_1WI呈中等信号,T_2WI黏膜呈中等高信号,尿液呈高信号,肌层呈中等信号。肿瘤T_1WI呈中等信号,T_2WI信号增强,对比尿液为稍低信号,增强后肿瘤信号增高强化。肿瘤呈乳头状或浸润状生长,也可混合生长,肿瘤信号不均匀。如肿瘤侵犯肌层,则肌层信号模糊不清或断裂。膀胱周围脂肪受侵时脂肪高信号区内出现低信号结节或索条影。MRI显示淋巴结同CT。

(4)超声检查:操作简单且无痛苦,可作为膀胱肿瘤常规的检查手段。经尿道超声检查的敏感性高于经腹部和经直肠检查。

(5)PET-CT:可了解肿瘤转移情况,但由于受尿液影响,对原发灶的判断并不甚理想。

7. 诊断性经尿道电切术(TUR) 作为诊断膀胱癌的首选方法,已逐渐被采纳。在麻醉下直接行诊断性TUR既可以切除肿瘤,又可对肿瘤标本进行组织学检查,以明确病理诊断、肿瘤分级和分期,为进一步治疗及判断预后提供依据。

(二)鉴别诊断

膀胱癌应与肾及输尿管肿瘤、非特异性膀胱炎、泌尿系统结核、泌尿系统结石以及膀胱炎等疾病鉴别。

五、分 期

膀胱癌的分期采用的是AJCC于2017年制定的TNM分期。

(一)原发肿瘤(T)

T_x 原发肿瘤无法评估

T_0 无原发肿瘤证据

T_a 非浸润性乳头状癌

T_{is} 原位尿路上皮癌:"平坦型肿瘤"

T_1 肿瘤侵犯固有层(上皮下结缔组织)

T_2 肿瘤侵犯固有肌层

  T_{2a} 肿瘤侵犯浅固有肌层(内半)

  T_{2b} 肿瘤侵犯深固有肌层(外半)

T_3 肿瘤侵犯膀胱周围组织

  T_{3a} 镜下发现

  T_{3b} 肉眼可见(膀胱外肿物)

T_4 膀胱外的肿瘤直接侵犯以下任何结构:前列腺间质、精囊、子宫、阴道、盆壁和腹壁

  T_{4a} 膀胱外的肿瘤侵犯前列腺间质、精囊、子宫和阴道

  T_{4b} 膀胱外的肿瘤侵犯腹壁和盆壁

(二)区域淋巴结(N)

N_x 淋巴结不能评估

N_0 无淋巴结转移

N_1 真骨盆单个淋巴结转移（膀胱周围淋巴结、闭孔淋巴结、髂内和髂外淋巴结或骶前淋巴结）

N_2 真骨盆多个淋巴结转移（膀胱周围淋巴结、闭孔淋巴结、髂内和髂外淋巴结或骶前淋巴结）

N_3 髂总淋巴结转移

（三）远处转移（M）

M_0 无远处转移

M_1 有远处转移

M_{1a} 仅有超出髂总淋巴结的淋巴结转移

M_{1b} 非淋巴结的远处转移

（四）膀胱癌的临床分期

0_a 期　　$T_aN_0M_0$

0_{is} 期　　$T_{is}N_0M_0$

Ⅰ期　　$T_1N_0M_0$

Ⅱ期　　$T_{2a}N_0M_0$

　　　　$T_{2b}N_0M_0$

Ⅲ$_A$ 期　$T_{3a\sim4a}N_0M_0$

　　　　$T_{1\sim4a}N_1M_0$

Ⅲ$_B$ 期　$T_{1\sim4a}N_2M_0$

　　　　$T_{1\sim4a}N_3M_0$

Ⅳ$_A$ 期　T_{4b} 任何 NM_0

　　　　任何 T 任何 NM_{1a}

Ⅳ$_B$ 期　任何 T 任何 NM_{1b}

临床上为方便实用，常归纳为两类：①表浅膀胱癌：T_{is}，T_a，T_1；②浸润性膀胱癌：T_2，T_3，T_4。

六、治　疗

（一）综合治疗原则

1. 早期非浸润性膀胱癌以手术治疗为主，术后行卡介苗或化疗药物膀胱灌注，亦可辅以同步放化疗以达到更高的局部控制率及膀胱功能保存率；对于复发性 $T_a\sim T_1$ 期、经过多次卡介苗治疗但没有多发原位癌的患者，如果不适合行膀胱切除术，同步放化疗可考虑作为一种替代治疗手段。

2. 根治性膀胱切除加盆腔淋巴结清扫并尿路改道术是浸润性膀胱癌的标准治疗；经尿道膀胱最大限度切除后行单纯放疗或同步放化疗，疗效与根治性膀胱切除术相似，还保存了膀胱功能；局部晚期的浸润性膀胱癌可以通过术前放疗使肿瘤缩小再行手术治疗。

3. 具有术后局部复发高风险因素（切缘残留、高分级和 T_{4b}）的病例，术后可以补充同步放化疗、单纯放疗或者化疗，以提高疗效；对 $pT_{3\sim4}pN_{0\sim2}$ 膀胱尿路上皮癌（尿路上皮癌或原发性尿路上皮与其他亚型混合）患者，在根治性术后，应考虑行辅助性盆腔放射治疗。

4. 某些晚期不可手术的病例，可以通过姑息性放射治疗减轻症状，提高患者生活质量。

5. 基于顺铂、5-FU 联合丝裂霉素 C 及低剂量吉西他滨等的同步放化疗，可以增强肿瘤杀灭作用，不增加放疗的毒性。

（二）放射治疗

1. 治疗原则　放射治疗在膀胱癌的治疗中具有重要的作用。在放射治疗前应详细了解病史、完善各种相关检查，并根据肿瘤的病理类型、部位和范围、分期以及患者的一般状态制定合理的治疗方案。对伴有肿瘤出血、坏死及感染等应行相应的处理，以改善瘤床状态，提高放射治疗效果。

放射治疗适应证：膀胱癌的放射治疗，应结合病情和身体状况选择。

（1）根治性放化疗或化疗同步放射治疗的适应证：①进展期膀胱癌；②有手术禁忌证的患者；③拒绝手术的患者；④术后局部复发的患者。

（2）术前放射治疗的适应证：①肿物较大、预计手术不能切除者；②肿瘤已扩散到膀胱外周围组织；③浸润性膀胱癌；④多发或复发的膀胱癌。

（3）术后放射治疗的适应证：①术后局部复发高风险者（切缘阳性、高分级和 T_{4b}）；②对 $pT_{3\sim4}pN_{0\sim2}$ 膀胱尿路上皮癌（尿路上皮癌或原发性尿路上皮与其他亚型混合）患者，在根治性术后，应考虑行辅助性盆腔放射治疗。

2. 放疗流程

（1）定位：患者仰卧，双臂抱肘置于额上或抱肩于胸前，采用热塑体模或真空体模固定。在模拟定位和实施放射治疗时，均应尽量排空膀胱，以保证放射治疗的可重复性。采用增强 CT 扫描，范围为 L_3 椎体上缘至坐骨结节下 5cm，层厚 5mm。

（2）靶区勾画

GTV：包括临床检查可见的实体肿瘤及阳性淋巴结。

CTV_1（膀胱及盆腔预防照射范围）：包括膀胱、近端尿道（男性包括前列腺及其相应尿道）、区域淋巴结（指髂内淋巴结、髂外淋巴结、闭孔淋巴结和 $S_{1\sim2}$ 骶前淋巴结）。

CTV_2（缩野加量范围）：包括 GTV 所累及的膀胱（弥漫性病变时）或部分膀胱（病变较局限时）及明确的盆腔转移淋巴结。

（3）放疗计划设计：采用三维适形放射治疗（3D-CRT）或调强放射治疗（IMRT）技术设计多野放疗计划。采用 6～15MeV 的 X 射线直线加速器，常规分割（1.8～2.0Gy/ 次），完成全膀胱加或不加区域淋巴结照射（39.6～50.44Gy/5～6 周），然后针对 GTV 缩野补量至 60～66Gy。根治量放疗推荐剂量为 60～66Gy，术前放疗以 40～45Gy/4～5 周为宜，术后放疗以 50Gy/5 周为宜。当仅为姑息减症时，可将单次剂量提高至 3Gy 以上，30Gy/10 次 /2 周与 30Gy/5 次 /2～3 周为参考方案。

危及器官限量为：①直肠：50Gy 照射体积小于 25%，45Gy 照射体积小于 40%，40Gy 照射体积小于 50%；②股骨头：50Gy 照射体积小于 30%，45Gy 照射体积小于 60%，30Gy 照射体积小于 100%；③小肠：点剂量小于 50Gy（图 3-5-2/ 文末彩色插图 3-5-2）。

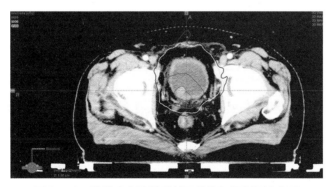

图 3-5-2　膀胱癌全膀胱照射及缩野加量剂量分布图

（4）验证：在实施治疗前需完成靶区剂量验证及误差验证。在缩野推量时，应尽可能减少膀胱正常组织接受过高剂量照射，故建议每天在图像引导下实施照射。

（5）治疗实施：基于顺铂、5-FU（第 1～5 次及第 16～20 次期间，500mg/m²/24h 持续给药）联合丝裂霉素 C（12mg/m² 第 1 天）的同步放化疗可以增强肿瘤杀灭作用，不增加放疗的毒性，但在单次大剂量照射时不宜化疗同步增敏。

七、放疗常见副作用及处理原则

（一）急性反应

急性反应主要有放射性膀胱炎、直肠炎及膀胱溃疡等。膀胱的放疗反应与下列因素有关：①放疗前3周内做过活检；②有尿路梗阻；③膀胱感染；④肿瘤有大溃疡或有坏死。

为了减轻膀胱放疗反应，凡做过膀胱手术者均应在术后4～6周才能开始放疗。有尿路梗阻者应先缓解梗阻，有感染、溃疡及坏死等情况者应予以抗感染治疗。治疗期间，嘱患者尽量多饮水、多排尿，并碱化尿液，可起到膀胱冲洗的作用。

（二）后期并发症

1.血尿 轻者对症处理后血尿可停止，必要时可做电灼。反复发作、大量出血者，需做膀胱切除术。

2.膀胱挛缩 由膀胱壁纤维化所致。

3.阴道膀胱瘘或膀胱直肠瘘 发生这种并发症，与放疗技术不当和剂量过高有关，也与肿瘤的侵犯程度及疗前反复经尿道做肿瘤切除术等因素有关。

后期并发症的出现，与放疗剂量密切相关，且为不可逆性，治疗上以对症治疗为主。

第二节 肾 癌

一、概 述

肾癌（renal carcinoma）是起源于肾小管上皮细胞的最常见的肾脏实质性恶性肿瘤，约占恶性肿瘤1%～3%，确诊时的中位年龄为65岁，男女比例约为2∶1。长期吸烟、体重超重、高血压、环境因素、职业暴露、激素以及遗传等因素都与肾细胞癌的发生有关。本病常为单侧发病，左、右肾发病率相似。分期为影响预后的独立因素，Ⅰ～Ⅲ期和部分Ⅳ期肾癌以手术为主，不可手术的Ⅳ期患者提倡综合治疗；Ⅰ～Ⅳ期患者平均5年生存率分别为96%、82%、64%和23%。

（一）肾脏的解剖

肾脏位于腹膜后间隙的上部、脊柱两侧，属于腹膜后器官，左右各一。外形似蚕豆，左肾上端平第11胸椎下缘，下端平第2腰椎下缘；右肾比左肾低1～2cm，上端平第12胸椎，下端平第3腰椎。肾的位置与体形有关，瘦长型的人，肾的位置较低，矮胖型者则相对较高。肾的位置还可随体位及呼吸而改变，移动范围为2～3cm。

（二）淋巴引流

肾实质的淋巴经4～5支淋巴管沿着血管汇入肾窦，在肾门处有纤维囊下丛来源的集合管随静脉走行，引流到主动脉旁和下腔静脉旁淋巴结。肾上极表面的淋巴管可经膈注入后纵隔淋巴结。

二、病 理

病理类型主要分为五大类：透明细胞癌最常见，约占肾癌的70%～80%，肿瘤多位于肾脏的上、下极，对放射线敏感度不高；其次为乳头状癌或称为嗜色细胞癌，约占肾癌的10%～15%，预后较好；嫌色细胞瘤占肾癌的5%左右，预后较好；而集合管癌较少见，占肾癌的1%左右，但其恶性程度最高，平均生存期约为1年；此外，除了上述四种肾癌以外的肾恶性肿瘤称为未分类肾癌，约占肾细胞癌的3%～5%。

三、临床表现

肾癌早期症状常不明显，晚期常表现为局部和相应转移部位的症状。约有 7% 的肾癌由于其他疾病做检查时被发现。在诊断肾癌时，约 45% 的患者病变局限于肾脏，约 25% 有区域淋巴结转移，约 30% 患者已有远处转移。

（一）症状

1. 局部症状 无痛性血尿是肾癌最常见、也是最重要的症状。血尿是由于肿瘤侵犯肾盏或肾盂后，表面破溃出血，随尿排出。无痛性、间歇性反复发作和肉眼血尿为肾癌的典型症状。另外，腰部疼痛也为肾癌常见症状，可见于约 50% 的患者。

2. 转移症状 肾癌的转移常可在相应部位引起症状。转移患者中，有 75% 可见肺转移、36% 见软组织转移、20% 见骨转移、18% 见肝转移、8% 见皮肤转移及 8% 见中枢神经系统转移。

3. 全身症状 常见恶心呕吐、食欲减退，晚期则出现消瘦、贫血、发热和全身衰竭等症状。

（二）体征

本病体征主要是肾脏增大，消瘦患者用双合诊可触及肾脏及肿瘤。肿瘤边缘清楚，质坚硬，表面有隆起；未侵及肾周组织时，肿块可随呼吸而运动，如肿块固定则说明已侵犯肾周围组织。另外，体检中还应注意转移灶的体征，如骨骼压痛和骨折、肝脏增大及软组织肿块等。

（三）类癌综合征

1. 造血系统 晚期患者可出现贫血。部分患者出现红细胞增多，因为肿瘤组织分泌的类似促红细胞生成素增高而致。

2. 内分泌系统 可出现库欣综合征、肾上腺性高血压、高血钙和高血糖等。

四、诊断与鉴别诊断

（一）诊断

1. 临床症状及体征 如患者有典型的无痛性血尿、腰痛及腹部肿块三联征，应进一步检查。

2. 影像学检查 包括腹部 X 射线平片、静脉肾盂造影、超声、CT、MRI 及 PET-CT 检查等。

3. 细胞学检查 如肿瘤侵犯肾盂，可能在尿沉渣中查到癌细胞。

4. 病理检查 肿瘤穿刺活检或手术取得标本进行检查，此为确诊依据。穿刺活检对肾癌诊断价值有限，不推荐对能够进行手术治疗的肾肿瘤患者行术前穿刺检查，对于不能手术治疗的需化疗或其他治疗的晚期肾肿瘤患者，治疗前为明确诊断可选择肾穿刺活检。

（二）鉴别诊断

需和多囊肾、肾血管瘤、肾结核、肾结石、肾炎、先天性孤立肾及错构瘤等疾病鉴别。

五、分　期

肾癌的分期应用 AJCC 2017 年的 TNM 分期标准。

（一）原发肿瘤（T）

T_x　原发肿瘤无法评估

T_0　无原发肿瘤证据

T_1　肿瘤最大径≤7cm，局限在肾脏

　　T_{1a}　肿瘤最大径≤4cm，局限在肾脏

　　T_{1b}　4cm＜肿瘤最大径≤7cm，局限在肾脏

T_2　肿瘤最大径＞7cm，局限在肾脏

　　T_{2a}　7cm＜肿瘤最大径≤10cm，局限在肾脏

　　T_{2b}　肿瘤最大径＞10cm，局限在肾脏

T₃ 肿瘤侵犯大静脉或肾周组织，但未累及同侧肾上腺，也未超出肾筋膜（Gerota fascia）

T_{3a} 肿瘤侵犯深静脉或其段分支，或侵犯肾盏系统，或侵犯肾周脂肪和 / 或肾窦脂肪，但未超出肾筋膜

T_{3b} 肿瘤侵犯横膈下方的下腔静脉

T_{3c} 肿瘤侵犯横膈上方的下腔静脉或下腔静脉壁

T_4 肿瘤侵犯肾筋膜（包括肿瘤直接侵犯同侧肾上腺）

（二）区域淋巴结（N）

包括肾门淋巴结、腹主动脉旁淋巴结及腔静脉旁淋巴结。

N_x 区域淋巴结无法评估

N_0 无区域淋巴结转移

N_1 存在区域淋巴结转移

（三）远处转移（M）

M_x 远处转移无法评估

M_0 无远处转移

M_1 有远处转移

（四）肾癌的临床分期

Ⅰ期 $T_1N_0M_0$

Ⅱ期 $T_2N_0M_0$

Ⅲ期 $T_{1\sim2}N_1M_0$

T_3 任何 NM_0

Ⅳ期 T_4 任何 NM_0

任何 T 任何 NM_1

六、治　疗

（一）综合治疗原则

1. 对Ⅰ～Ⅲ期患者首选手术治疗，术后可予以观察或靶向治疗。

2. 对有孤立转移灶的Ⅳ期患者，如有可能，则行肾脏加转移灶切除或采取精确放射治疗，或进行系统性内科治疗。

3. 对伴有多发转移的患者，采用内科治疗为主的综合治疗，可辅以手术或姑息性放疗。

4. 对无法手术切除或术后残存者，可行放射治疗。

5. 复发转移和不能切除的肾细胞癌患者，可行分子靶向药物舒尼替尼、帕唑帕尼、依维莫司、替西罗莫司、阿昔替尼、索拉非尼、卡博替尼、仑伐替尼、贝伐单抗 + IFN 和大剂量 IL-2 等治疗，也可选择免疫检查点抑制剂帕博利珠单抗、纳武利尤单抗和伊匹木单抗等作为一线治疗。

（二）放射治疗

1. 治疗原则　目前，主要用于术后补充放射治疗和姑息性放射治疗。

（1）术后放疗：常规行术后放射治疗并无明显的临床获益，但可在以下情况考虑行术后放疗。

1）原发肾脏肿瘤无法切除。

2）原发肾脏肿瘤切除不彻底，瘤床有肉眼残留，或切缘有镜下肿瘤残留；术后放疗虽未显示出明显的生存率提高，但在上述情况下可提高局部控制率。

（2）姑息性放射治疗

1）晚期肾癌无法手术切除，而由于肿块较大造成严重的压迫症状、剧痛及血尿不止者，可行姑息性放疗。

2）有骨、脑等远处脏器转移者，可行姑息性放疗。

3）术后复发不宜再次手术者，可行姑息性放疗。

2.放疗流程

（1）定位：患者采用仰卧位，双手抱肘置于额上，采用热塑体模或真空体模固定体部。进行增强 CT 扫描，范围为肝脏上缘至 L_4 椎体下缘，层厚 5mm。

（2）靶区勾画：术后放疗患者，根据模拟 CT 表现并参考术前检查情况，将残留肿瘤勾画为 GTV，将瘤床勾画为 CTV。对术前影像学检查发现有肾门淋巴结肿大或术后证实有肾门淋巴结转移的患者，需要将肾门区画到 CTV 中，而术前影像学未发现有淋巴结肿大者无须照射肾门区。

对于肿瘤无法切除而仅行姑息治疗的患者，GTV 包括可见肿瘤，是否照射同侧肾门需要根据具体情况而定。

（3）放疗计划设计：采用 3D-CRT 或 IMRT 技术设计多野放疗计划，采用 6MV-X 射线。

肾癌术后放疗剂量为 45~50Gy/5 周，1.8~2Gy/ 次，5 次 / 周。对肉眼或镜下残留者，可局部加量 10~15Gy，使总剂量达 50~60Gy。

对不能手术的肾癌患者，常给予 30~40Gy/4~5 周，以缓解出血、疼痛等症状。

危及器官限量：注意保护健侧肾脏，使其至少 1/3 的体积受照射不要超过 15Gy；脊髓受照最大剂量不应超过 40Gy；肝脏受到照射时需保证 30% 的肝脏受照射剂量小于 30Gy（图 3-5-3/ 文末彩色插图 3-5-3）。

（4）验证：在治疗前先完成剂量学验证，然后用 EPID 或 CBCT 进行误差验证，均需达到治疗要求。

（5）治疗实施：治疗时尽可能地保持相同的进食状态及浅快的呼吸，以减少器官运动带来的误差。推荐进行图像引导下的 IMRT 治疗。

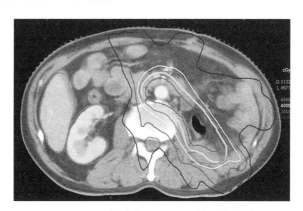

图 3-5-3　肾癌术后 IMRT 剂量分布图

第三节　前列腺癌

一、概　述

前列腺癌（prostatic cancer）是一种常见的男性生殖系统恶性肿瘤，占欧美国家男性恶性肿瘤发病率的第一位，死亡率仅次于肺癌。我国虽属前列腺癌低发地区，但随着生活方式的改变及人口的老龄化，发病率显著增长。前列腺癌的流行病学有以下几个特点：① 75% 的前列腺癌患者年龄介于 60 到 79 岁之间，且发病率和致死率与年龄呈正相关；②前列腺癌的病因尚不明确，发病率相关危险因素除了年龄、种族和地理因素外，还和家族史、饮食高饱和脂肪酸、类固醇激素和接触金属镉相关；③还有资料表明，前列腺癌的发病可能和淋菌性前列腺炎、病毒及衣原体感染、性活动强度相关。本病治疗后，其5年生存率可高达90%。

（一）前列腺的解剖

前列腺位于盆腔，在膀胱和泌尿生殖膈之间包绕男性尿道。成人男性前列腺形似倒立的栗子（图3-5-4），重约20g，大小约为2.5cm×2.5cm×3.5cm。前列腺分为底部、体部和颈部：底部朝上，与膀胱颈部紧密相连，后部有精囊附着；颈部向下，止于泌尿生殖膈；底部与颈部之间为体部，前借耻骨前列腺韧带与耻骨相连，后借Denonvilliers筋膜与直肠相邻。体部后面平坦，中央有一纵行浅沟称为前列腺中央沟，将前列腺分为左右两叶。正常的前列腺中央沟在肛门指诊时可被触及。

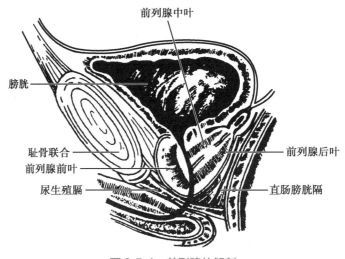

图3-5-4　前列腺的解剖

（二）淋巴引流

前列腺的淋巴引流主要有三个途径。第一组淋巴结沿髂内动脉走行至髂外淋巴结组，髂外淋巴结有三个淋巴链：外侧链由3~4个淋巴结组成，位于髂外动脉外侧；中链由2~3个淋巴结组成，位于髂外静脉前方；内侧链由3~4个淋巴结组成，位于髂外静脉下方。内侧链有一附属淋巴结，位于闭孔神经周围，即闭孔神经淋巴结，为前列腺癌淋巴转移的第一站。第二组淋巴管从前列腺的背侧离开，引流至骶侧淋巴结，然后至髂总动脉周围的髂总淋巴链。第三组淋巴结通过膀胱旁淋巴结引流至髂内周围淋巴结（图3-5-5）。

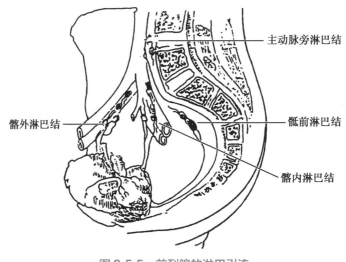

图3-5-5　前列腺的淋巴引流

二、病　　理

（一）病理类型

前列腺癌大多数发生于腺体外周带或后叶的腺泡腺管上皮，两侧叶亦偶有发病。常见病理类型可分为上皮源性肿瘤和非上皮源性肿瘤。前者包括腺癌、黏液腺癌、腺样囊性癌、印戒细胞癌、腺鳞癌、鳞状细胞癌、移行细胞癌、神经内分泌癌、粉刺样癌和子宫内膜样癌等；后者包括横纹肌肉瘤、脂肪肉瘤、骨肉瘤、血管肉瘤、癌肉瘤、纤维肉瘤、恶性纤维组织细胞瘤、恶性淋巴瘤和转移性恶性肿瘤等。其中，腺癌占绝大多数（97%），其次是移行细胞癌和鳞状细胞癌。

（二）病理分级

前列腺癌有多种组织病理学分级标准，其中最常用的是 Gleason 系统（表 3-5-1）。它依据癌组织在低倍镜下所见的腺体分化程度及肿瘤在间质中的生长方式分为 5 级，又将主要原发病变区分为 1~5 级，将次要的病变区也分为 1~5 级，每级记 1 分，1 级分化最好，5 级分化最差，两者级数相加就是组织病理学评分所得分数，应为 2~10 分。分组为 1（评分≤6）：仅有单个完全分离、分化良好的腺体；分组为 2（评分 3+4=7）：主要为分化良好的腺体，伴少数分化不佳 / 融合 / 筛状腺体；分组为 3（评分 4+3=7）：主要为分化不佳 / 融合 / 筛状腺体，伴少数分化良好的腺体；分组为 4（评分 4+4=8、3+5=8、5+3=8）：仅有分化不佳 / 融合 / 筛状腺体或主要为分化良好的腺体，但少数缺乏腺样分化成分或主要为缺乏腺样分化成分，但有少数分化良好的腺体；分组为5（评分 4+5=9、5+4=9、5+5=10）：缺乏腺样分化成分（或合并坏死），伴或不伴分化不佳 / 融合 / 筛状腺体。评分越高，肿瘤恶性度越高，预后越差。研究证实，Gleason 评分为 7~10 分时，肿瘤为非激素依赖性的比率较大。

表 3-5-1　前列腺癌 Gleason 分级

级别分组	Gleason 评分	Gleason 模式
1	≤6	≤6
2	7	3+4
3	7	4+3
4	8	4+4, 3+5, 5+3
5	9 或 10	4+5, 5+4, 5+5

三、临 床 表 现

（一）症状

1. 早期症状　早期前列腺癌大多没有临床症状，当肿瘤增大、压迫邻近的组织或器官时，会出现相应的症状。最主要的临床表现为与前列腺增生相似的尿路症状，如尿流变细、缓慢或中断，尿频、尿急，并有排尿困难、尿程延长、尿痛甚至尿失禁或尿潴留等。

2. 晚期转移癌症状　除上述症状可渐进性加重外，常合并有因原发灶、淋巴结或远处转移引起的症状。如前列腺癌侵及直肠时，可有直肠刺激症状或排便困难；盆腔或腹膜后淋巴结转移压迫可影响下肢静脉及淋巴回流，致下肢肿胀；骨转移时，可引起骨痛，甚至发生病理性骨折。

3. 一般症状　可出现食欲减退、消瘦、乏力和进行性贫血等症状，晚期表现为恶病质。

（二）体征

1. 直肠指检　这是诊断前列腺癌的首要步骤，可早期发现肿瘤。检查时，要注意前列腺的大小、形状、硬度或有无不规则结节、边界及扩展范围和精囊情况。在腺体内任何部位出现异常硬度的区域，并有坚实、明显的边缘者，即可能有癌灶存在，但同时要注意并非所有肿瘤都是坚硬的。晚期患者较易触及肿大、坚硬和固定的结节状病变。肿瘤侵及精囊时，可触及硬索状并向两侧盆壁伸展的肿块。

2. 转移癌体征　肝脏转移时，可触及肿大的肝脏或肿块；骨转移时，有局部的疼痛或肿块等骨折的体征；浅表淋巴结转移时，可触及异常结节。

四、诊断与鉴别诊断

（一）诊断

1. 临床症状及体征　除尿路症状外，主要靠直肠指检，发现前列腺腺体增大，质地较硬，伴有结节及中央沟消失等体征。

2. 病理检查　病理是最可靠的诊断依据。

（1）经直肠穿刺活检：目前，这是最常用的诊断手段，PSA＞20ng/L 时，诊断准确率为 80%～95% 左右。

（2）会阴部套管针穿刺活检：使用越来越广泛，诊断准确率可达 70%～80%，与经直肠穿刺活检类似，但并发症较少。

（3）经会阴行病理切除活检：准确率可达 96% 以上。

（4）浅表淋巴结切除活检。

3. 细胞学检查

（1）尿液细胞学检查：当癌瘤侵犯泌尿系统时，如侵犯膀胱、尿道和输尿管时，尿液中可能有癌细胞出现，检查可为阳性结果，具有临床意义。

（2）前列腺液细胞学检查：通过行前列腺的局部按摩，取其排出物进行细胞学检查，其阳性率可达 90%。但应注意，炎症时可出现假阳性结果。

4. 膀胱镜检查　可发现膀胱三角区有皱纹或结节，如见到溃疡应行活检。晚期患者可见输尿管梗阻情况。

5. 影像学检查

（1）骨骼 X 射线检查：晚期患者发生骨转移时，会有阳性表现，应特别注意骨盆、腰椎和股骨等部位的影像学改变。

（2）膀胱尿道或精囊造影：前者有时可见尿道前列腺段延长；精囊造影早期可见射精管变窄、伸长、僵硬及部分截断等改变，晚期则见截断和扭曲等显像。该方法现已少用。

（3）CT/MRI 检查：MRI 在确定前列腺癌的浸润程度及与周围组织的关系和有无淋巴结转移时，明显优于 CT，应列为首选，检查时应磁共振平扫＋增强。

（4）超声检查：经直肠超声检查是较经济且比较准确的检查方法，可发现较早期前列腺癌及较全面地反映肿瘤的范围，主要观察前列腺的大小和形态、包膜是否完整、精囊的大小和是否对称以及前列腺内部的回声等。

（5）放射性同位素检查：可用于早期骨转移及前列腺病灶的检查。由于前列腺癌患者多发生骨转移，该检查甚为重要。

（6）PET-CT 检查：可全面了解前列腺癌局部病灶、淋巴结及远处转移情况，有助于指导临床选择合理的治疗方案及评估预后。对于一线治疗失败、生化复发的患者，^{68}Ga-PSMA 示踪剂的 PET 能够更好地确定转移病灶。

6. 实验室检查

（1）酸性磷酸酶及碱性磷酸酶的测定：血清中酸性磷酸酶的测定是早期前列腺癌较有价值的检查方法。酸性磷酸酶测定值的高低可预测病变的变化和判断预后。血清中碱性磷酸酶的含量可作为前列腺癌侵犯范围及临床观察疗效的指标，异常增高时提示有广泛的骨转移。

（2）前列腺特异性抗原（PSA）：此抗原具有显著的器官特异性，是最重要的前列腺癌标记物，可作为病理分类、早期诊断以及用于治疗前、后的监测指标。即在手术后或在放射治疗后随访检测该项指标,有助于判断有无肿瘤残存或转移。

(二)鉴别诊断

主要与前列腺增生、前列腺结石、前列腺结核、前列腺肉瘤及非特异性肉芽肿性前列腺炎等疾病相鉴别。

五、分　期

前列腺癌的分期采用 AJCC 于 2017 年制定的 TNM 分期标准。

(一)原发肿瘤(T)

临床 T(cT)分期

T_x　　原发肿瘤无法评估

T_0　　无原发肿瘤的证据

T_1　　临床上不可触及的明显的肿瘤

　　T_{1a}　组织学上,在≤5% 的切除组织中偶然发现肿瘤

　　T_{1b}　组织学上,在＞5% 的切除组织中偶然发现肿瘤

　　T_{1c}　一侧或双侧针刺活检偶然发现肿瘤,但不可触及

T_2　　肿瘤可触及,局限于前列腺内

　　T_{2a}　肿瘤侵犯≤1/2 的一侧前列腺

　　T_{2b}　肿瘤侵犯＞1/2 的一侧前列腺

　　T_{2c}　肿瘤侵犯双侧前列腺

T_3　　肿瘤浸润触及前列腺但未固定至邻近结构,或未侵犯邻近结构

　　T_{3a}　前列腺外浸润(单侧或双侧)

　　T_{3b}　肿瘤侵犯精囊

T_4　　肿瘤固定至或侵犯精囊以外的邻近组织(如外括约肌、直肠、膀胱、肛提肌和 / 或骨盆壁)

病理 T(pT)分期

T_2　　局限于器官内

T_3　　侵犯至前列腺外

　　T_{3a}　前列腺外浸润(单侧或双侧)或显微镜下见到膀胱颈受侵

　　T_{3b}　肿瘤侵犯精囊

T_4　　肿瘤固定至或侵犯精囊以外的邻近结构(如外括约肌、直肠、膀胱、肛提肌和 / 或盆壁)

注:没有病理学 T_1 分期。

手术切缘阳性者,应用"R1"描述符标注,指示有镜下残留病灶。

(二)区域淋巴结(N)

临床 N 分期

N_x　　区域淋巴结无法评估

N_0　　无区域淋巴结转移

N_1　　有区域淋巴结转移

(三)远处转移(M)

M_x　　远处转移无法评估

M_0　　无远处转移

M_1　　有远处转移

　　M_{1a}　区域外淋巴结远处转移

　　M_{1b}　骨转移

M_{1c}　其他部位转移，伴或不伴骨转移

注：当存在一个部位以上转移时，采用最晚的分期。M_{1c}是最晚的分期。

基于解剖及预后的临床分期如表3-5-2所示。

表3-5-2　基于解剖及预后的前列腺癌分期

分期	T	N	M	PSA(ng/ml)	Gleason 级别分组
I	$cT_{1a\sim c}$	N_0	M_0	PSA<10	1
	cT_{2a}	N_0	M_0	PSA<10	1
	pT_2	N_0	M_0	PSA<10	1
II_A	$cT_{1a\sim c}$	N_0	M_0	10≤PSA<20	1
	cT_{2a}	N_0	M_0	10≤PSA<20	1
	pT_2	N_0	M_0	10≤PSA<20	1
	cT_{2b}	N_0	M_0	PSA<20	1
	cT_{2c}	N_0	M_0	PSA<20	1
II_B	$T_{1\sim 2}$	N_0	M_0	PSA<20	2
II_C	$T_{1\sim 2}$	N_0	M_0	PSA<20	3
	$T_{1\sim 2}$	N_0	M_0	PSA<20	4
III_A	$T_{1\sim 2}$	N_0	M_0	PSA≥20	1~4
III_B	$T_{3\sim 4}$	N_0	M_0	任何 PSA	1~4
III_C	任何 T	N_0	M_0	任何 PSA	5
IV_A	任何 T	N_1	M_0	任何 PSA	任何
IV_B	任何 T	任何 N	M_1	任何 PSA	任何

注：当PSA和分级中缺乏一个信息时，分组应根据T分类和/或已知的PSA或分级来确定。

六、治　疗

（一）局限期前列腺癌初程治疗的选择

由于 PSA 检测的广泛应用，大多数前列腺癌患者在无症状的局限期即可被确诊。通过联合 Gleason 分级、PSA 水平和分期能够对患者的预后进行有效的分层，分别对应于不同的根治概率。除了考虑根治的概率外，还应该考虑患者的预期生存时间、合并症、可能的治疗副作用以及患者的意愿等。近年来，随着放疗新技术的应用，越来越多的人选择了根治性放疗作为首选治疗方法。

局限期前列腺癌的初程治疗包括积极监测、观察、根治性切除和放射治疗。

1. 极低危组　符合以下所有特征：T_{1c}，级别分组为1，PSA<10ng/ml，前列腺活检阳性针数<3 针，每针中癌组织≤50%，PSA 密度<0.15ng/ml。如生存期超过 20 年，推荐积极监测，或选择外照射治疗、近距离治疗或根治性前列腺切除术；如生存期介于 10 年与 20 年之间，进行积极监测；如生存期不超过 10 年，选择观察。

2. 低危组　符合以下所有特征但未达到极低危组标准：$T_1\sim T_{2a}$，级别分组为1，PSA<10ng/ml。如预期生存时间不超过 10 年，可以选择随诊观察；如预期生存时间超过 10 年，推荐积极监测，或选择外照射治疗或单纯近距离放疗，或选择根治性前列腺切除术。

3. 中危组　符合以下所有特征：无高危组、极高危组特征，有至少 1 个中危因素（$T_{2b}\sim T_{2c}$，级别分组为 2 或 3，PSA 10～20ng/ml）或 Gleason 分级 7 分。中危组又分为预后良好中危组和预后不良中危组。

（1）预后良好中危组：符合以下所有特征：有 1 个中危因素；级别分组为 1 或 2；<50% 活检针阳性。如预期生存时间不超过 10 年，推荐随诊观察，或选择外照射治疗或单纯近距离放疗；如

预期生存时间超过 10 年，推荐积极监测，或选择外照射治疗或单纯近距离放疗，或选择根治性前列腺切除±盆腔淋巴结清扫术。

（2）预后不良中危组：符合以下至少 1 项特征：有 2 或 3 个中危因素；级别分组为 3；≥50% 活检针阳性。如预期生存时间不超过 10 年，推荐观察，或选择外照射治疗 + 近距离治疗 ± 短程 去势治疗，或选择外照射治疗 ± 短程去势治疗；如预期生存时间超过 10 年，选择根治性前列腺切除 ± 盆腔淋巴结清扫术，或外照射治疗 + 近距离治疗 ± 短程去势治疗，或选择外照射治疗 ± 短程 去势治疗。

4. 高危组　无极高危组特征且至少存在以下 1 项高危特征：T_{3a}；级别分组为 4 或 5；PSA > 20ng/ml。如预期生存时间不超过 5 年且无症状的患者，可选择观察或去势治疗或前列腺外照射 治疗；如预期生存时间超过 5 年或有症状的患者，推荐选择外照射治疗 + 长程去势治疗，或选择 外照射治疗 + 近距离放疗 + 长程去势治疗，或选择根治性前列腺切除 + 盆腔淋巴结清扫术。

5. 极高危组　至少存在以下 1 项：T_{3b} 和 T_4；主要 Gleason 分级为 5；存在 2 或 3 项高危特征； > 4 针级别分组为 4 或 5。如预期生存时间不超过 5 年且无症状的患者，可选择观察，或去势治 疗，或前列腺外照射治疗；如预期生存时间超过 5 年或有症状的患者，推荐选择外照射治疗 + 长 程去势治疗 ± 多西他赛化疗，或选择外照射治疗 + 近距离放疗 + 长程去势治疗，或选择根治性前 列腺切除 + 盆腔淋巴结清扫术。

6. 辅助治疗　对于根治性前列腺切除的患者，如果切缘阳性，建议补充放疗。如果发现盆 腔淋巴结转移，可放疗联合内分泌治疗或单独行内分泌治疗。

（二）晚期前列腺癌的治疗

晚期前列腺癌的治疗分为区域淋巴结转移风险组和远处转移风险组。区域淋巴结转移风险 组：任何 TN_1M_0；远处转移风险组：任何 T 任何 NM_1。晚期前列腺癌的治疗以内分泌治疗为主， 睾丸去势可选择手术或药物方法，同时应用抗雄激素治疗。激素非依赖的晚期前列腺癌，若无化 疗禁忌证，可予以化疗。骨转移患者可应用地诺单抗（首选）或唑来酸盐治疗，对伴有疼痛的骨 转移灶行姑息性放疗。去势疗法可选择双侧睾丸切除手术或药物去势，是前列腺癌内分泌治疗 的首选方法。手术的优点是简单、起效快，但许多中年患者不愿手术而选择药物治疗，常用药物 有戈舍瑞林等。去势治疗的不良反应包括阳痿、性欲丧失以及因雄激素水平下降而产生的皮肤 潮红、肌肉萎缩、疲劳、男性乳腺发育和骨质疏松等。

1. 抗雄激素药物治疗　常用非类固醇抗雄激素药物如氟他胺等，推荐剂量为 250mg/d，3 次 /d。

2. 联合雄激素阻断疗法　最常用的联合阻断方法为去势治疗联合抗雄激素药物。

（三）放射治疗

1. 治疗原则　前列腺癌的放射治疗包括外照射、近距离治疗和质子治疗，目前应用最为广 泛的是外照射、近距离治疗或外照射 + 近距离治疗。外照射治疗若有条件，推荐选用 IGRT 和 IMRT 治疗，其中 IMRT 已成为目前前列腺癌的主流放疗技术，无条件的单位也可应用 3D-CRT 技术。

2. 放疗流程

（1）定位：患者仰卧于平板床，应用热塑性塑料体模或真空泡沫袋进行体位固定，以便重复 定位。CT 扫描的层厚≤3mm，扫描范围从髂骨嵴上方至会阴部下方。

（2）靶区勾画：前列腺癌常为多灶性且易侵犯两叶，GTV 较难辨别，因而难以单独勾画，常 直接勾画 CTV。有研究者应用功能影像检查区分 GTV 的范围，但目前尚处于探索中。

临床靶区（CTV）包括前列腺、有或无精囊及有或无盆腔淋巴结，勾画范围取决于患者的危 险指数（低危、中危和高危）。低危者仅包括前列腺，中危者需包括前列腺和精囊，高危者需要包 括前列腺及可见的包膜外侵犯病灶、精囊以及盆腔淋巴结。

计划靶区（PTV）需要考虑所有的影响靶区位置的不确定因素，如患者的摆位误差、治疗期间直肠和膀胱充盈状况的不同以及呼吸运动导致的器官运动等。因此,PTV 在 CTV 的基础上外放 1.0～1.5cm,但后方有直肠,为减少直肠照射剂量和并发症,后方仅外放 0.5cm。如果是在影像引导下进行的 IMRT,则可以参照 Fox Chase 癌症中心的边界标准:后方外放 0.5cm,其他方向外放 0.8cm。

建议靶区勾画采用 MRI 和 CT 融合技术,单用 CT 图像由于软组织辨别能力的不足将会导致前列腺的勾画体积偏大约 30%～40%。

危及器官的勾画:膀胱、直肠、双侧股骨头、阴茎球部、皮肤和小肠。直肠的勾画从坐骨结节至其上方 11cm 或至空虚状况下的乙状结肠弯曲处。膀胱的全部轮廓均需要勾画。建议膀胱的充盈状况为半充盈,这样可以显著降低膀胱的受照剂量。

(3)放疗计划设计:前列腺癌的 IMRT 剂量取决于患者的危险指数。低危者前列腺接受 75.6～79.2Gy 的照射,中危者和高危者前列腺和精囊需接受 81Gy 的照射,高危或极高危者盆腔淋巴结引流区需 50～54Gy 的照射,影像学诊断转移的淋巴结放疗剂量不低于 70Gy。目前,已有随机对照临床研究显示:基于图像引导的 IMRT 技术下大分割照射(2.4～4Gy/ 次,4～6 周)与常规分割的 IMRT 照射相比,疗效相近而毒副作用并未增加;单次剂量高达 6.5Gy 的大分割照射亦在进一步探讨中。

危及器官的耐受剂量见表 3-5-3。另外,超过 15cm³ 的直肠体积接受处方剂量以及整个直肠被等中心剂量的 50% 等剂量线包绕时,直肠出血概率增加(图 3-5-6/ 文末彩色插图 3-5-6)。

表 3-5-3　危及器官的耐受剂量

器官	限量
膀胱	50% 体积＜60Gy、25% 体积＜70Gy
直肠	50% 体积＜60Gy、25% 体积＜70Gy
股骨头	10% 体积＜50Gy
阴茎球部	平均剂量≤52.5Gy

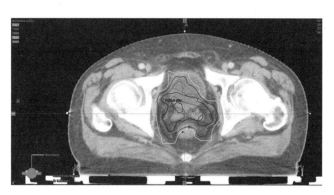

图 3-5-6　前列腺癌 IMRT 剂量分布图

(4)验证:在治疗前先完成剂量学验证,然后用 EPID 或 CBCT 进行误差验证,均需达到治疗要求。

(5)治疗实施:膀胱的充盈状况在 CT 扫描以及每天放疗时应尽可能保持一致。推荐进行图像引导或自适应放疗技术。

(6)近距离治疗:近距离治疗包括后装治疗和永久性粒子植入治疗,可作为单一的治疗手段应用于低危组的患者,也可与外照射联合用于中危组的患者。通常认为,高危组的患者不应该采用后装治疗。后装治疗常用放射源为铱 -192,永久性粒子植入采用的是碘 -125。接受单纯近距离治疗者一般应同时满足下面 3 个条件：①临床分期为 $T_1 \sim T_{2a}$，孤立结节≤2cm；② Gleason 评分≤6；③ PSA≤10μg/L。

（7）质子治疗：质子因其独特的物理学特性而应用于前列腺癌的治疗，IMPT 减少周围正常组织器官的照射剂量的同时能够提高前列腺癌的局部剂量，具有较好的临床疗效。

第四节 睾丸恶性肿瘤

一、概　述

睾丸肿瘤（testicular tumor）是泌尿生殖系统比较少见的恶性肿瘤，约占 3%～9%，好发于青壮年。绝大多数睾丸肿瘤发生于阴囊内睾丸，也可发生于异位睾丸，如盆腔隐睾或腹股沟隐睾，隐睾患者发生睾丸肿瘤的概率是正常男子的 35 倍。精原细胞瘤约占睾丸肿瘤的 60%～80%，多见于患有不育症的成年人。放射治疗是睾丸精原细胞瘤重要的治疗手段，Ⅰ期精原细胞瘤的 5 年无病生存率可达 95% 以上，胚胎癌和畸胎瘤治愈率也可达 50% 左右。

（一）睾丸的解剖

睾丸是一对稍扁的卵圆形器官，具有产生精子和男性激素的功能。正常睾丸大小约为 4cm×3cm×2.5cm，从后腹膜生殖嵴位置通过腹股沟管下降至阴囊。睾丸被膜有三层，包括睾丸鞘膜、白膜和血管膜，睾丸上极为附睾。致密的白膜对睾丸肿瘤的生长有一定的限制作用，肿瘤很少穿透白膜侵及阴囊皮肤。

（二）淋巴引流

睾丸的淋巴网分为深、浅两层，深层淋巴网来自睾丸实质和附睾，沿着精索上行达腹膜后，顺着腰大肌上行至第 4 腰椎水平，跨过输尿管后再分支向上，向内进入腹主动脉旁和下腔静脉旁淋巴结（图 3-5-7）。两侧睾丸的淋巴引流均终止于下腔静脉外侧或前方及下腔静脉与腹主动脉之间。腹膜后淋巴结可通过乳糜池及胸导管到纵隔和左锁骨上淋巴结。右侧睾丸的集合淋巴结汇入下腔静脉前的淋巴结、下腔静脉外侧淋巴结及下腔静脉后淋巴结。右侧睾丸肿瘤累及阴囊皮肤或腹膜后淋巴结有梗阻时，肿瘤细胞可逆行至腹股沟。因阴囊皮肤和睾丸鞘膜的淋巴引流汇集于腹股沟淋巴结，因此可出现此组淋巴结的肿大，但是比较少见。左侧睾丸的集合淋巴结主要汇入腹主动脉旁淋巴结。睾丸恶性肿瘤的第一站淋巴结转移为腹主动脉旁淋巴结。腹股沟淋巴结转移极少见，腹膜后淋巴结广泛转移引起梗阻时，可导致淋巴逆流至腹股沟。

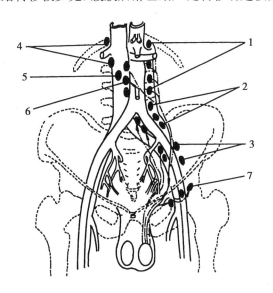

图 3-5-7　睾丸的淋巴引流

1. 腹主动脉旁淋巴结；2. 髂总动脉旁淋巴结；3. 髂外淋巴结；4. 下腔静脉旁淋巴结；5. 下腔静脉前淋巴结；6. 下腔静脉腹主动脉间淋巴结；7. 腹股沟淋巴结。

二、病　　理

95%的睾丸肿瘤为恶性肿瘤。睾丸肿瘤病理类型分成两大类，一是生殖细胞瘤（germ cell tumor，GCT），二是非生殖细胞瘤（non-germinal cell tumor）。睾丸生殖细胞瘤又分为精原细胞瘤和非精原细胞瘤。其中，精原细胞瘤约占 GCT 的 50%，可分为经典型、间变型和精母细胞型。非精原细胞瘤型生殖细胞瘤（NSGCT）也约占 GCT 的 50%，包括胚胎癌、绒癌、内胚窦癌和畸胎瘤等。非生殖细胞肿瘤包括性腺基质肿瘤、生殖细胞和基质瘤、附件和睾丸旁肿瘤、淋巴瘤及其他类癌等。

三、临 床 表 现

（一）症状

睾丸恶性肿瘤的症状和体征与睾丸肿瘤的部位有关，隐睾则表现为阴囊内无睾丸，肿瘤位于腹股沟或盆腔内。盆腔内肿瘤因位置较深，早期不易被发现。临床上常见的症状如下。

1. 阴囊无痛性肿块　质地较硬，大小可从几毫米至十几厘米。大部分伴有睾丸的疼痛和沉重感及阴囊、下腹部或腹股沟牵拉感。有时，有类似睾丸炎的阴囊疼痛，特别是经抗感染治疗无效时应高度警惕；有时，伴有腰痛、尿路刺激症状及下肢水肿。

2. 转移症状　晚期睾丸恶性肿瘤可出现血行转移，以肺转移最多见。转移到各部位会引起相应的症状，如背痛、腰痛、腹腔内肿块和锁骨上淋巴结肿大等。

（二）体征

检查睾丸时，要用双手同时检查，两侧对照，对比大小、重量和质地，手法要轻柔。

1. 睾丸肿大，早期肿瘤表面光滑，晚期可有结节，与阴囊粘连。

2. 睾丸坚实沉重感，较沉重的为患侧。

3. 透照试验不透光。

4. 隐睾者肿块多在腹股沟处或腹部盆腔；有些患者直接因转移部位的肿块而就诊，应注意阴囊的检查。

四、诊断与鉴别诊断

睾丸肿瘤的诊断包括详细的病史询问，包括腹股沟、阴囊手术史以及睾丸下降史等。

（一）诊断

1. 局部检查　一旦发现阴囊无痛性肿块、睾丸沉痛或隐睾的患者在下腹部或腹股沟发现肿块时，应警惕肿瘤。检查应轻巧，防止过分挤压。肿块局部不能穿刺、活体组织检查和部分切除，以防肿瘤的加速生长和扩散。

2. 手术并送检病理　确定睾丸肿瘤后，应行经腹股沟高位睾丸切除术，术后病理检查是确诊依据，以利进一步指导治疗。

3. 胸部 CT 检查　由于非精原细胞瘤常较早发生肺部转移，建议常规胸部 CT 平扫，注意肺部有无小结节和纵隔内有无肿大淋巴结。X 射线胸片常易漏诊肺部小结节影。

4. 腹部超声及 CT 检查　B 超及 CT 检查可确定腹膜后淋巴结及肝脏是否转移。CT 扫描检查应从耻骨联合至剑突水平，即包括全部腹、盆腔。转移的淋巴结可表现为单个或多个密集的结节影，也可见脊椎前融合成团的软组织影。

5. 血清学检查　血清中绒毛膜促性腺激素（HCG）、甲胎蛋白（AFP）和乳酸脱氢酶（LDH）的测定在睾丸肿瘤的诊断、治疗、估计预后和随访中起着非常重要的作用。绒毛膜上皮癌患者的 HCG 滴度增高，随治疗病情好转而下降或恢复正常。恶性畸胎瘤和胚胎癌患者的 AFP 增高，也随治疗病情而变化，而单纯的精原细胞瘤甲胎蛋白为阴性。LDH 水平是睾丸生殖细胞瘤的重要预后因素。血清 LDH 浓度的增高反映了肿瘤负荷和细胞增殖能力。所有的患者均应行上述血清学指标的检查。

（二）鉴别诊断

睾丸肿瘤要与以下几种疾病，如睾丸炎、附睾炎、睾丸及附睾结核、外伤后阴囊积血、鞘膜积液、积液囊肿及精索静脉曲张等相鉴别。

五、分期和分级

（一）分期

睾丸恶性肿瘤的分期采用 AJCC 于 2017 年制定的 TNM 分期。临床分期如表 3-5-4。

1. 原发肿瘤（T）

（1）临床 T（cT）

cT_x　原发肿瘤无法评估

cT_0　无原发肿瘤的证据

cT_{is}　原位生殖细胞肿瘤

cT_4　肿瘤侵犯阴囊或不伴血管／淋巴管浸润

注：除了 T_{is}（通过活检确诊）和 T_4，原发肿瘤的范围根据根治性睾丸切除术来分类。

（2）病理 T（pT）

pT_x　原发肿瘤无法评估

pT_0　无原发肿瘤的证据

pT_{is}　原位生殖细胞肿瘤

pT_1^*　肿瘤局限于睾丸内（包括睾丸网侵犯），不伴血管和淋巴管浸润

　　pT_{1a}　肿瘤 $<3cm$

　　pT_{1b}　肿瘤 $\geqslant3cm$

pT_2　肿瘤局限于睾丸内（包括睾丸网侵犯），伴血管和淋巴管浸润或肿瘤侵犯门部软组织或附睾或穿透白膜，伴或不伴淋巴血管浸润

pT_3　肿瘤直接侵犯精索软组织，伴或不伴血管和淋巴管浸润

pT_4　肿瘤侵犯阴囊，伴或不伴血管和淋巴管浸润

*pT_1 的亚分类仅适用于纯精原细胞瘤。

2. 区域淋巴结（N）

（1）临床 N（cN）

cN_x　区域淋巴结无法评估

cN_0　无区域淋巴结转移

cN_1　单个淋巴结转移，最大直径 $\leqslant2cm$；或多个淋巴结转移，没有任何一个淋巴结最大直径 $>2cm$

cN_2　单个淋巴结转移，最大直径 $>2cm$ 但 $\leqslant5cm$；或多个淋巴结转移，其中至少有一个淋巴结的最大直径 $>2cm$，但都 $\leqslant5cm$

cN_3　存在最大直径 $>5cm$ 的转移淋巴结

（2）病理 N（pN）

pN_x　淋巴结无法评估

pN_0　无区域淋巴结转移

pN_1　单个转移淋巴结最大直径 $\leqslant2cm$ 且转移淋巴结的个数 $\leqslant5$ 个（没有任何一个淋巴结的最大直径超过 2cm）

pN_2　单个淋巴结转移，最大直径 $>2cm$ 但 $\leqslant5cm$；或转移淋巴结的个数 $\leqslant5$ 个（没有任何一个

淋巴结的最大直径超过5cm）；或有淋巴结包膜外浸润的证据

pN_3　存在最大直径>5cm的转移淋巴结

3. 远处转移（M）

M_0　无远处转移

M_1　有远处转移

　　M_{1a}　有腹膜后以外的淋巴结转移或肺转移

　　M_{1b}　有肺以外其他部位的远处转移

表3-5-4　睾丸恶性肿瘤的临床分期

分期	T	N	M	血清肿瘤抗原
0	pT_{is}	N_0	M_0	S_0
I	$pT_{1\sim4}$	N_0	M_0	S_x
I_A	pT_1	N_0	M_0	S_0
I_B	pT_2	N_0	M_0	S_0
	pT_3	N_0	M_0	S_0
	pT_4	N_0	M_0	S_0
I_S	任何 pT/T_x	N_0	M_0	$S_{1\sim3}$
II	任何 pT/T_x	$N_{1\sim3}$	M_0	S_x
II_A	任何 pT/T_x	N_1	M_0	S_0
	任何 pT/T_x	N_1	M_0	S_1
II_B	任何 pT/T_x	N_2	M_0	S_0
	任何 pT/T_x	N_2	M_0	S_1
II_C	任何 pT/T_x	N_3	M_0	S_0
	任何 pT/T_x	N_3	M_0	S_1
III	任何 pT/T_x	任何 N	M_1	S_x
III_A	任何 pT/T_x	任何 N	M_{1a}	S_0
	任何 pT/T_x	任何 N	M_{1a}	S_1
III_B	任何 pT/T_x	$N_{1\sim3}$	M_0	S_2
	任何 pT/T_x	任何 N	M_{1a}	S_2
III_C	任何 pT/T_x	$N_{1\sim3}$	M_0	S_3
	任何 T	任何 N	M_{1a}	S_3
	任何 T	任何 N	M_{1b}	任何 S

（二）分级

　　睾丸恶性肿瘤可根据血清肿瘤抗原分级（表3-5-5）以及睾丸生殖细胞瘤的危险度分类如下（表3-5-6）。

表3-5-5　血清肿瘤抗原分级

级别	血清学标志物
S_x	血清学标志物未评估
S_0	血清学标志物水平正常
S_1	LDH<1.5倍正常值上限水平，和HCG<5 000mIU/ml，AFP<1 000ng/ml
S_2	LDH在1.5~10倍正常值上限水平，或5 000mIU/ml≤HCG≤50 000mIU/ml，或1 000ng/ml≤AFP≤10 000ng/ml
S_3	LDH>10倍正常值上限水平，或HCG>50 000mIU/ml，或AFP>10 000ng/ml

表 3-5-6　睾丸生殖细胞瘤危险度分类

危险级别	精原细胞瘤	非精原细胞瘤
低危组	任何部位原发，未发现肺以外的其他内脏器官转移，任何水平 HCG 和 LDH，AFP 正常	睾丸或腹膜后原发肿瘤，无肺以外其他内脏器官转移，AFP < 1 000ng/ml，HCG < 5 000mIU/ml，LDH < 1.5 倍正常值上限
中危组	有肺以外的其他内脏器官转移，任何水平 HCG 和 LDH，AFP 正常	睾丸或腹膜后原发肿瘤，无肺以外其他内脏器官转移，血清肿瘤标志物中任何一项达到下列值：AFP：1 000～10 000ng/ml 或 HCG：5 000～50 000mIU/ml 或 LDH：1.5～10 倍正常值上限水平
高危组	无	纵隔原发肿瘤，或发现肺以外其他内脏器官转移，或任何一项肿瘤标志物达到以下水平：肝、骨和脑 AFP≥10 000ng/ml，HCG≥50 000mIU/ml，LDH≥10 倍正常值上限

六、治　疗

睾丸肿瘤无论哪一种类型，首先应行经腹股沟高位睾丸摘除术（一般不做术前活检），然后根据病理类型及临床分期制定治疗方案。睾丸恶性肿瘤术后应选择辅以放疗或化疗，或放化疗结合，单纯手术容易复发。

（一）精原细胞瘤的治疗

其治疗主要取决于肿瘤的临床分期，放射治疗是 I 期和 II$_A$～II$_B$ 期的标准治疗，II$_C$ 和 III 期以化疗为主要治疗手段。

1. I 期患者术后可选择主动监测、放射治疗或短程单药卡铂化疗，术后放疗应照射腹主动脉旁淋巴结区域，剂量 20Gy 或 25.5Gy。

2. 由于很少出现纵隔复发，所以无须给予纵隔预防照射。

3. 既往有睾丸下降不全、盆腔手术、腹股沟区和阴囊手术的患者不适合单纯腹主动脉旁照射，应考虑加照同侧髂血管旁及腹股沟淋巴结区域。

4. T$_1$ 或 T$_2$ 患者约 15%～20% 出现复发，加之低剂量放疗的并发症很少，除非患者有很高的放疗并发症的风险，通常不建议对 I 期的精原细胞瘤患者术后仅进行观察随诊。

5. II$_A$ 期患者可选择放疗或化疗，II$_B$ 期患者推荐行化疗，或选择放疗（体积≤3cm 的病灶）；放疗应对腹主动脉旁淋巴结、同侧髂总淋巴结及髂外淋巴结进行照射（即"狗腿野"），II$_A$ 期放疗剂量 30Gy，II$_B$ 期 36Gy。与 I 期的患者相同，无须给予纵隔预防照射。

6. 如果患者合并马蹄肾，不予放疗，改用全身化疗，方案参照低危组的方案。

II$_C$ 期应给予全身化疗，采用标准的低危组化疗方案。III 期的患者以及原发肿瘤位于睾丸以外部位的，如位于纵隔，应根据疾病风险选用标准的化疗方案（除 III$_C$ 期中伴有非肺的内脏转移者为中危组外，其余均为低危组）。低危组患者应给予 EP 方案化疗 4 个周期或 BEP 方案 3 个周期；中危组患者推荐给予 BEP 方案化疗 4 个周期，或选择 VIP 方案化疗 4 个周期。化疗后复查 CT，若无肿块残存可进行观察，若有残存建议 PET-CT 检查，若 PET-CT 阴性则予观察，阳性可考虑手术或挽救性化疗或放疗。若无条件行 PET-CT，CT 残存肿块 >3cm 者可选择手术、放疗或观察，若≤3cm，可进行观察；若复查 CT 发现肿瘤进展，则行挽救治疗。

对于 I 期、II$_A$ 期和 II$_B$ 期治疗后复发的患者应根据其风险状态，给予标准方案的化疗。对低危组的患者，目前标准的化疗方案包括 4 个周期的 EP 或 3 个周期的 BEP。对于有巨大的淋巴结肿块（≥5cm）的患者，如果化疗后肿块仍大于 3cm，可行手术切除、局部放疗或观察随诊。复发患者参加临床试验亦为二线治疗的一种选择。

7. 放射治疗的流程

（1）定位：患者仰卧，双手抱肘于额上或置于身体两侧，采用热塑体模或真空体模固定，进行增强 CT 扫描,扫描范围自肝脏上缘至坐骨结节下 5cm,层厚 5～8mm 均可。

（2）靶区勾画：Ⅰ期术后放疗靶区为腹主动脉旁淋巴结区域；Ⅱ期术后放疗靶区为腹主动脉旁淋巴结和同侧髂血管淋巴结区域,以及肿瘤瘤床部位。

（3）放疗计划设计：现在放射治疗较以往选择更小的射野和更低的剂量,达到更好的疗效及更低的毒副作用。术后放疗应在伤口愈合后尽早开始。

腹主动脉旁淋巴结区域行 AP-PA 野放射治疗,剂量 20～25.6Gy,上界为 T_{11} 上缘,下界为 L_5 下缘。经典"狗腿野"（图 3-5-8/ 文末彩色插图 3-5-8）的上界位于 T_{10} 下缘,两侧在体中线各旁开 4～5cm,健侧在 L_5 下缘至闭孔内缘垂线与耻骨联合上 2cm 交点之连线,患侧向下延伸至 L_4 下缘与髋臼外缘连线,然后,双侧沿闭孔内缘或髋臼外缘垂直向下,下界至闭孔下缘。腹主动脉旁照射野的上界位于 T_{10} 下缘,两侧在体中线各旁开 4～5cm,下界至 L_5 下缘。

（4）验证：在治疗前用 EPID 或 CBCT 来进行摆位误差验证,需达到治疗要求。

（5）治疗实施：建议在空腹状态下进行放疗,以减少胃肠道副作用。

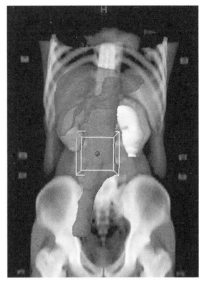

图 3-5-8　睾丸精原细胞瘤腹主动脉旁和盆腔靶区示意图

（二）非精原细胞瘤的治疗

非精原细胞瘤在睾丸切除术后酌情选择观察、化疗和腹膜后淋巴结清扫术（RPLND）。I_A 期 NSGCT 的治疗包括监测、保留神经的腹膜后淋巴结清扫术或化疗。患者如果选择监测,则需每 3 个月复查腹盆腔 CT 及胸部 X 线检查至 2 年,不能密切随诊的患者应做 RPLND。$Ⅱ_B$ 期首先考虑神经保留性腹膜后淋巴结清扫术；或者可考虑 2 个周期 BEP 方案化疗；以及 T_2 可考虑观察。但是,对于有血管侵犯的 T_2 患者,由于有 50% 的复发概率,不推荐观察随诊。标准化疗方案为 3 个周期 BEP 或 4 个周期 EP,由于该类患者通常有原地播散,因此,全身化疗比腹膜后淋巴结清扫术更可取。

$Ⅱ_A$ 期患者的治疗取决于血清肿瘤标志物,如睾丸肿瘤切除术后肿瘤标志物阴性,可以选择化疗或腹膜后淋巴结清扫术；如肿瘤标志物持续升高,应给予全身化疗。对于有多灶性病变的患者,应给予全身化疗。$Ⅱ_B$ 期的治疗取决于血清肿瘤标志物和影像检查结果。如果肿瘤标志物阴性,影像检查发现肿块局限,可行腹膜后淋巴结清扫术并给予辅助化疗,或仅给予化疗。如果肿瘤不仅仅局限于上述区域,应给予全身化疗。对于 $Ⅱ_A$ 期和 $Ⅱ_B$ 期的患者,化疗后肿瘤标志物阴性,但是仍有残存病变,应行腹膜后淋巴结清扫术。$Ⅱ_C$ 期或Ⅲ期的患者根据其疾病的危险状态选择化疗方案。低危组采用 4 个周期 EP 或 3 个周期 BEP 化疗；中高危组采用 4 个周期 BEP 化疗或 4 个周期 VIP 化疗。

（姜　新　杨坤禹）

第六章　女性生殖系统肿瘤

宫颈癌、子宫内膜癌、卵巢癌、外阴癌等是常见的女性生殖系统恶性肿瘤。手术、放疗和化疗是其主要的治疗方法。根据治疗目的不同，放疗分为根治性放疗、术后辅助放疗和姑息放疗。根据治疗方式的不同，放疗分为外照射放疗和近距离放疗。外照射放疗技术包括常规外照射技术、三维适形放疗和调强放疗技术。近距离放疗包括二维腔内近距离治疗及三维腔内和组织间近距离治疗。现代放疗技术的发展使放疗成为女性生殖系统恶性肿瘤治疗中不可缺少的手段。

第一节　宫　颈　癌

一、概　　述

宫颈癌（cervical cancer）是常见的恶性肿瘤，2020 年的全球癌症统计数据显示，全球宫颈癌的年发病人数为 60.4 万，年死亡人数为 34.1 万，发病和死亡多在中低收入国家。根据国家癌症中心统计，2018 年我国宫颈癌年发病人数是 9.89 万，发病率在我国女性生殖系统恶性肿瘤中居首位，高发年龄为 45～59 岁，其次为 30～44 岁。

宫颈癌的病因主要是高危型人乳头状瘤病毒（human papilloma virus，HPV）的持续感染。70%的宫颈癌由 HPV16 和 HPV18 两种亚型感染所引起。初次性活动四年内，50% 的妇女会感染HPV，25～35 岁是峰值年龄，HPV 感染通常没有任何症状，无法被自己察觉。虽然 HPV 感染率高，但并不是感染了 HPV 就一定会发展成宫颈癌，仅 5%～15% 的 HPV 感染会发展为宫颈不典型增生。只有高危型 HPV 的持续感染，才可能会进展为恶性病变。HPV 持续感染是指间隔一年以上的时间连续两次检测出同一高危型的 HPV。HPV 持续感染演变到宫颈癌的过程有时可长达 15～20 年。

2006 年后 HPV 疫苗陆续在全球多个国家和地区上市，已有大量数据显示疫苗可预防 HPV感染和高级别宫颈瘤变。适合接种 HPV 疫苗的年龄在各个国家或者同一国家的不同机构的建议都不一样，全球范围内是 9～45 岁。接种过 HPV 疫苗依然要定期做宫颈癌筛查，因为有些HPV 疫苗并不能预防所有高危型 HPV。我国于 2016 年批准 HPV 疫苗上市。随着 HPV 疫苗的应用和常规筛查的推广，相信宫颈癌的发病率会逐渐下降。2020 年，WHO 启动全球消除宫颈癌计划，即"90-70-90"目标：90% 的青少年女孩接受疫苗注射；70% 的妇女一生中接受至少两次的HPV 检测；发现宫颈病变后 90% 的妇女接受适合的治疗。如果上述目标能够达到，有望在一个世纪内，全球消除宫颈癌，即每十万人的宫颈癌发生人数小于 4。

宫颈癌的发生是一个漫长的过程，在进展为侵袭性病变之前，宫颈上皮经历不典型增生的过程。宫颈上皮内瘤变（cervical intraepithelial neoplasia，CIN）是与宫颈浸润癌密切相关的一组宫颈上皮不典型增生过程，它反映了宫颈癌发生发展中的连续过程。低级别不典型增生（CIN1）局限于基底 1/3 的上皮，大部分低级别病变在 24 个月内退缩回正常组织。基底部全部受累为 CIN3或 CIS（宫颈原位癌，carcinoma *in situ*），CIS 进展为侵袭性癌的概率是 12%～22%。宫颈癌筛查技术已经相当成熟,30 岁以后定期宫颈癌筛查对于已经有性生活或 HPV 感染的女性是非常重要的。

宫颈癌的主要治疗方式是手术和放疗,总体 5 年生存率可达 67%。影响宫颈癌预后的因素很多。肿瘤因素包括分期、肿瘤大小、病理类型和级别。患者因素包括一般情况、贫血状态及合并症。治疗决策和方法也是影响预后的重要因素。早期宫颈癌预后很好,经过手术或放射治疗,Ⅰ期宫颈癌的 5 年生存率可达 85% 以上,Ⅱ$_{A1}$ 期在 70% 左右,Ⅱ$_{A2}$ 期在 50% 左右。局部进展期(Ⅱ$_B$ 期和Ⅲ期)宫颈癌的 5 年生存率只有 50%～70%,Ⅳ期为 10%～20%。

二、病 理

(一)大体分型

宫颈癌根据浸润扩散深度可以分为原位癌、微小浸润癌和浸润癌。镜下早期浸润癌及极早期宫颈浸润癌肉眼观察常无明显异常,或类似宫颈糜烂。随着病变发展,可分为以下四种类型:

1. 外生型 最常见,癌灶向外生长呈乳头状或菜花样,组织糟脆,触之易出血。癌瘤体积较大,常累及阴道穹窿。

2. 内生型 癌灶向宫颈深部组织浸润,宫颈表面光滑或仅有轻度糜烂,宫颈扩张、肥大、变硬呈桶状,常累及宫旁组织。

3. 溃疡型 上述两型癌组织继续发展,合并感染坏死,脱落后形成溃疡或空洞,似火山口状。

4. 颈管型 指癌灶发生于宫颈管内,常侵入宫颈及子宫下段供血层或转移至盆腔淋巴结。

(二)组织学分类

1. 鳞状细胞癌 占 80%～85%。包括疣状鳞癌、乳头状鳞癌、淋巴上皮瘤样癌等。

(1)原位鳞癌:是侵袭性癌的前期病变,宫颈上皮全层不典型增生,宫颈腺体可能受累,没有突破基底膜。

(2)微小浸润性鳞癌:在大量瘤样不典型增生的基础上有小的巢状细胞突入基底膜或侵入腺上皮。

(3)浸润性鳞癌:有 1/3 的原位鳞癌会发展为浸润癌(或称侵袭性癌)。大部分侵袭性癌的发病年龄超过 40 岁,99% 有 HPV 感染。侵袭性癌容易出现淋巴血管间隙侵犯。

2. 腺癌 占 15%～20%。包括乳头状腺癌、宫颈子宫内膜样腺癌、透明细胞癌和浆液性乳头状腺癌等,通常 HPV18 感染较多见。

3. 腺鳞癌 占 3%～5%。癌组织中含有腺和鳞癌两种成分。腺鳞癌通常更具有侵袭性和转移性,常伴随脉管侵犯。

4. 其他 包括小细胞癌、神经内分泌癌、腺样基底细胞癌和未分化癌等。

(三)转移途径

宫颈癌以直接侵犯蔓延及淋巴转移为主,早期血行转移少见。

1. 直接蔓延 常见的蔓延途径有以下几种:

(1)宫颈癌向下可浸润至阴道穹窿及阴道壁。肿瘤也可沿阴道黏膜下的丰富淋巴管逆行播散,在远离原发癌的阴道上出现孤立的肿瘤结节。

(2)宫颈癌向上侵犯宫颈内口和子宫峡部,突破子宫峡部可向上蔓延至宫体。

(3)由于子宫旁组织疏松且富有淋巴管,一旦肿瘤穿破宫颈肌层到外膜,便沿着宫颈周围结缔组织扩展到盆腔内组织。肿瘤增大可压迫或侵犯输尿管,造成其梗阻而引起肾盂积水。

(4)晚期肿瘤向前可侵犯膀胱,向后可侵及直肠。由于膀胱三角区与宫颈及阴道前壁紧密相邻,容易受侵犯。

2. 淋巴转移 淋巴转移是宫颈癌最重要的转移途径。一般是由原发灶侵入附近的淋巴管形成瘤栓,随淋巴引流进入局部淋巴结并在淋巴管内扩散。宫颈癌的淋巴结转移一般是有规律的,跳跃转移少见。淋巴转移一级组包括宫旁、宫颈旁、闭孔、髂内、髂外、髂总和骶前淋巴结;二级组包括腹主动脉旁淋巴结和腹股沟深、浅淋巴结。晚期可转移到纵隔淋巴结和锁骨上淋巴结或全身其他淋巴结。

3.血行转移　早期少见，约占宫颈癌总数的4%。晚期常见的转移部位是肺、肝、骨和脑等。

三、临床表现

早期宫颈癌多无特异的症状和体征，或仅有类似宫颈炎的表现。阴道出血和白带增多是宫颈癌的主要症状。有症状的宫颈癌患者40%是局部进展期。

1.阴道出血　早期多为接触性出血（多发生在性生活或妇科检查后），晚期为不规则阴道流血。年轻患者可表现为经期延长、经量增多；老年患者表现为绝经后阴道不规则流血。一般外生型癌出血较早，量较多；内生型癌出血较晚。

2.白带增多　初期由于癌的存在刺激宫颈腺体分泌功能亢进，产生黏液性或浆液性白带；随病情进展，癌组织坏死脱落及继发感染，白带变混浊，如米汤样或血性，继发感染时呈脓性或伴特殊的臭味。

3.压迫症状　疼痛和盆腔下坠感是常见的压迫症状。产生疼痛主要是由于盆腔神经受到癌肿浸润或压迫所致。肿物压迫或侵犯输尿管引起肾盂积水，可有腰部钝痛；向盆壁蔓延，压迫血管或淋巴管造成循环障碍，可引起患侧下肢和外阴水肿；向前压迫或侵犯膀胱，可引起尿频、排尿困难、血尿；向后蔓延，压迫或侵犯直肠，则可出现里急后重、便血或排便困难等症。

4.转移症状　盆腔以外的淋巴结转移以腹主动脉旁淋巴结转移常见。肺转移者多数无症状，病灶增大时可出现胸痛、咳嗽等症状；骨转移者可出现相应部位的疼痛。

5.全身症状　早期无明显全身症状，晚期可出现贫血、恶病质等全身衰竭症状。

四、诊断与鉴别诊断

（一）诊断

根据病史、症状和详细的检查并进行宫颈活体组织检查可以确诊。

1.一般检查　除一般的系统查体了解身体各系统功能状况外，应仔细检查浅表淋巴结，尤其是锁骨上及腹股沟淋巴结。早期宫颈癌浅表淋巴结转移少见。检查时应注意正常妇女有时亦可触及腹股沟淋巴结。癌转移性淋巴结常表现为淋巴增大、质硬，进一步发展为多个淋巴结融合、粘连、固定。

2.妇科检查

（1）视诊：包括直接观察外阴和通过阴道窥器观察阴道和宫颈。观察外阴应注意外阴部有无结节或湿疣等病变。观察阴道要注意有无癌侵犯及浸润范围。对宫颈的观察要注意肿瘤的位置、范围、形状、体积及与周围组织的关系。

（2）触诊：先查外阴、阴道及宫颈，注意其质地，有无赘生物，记录病灶的部位、大小、浸润范围、深度，有无接触性出血。然后进行双合诊检查宫体的位置、大小、质地及活动度。之后进行三合诊检查宫旁组织及盆壁情况，了解有无增厚、肿块、结节及压痛等。

3.宫颈刮片细胞学检查　是发现早期宫颈癌的重要手段，婚后或有性生活的妇女均应常规做宫颈刮片细胞学检查。目前临床常用的检测方法有常规巴氏涂片和液基薄层细胞学检查等。

4.碘试验　正常宫颈阴道部鳞状上皮含丰富糖原，碘溶液涂染后呈棕色或深褐色，不能染色区说明该处上皮缺乏糖原，可为炎性或有其他病变区。在碘不着色区行活检，可提高诊断率。

5.阴道镜检查　若细胞学检查为巴氏分类Ⅲ级以上或TBS法发现鳞状上皮内病变者，应做阴道镜检查。

6.宫颈活组织病理检查　是诊断宫颈癌最可靠的依据。对宫颈细胞学、阴道镜检查可疑或阳性及对临床表现可疑宫颈癌或宫颈其他疾病且不易与宫颈癌鉴别时，均应进行活组织检查。

7. 宫颈锥切术 适用于宫颈刮片检查多次阳性而宫颈活检阴性者；或宫颈活检为原位癌需确诊者。可采用冷刀切除、环形电刀切除(LEEP)或冷凝电刀切除，切除组织应作连续病理切片检查。

8. 影像学检查 进行影像学检查有助于了解病灶局部侵犯和淋巴结转移情况，了解是否有远处转移。常规进行盆腔增强 MRI 和胸腹增强 CT。有条件的情况卜推荐进行 ^{18}FDG PET-CT 检查。盆腔 MRI 用于确定宫颈病变大小和侵犯范围及盆腔淋巴结转移与否，对放射治疗的照射野设计有很好的参考作用。腹部增强 CT 有利于判断腹腔淋巴结转移与否，发现肾盂及输尿管积水情况。胸部 CT 有利于判断是否有肺转移和纵隔淋巴结转移。PET-CT 用于全身肿瘤状况评估，可早期发现无症状的盆腔和腹主动脉旁淋巴结转移以及其他远处转移，对选择正确的治疗方式和正确设计放疗照射范围有益。肾血流图可了解是否有输尿管梗阻及肾排泄功能，用于化疗前评估。如果发现锁骨上或腹股沟淋巴结肿大，可进行局部超声检查，观察淋巴结大小、形态和血流情况。

9. 其他检查 肿瘤标志物 SCC(鳞状细胞癌抗原)、CA125、CA199 等的检测，可作为宫颈癌治疗前后的监测指标。

(二) 鉴别诊断

宫颈癌的诊断一般并不困难，但必须仔细询问病史和检查患者，应与有临床类似症状和体征的各种宫颈良性病变鉴别，主要依据是活组织病理检查。常需与宫颈糜烂、宫颈肥大、宫颈息肉、宫颈结核、妊娠期间的并发疾患、宫颈及子宫黏膜下肌瘤和宫颈乳头状瘤等疾病相鉴别。还应与宫颈其他恶性肿瘤相鉴别，包括原发性宫颈恶性黑色素瘤、肉瘤及淋巴瘤、转移性癌，应注意原发性宫颈癌可与子宫内膜癌并存。有一些宫颈内生性肿瘤，临床妇科检查不容易发现，需要结合患者临床症状，必要时进行 MRI 能更好地显示宫颈内肿瘤。

五、分 期

宫颈癌的分期采用国际妇产科联盟(International Federation of Gynecology and Obstetrics，FIGO)2018 年的分期标准。

(一) 临床分期

Ⅰ期 肿瘤严格局限于宫颈(扩展至宫体者不属于)

    Ⅰ$_A$期 只在显微镜下诊断，所测量的最大浸润深度≤5mm

        Ⅰ$_{A1}$期 所测量的间质浸润<3mm

        Ⅰ$_{A2}$期 所测量的间质浸润≥3mm，且≤5mm

    Ⅰ$_B$期 病变局限在宫颈，所测量的浸润≥5mm，临床前病灶>Ⅰ$_A$期

        Ⅰ$_{B1}$期 间质浸润≥5mm 但病灶最大径线<2cm

        Ⅰ$_{B2}$期 病灶最大径线≥2cm 但≤4cm

        Ⅰ$_{B3}$期 病灶最大径线>4cm

Ⅱ期 肿瘤浸润超出宫颈，但未达盆壁或未达阴道下 1/3

    Ⅱ$_A$期 无明显宫旁浸润

        Ⅱ$_{A1}$期 浸润癌最大径线<4cm

        Ⅱ$_{A2}$期 浸润癌最大径线≥4cm

    Ⅱ$_B$期 有明显宫旁浸润

Ⅲ期 肿瘤浸润达盆壁和 / 或阴道下 1/3 和 / 或引起肾盂积水或肾无功能，和 / 或盆腔和 / 或腹主动脉旁淋巴结转移

    Ⅲ$_A$期 阴道下 1/3 受累，宫旁浸润未达盆壁

    Ⅲ$_B$期 宫旁浸润达盆壁和 / 或引起肾盂积水或肾无功能

Ⅲ_C 期　盆腔和／或腹主动脉旁淋巴结转移

Ⅲ_{C1} 期　盆腔淋巴结转移

Ⅲ_{C2} 期　腹主动脉旁淋巴结转移

Ⅳ期　　肿瘤播散超出真骨盆或（活检证实）侵犯膀胱或直肠黏膜。泡状水肿不能分为Ⅳ期

Ⅳ_A 期　肿瘤侵及膀胱黏膜或直肠黏膜

Ⅳ_B 期　远处转移

（二）分期注意事项

1. 宫颈癌 FIGO 2018 分期较以前的临床分期有了较大的改进，主要是纳入了影像学检查，并结合术后病理，将影响预后明显的淋巴结转移情况纳入分期中，一旦有盆腔或腹膜后淋巴结转移均纳入Ⅲ期。影像学的评估标注为 R，手术病理评估标注为 P。

2. 判定膀胱或直肠黏膜受侵，须有活检和组织学检查证实。膀胱泡状水肿不列入Ⅳ期。

3. 无论有无静脉或淋巴等脉管浸润均不改变分期。目前认为脉管癌栓对预后有影响。

4. 在妇科检查确定具体期别有争议时，应定为较早期别。

六、治　疗

（一）综合治疗原则

多数宫颈癌治疗效果较好，首次治疗尤为关键。应根据临床分期、影像学资料、年龄和全身情况制定治疗决策。手术治疗和放射治疗是宫颈癌的主要治疗方法。化学治疗等作为综合治疗方案的一部分。

手术治疗主要用于Ⅰ_A～Ⅱ_{A1} 期相对早期的患者。对年轻的、有生育要求的高选择性患者，如病灶局限于宫颈、小于 2cm、无淋巴结转移且非特殊病理类型等高危因素，可进行保留子宫的宫颈根治术。对年轻鳞状细胞癌患者，有保留卵巢需求者，可手术保留卵巢；对年龄较大、体弱或伴心、肺、肝、肾等脏器疾病者不选择手术治疗。宫颈癌的经典术式是广泛子宫切除加盆腔淋巴结清扫术。早期无高危因素的宫颈癌患者术后局部控制率是 93%～95%，5 年存活率是 90% 以上。

对早期宫颈癌患者，选择单纯根治性手术与单纯根治性放射治疗，两者疗效相近。术后有高危因素的患者还需要术后给予放疗或放化疗。Ⅰ_{B3} 期、Ⅱ_{A2} 期以及Ⅱ_B～Ⅳ期患者以放射治疗和同步化疗为主，尤其是Ⅱ_B～Ⅳ_A 期宫颈癌应以放疗和同步化疗作为首选治疗。同步放化疗已成为中晚期宫颈癌治疗的标准模式，顺铂是宫颈癌同步放化疗的主要药物。化学治疗主要用于放射治疗的同步增敏治疗，可作为手术或放射治疗的辅助治疗，也可以作为复发和全身转移患者的主要治疗。常用抗肿瘤药物有顺铂、卡铂、紫杉醇等。

影响宫颈癌预后的因素包括：①肿瘤大小、体积和手术切缘状况；②临床分期；③淋巴结转移情况；④淋巴血管间隙受累情况；⑤乏氧和贫血；⑥组织病理情况；⑦治疗方法的决策。

（二）放射治疗

1. 宫颈癌放疗的概述　放射治疗是宫颈癌的主要治疗手段之一，已经有超过百年的历史。宫颈癌患者可以接受根治性放疗，也可以作为比较早期患者手术后的辅助治疗，或者对复发转移后的患者进行放疗。由于肿瘤的种类不同，或同类肿瘤在不同个体的表现不同，以及每位患者对放射治疗的反应性不同，必须在总体治疗原则的指导下实施个体化治疗。

从 20 世纪 20 年代起，宫颈癌的腔内放疗主要应用镭源进行治疗，临床治疗实践中研究发展产生了许多剂量学系统，比较著名的有斯德哥尔摩系统、巴黎系统、曼彻斯特系统和氟莱彻系统等。其中曼彻斯特系统确定的以 A 点、B 点为参考点的剂量学系统仍是目前宫颈癌腔内放疗的主要剂量系统。20 世纪 80 年代初，开始应用以 ^{192}Ir 为代表的高剂量率（HDR）步进源后装治疗机治疗宫颈癌。这使得治疗时间大幅缩短，并可以重建施源器和危及器官参考点的空间位置，应用治疗计划设计，通过改变放射源驻留点的时间优化剂量分布，以满足临床需求。1985 年，

ICRU 发表了针对宫颈癌近距离治疗的 38 号报告，对宫颈癌治疗中的临床状态，包括治疗技术、时间剂量模式、治疗处方等均有详细规定，规范了治疗的剂量学系统。以 ^{192}Ir 为代表的 HDR 步进源后装治疗机逐步取代了镭源治疗，改进了照射方法，患者治疗更加便捷。局部晚期宫颈癌治疗后 40% 左右的盆腔局部复发率和 7%～15% 的严重并发症发生率成为影响宫颈癌疗效和生存质量的主要问题，治疗后患者阴道功能、卵巢功能的丧失和肠道功能、膀胱功能的损害严重影响患者的生活质量。

20 世纪 90 年代纳入了 1894 例患者的 5 项随机性研究证明，对于接受进行根治性放疗的局部中晚期宫颈癌患者，同步应用以顺铂为主的化疗可明显降低复发率和病死率，相对危险性下降 30%～50%，同步放化疗成为局部进展期宫颈癌治疗的金标准。进入 21 世纪，调强放射治疗技术和影像引导的三维近距离放疗技术给宫颈癌的治疗带来革命性影响。前瞻性研究的数据显示调强放射治疗的应用可以明显减少早期宫颈癌术后放疗的并发症。在根治性放疗中，由于膀胱直肠的充盈变化会导致子宫和宫颈的位置改变，因此，需要在图像引导下进行盆腔调强放疗。以 MRI 为基础的影像引导的三维近距离放疗在宫颈癌中应用，精确的靶区确定和精确治疗以及精确的剂量优化可以最大限度保护正常组织和器官，同时可以提高肿瘤靶区的剂量。先进放疗技术的应用可使宫颈癌放疗局部失败率下降至 10% 以下，同时严重并发症的发生率从 10% 下降至 5% 以下。宫颈癌的放射治疗开始了新的发展时代。

宫颈癌的放疗主要包括三类：宫颈癌根治性放疗，宫颈癌术后辅助治疗，晚期和复发宫颈癌的姑息放疗。

2. 总体放射治疗原则 所有期别的宫颈癌均可用放射治疗，根治性放疗需要外照射和内照射合理结合进行。

（1）原位癌：由于其他原因不能手术时，可单纯行腔内放射治疗，一般 A 点的等效剂量需要达到 45～50Gy。

（2）I_A 期：可单用腔内放疗，A 点等效剂量为 75～80Gy，由于淋巴结转移少，可不用外照射。

（3）I_{B1} 期、I_{B2} 期和 II_{A1} 期：可以行根治性手术或根治性放疗。I_{B3} 期和 II_{A2} 期：可以行根治性放疗或根治性手术。依据患者身体情况、患者意愿和病灶特点决定。根治性手术后病理有高危因素者需要术后放疗或放化疗。宫颈癌术后病理高危因素包括：淋巴结转移、切缘阳性、宫旁组织阳性。如果没有以上高危因素，但是有下列危险因素，即原发肿瘤大、浸润宫颈深度超过 1/2、脉管瘤栓者，需术后盆腔放疗，根据患者情况选择性同步化疗。

外照射推荐应用调强放疗技术，CTV 处方剂量 45～50Gy，常规分割，宫旁阳性者需要局部增加剂量至 60Gy。可选择近距离后装腔内放疗对阴道残端补量。如果外照射选择常规放疗技术或三维适形技术，则需在 40Gy 后屏蔽直肠、膀胱，阴道残端内照射 10～20Gy/2～4 次，参考点在黏膜下 5mm 处。若术后病理显示髂总淋巴结转移和 / 或腹主动脉淋巴结转移，则需行延伸野外照射。

（4）II_B 期、III_B 期、III_A 期和 IV_A 期：选择根治性放疗和同步增敏化疗。需内、外照射联合进行。在有条件的情况下，推荐外照射应用在图像引导前提下的调强放疗技术，CTV 外照射剂量 45～50.4Gy/25～28 次。如应用常规、三维适形技术，需在 36～40Gy 后屏蔽直肠、膀胱，开始加用腔内照射。

（5）IV_B 期：选择全身治疗和有条件的局部放疗。对于远处寡转移灶的患者，针对原发灶和转移灶进行积极治疗，仍可能获得长期生存。

3. 放射治疗技术 随着放射治疗技术的不断进展，宫颈癌的放疗方法较以往有很大改进。三维适形放疗和调强放疗技术的广泛应用，以 MRI 和 CT 为基础的影像引导的三维近距离后装治疗的应用，使得宫颈癌患者的照射野设计和剂量分布更加个体化，更加精确，避免了过多依靠经验带来的误差，肿瘤局部控制率提高，并发症明显减少。宫颈癌以局部侵犯和区域淋巴转移为主,放疗靶区主要包括宫颈肿瘤和侵犯的范围,包括淋巴引流区。治疗前需要进行详细的影像学检查和妇科检查,评估局部肿瘤侵犯范围和淋巴结转移情况。一般来讲,照射野临床靶体积(CTV)需要包括宫颈肿瘤和全部宫颈、子宫、宫旁、部分阴道(宫颈肿瘤下 3cm)及盆腔淋巴引流区(髂内、髂外、闭孔、骶前和髂总淋巴引流区),侵犯阴道下 1/3 的ⅢA 期宫颈癌需要照射腹股沟淋巴结区。如果存在髂总淋巴结和腹膜后淋巴结转移,需要进行包括腹膜后淋巴引流区在内的延伸野照射。

(1)常规外照射技术(非调强放疗技术):常规放疗技术在临床应用数十年,在常规模拟机下定位,根据宫颈癌分期和病理,以骨性标记确定照射野范围。在没有调强设备的医院,这种方法仍在应用。一般采用盆腔前后左右四野箱式照射,或者简单应用前后对穿照射。照射野上界在 L₄~L₅ 之间,下界在闭孔下缘,两侧界为真骨盆最外侧 1~1.5cm 处,照射至 36~40Gy 时,前后照射野中央挡铅屏蔽直肠和膀胱,并开始腔内照射。

应用低能 X 射线或钴 -60 前后对穿照射盆腔时,其剂量分布有明显的缺陷。图 3-6-1/ 文末彩色插图 3-6-1 显示应用 6MV-X 射线前后对穿野治疗宫颈癌的剂量分布,高剂量区域在皮肤下而不在治疗靶区内,膀胱、部分小肠和直肠的剂量甚至超出靶区处方剂量。与前后对穿野相比,采用等中心的前后左右四野箱式照射,能产生较好的剂量分布。图 3-6-2/ 文末彩色插图 3-6-2 显示应用高能 X 射线(如 15MV)四野照射治疗宫颈癌,在盆腔中部产生类似箱式的高剂量分布,治疗靶区在高剂量的区域内,仅有部分膀胱和直肠在高剂量区域内。与 6MV-X 射线相比较,直肠、膀胱和小肠的照射体积和剂量均减少,临床放射反应明显减小。要注意的是,两侧野的前界下部分应在耻骨联合前方,后界应用包括全部骶骨,特别是局部晚期侵犯宫旁达宫骶韧带的宫颈癌。

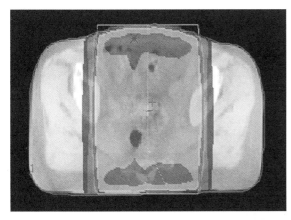
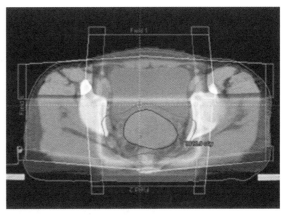

图 3-6-1 宫颈癌 6MV-X 射线前后对穿野剂量分布 　　图 3-6-2 宫颈癌 15MV-X 射线箱式四野剂量分布

(2)调强放射治疗技术:调强放射治疗(IMRT)是目前宫颈癌外照射放疗的主要技术。IMRT 在宫颈癌中的主要应用是降低正常组织和器官的受照射体积和剂量,减少并发症的发生。子宫和宫颈所毗邻的器官和组织多数对放射治疗较为敏感,如小肠、直肠和膀胱等。在应用常规治疗技术时,由于这些危及器官的剂量限制,往往造成靶区剂量欠缺,或较高的剂量引起并发症。急性和慢性肠道反应是宫颈癌放疗后最常见的并发症。放疗设野常常包括髂骨、骶骨,血液系统并发症也较多。随着近年来宫颈癌治疗中放疗和增敏化疗的结合已成为标准方法,肠道、膀胱和血液的并发症的发生频率和严重程度增加。宫颈癌手术后有高危因素的患者需要接受辅助性放射治疗,但手术后由于子宫切除,部分小肠下降至盆腔底部,使照射野的设计和剂量给予受到限制。开展调强放疗可以减少正常组织的受照射体积和剂量,减少并发症的发生。

患者需要在 CT 模拟机上进行定位和图像采集,一般需要增强 CT 扫描,增强 CT 能更好地区分正常组织和靶区,可以区分淋巴结和血管。扫描层厚要求 3~5mm,扫描范围一般从 L₃ 上缘到耻骨联合下 5cm，包含所有盆腔内脏器和组织。考虑腹主动脉旁淋巴结照射时，需要从膈肌上缘开始扫描。定位体位与治疗体位一致，需要患者处于较舒适体位，且重复性良好，一般采用仰卧位，体模或真空垫固定。应用阴道内标记对于勾画靶区时区分阴道和宫颈很重要。

靶区的确定是 IMRT 的关键，在勾画靶区时一般描述两个靶体积：GTV 和 CTV。GTV 包括宫颈肿瘤 GTV 和肿大淋巴结 GTV。通常ⅢB 期以前的原发宫颈癌在常规 CT 上难鉴别宫颈和肿瘤组织，MRI 能较好地显示。PET 更能很好地显示 CT 和 MRI 不可见的病灶。CTV 一般包括肿瘤下方 3～4cm 阴道、宫旁、骶前区域和盆腔淋巴结区（髂内、髂外和髂总淋巴结）。增强 CT 对比能较好区分血管和淋巴结，对于正确勾画靶区很重要。未手术的患者全部子宫均需在 CTV 内。考虑到子宫和宫颈容易受膀胱和直肠的充盈状态影响发生位置的改变，保留子宫的患者在进行 IMRT 时最好有图像引导验证靶区和危及器官位置，即在图像引导下进行。CTV 到 PTV 的外放要考虑器官移动和摆位误差等因素，一般在头方向扩展 1cm，在阴道远端 CTV 扩展根据病情确定，左右方向外放 0.8～1cm，前后方向 1～1.5cm。盆腔下部的 PTV 受器官移动和摆位误差的影响，而盆腔上部主要受摆位误差的影响。应当避免由 CTV 在各个方向均外放 1cm 为 PTV 的做法。这种方法不能反映 CTV 在三维方向的变化，导致 CTV 剂量不足。目前针对此问题的研究方向是，应用人工智能技术实现在图像引导的精确调强放疗的条件下，实现在线自适应放疗。

小肠、直肠、膀胱和盆腔骨髓均作为危及器官勾画。宫颈癌调强放疗的处方剂量仍保持常规剂量即 45～50Gy/5 周，1.8Gy/ 次。由于 IMRT 的内在剂量不均匀性，不推荐大于 2Gy/ 次，特别是当同步化疗和应用近距离治疗时。IMRT 主要用于改进常规放疗的剂量分布，目的是对正常组织予以保护。宫颈部位肿瘤主要靠内照射提高剂量，在保护危及器官的前提下，可给予盆腔肿大淋巴结同步加量。图 3-6-3/ 文末彩色插图 3-6-3 显示宫颈癌盆腔调强放疗剂量分布。

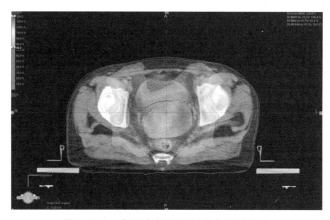

图 3-6-3　宫颈癌盆腔调强放疗剂量分布

宫颈癌调强放疗的主要优势是：①能减少小肠、直肠和膀胱的照射体积，减少急性反应；②能减少骨髓的受照射体积和剂量，使造血系统急性反应减少；③通过减少小肠和直肠受照射体积，使慢性肠道毒性反应减少；④通过对局部晚期宫颈癌的宫旁区域和肿大淋巴结区域同步加量，有更好的治疗比，且能缩短治疗时间。

（3）延伸野放射治疗技术：腹主动脉旁淋巴结是宫颈癌较多见的转移部位，也是治疗后常见的失败部位之一。腹主动脉旁淋巴结转移的高危因素包括肿瘤较大（通常＞4cm）、盆壁受累和盆腔淋巴结转移。治疗前经过详细的影像学评估，发现腹主动脉旁淋巴结肿大，可进行盆腔延伸野照射。过去在常规治疗年代，多采用前后对穿和两侧野进行照射。照射野上界根据淋巴结转移位置确定，一般在 L₁ 上缘，有时需要到 T₁₁～T₁₂ 间隙。脊髓、肾脏和小肠等都是需要保护的器官，通过 CT 能很好地显示肾脏和小肠位置，通过挡铅和设野权重调整可较好地保护危及器官。腹主动脉段外界在椎体外缘各旁开 1.5～2cm 处。腹主动脉旁淋巴引流区部分可先前后对穿，

36Gy 时改左右对穿避让脊髓。目前多应用调强放疗技术进行盆腔加腹主动脉的延伸野照射，可以很好地保护危及器官，特别是对小肠的保护，同时可以对肿大淋巴结同步补量，提高治疗效果。图 3-6-4/ 文末彩色插图 3-6-4 显示延伸野调强放疗的剂量分布。

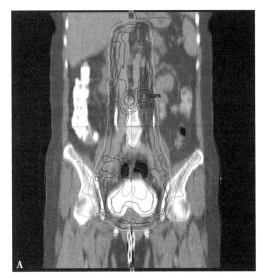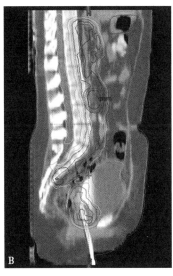

图 3-6-4　宫颈癌延伸野调强放疗剂量分布
A. 冠状位；B. 矢状位。

隐匿性腹主动脉旁淋巴结转移在治疗前不容易发现，照射野设计往往不包括隐匿部位，是宫颈癌治疗失败的重要原因，因此对高危患者进行预防性腹主动脉旁照射，可以减少区域的失败率，提高治愈率。高危因素包括：CT 或 MRI 未发现腹膜后阳性淋巴结但 PET-CT 发现异常摄取淋巴结；髂总淋巴结受累；盆腔内双侧淋巴结转移；病理为腺癌伴有盆腔淋巴结转移；巨块型肿瘤。

（4）常规高剂量率（HDR）腔内放疗技术：腔内照射是宫颈癌根治性放疗不可缺少的技术。自 20 世纪 80 年代以后多应用高剂量率（HDR）后装照射。后装放疗是先将施源器置入患者体内，进行定位和剂量计算及剂量优化后，再由计算机控制将放射源通过施源器置入患者体内进行照射的过程。宫颈癌后装施源器为宫腔施源器和阴道施源器的组合，常用的阴道施源器有卵圆体施源器和环形施源器两种，应根据患者的阴道解剖特点、肿瘤的体积选择合适的施源器。置入施源器后，利用 X 线模拟机获取等中心正交片图像，常用 45° 与 315°，或 0° 与 90° 在三维方向重建施源器及直肠、膀胱的位置，设计治疗计划。

宫颈癌的二维腔内近距离治疗的剂量学要求以 ICRU38 号报告为标准，用 A 点为处方剂量参考点（阴道穹窿垂直向上 2cm，与子宫中轴线外 2cm 交叉处），以 B 点（A 点水平向外延伸 3cm）作为宫旁组织的剂量参考点，通过点剂量评估直肠、膀胱、宫颈、子宫底和阴道的剂量，直肠、膀胱的剂量限制在 A 点剂量的 60%～70% 以下。一般情况下内照射在外照射中后期开始，与外照射交叉进行，即在外照射开始 3 周后进行第一次腔内治疗。肿瘤较大者，为保证内照射的高剂量能包绕肿瘤，可以于外照射后期开始，肿瘤较小且阴道狭窄者可以于外照射开始 2 周后进行。应用 HDR 时，每次剂量为 A 点 5～7Gy，必要时进行组织间插植。A 点总剂量 30～36Gy，每周 1～2 次。按照肿瘤的 α/β 值为 10，根据 EQD2 进行等效剂量换算，要求 A 点等效剂量大于 80Gy。阴道受累者还需加阴道柱状施源器照射阴道，以黏膜下 0.5～1cm 为参考点，每次 5～6Gy，每周 1～2 次，共行 2～4 次。内外照射的总治疗时间应控制在 8 周以内，延长治疗时间会影响治疗效果。

（5）影像引导的三维高剂量率（HDR）近距离放疗技术：以二维图像为基础的腔内放疗在临床应用数十年，由于其是以 A 点剂量来代表肿瘤的体积剂量，其高剂量的分布曲线在三维空间上并不一定能很好包绕肿瘤，特别是对于局部偏心性的较大肿瘤，而且剂量分布也受制于插植的质量和患者的局部解剖情况,因此在临床应用上有局限性。2000 年以后,以三维图像 CT/MRI 为基础的三维腔内放疗技术在临床逐渐开展。GEC-ESTRO(Groupe European de Curietherapie of the European Society for Therapeutic Radiology and Oncology)成立了妇科肿瘤(GYN)工作组,专门研究以三维影像为基础,尤其是研究基于 MRI 的宫颈癌近距离治疗计划设计问题,目的是根据临床实践,提出可供交流、比较的三维近距离治疗的基本概念和术语。该研究组于 2005 年和 2006 年发布了其关于宫颈癌三维近距离治疗的建议。此建议考虑了宫颈癌近距离治疗前后的肿瘤体积变化,将 GTV 分为诊断时 GTV 和近距离治疗时 GTV,前者指在治疗前诊断时由临床检查和影像学资料,特别是 MRI 所见到的肿瘤范围,表示为 GTV_D;后者指在每次近距离治疗前检查所见的 GTV,表示为 GTV_{B1}、GTV_{B2} 等。同时按照肿瘤负荷和复发的危险程度,将靶区分为 3 个临床靶体积(CTV):高危 CTV(HR-CTV)、中危 CTV(IR-CTV)和低危 CTV(LR-CTV)。HR-CTV 定义为高肿瘤负荷区,为肉眼可见肿瘤区,包括全部宫颈和近距离治疗前认定的肿瘤扩展区,是需要给予处方剂量的靶体积,其剂量按肿瘤体积、分期和治疗策略确定。IR-CTV 定义为明确的显微镜下可见肿瘤区,是包绕 HR-CTV 外的 5~10mm 的安全边缘区。IR-CTV 的确定需要参考原肿瘤大小、位置、潜在肿瘤扩展和治疗后肿瘤退缩情况及治疗策略。LR-CTV 指可能的显微镜下肿瘤播散区,可用手术或外照射处理,在近距离治疗时不具体描述。

目前 HR-CTV 和 IR-CTV 的概念已经被广泛接受。图 3-6-5/ 文末彩色插图 3-6-5 显示宫颈癌三维近距离治疗 HR-CTV 的示意图。

考虑到近距离治疗时施源器与子宫、宫颈的位置关系相对固定,器官运动及摆位误差甚少,目前不建议扩大 CTV 的安全边缘,即 PTV = CTV。ESTRO 的观点反映了治疗过程中肿瘤体积动态变化的过程。如果肿瘤完全消退或消退直径 >10mm,IR-CTV 则包括 HR-CTV 和最初诊断时的肉眼可见肿瘤区,不需增设安全边缘。如果肿瘤消退直径 <10mm,IR-CTV 则包括超出宫颈的残存病灶(如,宫旁病灶)及在潜在扩展方向上(宫旁、阴道、宫体)外放 10mm 的安全边缘,即 HR-CTV 外加 10mm 安全边缘。如果肿瘤体积稳定、没有消退,IR-CTV 包括最初肿瘤范围加上 10mm 的安全边缘。

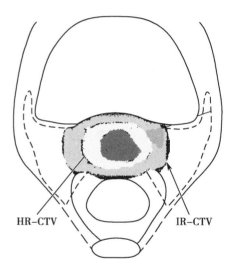

图 3-6-5 宫颈癌三维近距离治疗 HR-CTV 示意图

三维腔内放疗以高危 CTV D_{90} 为处方剂量,以 D_{90}、D_{100} 和 V_{100} 评估靶体积剂量,定义为给予 90% 和 100% 靶体积的剂量。V_{100} 描述的是处方剂量覆盖的靶体积,反映治疗的目的,通常用于报告 HR-CTV 和 IR-CTV,代表处方剂量的靶体积。三维近距离放疗需要勾画和评估的危及器官包括直肠、乙状结肠、膀胱、阴道,以及距离较近的小肠,建议将直肠和乙状结肠分开勾画。由于近距离治疗的剂量学分布特点,评估危及器官时,更多关注的是高剂量的小体积。推荐用邻近施源器的受照组织的 $0.1cm^3$、$1cm^3$、$2cm^3$、$5cm^3$ 的最小剂量来评估,尤以 D_{2cm^3} 在临床中的应用更为广泛。相比二维的腔内放疗,三维近距离放疗具有靶区的高适形性、危及器官剂量的准确性等优点,也可以安全地提高部分肿瘤区的剂量。建议用 EQD2(相当于 2Gy 时的等效生物剂量)来进行内、外照射剂量的叠加,肿瘤组织的 α/β 为 10,危及器官直肠和膀胱的 α/β 为 3。对于较小病灶(肿瘤 2~3cm)的 I_{B1}、II_{A1}、II_B,高危 CTV 内外照射剂量达到 75~80Gy,对于较大病灶(肿瘤 >3~4cm)的 I_{B2}、II_{A2}、II_B、III_A、IV_A,高危 CTV 需要内外照射剂量在 85Gy 以上。回顾性研究(RetroEMBRACE)显示,与历史数据相比较,应用三维影像为基础的宫颈癌近距离治疗会带来局部和盆腔控制率的改进,伴随有总生存率约 10% 的提升。

对于宫颈癌术后患者,阴道切缘阳性或肿瘤邻近阴道切缘,需行残端阴道腔内照射。与盆腔外照射结合,可以提高阴道残端的剂量、减少正常器官的损伤。首次腔内放疗应该在手术后至少一个月进行,治疗前需行妇检了解阴道残端形态和阴道长度,选取适合的施源器,决定驻留长度。口服钡剂并于透视下观察小肠与残端距离,必要时充盈膀胱以推开邻近的小肠。多采用阴道柱状施源器或个体化施源器进行照射,参考点为黏膜下0.5cm,阴道残端阳性或距切缘较近则可适当增加驻留长度。高剂量率(HDR)后装剂量为10~20Gy,5~10Gy/次,1~2次/周。三维影像为基础的腔内放疗可以准确反映直肠、膀胱、小肠的受量,更好地计划阴道黏膜的剂量。

七、放射治疗的不良反应及处理

宫颈癌放射治疗引起的反应分为近期反应和远期反应,以直肠、膀胱反应最明显。放疗反应在放疗中不可避免,但要注意避免造成放射损伤。放射并发症的发生与阴道狭小、腔内放射源位置不当、子宫前倾或后倾、放射剂量过高等因素有关。此外,高龄、盆腔炎以及合并某些疾病如糖尿病、高血压、活动性结核等易加重放射损伤。因此在放射治疗前要做好充分的准备,强调个体化治疗原则,尽量减轻放射反应。

（一）近期反应

近期反应是指发生在放疗中或放疗后3个月内的反应。

1.全身反应　乏力、食欲缺乏、恶心,个别患者有呕吐。白细胞、血小板轻度下降。同步化疗者全身反应较重。反应程度与年龄、全身情况等因素有关。一般对症处理,可继续放疗。

2.直肠反应　多发生在放疗开始2周后,几乎所有的患者都会有不同程度的反应。主要表现为里急后重、腹泻、黏液便、大便疼痛和便血,进行同步化疗者反应更严重。可嘱患者用高蛋白、富含维生素、易消化的食物。可尽早应用双歧杆菌类药物调节肠道功能,适当应用止泻药物。腹泻严重者暂停放疗。

3.膀胱反应　多发生在术后患者,特别是置入输尿管DJ管的患者,表现为尿频、尿急、尿痛,少数可能有血尿。抗炎、止血治疗后好转。严重者暂停放疗。

4.内照射相关反应　操作过程中出血、疼痛多程度不重,若出血较多,可用止血药物或纱布填塞。子宫穿孔、宫腔感染发生率低,为进一步降低其发生率及由此导致的肠瘘、肠炎的发生率,建议操作前妇检、阅片,对疑似穿孔者行B超、CT明确,拔除施源器或减少驻留位置、降低治疗剂量。

（二）远期并发症

患者合并糖尿病、高血压或有盆腔疾病手术史,都可能使远期并发症的发生率增加。

1.放射性直肠炎、乙状结肠炎　常发生在放疗后半年至1年后,主要症状为腹泻、黏液便、里急后重、便血,有时便秘。少数可出现直肠狭窄,严重者可导致直肠-阴道瘘。处理上主要是对症治疗。若出现直肠狭窄、梗阻、瘘管、穿孔,则需考虑手术治疗。

2.放射性膀胱炎　多发生在放疗后1年左右,主要表现为尿频、尿急、尿血、尿痛。严重者有膀胱-阴道瘘。以保守治疗为主,包括抗炎消炎、止血、药物膀胱冲洗(苯佐卡因、颠茄酊、庆大霉素、地塞米松)。严重者需行手术治疗。

3.放射性小肠炎　任何原因导致腹、盆腔内小肠固定都可加重小肠的放射损伤,表现为稀便、大便次数增加、黏液便、腹痛,严重者有小肠穿孔、梗阻,需手术治疗。

4.盆腔纤维化　大剂量全盆腔照射后可能引起盆腔纤维化,严重者继发输尿管梗阻及淋巴管阻塞,导致肾积水、肾功能障碍、下肢水肿。可用活血化瘀的中药治疗,输尿管狭窄、梗阻者需手术治疗。

5.阴道狭窄　建议放疗后定期检查阴道情况,行阴道冲洗半年,间隔2~3天1次或每周1次,必要时佩戴阴道模具。

第二节　子宫内膜癌

一、概　　述

子宫内膜癌(endometrial carcinoma)是发生于子宫内膜的一组上皮性恶性肿瘤,以来源于子宫内膜腺体的腺癌最常见。子宫内膜癌占女性全身恶性肿瘤的7%,占女性生殖系统恶性肿瘤的20%~30%。发病的主要危险因素包括肥胖、未孕和不孕、晚绝经、糖尿病、高血压、多囊卵巢综合征、卵巢肿瘤、外源性雌激素刺激等。近年来子宫内膜癌的发病率在世界范围内呈上升趋势,在我国发病率仅次于宫颈癌。子宫内膜癌多发生于绝经后妇女,高发年龄为50~69岁。病因不十分清楚,目前认为可能有两种发病机制:一种是雌激素依赖型(estrogen dependent),其发生可能是在无孕激素拮抗的雌激素长期作用下发生子宫内膜增生症,甚至癌变。临床上常见于无排卵性疾病(无排卵性功能失调性子宫出血、多囊卵巢综合征)、分泌雌激素的肿瘤(颗粒细胞瘤、卵泡膜细胞瘤)、长期服用雌激素的绝经后妇女以及长期服用三苯氧胺的妇女。患者较年轻,常伴有肥胖、高血压、糖尿病、不孕或不育及绝经延迟。这种类型占大多数,均为子宫内膜样腺癌,肿瘤分化较好,雌、孕激素受体阳性率高,预后好。约20%患者有家族史。另一种是非雌激素依赖型(estrogen independent),发病与雌激素无明确关系,如子宫内膜浆液性乳头状癌、透明细胞癌、腺鳞癌、黏液腺癌等。多见于老年体瘦妇女,在癌灶周围可以是萎缩的子宫内膜,肿瘤恶性度高,分化差,雌、孕激素受体多呈阴性,预后不良。与其他妇科恶性肿瘤相比,大多数子宫内膜癌的病程相对缓慢,临床症状出现较早,易早期发现,因而预后较好,5年生存率在60%~70%,部分可达80%以上。

二、病　　理

子宫是位于真骨盆正中平面的一种肌性器官,由子宫峡部分为宫体和宫颈。宫体上部为宫底,有两个角通向输卵管。子宫的表面被腹膜覆盖;宫腔内覆盖着由柱状细胞形成的许多管状腺,称为子宫内膜;子宫壁由子宫肌层构成,它的主要组成为平滑肌纤维。子宫主要由骶韧带和主韧带固定,其他还有圆韧带和阔韧带。主要血供来自子宫动脉,它起源于髂内动脉,在子宫颈部分为上、下两支,分别为子宫体支和子宫颈阴道支。子宫淋巴网向两侧沿宫旁汇入宫颈旁淋巴结、闭孔淋巴结,再汇入髂外和髂内淋巴结,随后盆腔淋巴管汇入髂总和腹主动脉旁淋巴结,宫体上段和宫底的淋巴管通过漏斗骨盆和圆韧带直接汇入腹主动脉旁和上腹淋巴结,而从阔韧带到股动脉淋巴结的引流则有其他通路。

(一)大体分型

子宫内膜癌可以发生在子宫内膜的任何部位,但多发生于宫底部及子宫两角处。不同组织学类型的内膜癌肉眼表现无明显区别,其生长方式常为两种:局限型生长和弥漫型生长。

1.弥漫型　累及子宫内膜面积较广,可蔓延至宫颈管内膜。常侵犯子宫肌层,甚至穿透肌层达子宫浆膜层,常伴有出血、坏死。

2.局限型　为较小的孤立病灶,常为早期癌,多见于宫腔底部或宫角部,呈息肉状或菜花状,易浸润肌层。

(二)组织学分类

WHO依据肿瘤的组织学类型将子宫内膜癌分为占大多数的子宫内膜样腺癌和占少数的非子宫内膜样癌,前者是雌激素依赖型肿瘤,通常与子宫内膜增生症相关,后者为非雌激素依赖型,与子宫内膜增生症无关,包括浆液性子宫内膜癌和透明细胞癌等。2020年NCCN指南明确提出子宫内膜样癌和高危型内膜癌（浆液性癌、透明细胞癌、未分化癌、癌肉瘤）两种类型的治疗侧重点不同。子宫内膜样癌对放疗敏感，辅助治疗以放疗为主；高危型内膜癌对化疗更敏感，辅助治疗以系统治疗为主。

1. 子宫内膜样腺癌　占80%～90%，内膜癌腺体高度异常增生，癌细胞异型明显，核大且分裂活跃，分化差的腺癌腺体少，腺结构消失，呈实性癌块。按腺癌分化程度分为Ⅰ级（高分化，G_1）、Ⅱ级（中分化，G_2）、Ⅲ级（低分化，G_3）。分级愈高，恶性程度愈高。

2. 腺癌伴鳞状上皮分化　腺癌组织中有时含鳞状上皮成分，伴鳞状上皮化生者称棘腺癌（腺角化癌），伴鳞癌者称鳞腺癌，介于两者之间者称腺癌伴鳞状上皮不典型增生。

3. 浆液性腺癌　又称子宫乳头状浆液性腺癌，占1%～9%。恶性程度高，易有深肌层浸润和腹腔、淋巴及远处转移，预后极差，即使无明显肌层浸润，也可能发生腹腔播散。

4. 透明细胞癌　多呈实性片状，腺管样或乳头状排列，癌细胞胞质丰富、透亮，核呈异型性，恶性程度高，易早期转移。

5. 其他特殊型　包括未分化癌、鳞癌等。

最近子宫内膜癌的病理分析中提出了病理联合分子分型进行诊断的概念。基于肿瘤与癌症基因组图谱（TCGA）四个分子分型，结合病理分类，将内膜癌分为"子宫内膜样癌"（POLE）、"子宫内膜样癌"（MSI-H）、"子宫内膜样癌"（CNL）和"浆液性癌，内膜样癌"（CNH）四类。前三类均为内膜癌，只有第四类CNH组包括除内膜样癌之外的其他高级别内膜癌。不同的分子分型预后有明显差异。

（三）转移途径

多数子宫内膜癌生长缓慢，局限于内膜或在宫腔内，部分特殊病理类型（浆液性乳头状腺癌、鳞腺癌）和低分化癌可发展很快，短期内出现转移。其主要转移途径为直接蔓延、淋巴转移，晚期可有血行转移。

1. 淋巴转移　是最重要的转移途径。当癌累及宫体深肌层或癌组织分化不良时，易早期发生淋巴转移。转移途径与癌灶生长部位有关：子宫底部的淋巴引流是沿卵巢血管走行，因此子宫底部的癌可经阔韧带上部、输卵管、卵巢等转移至腹主动脉旁淋巴结，子宫角部的癌可经圆韧带转移至腹股沟淋巴结，子宫下段或侵犯宫颈管的癌可转移至宫旁、髂内及髂总淋巴结等，子宫后壁的癌通过子宫骶骨韧带转移至骶前淋巴结，还可通过淋巴引流逆行转移至阴道的前壁和下段。

2. 直接蔓延　子宫内膜癌可沿子宫内膜蔓延，向上可沿子宫角波及输卵管，向下可累及子宫颈管和阴道，向深层可蔓延到子宫肌层和浆膜层。晚期可直接穿透子宫浆膜层而种植于盆腹膜、直肠子宫陷凹及大网膜。

3. 血行转移　常见转移部位有肺、肝、骨、脑等。

三、临床表现

（一）症状

1. 阴道出血　80%以上都有不规则阴道出血，主要是绝经后阴道出血。尚未绝经者可表现为月经增多、经期延长或月经紊乱。

2. 阴道排液　通常为肿瘤渗出或继发感染所致，表现为血性液体或浆液性分泌物，合并感染则有脓血性排液，恶臭，可同时伴有阴道出血。

3. 腹部肿块及下腹痛　当子宫增大超出盆腔或腹腔有较大转移灶时，可触及腹部包块。在宫腔内有积血或积液时，刺激子宫收缩而有下腹痛，合并盆腔感染时也会出现下腹痛。晚期浸润周围组织或压迫神经可引起下腹及腰骶部疼痛。

4. 全身症状　晚期可出现贫血、消瘦、恶病质等相应症状。

（二）体征

早期患者妇科检查可无异常发现。晚期可有子宫明显增大，合并宫腔积液时可有明显触痛，宫颈管内偶有癌组织脱出，触之易出血。癌灶浸润周围组织时，出现子宫固定或在宫旁扪及不规则结节状物。

四、诊断与鉴别诊断

（一）诊断

诊断子宫内膜癌时需要对患者的病史、临床检查、实验室检查及病理检查进行全面的综合分析，以免漏诊或误诊。

1. 病史及临床表现 对于绝经后阴道流血、绝经过渡期月经紊乱均应排除内膜癌后再按良性疾病处理。注意高危因素的患者，如老年、肥胖、高血压、糖尿病、绝经延迟或不育等，应仔细询问有无乳腺癌、子宫内膜癌等家族史，雌激素或三苯氧胺使用情况，有无子宫内膜增生及多囊卵巢等病史。

2. 妇科检查 早期患者盆腔检查常为正常，有时宫口可见血性分泌物或液体外溢。随病情发展，有2/3患者出现不同程度的子宫增大。增大的子宫可平脐，质地可软或呈不均匀感。

3. 病理检查 是确诊子宫内膜癌最可靠的手段。分段诊刮（fractional curettage）是最常用、最有价值的诊断方法。其优点是能鉴别子宫内膜癌和宫颈管腺癌，也可明确子宫内膜癌是否累及宫颈管，为制订治疗方案提供依据。分段取内膜首先要估计子宫颈阴道部的长短，然后先刮取颈管内膜，再取子宫内膜，这样可避免子宫内膜污染造成宫颈管病理检查假阳性。对绝经后阴道流血者，宫颈管搔刮术可协助鉴别有无宫颈癌。若超声检查确定宫腔内有明显病变，做宫腔内膜活检也可明确诊断。

4. 超声检查 经阴道超声检查可了解子宫大小、宫腔形状、宫腔内有无赘生物、子宫内膜厚度、肌层有无浸润及浸润深度，对子宫内膜癌肌层浸润的诊断准确率在80%以上，为临床诊断及处理提供参考。

5. 宫腔镜检查 不仅可直接观察宫腔内病灶的大小、部位及形态等，还可在直视下对可疑部位取活检，提高诊断准确率，减少对早期子宫内膜癌的漏诊。

6. 细胞学检查 子宫内膜细胞除经期外，平时不易脱落。一旦脱落往往发生退化、变形、溶解等变化而难以辨认，因此子宫内膜脱落细胞学检查虽有助于早期诊断，但准确率较低。近年采用宫颈吸引涂片、子宫内膜刷、宫腔冲洗等方法，准确率可达90%，但操作较复杂，阳性也不能作为确诊依据，故应用价值不高。

7. 影像学检查 腹盆腔增强CT可以评价病变范围和淋巴结有无肿大，但不能很好地显示肌层侵犯。MRI可显示子宫内膜增厚或信号异常，提示肿瘤浸润宫壁肌层的深度、宫旁扩散范围、淋巴受累及其他腹盆腔转移灶。PET-CT在评估肿瘤恶性程度和发现远处转移上有明显的优势。

8. 其他检查 血清CA125、CA199、CEA及子宫内膜雌、孕激素受体等检测，对治疗方案的制订、预后判断及随诊监测等均有所帮助。

（二）鉴别诊断

绝经后及围绝经期阴道流血为子宫内膜癌最常见的症状，故子宫内膜癌应与引起阴道流血的各种疾病鉴别。

1. 绝经过渡期功能失调性子宫出血以及月经紊乱 如经量增多、经期延长及不规则阴道流血为主要表现。妇科检查无异常发现，应做分段诊刮检查确诊。

2. 老年性阴道炎 主要表现为血性白带，检查时可见阴道黏膜变薄、充血或有出血点、分泌物增加等表现，治疗后可好转。必要时做影像学检查，可行诊断性刮宫排除子宫内膜癌。

3. 子宫黏膜下肌瘤或内膜息肉　有月经过多或经期延长症状,行超声检查、宫腔镜及分段诊刮可明确诊断。

4. 宫颈管癌、子宫肉瘤及输卵管癌　均可表现为阴道排液增多或不规则流血。宫颈管癌因癌灶位于宫颈管内,宫颈管变粗、变硬或呈桶状;子宫肉瘤可有子宫明显增大、质软;输卵管癌以间歇性阴道排液、阴道流血、下腹隐痛为主要症状,可有附件包块。分段诊刮及超声可协助鉴别诊断。

五、分　　期

2009 年,FIGO 对内膜癌的术后病理分期重新进行了修订。删除原分期中肿瘤局限于子宫内膜的 I_A 期,将其与原 I_B 期合并为新 I_A 期,肌层侵犯≥1/2 为 I_B 期;旧分期中的 II_A 期(宫颈内膜腺体受累)现归为 I 期;盆腔淋巴结转移和腹主动脉旁淋巴结转移分别归为 III_{C1} 期和 III_{C2} 期;细胞学阳性需单独说明,不改变分期。病理分级不变,仍旧用 G_1、G_2、G_3 分别代表高、中、低分化。以放射治疗为首选治疗的患者,仍可采用 FIGO 1971 年的临床分期标准。

(一)子宫内膜癌手术 - 病理分期(FIGO,2009)

I 期　　肿瘤局限于子宫体

　　I_A 期　　肿瘤浸润深度＜1/2 肌层

　　I_B 期　　肿瘤浸润深度≥1/2 肌层

II 期　　肿瘤侵犯宫颈间质,但无宫体外蔓延

III 期　　局限和 / 或区域扩散

　　III_A 期　　癌瘤累及子宫浆膜层和 / 或附件

　　III_B 期　　阴道和 / 或宫旁受累

　　III_C 期　　癌瘤转移至盆腔和 / 或腹主动脉旁淋巴结

　　　　III_{C1} 期　　癌瘤转移至盆腔淋巴结

　　　　III_{C2} 期　　癌瘤转移至腹主动脉旁淋巴结,有 / 无盆腔淋巴结转移

IV 期　　肿瘤侵及膀胱和 / 或直肠黏膜,和 / 或远处转移

　　IV_A 期　　肿瘤侵及膀胱或直肠黏膜

　　IV_B 期　　远处转移,包括腹腔内和 / 或腹股沟淋巴结转移

注:①仅有宫颈内膜腺体受累被认为是 I 期,而不是 II 期。②细胞学检查阳性应单独报告,并没有改变分期。③根据腹主动脉旁淋巴结是否受累,将 III_C 期分为 III_{C1} 期和 III_{C2} 期。

(二)子宫内膜癌临床分期(FIGO,1971)

I 期　　病变局限于宫体

　　I_A 期　　子宫腔长度≤8cm

　　I_B 期　　子宫腔长度＞8cm

II 期　　病变累及宫颈

III 期　　病变播散于宫体以外,但不超过真骨盆(阴道、宫旁组织可能受累,但未累及膀胱、直肠)

IV 期　　病变扩散至真骨盆外,或明显侵犯膀胱或直肠黏膜

　　IV_A 期　　病变累及邻近器官

　　IV_B 期　　病变转移至远处器官

六、治　　疗

(一)综合治疗原则

子宫内膜癌应综合考虑患者的病情、年龄、全身状况和有无内科合并症等因素来制订治疗方案。首选治疗是手术,全子宫 + 双附件切除是最基本的手术方式,盆腔淋巴结切除术及病理学评

估仍然是手术分期中的一个重要步骤。手术目的：一是进行手术 - 病理分期，确定病变的范围及与预后相关的重要因素；二是切除癌变的子宫及其他可能存在的转移病灶。术中应留腹水或盆腔冲洗液进行细胞学检查。手术切除的标本应常规进行病理检查，剖视切除的子宫标本，判断有无肌层浸润。癌组织还应行雌、孕激素受体和其他免疫组化检测，作为术后选用辅助治疗的依据。术后可根据术后病理结果和目前的循证医学证据制订合理的治疗方案，辅以放疗、化疗和内分泌等综合治疗。手术病理结果的相关因素包括组织学类型、组织学分级、肌层浸润深度及淋巴血管间隙受累、宫颈受累和宫外受累情况等。另外，年龄也是影响预后的重要因素。

根据患者的年龄、手术 - 病理分期、病理结果中的危险因素将子宫内膜癌患者分为低危组、中危组和高危组。低危组：主要包括组织学分级为 G_1 级或 G_2 级、肿瘤局限于子宫内膜的患者（I_A 期的一个亚群），不包括分化较差的特殊病理类型（如浆液性癌、透明细胞癌等）。低危组术后的复发危险非常低。中危组：肿瘤局限于宫体且已侵犯至肌层（I_A 期或 I_B 期）或侵犯至宫颈间质（II 期），其他的一些危险因素包括：外 1/3 层肌层受侵、G_2 级或 G_3 级、淋巴血管间隙受累。这组病例的复发危险较肿瘤仅局限于子宫内膜的低危组要高，术后会有一定的复发风险。中危组又分为高中危组和中低危组。高中危组的评价标准包括了年龄和不良预后因素的数目，具体如下：①年龄 <50 岁，并同时具备以上三个危险因素；②年龄 ≥50 岁，并具备以上两个危险因素；③年龄 ≥70 岁，并具备以上危险因素之一。对于条件不符合的则归为中低危组。高危组：III 期、IV 期（不论组织学类型及分级）、任何期别的浆液性癌和透明细胞癌。这组病例术后复发的风险高。

化学治疗是晚期或复发子宫内膜癌综合治疗的措施之一。可用于术后有复发高危因素患者的治疗。常用化学治疗药物有顺铂、卡铂、紫杉醇、阿霉素、环磷酰胺、氟尿嘧啶、丝裂霉素、依托泊苷等。对晚期或复发癌、早期要求保留生育功能的患者可考虑孕激素治疗，以高效、大剂量、长期应用为宜，至少应用 12 周以上。

（二）放射治疗

1. 放射治疗原则　由于根治性放射治疗对子宫内膜癌的疗效不及手术治疗，因此子宫内膜癌选择根治性放射治疗应慎重，只适用于伴有严重内科并发症、高龄等不宜手术的各期患者或无法手术切除的晚期患者。放射治疗包括腔内照射及外照射两种。腔内放射治疗可单独应用于拒绝手术或有手术禁忌证的 I 期患者，亦可根据病情补充外照射。IV 期患者应根据具体情况给予针对性的姑息性放射治疗，一般仅为体外放射治疗。

（1）子宫内膜样腺癌完全手术分期后放疗

1）I 期的治疗：术后治疗需依据患者有无高危因素。高危因素包括：年龄大于 60 岁、淋巴脉管间隙浸润、肿瘤体积 >2cm、子宫下段或宫颈腺体浸润。I_A 期无高危因素者，G_1 级术后可观察；G_2 级和 G_3 级可观察或加用阴道内照射。I_A 期有高危因素者，G_1 级术后可观察或加用阴道内照射；G_2 级和 G_3 级可观察或加用阴道内照射和 / 或盆腔外照射（支持盆腔放疗的证据为 2B 级证据）。I_B 期无高危因素者，G_1 级、G_2 级可观察或加用阴道内照射；G_3 级可观察或加用阴道内照射和 / 或盆腔外照射。I_B 期有高危因素者，G_1 级、G_2 级可观察或加用阴道内照射和 / 或盆腔外照射；I_B 期 G_3 级可盆腔外照射和 / 或阴道内照射 ± 化疗。

2）子宫内膜样腺癌完全手术分期后，II 期的治疗：G_1 级可行阴道内照射和 / 或盆腔外照射；G_2 级可行阴道内照射加盆腔外照射；G_3 级可行盆腔外照射 + 阴道内照射 ± 化疗。

3）子宫内膜样腺癌完全手术分期后，III 期的治疗：III_A 期无论肿瘤分化程度如何都可选择化疗 + 放疗（盆腔外照射 ± 阴道内照射）。III_B 期：术后加化疗和 / 或放疗。III_C 期：术后加化疗 + 放疗。

4）IV_A、IV_B 期的治疗：已行减灭术并无肉眼残存病灶或显微镜下腹腔病灶时，行化疗 ± 放疗。

（2）子宫内膜样腺癌不全手术分期：是指手术范围不足并可能存在高危因素。I_A 期，无肌层浸润，$G_{1\sim2}$ 级，术后可观察。I_A 期，肌层浸润小于 50%，$G_{1\sim2}$ 级，可选择先行影像学检查，若影像学检查结果阴性，可选择观察或补充阴道内照射。若影像学检查结果阳性，可考虑行再次手术分期，术后选择观察或补充阴道内照射。对于 G_3 级，则需要阴道内照射。I_B 期需要术后阴道内照射。Ⅱ期术后需要外照射加阴道内照射。特殊类型内膜癌（浆液性癌、透明细胞癌）术后需要放疗和化疗。

2. 放疗技术

（1）术后放疗：目的是对可能潜在的亚临床病灶区域进行预防照射，以提高疗效；对有残留的病灶区域进行照射，以减少复发。放疗方式包括阴道内照射和盆腔外照射。盆腔外照射可采用盆腔箱式四野照射技术、三维适形照射技术或调强放疗技术。调强放疗技术能减少正常组织的照射体积，减少并发症的发生。CTV 主要包括阴道残端和上 1/2 段阴道或阴道上段 3cm、阴道旁组织及髂总、髂内外、闭孔、骶前淋巴结（宫颈间质受侵时）。图 3-6-6/ 文末彩色插图 3-6-6 显示子宫内膜癌调强放疗的剂量分布。

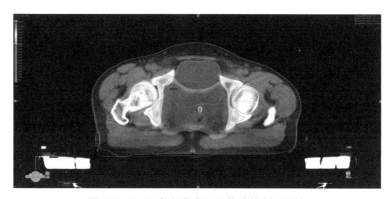

图 3-6-6　子宫内膜癌调强放疗的剂量分布

外照射剂量一般给予 45～50.4Gy/25～28 次。阴道内照射可以单独应用，也可作为体外照射后的补量治疗。临床上治疗前要先根据患者的病情及术后阴道解剖结构的改变情况来选择合适类型和大小的施源器，常用的有柱状施源器、卵圆体施源器等。照射范围通常为上 1/2 段阴道或阴道上段 3～5cm。剂量参考点定义在阴道黏膜下 0.5cm 或黏膜表面。内照射的剂量分割方式目前尚无统一标准，单纯阴道内照射时：7Gy×3 次或 5Gy×6 次；体外照射后补量时：4～6Gy×2～3 次。由于多数患者在进行完全分期手术后，小肠位置发生改变，可能坠入盆腔，故进行阴道腔内照射时需要患者口服钡剂后在模拟机下定位（图 3-6-7A，图 3-6-7B），确定阴道残端与小肠的位置关系，避免小肠受到高剂量照射。图 3-6-7A 和图 3-6-7B 显示子宫内膜癌术后，模拟机显示的施源器和小肠的位置。

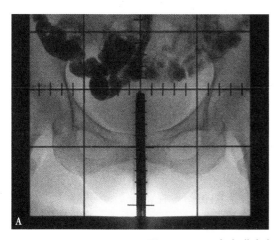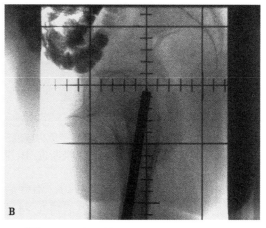

图 3-6-7　子宫内膜癌术后阴道施源器和小肠位置
A. 正位片；B. 侧位片。

（2）根治性放疗：对不能手术或不适合手术的子宫内膜癌，可行单纯根治性放疗或配合以激素治疗，晚期可配合以化疗。治疗前应根据 FIGO 临床分期确定病变程度。MRI 和超声能比较好地估计子宫肌层受侵程度。依据子宫大小、肿瘤病理和病变的扩展情况决定用腔内放疗或加用外照射治疗。通常对于年龄较大、病变较早期和所有的 G_1、G_2 级浅肌层侵犯病灶，建议用单纯腔内放疗；对于深肌层侵犯、低分化（G_3 级）、肿块型子宫病变和疑有宫外侵犯者要加用外照射。外照射治疗技术与术后放疗相似。内照射的方法与治疗宫颈癌和内膜癌术后放疗均不一样。内照射的目的是使整个子宫均得到均匀的高剂量分布。可选用高剂量率或低剂量率腔内照射，根据子宫的大小和形状选择合适的施源器，一般应用两根有弯度的宫内施源器或单管施源器。参考点的选择目前没有统一标准，一般是根据子宫壁的厚度来确定。应用以 MRI 或 CT 为基础的三维腔内放疗可以获得较好的剂量分布和对正常组织的保护。后装腔内技术的应用可为子宫内膜癌腔内放射治疗提供较理想的剂量分布曲线，为提高其疗效创造了有利条件。子宫肌层剂量应争取达到 36～50Gy，5～8Gy/ 次，1～2 次 / 周，分 6～8 次进行，同时要适当补充阴道腔内照射，以减少阴道复发。如阴道内有明显的转移灶，局部应按阴道癌治疗。图 3-6-8/ 文末彩色插图 3-6-8A、B、C 分别显示子宫内膜癌三维腔内放疗的剂量分布图。

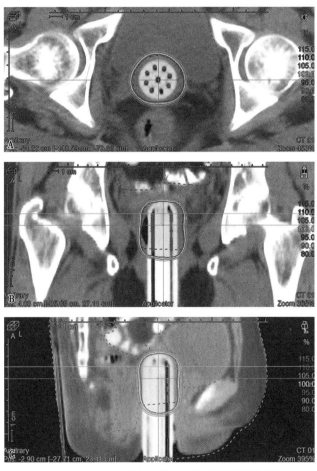

图 3-6-8　子宫内膜癌三维腔内放疗的剂量分布图
A. 横断位；B. 冠状位；C. 矢状位。

子宫内膜癌治疗后需要定期随访。治疗后的第一次随访一般在治疗后 4 周左右，主要了解患者治疗后的反应和恢复情况。以后每 3～4 个月随访，3 年后每 6 个月随访，5 年后建议每年随访。随访时检查项目包括常规血液生化、肿瘤标志物（特别是 CA125）、阴道残端细胞学涂片、超声，并选择性进行胸部和腹盆腔 CT。子宫内膜癌的淋巴结转移可以不经过盆腔直接转移到腹膜后,因此在随访时需要注意,不要遗漏对腹膜后淋巴结情况的检查。子宫内膜癌患者的总体预后较好。早期患者手术后辅助放疗的阴道残端复发率不超过5%。5年的总的存活率在85%以上,而局部进展期的患者治疗后5年存活率仅为45%～55%。

第三节　外　阴　癌

一、概　　述

外阴恶性肿瘤较少见,占女性生殖系统癌症的5%。大多数外阴癌发生在绝经后女性,近来有研究报道外阴癌的诊断趋于年轻化。外阴癌的多发部位是大、小阴唇,占75%～80%,其次在阴蒂区和会阴区。5%是多中心的。外阴癌的病因至今未完全明确,可能与下列因素有关:①人乳头状瘤病毒(HPV)感染,尤其是高危型,如HPV16型感染;②慢性外阴炎症性病变,比如外阴营养不良或者硬化性苔藓,和鳞状上皮内病变,特别是原位癌,已经被认为是侵袭性鳞状细胞癌的癌前病变;③尖锐湿疣病史;外阴癌预后与病理类型、病灶大小、部位、细胞分化程度、有无淋巴结转移及治疗措施等有关,其中以淋巴结转移的因素最为明显。总的5年生存率在70%～85%。

二、病　　理

外阴由外生殖器官组成,包括阴阜、大阴唇、小阴唇、阴蒂、阴道前庭、会阴体和支持它们的皮下组织。会阴体是一个位于大阴唇后部、延伸至肛门的3～4cm的皮肤带和皮下组织,形成了外阴的后界。外阴有丰富的血供,主要来源于阴部内动脉和阴部深、浅外动脉。外阴淋巴管先通过大阴唇,然后转向阴阜,主要引流至腹股沟浅群淋巴结。除了位于中线的结构(阴蒂或者会阴体)之外,一侧外阴的淋巴管道通常不经过中线。位于中线的病变,淋巴引流可能至双侧。一些小的淋巴管可能从阴蒂经过耻骨联合直接引流至盆腔淋巴结区域。腹股沟浅群淋巴结位于股三角之间,上界由腹股沟韧带构成,侧界为缝匠肌的边界,内界为长收肌的边界。淋巴管开始从腹股沟浅群淋巴结引流至腹股沟深群淋巴结,然后进入盆腔淋巴结区域。通常有3～5个深群淋巴结,其中以腹股沟韧带下的股管淋巴结最常见。

(一)组织学分类

1.鳞状细胞癌　外阴癌组织学以鳞状细胞癌最常见,占外阴恶性肿瘤80%以上,大约60%伴有邻近外阴上皮内瘤变。外阴鳞状细胞癌前病变可以被分为两组:一组是感染人乳头状瘤病毒的,通常与外阴上皮内瘤变相关;另一组是非感染人乳头状瘤病毒的,通常与萎缩性硬化性苔藓、慢性肉芽肿性疾病相关。

2.腺癌和前庭大腺癌　大多数外阴腺癌都发生在前庭大腺,发生在前庭大腺的原发性恶性肿瘤包括腺癌和鳞癌,这两者发病率相当。前庭大腺癌通常发生在中老年妇女,极少发生在50岁以下的女性。前庭大腺内的原发肿瘤通常位置较深,在疾病早期难以发现。大约20%有前庭大腺原发肿瘤的女性在首诊的时候已出现腹股沟淋巴结转移。

3.佩吉特病和类似于佩吉特病的病变　外阴佩吉特病的典型表现为外阴部湿疹样红色炎性渗出改变,主要病变在大阴唇、会阴体和阴蒂区。该病常发生在老年绝经后女性中,可能跟潜在的原发性腺癌有关。

4.外阴恶性黑色素瘤　大约占外阴原发恶性肿瘤的9%,占所有的女性恶性黑色素瘤的3%。外阴恶性黑色素瘤主要发生在绝经后女性中,诊断的平均年龄是55岁。大多数患者有色素化,但是大约1/4的患者是无黑色素性黑色素瘤。肿瘤的浸润深度是评估恶性黑色素瘤的重要因素。

5．外阴转移癌 大多数的外阴转移癌累及大阴唇或前庭大腺。在所有的外阴肿瘤中，转移癌约占8%，其中有一半的原发肿瘤发生在下生殖道，包括宫颈、阴道、子宫内膜和卵巢。

（二）转移途径

外阴癌的转移有三条途径：局部生长和侵犯邻近的器官；通过淋巴管引流至腹股沟淋巴结；血行传播至远处器官。

1．直接浸润生长 癌灶直接增大，沿皮肤、黏膜向内侵及阴道和尿道，晚期可累及肛门、直肠和膀胱。

2．淋巴结转移 外阴淋巴管丰富，两侧交通形成淋巴网。癌灶多向同侧淋巴结转移，腹股沟浅群淋巴结是发生淋巴结转移最常见的部位。淋巴结受累通常是逐级进行的，一般从腹股沟浅群到腹股沟深群，然后到盆腔淋巴结。如果同侧腹股沟淋巴结没有发生转移，而直接转移到对侧腹股沟或者盆腔淋巴结很少见。超出腹股沟区的淋巴结转移被认为是远处转移。阴蒂区癌灶常向两侧侵犯并可绕过腹股沟浅淋巴结直接至股深淋巴结。若癌灶累及尿道、阴道、直肠、膀胱，可直接进入盆腔淋巴结。局部晚期病灶可沿皮下淋巴管转移，形成皮下多发结节。

3．血行转移 晚期经血行播散，多见转移至肺、骨、肝脏等。

三、临 床 表 现

（一）症状

大多数女性外阴癌的首发症状是外阴刺激、瘙痒、疼痛，或者肿块。主要为不易治愈的外阴瘙痒和各种不同形态的肿物，如结节状、菜花状、溃疡状。大的溃疡性肿物易合并感染，较晚期癌可出现疼痛、渗液和出血。少见的症状包括外阴出血、排尿困难及腹股沟肿大淋巴结。80%的患者在诊断之前已经出现症状超过6个月。

（二）体征

肿瘤可生长在外阴任何部位，大阴唇最多见，其次为小阴唇、阴蒂、会阴、尿道口或肛周等。早期局部表现为丘疹、结节或小溃疡；晚期呈不规则肿块，伴或不伴破溃或呈乳头样肿瘤。若肿瘤已转移至腹股沟淋巴结，可扪及一侧或双侧腹股沟淋巴结增大，质地硬且固定。

四、诊 断

外阴癌位于体表，根据病史、症状和体征诊断并不困难。应先询问患者的临床症状和婚姻月经史。需进行妇科查体，对原发肿瘤的位置形态进行描述，仔细进行外阴肿物大小的测量，尤其当肿瘤接近重要的中线结构（阴蒂、阴道、肛门）时，甚至可采取局部拍照的方法记录。检查腹股沟淋巴结是否有肿大，以协助后续放疗计划的制订。有报道，高达22%的外阴癌患者伴有第二原发肿瘤，其中最常见的为宫颈癌，因此必须进行宫颈检查。早期浸润癌的诊断有一定难度，因其与外阴慢性良性病变和外阴上皮内瘤变（vulvar intraepithelial neoplasia，VIN）同时存在，对可疑病灶应及时取活检。外阴病灶的活检病理是诊断的金标准。

常规进行血液生化检查、尿常规检查及胸部X线检查。B超对于判断腹股沟淋巴结转移的情况是有价值的。选择腹盆腔增强CT或MRI，尤其是MRI有利于术前确定病变侵犯范围，协助制订放疗计划。PET-CT对于判断有无区域淋巴结转移和远处转移是非常有价值的。此外，对阴道和宫颈进行仔细查体是必要的，对疑似病变累及肛门者应行肛门和直肠检查。

五、分 期

外阴癌的分期目前采用FIGO于2009年制定的分期标准。

Ⅰ期　　肿瘤局限于外阴，淋巴结未转移

　　Ⅰ$_A$期　　肿瘤局限于外阴或者会阴，直径≤2cm，间质浸润≤1.0mm

Ⅰ~B~期　肿瘤最大直径>2cm,或局部仅限于外阴或会阴,间质浸润>1.0mm

Ⅱ期　肿瘤侵犯下列任何部位:下1/3尿道,下1/3阴道,肛门;淋巴结未转移

Ⅲ期　肿瘤有/无侵犯下列任何部位:下1/3尿道,下1/3阴道,肛门;有腹股沟-股淋巴结转移

　　　Ⅲ~A~期　1个淋巴结转移(≥5mm)或1~2个淋巴结转移(<5mm)

　　　Ⅲ~B~期　≥2个淋巴结转移(≥5mm)或≥3个淋巴结转移(<5mm)

　　　Ⅲ~C~期　阳性淋巴结伴囊外扩散

Ⅳ期　肿瘤侵犯其他区域(上2/3尿道,上2/3阴道)或远处转移

　　　Ⅳ~A~期　肿瘤侵犯下列任何部位:上尿道和/或阴道黏膜、膀胱黏膜、直肠黏膜,或固定在骨盆壁,或腹股沟-股淋巴结出现固定或溃疡形成

　　　Ⅳ~B~期　任何部位(包括盆腔淋巴结)的远处转移

注:浸润深度指肿瘤从接近最表浅真皮乳头的表皮-间质连接处至最深浸润点的距离。

六、治　疗

(一)综合治疗原则

外阴癌以手术治疗为主,辅以放射治疗和化学治疗。早期患者治疗应该个体化,根据病情的具体情况采用最适合其病情需要的治疗方法,在不影响预后的前提下,尽量缩小手术范围,减少手术创伤和并发症;尽量保留外阴的生理结构,改善生活质量。晚期的外阴癌患者应该采用综合治疗的方法,将放射治疗、化学治疗和手术的优势结合起来,最大限度地缩小手术范围,减少术后并发症;最大程度地减少患者的痛苦,提高生活质量。

1.早期肿瘤　外阴癌早期间质浸润(≤1mm)极少发生淋巴结转移。手术切缘的安全界是1cm正常组织。这类患者可以不做腹股沟淋巴结切除。初次治疗结束后,应该定期随访复查。

2.Ⅰ期和Ⅱ期肿瘤　传统的治疗方法是根治性的外阴切除+双侧腹股沟淋巴结切除。这种手术切除了肿瘤原发灶,连同大面积的正常皮肤、外阴、真皮淋巴组织和区域淋巴结。这种方法能为大约90%的患者带来很好的长期生存获益和局部控制率。缺点是改变了正常外阴组织的外观和影响性功能,术后并发症发生率较高(包括手术切口破裂、淋巴囊肿、淋巴管炎),10%~15%的患者有下肢淋巴水肿。10%~20%的伴有阳性淋巴结的患者需要接受术后放疗,这会增加淋巴水肿的发生率。有研究认为,对于小的外阴癌可以采用更局限的手术切除范围。对于淋巴结切除也更趋于保守。前哨淋巴结的研究为减少切除范围提供依据,手术切除术中定位的腹股沟前哨淋巴结来预测有无淋巴结转移是可行的。当肿瘤侵犯中线结构时(距离中线小于1cm或中线结构受侵,如阴蒂或会阴体受侵),应做双侧淋巴结切除。对于腹股沟淋巴结阴性的患者,不需要做广泛切除。对于淋巴结阳性的患者应做对侧淋巴结切除和/或辅助放疗。双侧淋巴结切除+放疗容易引起淋巴水肿。总的来说,对于Ⅰ期和Ⅱ期的患者根治性外阴肿物切除术可以提供很好的局部控制率和长期生存率,但是可能出现较重的并发症和影响性功能。

3.Ⅲ期和Ⅳ期肿瘤　Ⅲ期肿瘤侵犯了邻近的黏膜结构或腹股沟淋巴结。多数肿瘤较大,也有少数瘤体较小但是靠近重要结构。一部分该分期的原发肿瘤可以行根治性切除术,如根治性外阴切除术或改良的盆腔脏器清除术和外阴切除术。采用综合治疗方法,包括放疗、化疗和根治性手术能给患者带来较好的治疗效果。

4.淋巴结阳性的肿瘤　对于手术发现盆腔淋巴结阳性的患者,术后放疗优于单纯手术。以往文献分析显示,对2个以上腹股沟淋巴结转移的外阴癌,术后放射治疗能改进总存活率。最近的研究显示,即使有一个腹股沟淋巴结转移,术后放疗也能给患者带来生存的好处。进行选择性淋巴结切除+术后辅助治疗,也可以获得很好的局部控制率和减少治疗相关并发症。

5.复发肿瘤　外阴癌复发可以分为3组,即局部(外阴)复发、腹股沟区复发和远处转移。单纯外阴局部复发者再次手术预后较好。当复发病变局限在外阴,再次手术后的无复发生存率高

达75%。腹股沟区复发者预后较差，需要接受综合治疗，放化疗±手术切除剩余的大肿块病变。发生远处转移的患者预后最差，需采用全身化疗为主的姑息治疗。

6. 预后因素 外阴癌的主要预后因素有肿瘤直径、间质浸润深度、淋巴转移和远处转移情况。局部复发的风险与肿瘤大小和侵犯范围、手术切缘密切相关。多个回顾性研究已经证实，镜下8mm以内的切缘有更高的局部复发率。外阴癌最重要的独立预后因素是腹股沟淋巴结转移，腹股沟淋巴结转移预示着长期生存率下降50%。

（二）放射治疗

1. 放射治疗原则 放射治疗一般是手术后的辅助治疗。主要用于：①患者手术切缘距肿瘤边缘<8mm；②肿瘤基底不净；③血管、淋巴管受累；④肿瘤浸润深度>5mm；⑤腹股沟淋巴结术后病理证实阳性者。其中近切缘是最强的预测复发的因素。放射治疗通常在术后3周左右、手术切口愈合后开始，剂量为45～50Gy/5～6周。

腹股沟区淋巴结是外阴癌常见的转移部位，多项研究表明：≥2个显微镜下淋巴结转移者或≥1个包膜外淋巴结转移者行辅助放疗有获益，而对单个显微镜下淋巴结转移者进行辅助放疗曾存在争议。2014年ASTRO会议上美国报告420例患者的资料认为对单个淋巴结转移者进行放疗可以提高生存率。

对原发灶根治性手术切除且切缘阴性者，可以只进行盆腔及腹股沟淋巴结的照射，以降低并发症。对于有病理证实淋巴结转移者，倾向于进行双侧腹股沟及盆腔放疗。对不能切除或不能耐受手术的外阴癌患者可行根治性放化疗。

2. 放疗技术 外阴癌的放疗需制订个体化剂量方案，主要考虑病变范围和患者对放疗的耐受程度。可选择常规放疗、三维适形放疗或调强放疗技术，调强放疗技术有明显的剂量学优势。

（1）常规放疗技术：腹股沟区应选择直线加速器电子束和低能X射线混合照射，对外阴浅表病变用适当能量的电子束加补偿物照射，盆腔区选择高能X射线照射。对亚临床病灶，放疗剂量一般为50Gy左右，有残存瘤区剂量一般为60Gy；根治性放疗剂量为60～65Gy。常规放疗技术采用前后对穿照射，上界为髂内外血管汇合成髂总血管处，若怀疑或证实髂内外淋巴结转移则上扩至腹主动脉分叉处（约L_4～L_5间隙）；下界包全整个外阴或在肿瘤下方（以位置较低者为准）；两侧界前野为股骨大转子外侧，后野为真骨盆外放2cm。宽前野与窄后野对穿，较宽边界为前野，较窄边界为后野。

（2）调强放疗技术：外阴及其区域淋巴结引流区复杂的解剖结构与邻近重要的正常组织互相交织，调强放疗技术能减少正常组织剂量。特别是在同步化疗时，调强放疗也可以减少骨髓剂量，降低血液学毒性。与传统的三维适形治疗相比，IMRT的适形度和均匀性更高，可降低正常组织毒性。IMRT需要对靶区勾画的准确性和治疗实施的可重复性，只有在这两个条件下IMRT才是安全有效的。图3-6-9/文末彩色插图3-6-9显示调强放疗计划。随着放疗剂量的累积，肿瘤会逐渐退缩，需要在治疗3～4周时及时定位修改治疗计划。

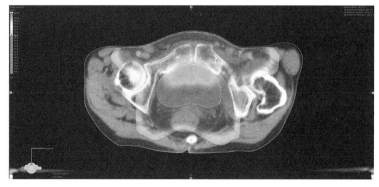

图3-6-9 外阴癌调强放疗治疗计划示意图

（三）放化综合治疗

多用于晚期或复发外阴癌的综合治疗，配合手术及放射治疗可缩小手术范围，提高放射治疗效果。常用药物有铂类、博来霉素、氟尿嘧啶、阿霉素等。常采用静脉注射或局部动脉灌注。

（四）放疗并发症

1. 急性并发症　一般情况下，采用常规技术进行放射治疗时的急性反应在治疗第二周就开始出现，在放疗 35～45Gy 时达到高峰，主要表现为外阴部皮肤的反应，充血，水肿，甚至造成湿性脱皮。经过充分的局部护理，这种急性反应在治疗结束后 3～4 周内可以恢复。应用 IMRT 技术可以减少急性反应的发生。虽然会出现偶然的治疗中断，但还是应尽量缩小延迟的时间。

2. 后期并发症　晚期外阴癌患者常在外科手术后进行放疗，手术可能实施包括腹股沟和盆腔淋巴结的广泛切除，放疗后会增加下肢水肿的发生率和严重程度。对直肠和膀胱的影响取决于治疗剂量，可能会有迟发的放射性肠炎和膀胱炎。外阴癌放疗时对阴道的照射可能会导致阴道的变短、变窄、润滑度的降低。治疗后应考虑使用阴道扩张器，特别是对年轻患者。老年患者且有复杂的合并症者，如糖尿病、既往多重手术史、骨质疏松等，可能会增加小肠和骨骼并发症的发生。

七、预　后

外阴癌最重要的独立预后因素是腹股沟淋巴结转移，通常在治疗结束后 2 年内复发。腹股沟淋巴结转移预示着长期生存率下降 50%。淋巴结受累是影响预后的重要因素，包括：①淋巴结转移是单侧或者双侧；②阳性淋巴结的个数；③转移癌的大小；④转移癌的分期。多个阳性淋巴结、双侧转移、侵犯超出腹股沟、大肿块均与不良预后相关。外阴鳞癌的总体治疗效果较好，约 2/3 的患者发现时为早期。Ⅰ期和Ⅱ期的患者 5 年生存率为 80%～90%，而晚期患者的 5 年生存率较低（Ⅲ期患者为 60%，Ⅳ期为 15%）。对肿瘤体积相近的患者来说，伴有淋巴结转移者的 5 年生存率仅为不伴淋巴结转移者的一半。

（张福泉）

第七章　淋巴系统肿瘤

　　淋巴瘤是由淋巴细胞的 B 细胞、T 细胞和 NK 细胞亚群在不同成熟阶段克隆增殖引起的异质性淋巴系统恶性疾病。淋巴瘤约占恶性肿瘤的 5%，总生存率为 70% 左右。分子生物学和免疫学的进步加深了我们对淋巴瘤的认识，并促进产生了新的淋巴瘤病理分类。不同类型的淋巴瘤具有独特的病理特征和临床表现，在治疗方式和预后上也存在一定差异，大部分需要在综合治疗的基础上，予以个体化治疗。

　　根据 WHO 组织病理学分类，恶性淋巴瘤可以分为霍奇金淋巴瘤（Hodgkin lymphoma，HL）与非霍奇金淋巴瘤（non-Hodgkin lymphoma，NHL）两大类。根据原发部位不同，可分为结内淋巴瘤和结外淋巴瘤两种。结内淋巴瘤以淋巴结内病变为原发表现，包括 HL 与 NHL，后者按细胞来源又可分 B 淋巴细胞、T 淋巴细胞和 NK 淋巴细胞来源的淋巴瘤。固有淋巴器官包括中枢性的骨髓和胸腺以及外周性的淋巴结和脾脏，结外淋巴瘤是发生于固有淋巴器官以外的组织器官，例如原发于骨、皮肤、睾丸等。恶性淋巴瘤的主要肿瘤病变位于一个结外器官或组织，无论是否伴有区域淋巴结浸润，均称为原发性结外淋巴瘤，这种类型的淋巴瘤约占所有淋巴瘤的 10%～40%。结外淋巴瘤以 NHL 为主，常见为 B 细胞来源，NK/T 细胞来源次之，HL 极少见。不同类型的淋巴瘤具有独特的病理和临床表现，治疗方法和预后也存在很大的差异。即使是同一种病理类型，原发部位不同，临床表现和预后也不同。结外淋巴瘤更是如此，它不仅表现在其分期系统有别于结内淋巴瘤，更重要的是其治疗原则与结内淋巴瘤不尽一致，有些甚至相去甚远。

　　恶性淋巴瘤特别是 NHL 的发病率近年来呈明显上升态势，美国相关资料提示一生中男性患 NHL 的几率为 1/47，女性为 1/55，其发病率和死亡率分别占全部肿瘤患者的第六位和第七位。我国恶性淋巴瘤的整体疾病负担低于欧美国家，但发病率和死亡率近年来也呈缓慢增高趋势。此外，我国淋巴瘤的流行病学有其自身特点，如 B 细胞淋巴瘤中惰性淋巴瘤的发病率低于欧美，而 NK/T 细胞淋巴瘤中鼻腔 NK/T 细胞淋巴瘤明显多于欧美。

　　我们在设计淋巴瘤的治疗方案时，应考虑综合治疗的优势。放射治疗是恶性淋巴瘤的传统治疗方法，适应证广；对于某些类型的淋巴瘤，放射治疗甚至是主要乃至唯一的根治方法。随着综合治疗理念的推进，也给放射治疗带来了以下变化：①放射治疗的靶区逐渐变小，以 HL 为例，放射野从全淋巴结照射、次全淋巴结照射、扩大野照射、累及野照射到现在的累及部位 / 淋巴结照射。②放射治疗的剂量逐渐降低，20 世纪 70—80 年代，HL 的根治剂量为 45Gy，后来强调综合治疗，作为综合治疗的一部分，HL 的放疗剂量降至目前的 20～30Gy。同期 NHL 的放疗剂量也由 45～50Gy 降到 30～36Gy。③新的放疗技术，如调强放疗（IMRT）、图像引导放射治疗（IGRT）也越来越多地用于淋巴瘤的治疗。

第一节　霍奇金淋巴瘤

　　霍奇金淋巴瘤（HL）原名霍奇金病（Hodgkin Disease，HD），1832 年 Thomas Hodgkin 首次报道了 7 例以淋巴结为原发病变的疾病，1865 年 Samuel Wilks 以 Hodgkin 的名字命名了此类疾病。Dorothy Reed 和 Carl Sternberg 最早定义了霍奇金淋巴瘤肿瘤细胞在显微镜下的形态，1965 年

Rye 会议上制定了 4 种病理分类和临床分期标准。1971 年 Ann Arbor 会议修改了该病的分期，1989 年英国 Cotsward 会议再次进行了修订并沿用至今。

一、病因及流行病学

（一）流行病学

HL 占所有淋巴瘤的 10% 左右。据全球癌症统计报告，2020 年全球 HL 新发病例约 8.30 万例，其中男性 4.89 万例，女性 3.41 万例；全球 HL 死亡约 2.33 万例，其中男性 1.42 万例，女性 0.91 万例。2020 年我国 HL 新发 6 829 例，死亡 2 807 例。经典的 HL 发病年龄分布呈双峰曲线，即有两个发病年龄高峰，其中第一个高峰在 20 至 40 岁之间，在 55 岁及以上有另一个高峰。结节性硬化型 HL 在年轻人中更常见，而混合细胞型往往影响老年人。HL 男性多于女性，尤其在儿童患者，85% 为男性。我国 HL 的发病平均年龄为 32 岁，其中结节性淋巴细胞为主型的发病高峰年龄约为 40 岁。

（二）病因

EB 病毒（Epstein-Barr virus，EBV）感染与 HL 发病的关系基本确立，与 HL 病理类型及患者的年龄相关。现有研究发现在混合细胞型 HL 中，EBV 感染阳性率最高，结节硬化型中则阳性率低得多，而结节性淋巴细胞为主型则被认为与 EBV 感染无关。就年龄而言，儿童和老年患者的 EBV 感染率高于青年人。Jarret 和 Mackenzir 建议以确诊时的年龄为基础将 HL 分为三个类型：① EBV 相关疾病：发病年龄小于 10 岁，发达国家常见，男性为主，病理类型多为混合细胞型 HL；② EBV 相关性：老年人多见，地域差异不明显，男性多于女性，病理类型亦多为混合细胞型 HL；③非 EBV 相关性：青年人多见，男女比例相当，病理类型多为结节硬化型 HL。除 EBV 外，人类疱疹病毒 6、自身免疫性疾病和免疫抑制也可能与 HL 发病有关。另外，遗传因素也可能介入，若有 HL 家族史，一级亲属发病率更高，同时单卵双胎较双卵双胎的发病率高 99 倍。

二、病理及免疫学特点

WHO 2001 年关于淋巴瘤的分类中，将 HL 分为结节性淋巴细胞为主型霍奇金淋巴瘤（nodular lymphocyte predominant Hodgkin lymphoma，NLPHL）和经典型霍奇金淋巴瘤两类，后者又分为富于淋巴细胞型（LRHL，约占 5%）、结节硬化型（NSHL，约占 70%）、混合细胞型（MCHL，约占 25%）和淋巴细胞削减型（LDHL，小于 1%）四型。2008 年及 2016 年 WHO 淋巴瘤分类标准沿用了此分类方法。

经典型 HL 包含的 4 个病理亚型均可找到特征性 Reed-Sternberg（RS）细胞，其表现为肿瘤性大多核细胞，在反应性细胞背景中具有两个镜像细胞核。RS 细胞来源于具有 IgH 可变区突变的生发中心 B 细胞，通常呈非整倍体，可分泌细胞因子以招募反应性细胞，免疫表型为 CD15⁺、CD30⁺、CD20⁻ 及 CD45⁻。结节硬化型 HL 肿瘤细胞部分呈结节状生长模式，结节间有胶原带分隔，弥散和硬化都常见。混合细胞型肿瘤细胞浸润呈弥散性，结节状不明显，缺乏带状硬化。两者的背景细胞除淋巴细胞和组织细胞外，浆细胞和嗜酸细胞也较多见。淋巴细胞削减型肿瘤细胞浸润为弥散性，主要为 RS 细胞和变异的"肉瘤样"细胞，背景因弥漫性纤维化而少见炎性细胞。富于淋巴细胞型则是在丰富的淋巴细胞浸润背景下，可见典型的 RS 细胞。NLPHL 是一种单克隆性 B 细胞肿瘤，镜下受累淋巴结结构消失，肿瘤呈结节状或部分结节状生长，但在少数病例中病变亦可呈弥散状。通常找不到具有诊断意义的 RS 细胞，而代之以变异型的"爆米花"样细胞（或称为 LP 细胞），背景细胞为淋巴细胞和类上皮样组织细胞。LP 细胞体积大，有空泡，核分叶，核仁呈嗜碱性。免疫表型为 LCA⁺，B 细胞相关抗原 CD20⁺、CD45⁺，但 HL 相关抗原 CD30⁻、CD15⁻。2016 年 WHO 淋巴肿瘤分类修订版指出，NLPHL 可能转化为富含 T 细胞的 LBCL（THRLBCL），这与更具侵袭性的临床过程相关，需要不同的管理。

三、临床表现

大多数经典型 HL 患者以浅表淋巴结无痛性肿大为首发症状，其中颈部或锁骨上淋巴结肿大最常见，其次为腋下和腹股沟淋巴结肿大。抗生素治疗后淋巴结可有所缩小，但随后会进行性增大。肿大淋巴结质韧、表面光滑、可活动，部分淋巴结可融合成团，甚至可和周围组织粘连固定。少数患者首发症状为深部淋巴结肿大，如发生在胸腔和腹腔的淋巴结肿大。发生在胸腔者包括发生在纵隔和肺门，若压迫气管或隆突可引起刺激性咳嗽或呼吸困难；若压迫上腔静脉则可引起上腔静脉综合征。发生在腹腔的肿大淋巴结可引起腹痛或腰背痛，有时可挤压胃肠道引起肠梗阻；若压迫输尿管可引起肾盂积水。HL 淋巴结转移多为"循站式"，也可发生远处器官的转移，如肺实质浸润、胃肠道病变和肝脾受累等，但初诊时骨髓受侵者不多，约 10%。

20%～30% 的经典型 HL 患者会出现 B 症状，包括以下任一症状的出现：①连续 3 天不明原因发热超过 38℃；②6 个月内不明原因体重减轻 >10%；③盗汗。B 症状在Ⅲ～Ⅳ期、混合细胞型或淋巴细胞削减型中更常出现。这类患者一般年龄稍大，男性较多，常有腹膜后淋巴结受累。此外局部及全身皮肤瘙痒亦较常见，初始为轻度瘙痒，继之可发生表皮脱落、皮肤增厚，并可因瘙痒加重引起抓痕而发生感染。

NLPHL 的临床表现不同于经典 HL，发病年龄分布为单峰，男性为主（70%），主要累及外周淋巴结，较少侵犯纵隔、脾和骨髓，一般无大肿块。确诊时多为Ⅰ～Ⅱ期，最常见的表现是长期孤立的淋巴结肿大，B 症状少见（20%），起病隐匿，晚期可转化为大 B 细胞淋巴瘤。

四、诊断与鉴别诊断

（一）诊断

根据临床表现、影像学和实验室检查，特别是病理检查结果，可以确定诊断。对于可疑恶性淋巴瘤患者，应进行下列检查：

1. 病理活检 淋巴结病理活检是 HL 确诊的唯一依据。一般选择受炎症干扰较小部位的淋巴结，如颈部、腋下、锁骨上淋巴结，而颌下与腹股沟淋巴结可因受口腔和下肢慢性感染而引起肿大，尽量不作为首选。对于只有深部淋巴结肿大的患者，建议应用腔镜技术手术取材。经皮穿刺活检因取材不完整且常导致细胞受压变形，致使诊断困难，不予推荐。不论体表或深部淋巴结，尽可能完整切除淋巴结做病理学检查。除形态学、组织细胞学和免疫组织化学（IHC）等常规病理检测外，荧光原位杂交（FISH）、淋巴细胞抗原受体重排等分子和遗传学检测也日益普遍应用。

2. 实验室检查 除常规实验室检查项目，如血常规、肝肾功能外，血沉、乳酸脱氢酶、β2- 微球蛋白也列为必查项目。其他项目如 HIV、HBV、HCV 及 EBV 等检测、免疫功能测定等也应尽可能完成。

3. 骨髓活检 尽管初诊时 HL 患者骨髓受侵的比例不高，但仍列为必查项目。除可判别有无骨髓受侵外，也有利于了解患者的骨髓功能状况，为后续的治疗提供帮助。

4. 心电图和心功能检查 HL 的患者常接受综合治疗，常用化疗方案中含阿霉素，部分患者需进行纵隔放疗。这些都可能带来心脏的毒副作用，故应常规进行心电图和心功能检查，特别是老年患者或既往有心血管疾病史的患者。

5. 肺功能检查 HL 患者常用化疗方案中含博来霉素，且部分患者需行纵隔放疗，可能致肺毒性，故而治疗前需行肺功能检查，尤其是老年患者。在治疗期间，若患者有呼吸道症状如胸闷、气促、呼吸困难等，需监测肺功能，警惕治疗相关肺损伤。

6. 影像学检查 目前推荐 PET-CT 作为 HL 患者主要的分期检查及复查项目，但需注意，炎症区域 PET-CT 可能表现为阳性，故而，对于 PET 阳性部位与临床表现不符时，必要时需临床追踪或病理评估。若患者不能行 PET-CT，至少需行颈部、胸腔、腹腔和盆腔诊断性增强 CT。

对于确诊的患者，还应进行有无不良预后因素的评价。不良预后因素的界定，目前采用欧洲癌症研究和治疗组织（European Organization for Research and Treatment of Cancer，EORTC）、德国霍奇金淋巴瘤研究组（German Hodgkin Study Group，GHSG）和美国国家综合癌症网络（National Comprehensive Cancer Network，NCCN）的标准。根据有无影响预后的因素将早期 HL 分为两大类：预后良好早期 HL 和预后不良早期 HL。表 3-7-1 和表 3-7-2 分别总结了 EORTC、GHSG 和 NCCN 关于早期 HL 预后因素和治疗分组的定义。对于Ⅲ～Ⅳ期的 HL，国际预后因素课题组提出了国际预后评分（international prognostic score，IPS）的概念，总结出 7 个不良预后因素，包括：男性，年龄≥45 岁，Ⅳ期，白细胞≥15×10^9/L，淋巴细胞<0.6×10^9/L 或淋巴细胞/白细胞比例<8%，血红蛋白<105g/L，白蛋白<40g/L。

表 3-7-1　各国际临床试验协作组对于Ⅰ～Ⅱ期 HL 危险因素的界定

危险因素	EORTC	GHSG	NCCN
年龄	≥50	—	—
ESR 和 B 症状	ESR>50mm/h 但无 B 症状；ESR>30mm/h 伴有 B 症状	ESR>50mm/h 但无 B 症状；ESR>30mm/h 伴有 B 症状	ESR>50mm/h 或伴有 B 症状
纵隔大肿块	MTR>0.35	MMR>0.33	MMR>0.33
受侵区域	>3	>2	>3
结外受侵	—	结外侵犯	—
大肿块直径	—	—	≥10cm

MTR：纵隔肿瘤最大横径与第5、6胸椎间胸廓横径之比。

MMR：纵隔肿瘤最大横径与胸廓最大横径之比。

表 3-7-2　EORTC 及 GHSG 对 HL 根据危险因素进行治疗分组的定义

治疗组	EORTC/GELA 标准	GHSG 标准
预后良好的早期 HL	CS Ⅰ～Ⅱ期，无危险因素	CS Ⅰ～Ⅱ期，无危险因素
预后不良的早期 HL	CS Ⅰ～Ⅱ期，伴一个或多个危险因素	CS Ⅰ～Ⅱ$_A$ 期伴一个或多个危险因素，或 CSⅡ$_B$ 期伴危险因素 C/D，但无 A/B
晚期 HL	CS Ⅲ～Ⅳ期	CS Ⅱ$_B$ 期伴危险因素 A/B，或 CS Ⅲ～Ⅳ期

GELA（Groupe d'Etudes des Lymphomes de l'Adulte）：成人淋巴瘤研究小组；CS：临床分期。

危险因素：A：大纵隔；B：结外受侵；C：ESR>50mm/h 但无 B 症状；ESR>30mm/h 伴有 B 症状；D：≥3 个部位受侵。

（二）鉴别诊断

临床上常需与下列疾病相鉴别：

1. 急慢性淋巴结炎　是一类常见的淋巴结良性病变，多伴有局部或全身性感染性病变。淋巴结肿大多伴有"红、肿、热、痛"等急性期表现，触诊淋巴结常呈梭形并"串珠样"排列，质地较软，活动度好。对于急性淋巴结炎给予抗感染治疗后淋巴结缩小，疼痛消失，而慢性起病者肿大淋巴结可长期存在。淋巴结活检可明确诊断。

2. 淋巴结结核　起病较为缓慢，伴有多个淋巴结肿大，常以颈部肿块为首发症状，可伴有乏力、潮热、盗汗等，且易与周围组织粘连，因此临床诊断较困难。若淋巴结发生干酪样坏死，合并破溃或有窦道形成，结核菌素试验（PPD 试验）阳性有助于鉴别。

3. 淋巴结转移癌　恶性肿瘤常通过累及淋巴结而导致局部或全身淋巴结肿大，肿大淋巴结质地较硬，一般无压痛，可与周围组织粘连或多个肿大淋巴结相互融合。如肿大淋巴结位于颈部且伴有复视、耳鸣、头痛、血涕等症状，则应行电子鼻咽镜及鼻咽部 MRI 检查以排除鼻咽癌。

4. 免疫系统疾病 如干燥综合征、系统性红斑狼疮、结节病等均可引起全身淋巴结肿大,多伴有家族史,全身症状较明显。

五、分 期

2014 年 Lugano 会议对 Ann/Arbor 分期进行了系统修订,形成了目前国际上广泛采用的 2014 版 Lugano 分期标准(表 3-7-3)。Lugano 分期中对淋巴结区域的划分与 Ann/Arbor 分期一致(图 3-7-1)。

表 3-7-3　Lugano 分期标准

分期	淋巴结或结外累及状态
Ⅰ期	仅累及一个淋巴结(Ⅰ),或累及单一结外器官不伴有淋巴结受累(Ⅰ$_E$)
Ⅱ期	累及横膈同侧 2 个或以上淋巴结区(Ⅱ),可伴有同侧淋巴结引流区域的局限性结外器官受累(Ⅱ$_E$)
Ⅱ期巨块型	Ⅱ期病变肿瘤≥7.5cm
Ⅲ期	横膈两侧的淋巴结区受累,或横膈以上淋巴结区受累合并脾受侵(Ⅲ$_S$)
Ⅳ期	同时有非延续性的结外器官受侵

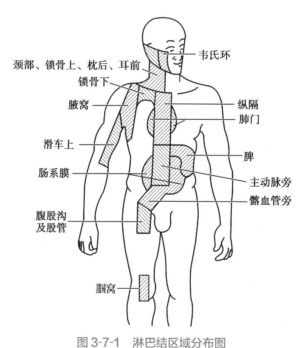

图 3-7-1　淋巴结区域分布图

六、治 疗

(一)综合治疗原则

HL 的治疗原则经历了以下的转变过程:20 世纪 50—80 年代,放疗被认为是早期 HL 治愈的唯一有效手段。Ⅰ～Ⅱ期 HL 进行次全淋巴结照射或扩大野照射,晚期 HL 则以全身化疗为主。由于单独放疗的晚期并发症或合并症,如第二肿瘤和心脏合并症等日益受到重视,欧美学者于 80 年代中后期启动了多项临床试验,结果证实放疗＋化疗的疗效优于单独放疗,故此后对于早期 HL 强调综合治疗,但放疗作为有效治疗手段的地位未被动摇。综合治疗的优点是降低了放疗剂量,减少了受照射容积,同时减少化疗周期数,降低化疗的毒副作用。

目前,经典型 HL 采取以化疗联合放疗的综合治疗策略为标准治疗。Ⅰ~Ⅱ期无不良预后因素的患者,推荐行 2~4 个周期化疗序贯放射治疗;Ⅰ~Ⅱ期有不良预后的患者,建议行 4 个周期化疗后序贯放疗;Ⅲ~Ⅳ期患者的治疗原则为系统化疗,化疗后病灶残存>2.5cm 的患者可给予局部放疗。化疗方案可以选择 ABVD 或者增强剂量的 BEACOPP。一般Ⅰ~Ⅱ期,先以 ABVD 方案化疗 2 个周期,中期复查 PET-CT 阴性者,继续以 ABVD 方案化疗 2 个周期;PET-CT 阳性者,可行增强剂量的 BEACOPP 方案化疗 2 个周期。

对于 NLPHL,除无临床不良预后因素的Ⅰ$_A$期可采取单纯放疗外,其他各期治疗原则同经典型 HL。由于 NLPHL 肿瘤细胞表达 CD20,在综合治疗的基础上可联合利妥昔单抗靶向治疗。

(二)放射治疗

1. 固定与定位　患者需在治疗前根据临床分期、有无不良预后因素、放疗目的等确定放疗时机及范围。根据患者放疗部位选择相应体位固定装置,如颈部淋巴结放疗可制作头颈肩膜,腹膜后淋巴结放疗可制作体膜或真空垫等。现常采用 CT 模拟定位,有条件者可结合 PET-CT 模拟定位。

2. 靶区设计与勾画　既往的累及野放疗(involved-field radiation therapy,IFRT)是基于解剖标志进行的,如一个颈部淋巴结受累则一侧的颈部淋巴结区都在照射范围之内。这种涵盖邻近的未受累淋巴结的照射方式现在逐渐被更聚焦于受累淋巴结的累及部位放疗(involved-site radiation therapy,ISRT)所取代。接受 ISRT 的患者化疗前需通过 CT、PET-CT、MRI 等影像学检查确定化疗前 GTV,并为化疗后确定 CTV 提供影像学基础。治疗计划需要应用 CT 模拟或图像融合技术。ISRT 放疗靶区为最初受累淋巴结和可能受累的结外扩展部位,包括化疗前和/或手术部位,但不包括化疗后淋巴结肿大消退时的邻近未受累器官(如肺、骨、肌肉或肾)。(图 3-7-2/文末彩色插图 3-7-2)

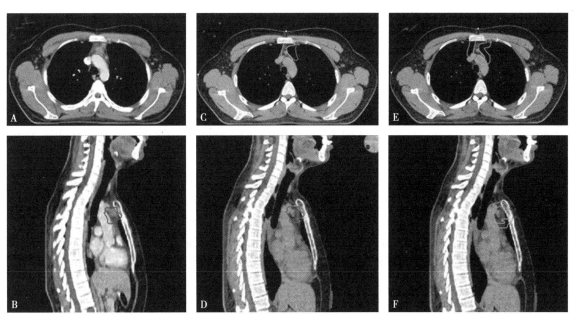

图 3-7-2　霍奇金淋巴瘤 ISRT 靶区勾画

结节硬化型霍奇金淋巴瘤Ⅰ$_A$期,纵隔淋巴结受累,2 个周期 ABVD 化疗后行 ISRT。A、B. 在化疗前 CT 上勾画 GTV(红色);C、D. 将化疗前后的 CT 进行图像融合,在化疗后 CT 扫描图像上勾画 CTV(粉色),最终 CTV 是在最初淋巴瘤累及范围的基础上根据化疗前 GTV 和化疗后肿瘤缩小范围及周围解剖结构改变来修改而成的;E、F. 根据 CTV 外放 1cm 所勾画的 PTV(浅蓝)。

具体靶区定义如下:

GTV:在任何干预措施前的初始影像学资料(如 CT、PET-CT、MRI)上,提示淋巴瘤浸润的部位均是 GTV 范围。

CTV：应综合考虑影像学的准确性、化疗后肿瘤体积及体表轮廓的变化、肿瘤的播散方式、潜在亚临床灶以及邻近器官的限量等影响。如果两个相邻的淋巴结受累，可以涵盖在同一 CTV 中；但如果两个受累淋巴结距离超过 5cm，则应考虑作为两个不同的 CTV。

ITV：内照射靶区主要考虑 CTV 的大小、形状及位置的不确定性，如胸部及上腹部的肿块常随呼吸而移动，这些部位的 ITV 应在 CTV 的基础上外放 1.5～2.0cm，当然，最理想的方式是采用 4D-CT 模拟定位。

PTV：计划靶区在 CTV 及 ITV 的基础上还应考虑摆位误差及每次治疗时机器的系统误差。

OAR：危及器官主要指可能受到照射的正常组织和器官，应予以勾画并保护，根据剂量 - 体积分布直方图判断危及器官有无超过限量。

3. 放疗剂量 具体放疗剂量取决于 HL 的病理类型和预后因素。对于早期经典型 HL，预后良好组，2～4 个周期化疗后完全缓解（complete response, CR）的患者，放疗剂量为 20Gy；预后不良组，4～6 个周期化疗后 CR 的患者，放疗剂量为 30Gy。对于早期淋巴细胞为主型 HL，放疗剂量为 30～36Gy。对于化疗后残留肿块，可能是一种更难治性的疾病，应考虑将放疗剂量增加到 36～40Gy。对于晚期 HL，6～8 个周期化疗后，如果化疗前有大肿块或者化疗后有病灶残留，应予以补充放疗。放疗一般在化疗后 3～4 周开始进行。

4. 放疗计划设计 推荐采用 3D-CRT 或 IMRT 技术。对于位于纵隔部位的 HL，在设计照射野时应考虑优化照射野方向，并使用深吸气屏气技术（deep inspiration breath hold）以更好地保护肺、心脏及乳腺等。

第二节　非霍奇金淋巴瘤

一、病因及流行病学

（一）流行病学

全球癌症统计数据显示，2020 年，全球约有 54.43 万 NHL 新发病例，其中男性 30.41 万，居男性新发恶性肿瘤第 10 位；女性 24.02 万例，居第 13 位。2020 年，全球 NHL 死亡病例达 25.97 万。中国 2020 年新发 NHL 约 9.28 万例，其中男性 5.01 万例，居第 10 位；女性 4.27 万例，未进入前 10 位。中国 2020 年 NHL 死亡约 5.43 万例，其中男性 2.97 万例，女性 2.46 万例。NHL 各种亚型的发病率具有地区性差别，如伯基特淋巴瘤常见于非洲热带地区；成人 T 细胞淋巴瘤好发于日本和加勒比地区的西南部；在拉丁美洲，滤泡性淋巴瘤的比例明显高于其他国家；NK/T 细胞淋巴瘤在亚洲国家的发病率要远高于欧美国家。我国 NHL 的发病率也在逐年上升，男性高于女性，且病理类型以 B 细胞淋巴瘤最为常见，尤其是弥漫大 B 细胞淋巴瘤。

（二）病因

NHL 发病的原因目前仍不清楚，可能与以下因素有关：①感染：包括 HIV、EBV、幽门螺杆菌（Hp）、鹦鹉热衣原体等；②免疫缺陷：包括先天性免疫缺陷疾病（Wiskott-Aldrich 综合征）、获得性免疫缺陷病及接受器官或骨髓移植后长期使用免疫抑制剂者；③家族聚集性：有 NHL 家族史的其他家庭成员罹患 NHL 的风险增加了 2～3 倍，这一危险因素与 NHL 发病的相关性高于其他大部分 NHL 患病的危险因素；④环境及职业危险因素：长期暴露于某些环境和职业危险因素，如杀虫剂、紫外线辐射、染发剂等；另外，一些生活习惯如饮食中摄入过多蛋白及脂肪可能会增加 NHL 患病的风险。

二、病理学分类

早期 NHL 分类是基于对形态学的认识，如 Rappaport's 分类，之后陆续出现了 Lukes and Collins 和 Kiel 分类，欧洲应用最多是 Kiel 分类。国际淋巴瘤研究组于 1994 年提出了新的修正版欧美淋巴瘤分类（REAL）方案，REAL 分类的制定原则是以细胞谱系为基础，将 NHL 分为 T、B 细胞来源。2001 年，WHO 根据 REAL 分类原则对其做了进一步修改，提出了一个更完善、合理的淋巴瘤 WHO 分类。该分类将 NHL 根据细胞来源分为 B 细胞淋巴瘤和 NK/T 细胞淋巴瘤两大类，每一种类型基本上为一独立的疾病单元，其形态学、免疫表型、遗传学特征和临床特点都有较明确的定义和描述。2008 年发布了第 4 版 WHO 淋巴瘤分类，2016 年对该分类进行了进一步的修订，该分类的原则是采用所有能够获得的信息，如形态学特点、免疫表型、遗传特征和临床资料来定义每一种疾病。在该指南中还加入了免疫分型指南，便于更加精确地鉴别 B 细胞淋巴瘤、NK/T 细胞淋巴瘤及各亚型。

三、临 床 表 现

就常见的结内淋巴瘤而言，其局部和全身症状、体征与 HL 有颇多相似之处，但 NHL 淋巴结播散多为"跳跃式"。根据肿瘤生长和扩散速度，NHL 可分为侵袭性和惰性两类。NHL 中复杂的是结外淋巴瘤，如鼻腔 NK/T 细胞淋巴瘤、韦氏环淋巴瘤和原发胃淋巴瘤等，其临床表现各具特点，将于本章第三节叙述。

弥漫大 B 细胞淋巴瘤（diffuse large B-cell lymphoma，DLBCL）是最常见的侵袭性 NHL，约占成人 NHL 的 30%～40%。发病年龄的范围比较宽，可以发生于任何年龄段，中位发病年龄在 50～60 岁，但也可见于儿童；男性比女性稍多。最常见的主诉是有症状的、增大的淋巴结肿块，发生部位可在结内和结外。原发于结内者约占 60%，原发于结外组织或器官者约达 40%。最常见的结外原发部位是胃肠道（胃和回盲部），还可发生在结外其他任何部位，如中枢神经系统、睾丸、皮肤、骨和软组织、腮腺、肺、女性生殖道、肝、肾、脾和韦氏环等。大约 30% 的患者会主诉 B 症状以及不适感或疲劳症状。

滤泡性淋巴瘤（follicular lymphoma，FL）为 NHL 最常见的惰性亚型，大约占新诊断 NHL 的 22%，其中，西方国家发病率较我国高。我国 FL 约占 NHL 的 8.1%～23.5%，而在西方国家，FL 约占 NHL 的 22%～35%。FL 主要发生在成人，中位发病年龄 60 岁，20 岁以下的人罕见。最常见的表现是亚急性或无症状的淋巴结肿大，病变主要累及外周淋巴结，但也可见于脾、骨髓、韦氏环，其中骨髓受累者约占 40%；少数可累及结外如胃肠道、软组织、皮肤及其他部位。约 10%～20% 的患者在诊断时处于 Ⅰ～Ⅱ期，80% 为 Ⅲ～Ⅳ期。虽然 FL 容易广泛扩散，但恶性程度低，病情进展缓慢。FL 可以转化为 DLBCL。

边缘区淋巴瘤（marginal zone lymphoma，MZL）是起源于淋巴滤泡边缘的 B 细胞淋巴瘤，占 NHL 的 10%，可以发生于脾脏、淋巴结或黏膜相关淋巴组织（mucosa-associated lymphoid tissue，MALT）。其中，MALT 淋巴瘤在 MZL 中占比最高，约 50%～70%。MALT 淋巴瘤的临床表现因发生部位的不同而呈现多样性，总体发展较为缓慢，属于惰性淋巴瘤。胃肠道是 MALT 淋巴瘤最常累及的部位，其次是肺、唾液腺、眼附属器、甲状腺、皮肤等。尽管 MALT 淋巴瘤多为局限性病变，诊断时多为 Ⅰ、Ⅱ期，但全面完善的分期检查非常必要。约 25%～35% 的患者在诊断时可以有多个结外部位的受累，这一现象在非胃肠道的 MALT 淋巴瘤尤为常见，约 46% 的非胃肠道 MALT 淋巴瘤患者可以有多发的结外病变。MALT 淋巴瘤也存在着向大细胞转化的风险。

四、诊断与鉴别诊断

（一）诊断

NHL 的诊断方法同 HL。其中，DLBCL 的典型免疫表型是 CD20$^+$、CD3$^-$；同时推荐 FISH

技术检测 MYC、BCL2 和 BCL6 重排。约 5%～15% 的 DLBCL 具有 MYC 重排，可与 BCL2 或 BCL6 重排同时发生，称作"双打击"或"三打击"淋巴瘤，这类淋巴瘤预后差。FL 起源于滤泡中心 B 细胞，CD20$^+$、CD10$^+$、BCL-6$^+$、BCL-2$^+$、CD3$^-$ 是其典型免疫表型。70%～95% 的遗传学异常为 t(14；18)，累及 BCL2 基因和 IgH 基因。MALT 特征免疫表型为 CD20$^+$、CD79a$^+$，而 CD5$^-$、CD10$^-$、CD23$^{-/+}$、CyclinD1$^-$。对于胃 MALT，还需要行胃镜检查及 Hp 检测。PCR 或 FISH 检测部分可以出现 t(11；18)，特别是 Hp 阴性的胃 MALT，常常提示较差预后。

完成诊断后，应对患者进行危险程度分级，国际预后指数（International Prognostic Index，IPI）是患者预后的经典评价系统，具体指标在 DLBCL 和 FL 之间略有区别，此外这些标准并不完全适合于结外淋巴瘤。年龄调整的国际预后指数（age-adjusted International Proghostic Index，aaIPI）适合年龄≤60 岁的患者。表 3-7-4 和表 3-7-5 为侵袭性淋巴瘤的 IPI 评分标准和相应的预后分组。

表 3-7-4　国际预后指数（IPI）

危险因素	IPI 模型计分	aaIPI 模型计分
年龄 > 60 岁	1	—
一般状况 /ECOG 评分：2～4	1	1
临床分期：Ⅲ～Ⅳ	1	1
LDH 高于正常	1	1
>1 个结外器官受侵	1	—
总分	5	3

表 3-7-5　危险因素计分与分组

预后风险分组	IPI 模型总计分	aaIPI 模型总计分
低危	0～1	0
低中危	2	1
中高危	3	2
高危	4～5	3

（二）鉴别诊断

同 HL。

五、分　期

原发淋巴结的 NHL 分期，采用 2014 版 Lugano 分期标准（见表 3-7-3）。某些结外 NHL 有自己专属的分期系统，其中，原发胃淋巴瘤可采用 Lugano 分期系统或 TNM 分期系统（具体见本章第三节）。

六、治　疗

（一）综合治疗原则

综合治疗是Ⅰ～Ⅱ期侵袭性 NHL 的标准治疗原则，Ⅲ～Ⅳ期以化疗为主。美国 NCCN 关于 DLBCL 的治疗指南为：非大肿块的Ⅰ～Ⅱ期建议 R-CHOP 化疗 3 个周期后，进行 ISRT 放疗；大肿块的Ⅰ～Ⅱ期建议 6 个周期 R-CHOP 化疗后联合 ISRT；Ⅲ～Ⅳ期，如果 IPI≤2，建议 6 个周期 R-CHOP 化疗；如果 IPI≥3，预后差，建议优先考虑临床试验方案，或 6 个周期 R-CHOP 化疗。化疗前大肿块、结外器官受侵及化疗后未达 CR 是放疗适应证。高剂量化疗联合干细胞移植可能对中高危或高危患者首程治疗或复发后挽救治疗有益。

FL病程进展缓慢，除了病灶局限的早期，大部分患者不能治愈。FL 1～3a级的基本治疗原则为：Ⅰ期或局限侵犯的Ⅱ期可选择单纯受累部位放射治疗（ISRT）。对于非局限侵犯的Ⅱ期，采取靶向±化疗±ISRT的综合治疗模式。Ⅲ～Ⅳ期无症状或肿瘤负荷低者可选择观察，有治疗指征的患者进行抗CD20单抗±化疗。局部放疗可作为一种姑息治疗方式缓解局部症状。FL 3b级则按照DLBCL的原则进行治疗。

（二）放射治疗

目前NHL的放疗照射野推荐使用累及部位照射（ISRT），其靶区勾画原则与HL类似。在综合治疗中，放射治疗的剂量建议如下：DLBCL或外周T细胞淋巴瘤（peripheral T-cell lymphoma，PTCL）化疗后达CR者，巩固放疗的剂量为30～36Gy；化疗后部分缓解者，放疗剂量为40～50Gy。惰性淋巴瘤（滤泡性淋巴瘤、MALT淋巴瘤、小淋巴细胞淋巴瘤/慢性淋巴细胞白血病）单纯放疗的剂量为24～30Gy。NK/T细胞淋巴瘤单纯放疗的剂量为50～60Gy。

第三节　几种结外淋巴瘤的临床表现与治疗

一、鼻腔NK/T细胞淋巴瘤

（一）临床表现

NK/T细胞淋巴瘤是一种与EBV病毒感染密切相关的侵袭性外周T细胞淋巴瘤，多发生在亚洲和拉丁美洲，而在北美和欧洲发病率低，仅为0.3%。在我国约占全部恶性淋巴瘤的2%～10%。NK/T细胞淋巴瘤通常发生在结外，原发于结内者很少见。其中，发生于鼻腔、鼻咽、上消化道和上气道（upper aerodigestive tract）的称为鼻型，尤以原发于鼻腔者最常见。而发生在皮肤、软组织、胃肠道和睾丸等部位的称为非鼻型。我国发病高峰年龄为30～50岁，中位年龄约40岁，男性多于女性，比例大约为（2～4）：1。初诊患者70%～90%为Ⅰ～Ⅱ期，10%～30%为Ⅲ/Ⅳ期；35%～45%存在B症状；30%～50%的患者LDH升高。临床特征为沿鼻和面部中线部位的进行性坏死性病变，约50%的病变侵犯邻近器官如鼻咽、硬腭、上颌窦、筛窦及眼眶等，晚期也可侵犯皮肤、胃肠道、骨髓等其他器官，30%会累及区域淋巴结。主要并发症为噬血细胞综合征。

（二）治疗原则

鼻腔NK/T细胞淋巴瘤对化疗相对抵抗，但对放疗敏感，其治疗原则为：①早期（I_E/II_E期）：无高危因素的患者，首选扩大受累部位的放疗，放射治疗的根治剂量为50～60Gy；如果伴有以下高危因素之一：年龄＞60岁、ECOG PS评分≥2、Ⅱ期、LDH升高、超腔病变，建议放疗后行巩固化疗，或先行诱导化疗后序贯放疗，或行夹心式放疗。②Ⅲ/Ⅳ期或复发难治的患者：以化疗为主，酌情补充放疗。化疗后局部进展的患者推荐行放疗挽救治疗。此外，目前对于复发/难治性的患者，免疫检查点抑制剂显示出了一定的疗效。

NK/T细胞淋巴瘤的化疗目前没有标准的一线方案，但以不含蒽环类药物的化疗为主，多推荐含左旋门冬酰胺酶（门冬酰胺酶）的方案，最优的化疗方案亟待进一步探索。治疗过程中血浆EBV DNA拷贝数水平的动态监测可以反映肿瘤负荷和治疗反应，具有指导意义。患者治疗后的五年总生存率Ⅰ期为70%～90%，Ⅱ期为50%～70%，Ⅲ期为10%～40%。

放射治疗：鼻腔NK/T细胞淋巴瘤放射治疗目前采用3D-CRT或IMRT技术。

1.定位　患者取仰卧位，双手放体侧，用头颈肩膜固定。进行模拟CT扫描时，层间距3～5mm，增强扫描有利于识别受累淋巴结。

2.靶区设计与勾画（图3-7-3/文末彩色插图3-7-3）

GTV：治疗前临床检查、内镜检查和影像学（MRI、CT或PET-CT）显示的大体病灶。

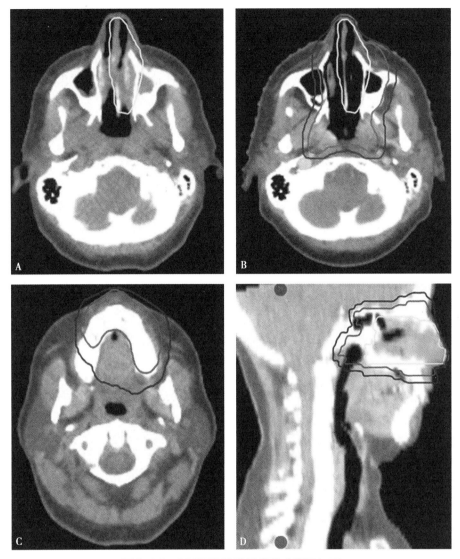

图 3-7-3　NK/T 细胞淋巴瘤放疗靶区勾画

鼻腔 NK/T 细胞淋巴瘤 I_E 期,病变累及左侧鼻腔,且延伸至邻近筛窦、上颌窦以及左侧眼眶内侧,向后延伸至后鼻孔。患者接受 2 个周期 SMILE 方案化疗后进行放疗。A. 化疗前 CT,GTVprechem(黄色)包括化疗前的病灶;B、C. 化疗后 CT,CTV(红色)包括 GTV + 双侧鼻腔、左侧上颌窦、双侧筛窦、部分蝶窦、鼻咽、硬腭、左侧眼眶壁内侧。C. PTV(蓝色)为 CTV 外放 5mm;D. 重建矢状位 CT 影像显示靶区。

　　CTV:根据 GTV 外扩 5mm。肿瘤局限于一侧或双侧鼻腔,CTV 包括整个鼻腔、双侧前组筛窦、硬腭及后鼻孔。若肿瘤侵及后鼻孔或鼻咽部,则 CTV 应包括鼻咽。若前组或后组筛窦受累,CTV 应包括后筛窦。若上颌窦(通常是上颌内侧壁)受累,则应包括整个上颌窦。如果累及皮下软组织或面部皮肤,CTV 应包括受累的面部皮下软组织及 0.5～1cm 的补偿膜。若眼眶受累,CTV 应在眼眶 GTV 层面外扩 3mm。没有淋巴结受侵的病例,可以不做颈部淋巴结预防照射;若咽后淋巴结阳性,CTV 应包括咽后淋巴结和双侧Ⅱ区淋巴结;若颈部淋巴结阳性,CTV 需同时包括双颈淋巴结,做预防照射。

　　PTV:在固定良好的情况下,CTV 外放 4～5mm。

　　3. 放疗计划设计　放射治疗作为初始治疗时,根治放疗的剂量是 50Gy,2Gy/ 次,采取共 25 次分割、持续 5 周的常规照射方式。对于残留病灶可推量 5～10Gy,肿瘤最大剂量为 60Gy。

二、韦氏环淋巴瘤

（一）临床表现

韦氏环（Waldeyer's ring）是指包括鼻咽、软腭、扁桃体、口咽以及舌根在内的环状淋巴组织，其缺乏典型的淋巴门结构。韦氏环淋巴瘤是头颈部常见的结外淋巴瘤，欧美国家较少见，而我国较常见，占全部 NHL 的 19%。最常见的发生部位是扁桃体，占韦氏环 NHL 的 60%～80%，其次是鼻咽。以 30～49 岁组发病率最高，占 45% 左右。欧美国家韦氏环淋巴瘤主要为 B 细胞来源，T 细胞和 NK/T 细胞来源少见；而我国 T 细胞和 NK/T 细胞来源的 NHL 发病率则相对较高。韦氏环 NHL 以侵袭性淋巴瘤最常见，DLBCL 为最常见的病理学类型，其自然病史与原发于结内的 NHL 相似。其余如 MALT 淋巴瘤、FL 及伯基特淋巴瘤均少见。临床表现取决于发病部位，但均缺乏特异性。

扁桃体淋巴瘤通常是单侧发病，可累及同侧区域淋巴结。患者多感局部肿胀、咽喉部异物感及疼痛，肿块大者可有呼吸困难和吞咽困难。鼻咽部淋巴瘤临床上主要以颈部淋巴结肿大、咽痛、鼻塞、听力下降等症状就诊，与鼻咽癌不易区分。Ⅰ、Ⅱ期韦氏环淋巴瘤的预后较好，5 年生存率在 85%～90%。

（二）治疗原则

韦氏环淋巴瘤的治疗原则同其他结内淋巴瘤，以综合治疗为主，在系统性治疗的基础上可联合放射治疗。

（三）放射治疗

韦氏环包括鼻咽、软腭、扁桃体、口咽以及舌根。在 2015 年发表的国际淋巴瘤放射肿瘤学协作组（International Lymphoma Radiation Oncology Group，ILROG）现代放射治疗靶区勾画及剂量指南中，建议对韦氏环淋巴瘤同其他部位的淋巴瘤一样仍采用 ISRT。ILROG 指南认为韦氏环中的每一个结构是独立的。如原发于一侧扁桃体的 DLBCL，ISRT 的 CTV 只是一侧的扁桃体窝，而不是整个韦氏环，且只照射受累的颈部淋巴结。原发韦氏环惰性淋巴瘤的最佳治疗范围目前还需要进一步探索；韦氏环 NK/T 细胞淋巴瘤的放射治疗原则有别于上述类型的淋巴瘤，其 CTV 包括整个韦氏环、肿瘤侵犯的邻近结构或组织及颈部淋巴结。目前关于新化疗方案联合较小 CTV 边界放疗的经验还很有限。

放射治疗采用 3D-CRT 或 IMRT。

三、原发胃淋巴瘤

（一）临床表现

原发胃淋巴瘤（primary gastric lymphoma，PGL）是 NHL 最常见的结外发病类型，约占所有结外淋巴瘤的 30%～40%，占胃恶性肿瘤的 3%。已知幽门螺杆菌（Hp）感染是重要的致癌因素。PGL 可分为惰性和侵袭性两类，惰性占 40%，最常见的病理类型是胃 MALT 淋巴瘤；侵袭性占 60%，最常见的病理类型是胃 DLBCL。胃 MALT 淋巴瘤的发病高峰在 50～60 岁，近来年轻人发病呈上升趋势。确诊时大部分为Ⅰ～Ⅱ期，约占 70%～80%，Ⅱ$_E$ 期占 10%～20%，Ⅳ期占 5%～10%。最常见的累及部位是胃体及胃窦，在 10% 的病例中，同时累及肠道和肠外部位。临床表现通常为上腹部疼痛、恶心、呕吐、饱胀、消化不良及上消化道出血等，极少数会出现发热、盗汗等 B 症状表现。内镜检查表现为不规则形状的浅表糜烂、溃疡到扩大的皱襞、胃内结节或胃壁增厚。临床疑似 PGL 时，通过胃镜获取病理组织是确诊的唯一依据，但常规内镜检查对临床分期帮助不大。CT 和超声内镜检查有助于 T 分期和帮助判断有无淋巴结受累。淋巴瘤的常规检查亦应完成，如血清学检查和骨髓穿刺等。

在新的 WHO 淋巴瘤分类中，MALT 淋巴瘤与 DLBCL 共存时，根据大细胞数目的多少进行分级：1级：0～5/HPF（高倍视野）；2级：6～15/HPF；3级：大于15/HPF。当大细胞以汇合区域形式出现，表明已转化为DLBCL。MALT淋巴瘤的B细胞表达表面和细胞质IgM型免疫球蛋白，而IgA、IgG低表达或不表达。其他病理类型的细胞免疫学与相应的结内淋巴瘤一致。

（二）临床分期

通常采用2014版Lugano改良分期标准或胃肠道淋巴瘤的TNM分期（巴黎分期系统，如表3-7-6）。

表3-7-6　胃淋巴瘤的分期系统

分期	2014版Lugano改良分期系统	TNM分期（肿瘤浸润范围）
I_E期	局限于胃肠道，单一原发病灶或多个非连续性病变	$T_1N_0M_0$（黏膜、黏膜下） $T_2N_0M_0$（固有基层） $T_3N_0M_0$（浆膜）
Ⅱ期	累及腹部	—
$Ⅱ_E$期	局部区域淋巴结受侵	$T_{1～3}N_1M_0$（胃周淋巴结）
$Ⅱ_E$期	远处膈下淋巴结受侵	$T_{1～3}N_2M_0$（远处区域淋巴结）
$Ⅱ_E$期	穿透浆膜，侵及邻近组织或器官	$T_4N_0M_0$（邻近结构）
Ⅳ期	广泛累及结外器官及膈上淋巴结	$T_{1～4}N_{0～3}M_1$（腹腔外淋巴结转移、远处转移）

（三）综合治疗原则

原发胃淋巴瘤的治疗原则依据病理类型有很大不同，但总体以保留器官和胃功能为主要治疗目的，常用的治疗方法有抗Hp治疗、放疗和化疗。由于胃非MALT淋巴瘤的治疗原则同结内淋巴瘤，故本节重点讨论胃MATL淋巴瘤的治疗。

根据2020版NCCN指南推荐，I_E期或区域淋巴结累及的$Ⅱ_E$期：若Hp阳性、t（11：18）阴性或为未知的胃MALT淋巴瘤，首选抗Hp治疗，完全缓解率可以达到70%～100%；对Hp阳性、t（11：18）阳性的患者，予以抗Hp治疗，同时联合放疗。对于Hp阴性的患者：首选放疗，不能行放疗的患者予以利妥昔单抗治疗。远处淋巴结转移累及的$Ⅱ_E$期或Ⅳ期：无标准治疗方案，可根据患者的症状、有无消化道出血、有无大肿块、是否有疾病进展等情况，选择进入临床试验或给予姑息放疗，或予以化疗、靶向治疗为主的全身系统治疗。若抗Hp治疗后有局部病灶残存，可给予挽救性放射治疗。抗HP治疗后肿瘤消退时间为2～3个月至数年，需定期行内镜检查。

胃MALT淋巴瘤曾采用外科手术治疗，因病灶多发、范围广，多行全胃切除术联合淋巴结清扫术。目前，手术不是原发胃淋巴瘤治疗的首选，只有患者不适宜放化疗，出现幽门狭窄或梗阻，或出现穿孔等征象才考虑手术治疗。

（四）放射治疗

1.定位　胃的体积会受到进食食物的影响，因此无论是在定位时还是治疗时，都应要求患者空腹。定位时，患者取仰卧位，双手抱肘过头顶，用体膜固定。进行模拟CT扫描时，层间距3～5mm，静脉增强剂有利于识别受累淋巴结。

2.靶区设计与勾画

GTV：CT或PET-CT上显示的胃大体病灶以及肿大淋巴结。

CTV：GTV+全胃+胃周淋巴结，全胃勾画应从食管胃结合部到十二指肠球部远端。

ITV：通过4D-CT或透视确定呼吸运动对胃位置的影响，在考虑胃的运动的情况下通常在CTV的基础上外放1～2cm边界。

PTV：受到日常摆位误差等的影响，对于腹部病变，建议在最终的ITV基础上外放1cm。

3. 放疗计划设计　　为了更好地保护肝和肾，推荐使用 3D-CRT 或 IMRT 技术。胃 MALT 淋巴瘤的单纯放疗剂量为 30Gy，常采取 1.5Gy/ 次的常规分割。原发胃 DLBCL 参照结内 NHL 制订放射治疗剂量。

（杨坤禹）

第八章 乳 腺 癌

本章讲述了乳腺的正常解剖结构,乳腺癌的病理特征、临床表现、诊断及鉴别诊断、临床分期和分子学分型,以及乳腺癌的综合治疗原则及方法、乳腺癌根治术、乳腺癌保乳术、乳腺癌的乳房重建术(自体重建及异体重建)及局部晚期乳腺癌的放疗适应证、放疗技术等。

一、概 述

乳腺癌(breast carcinoma)是来源于乳腺组织的恶性肿瘤。世界卫生组织国际癌症研究机构(IARC)发布的 2020 年全球癌症数据显示,2020 年,女性乳腺癌首次超过肺癌,成为全球最常见癌症,约占新发癌症病例的 11.7%。其中,中国女性 2020 年乳腺癌新发例数为 42 万,也成为我国女性新发癌症病例数之首。乳腺癌是严重影响女性身心健康的恶性肿瘤,发病率和死亡率分别居中国女性恶性肿瘤的第 1 位和第 5 位。

(一)乳房的解剖

乳房位于胸肌筋膜表面,平第 2~6 前肋高度,内起于胸骨旁线,外到腋中线附近。其内含乳腺及脂肪组织,乳腺分为 15~20 个腺叶,腺叶又分若干小叶,每一腺叶有一输乳管,末端开口于乳头。腺叶间结缔组织中有许多与皮肤垂直的纤维束,连于皮肤和胸肌筋膜之间,称为乳房悬韧带(Cooper 韧带)(图 3-8-1)。乳房的淋巴管非常丰富,分浅、深二组。浅组位于皮内和皮下;深组位于乳腺小叶周围和输乳管壁内,按淋巴流向的不同可分为几个方向回流并注入不同部位的淋巴结(图 3-8-2)。

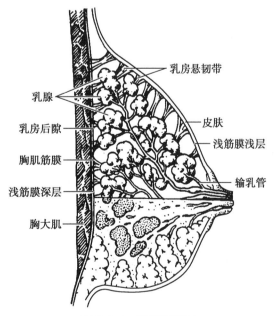

图 3-8-1 乳房解剖图

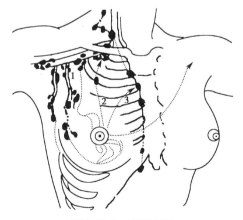

图 3-8-2 淋巴引流
1. 腋窝引流路线;2. 胸肌间引流路线;3. 内乳引流路线。

（二）乳房的淋巴引流

1.腋窝引流路线 腋窝区为乳房淋巴引流的第一站,乳房外侧象限的淋巴管集合成外侧干,向外直行达腋窝;乳房内侧象限的淋巴管集合成内侧干,由乳房内侧向下绕行,亦止于腋窝。一般以胸小肌作为区分的标志,把腋窝淋巴结分成三组:位于胸小肌下缘以下的淋巴结为第一组;在胸小肌上、下缘之间的为第二组;胸小肌上缘上方的淋巴结为第三组,即通常所指的腋顶或锁骨下淋巴结。锁骨下淋巴结位置较表浅,在锁骨中段下方,皮下1~1.5cm处(图3-8-3)。

2.胸肌间引流路线 在胸大、小肌间有胸肌间淋巴结(Rotter's 淋巴结),其淋巴引流到锁骨下静脉。胸肌间淋巴结亦属腋窝第二组。

3.内乳引流路线 内乳引流路线主要接受乳房内半及中央区的淋巴引流,亦为乳房淋巴引流的第一站。内乳淋巴结位于内乳动静脉周围、胸骨缘外侧1~2cm处,以第1~3肋间最多见。内乳淋巴结的淋巴液引流入锁骨内侧端后面的最下一个颈深淋巴结,亦可直接注入胸导管、淋巴导管或直接注入颈内静脉与锁骨下静脉的汇合处,然后进入大静脉。

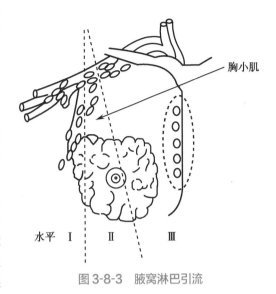

图3-8-3 腋窝淋巴引流

4.锁骨上淋巴结 此区淋巴结为乳房淋巴引流的第二站,位于锁骨上方、颈阔肌深面的疏松结缔组织中。内界为颈内静脉,外界为斜方肌,下界为锁骨下静脉,深面为前斜角肌。在颈内静脉与锁骨下静脉汇合处附近的淋巴结好发转移。

5.两侧交通引流路线 在胸骨前方,经皮下淋巴管引流到对侧腋窝淋巴结,第1肋间胸骨柄后方有一交通支,联结两侧内乳淋巴结。

二、病　理

（一）组织学分型

目前采用2019版WHO乳腺癌组织学分型,见表3-8-1。

表3-8-1 乳腺癌组织学分型

乳腺癌组织学分型	
乳头状肿瘤	黏液性囊腺癌
乳头状导管原位癌	浸润性微乳头状癌
包被性乳头状癌	伴大汗腺分化的癌
实性乳头状癌（原位或浸润）	化生性癌
浸润性乳头状癌	少见肿瘤和唾液腺肿瘤
小叶原位癌	腺泡细胞癌
导管原位癌	腺样囊性癌
浸润性乳腺癌	分泌性癌
浸润性癌,非特殊类型	黏液表皮样癌
微浸润性癌	多形性腺癌
浸润性小叶癌	伴有极性翻转的高细胞癌
小管癌	神经内分泌肿瘤
筛状癌	神经内分泌癌
黏液癌	

（二）组织学分级

1. 乳腺浸润性癌组织学分级　根据是否有腺管形成、细胞核多形性及核分裂象计数 3 项指标进行分级，建议采用 Nottingham 分级系统，见表 3-8-2。

表 3-8-2　乳腺浸润性癌组织学 Nottingham 分级系统

形态学特征				评分
腺管结构				
占肿瘤成分多数（>75%）				1
中等数量（10%~75%）				2
少或无（<10%）				3
细胞核的多形性				
细胞核小，形态规则一致				1
细胞核中等大小，不规则，大小不一				2
细胞核大，形态多样				3
核分裂象计数（取决于镜下视野范围）				1~3
3 种不同视野范围核分裂象计数举例				
视野直径 /mm	0.44	0.59	0.63	
视野面积 /mm²	0.152	0.274	0.312	
核分裂象计数（每 10HPF 的核分裂象数目）				
	0~5	0~9	0~11	1
	6~11	10~19	12~22	2
	≥12	≥20	≥23	3

注：1. 对腺管结构、细胞核多形性及核分裂象计数 3 项指标分别进行评分：总分为 3~5 分，组织学分级为 I 级；6~7 分，组织学分级为 II 级；8~9 分，组织学分级为 III 级。

2. 视野直径 = 视野数 / 物镜的放大倍数。

2. 乳腺导管原位癌的分级　对于导管原位癌，病理报告中应该包括分级，并建议报告是否存在坏死、组织学结构、病变大小或范围及切缘状况。目前乳腺导管原位癌的分级主要是细胞核分级，诊断标准如下：

（1）低核级导管原位癌：由小而一致的癌细胞组成，呈僵直搭桥状、微乳头状、筛状或实体状结构。细胞核大小一致，染色质均匀，为 1.5~2.0 倍红细胞大小，核仁不明显，核分裂象少见。

（2）中核级导管原位癌：形态介于低级别和高级别导管原位癌之间，细胞的大小、形状、极性有中等程度差异。染色质粗细不等，可见核仁，核分裂象可见，可出现点状坏死或粉刺样坏死。

（3）高核级导管原位癌：由高度不典型的细胞组成，形成微乳头状、筛状或实体状。细胞核多形性明显，>2.5 倍红细胞大小。癌细胞排列缺乏极性，染色质呈粗块状，核仁明显，核分裂象多见。管腔内常出现伴有大量坏死碎屑的粉刺样坏死。但腔内坏死不是诊断高级别导管原位癌的必要条件，有时导管壁衬覆单层细胞，但细胞高度异型，也可以诊断为高级别导管原位癌。

（三）雌激素受体（ER）、孕激素受体（PR）

雌、孕激素受体对乳腺癌的发生和抑制有重要的作用，在临床上二者是高度有效的内分泌治疗靶点或指征。它们的表达水平与内分泌治疗反应直接相关，多采用常规免疫组化检测。

（四）肿瘤增殖指数

目前常用指标有细胞增殖数、细胞核抗原（PCNA）和 Ki-67，常规免疫组化检测，它们的表达水平越高，预后越差。

（五）人表皮生长因子受体 2（HER-2）

HER-2 基因扩增或其蛋白过表达是乳腺癌重要的预后及治疗指标，它是曲妥珠单抗等靶向治疗的重要条件。

（六）分子分型

中国抗癌协会乳腺癌诊治指南与规范（2021 年版）见表 3-8-3。

表 3-8-3　中国抗癌协会乳腺癌诊治指南与规范

内在分子分型	基于 IHC4 的分子分型	备注
LuminalA 型	LuminalA 样 ER/PR 阳性且 PR 高表达，HER-2 阴性，Ki-67 增殖指数低	Ki-67 增殖指数的判定值在不同病理实验中心可能不同，可采用 20%～30% 作为判断 Ki-67 增殖指数高低的界值；同时，以 20% 作为 PR 表达高低的判定界值，可进一步区分 LuminalA 样和 LuminalB 样（HER-2 阴性）
LuminalB 型	LuminalB 样（HER-2 阴性） ER/PR 阳性 HER-2 阴性 且 Ki-67 增殖指数高或 PR 低表达 LuminalB 样（HER-2 阳性） ER/PR 阳性 HER-2 阳性（蛋白过表达或基因扩增）任何状态的 Ki-67	上述不满足 LuminalA 样条件的 Luminal 样肿瘤均可作为 LuminalB 样亚型
ErbB2＋型	HER-2 阳性 HER-2 阳性（蛋白过表达或基因扩增） ER 阴性和 PR 阴性	
Basal-like 型	三阴性（非特殊型浸润性导管癌），即 ER 阴性、PR 阴性、HER-2 阴性	三阴性乳腺癌和 Basal-like 型乳腺癌之间的吻合度约 80%；但是三阴性乳腺癌也包含一些特殊类型乳腺癌，如化生性癌和腺样囊性癌

三、临 床 表 现

（一）无痛性肿块

乳腺的无痛性肿块是最常见的症状。肿块呈浸润性生长，质硬，表面不光滑，与周围组织分界不清楚，活动性差，多单发，常见于乳腺的外上象限。多为患者无意中发现。

（二）乳头溢液

原发于大导管的乳腺癌或导管内癌常合并乳头溢液，多为血性。溢液量可多可少，间歇出现，常因溢液污染内衣而被发现。单纯表现为溢液者少见，多合并有乳腺肿块。

（三）乳头和乳晕异常

乳腺的纤维组织和导管系统受侵犯时可发生收缩，牵拉乳头，使乳头偏向病变侧，进而出现乳头扁平、回缩，甚至完全陷于乳晕内。乳头和乳晕的湿疹样改变常是佩吉特病的表现。

（四）乳腺皮肤异常

当乳腺肿块浸润性生长累及乳腺悬韧带（Cooper 韧带）时，可导致肿块表面皮肤凹陷；侵及皮肤及皮下淋巴管可引起皮肤水肿、凹凸不平，形成橘皮样外观；肿块增大到一定程度可以出现皮肤的溃烂，形成癌性溃疡。炎性乳腺癌表现为皮肤的红、肿、热、痛等急性炎症性改变，可以波及整个乳腺，皮肤增厚、粗糙，整个乳腺变硬。

（五）淋巴结肿大

腋窝淋巴结肿大最常见，与病期相关，T_1 病期腋窝淋巴结转移率为 20.3%，T_3 为 76.6%；锁骨上淋巴结肿大时预示病期已晚，不宜行根治性手术治疗。肿瘤细胞也可以逆行转移而引起对侧腋窝或腹股沟的淋巴结肿大。

（六）远处转移

最常见的是肺转移，其次为骨、肝、软组织、脑等部位，表现出相应的临床症状和体征。

四、诊断和鉴别诊断

早期预防、早期发现、早期治疗是治疗乳腺癌的关键，早期诊断既可降低乳腺癌死亡风险，又能有效地减少治疗的代价，使患者免于乳房切除、腋窝淋巴结清扫及辅助性化学治疗等。治疗后其乳房外观、上肢功能和全身状况更接近健康状态。

（一）诊断

1. 临床检查　对乳腺肿块要仔细地进行检查，注意肿块发生的时间、部位，肿块的大小、质地、活动度、生长速度、边界情况以及有无压痛、单发或多发、与周围组织的关系以及有无皮肤、乳头、乳晕的异常改变和有无乳头溢液等。同时还要检查区域淋巴结有无肿大，并记录肿大淋巴结的性质。

2. X 线检查　目前常用的是乳腺钼靶摄影。其直接征象表现为乳腺内肿块影，肿块形态可呈结节状、不规则状或分叶状；边缘模糊或呈毛刺状；肿块密度一般较乳腺腺体高，内可有出血、坏死或钙化。一般恶性钙化的颗粒微小，呈圆形、不规则多角形，较密集，局限在一处或成丛成簇。皮肤由于淋巴管受侵而增厚；乳头内陷及腋窝淋巴结肿大影等。

3. 乳腺导管造影　疑有乳腺导管病变时需行乳腺导管造影检查，特征是因肿瘤的浸润、梗阻、破坏而导致的乳腺导管壁僵硬、局部狭窄、管壁不规则破坏或突然中断。

4. 超声检查　乳腺癌超声的重要表现是癌肿向周围组织浸润而形成的强回声带、正常乳腺结构被破坏以及肿块上方局部皮肤增厚、凹陷等影像。超声检查对于鉴别肿物的囊、实性很有帮助。

5. CT 检查　CT 能够显示更小的病灶，并可以观察病灶与周围组织的关系，有无皮肤及胸壁的受侵；对区域淋巴结，尤其是内乳淋巴结、锁骨下淋巴结和腋顶淋巴结的检出率较高；对于肺、脑转移更是一种常规检测方法。

6. MRI 检查

（1）MRI 对乳腺癌的检查适用于：

1）病变通过 X 线或超声无法确诊。

2）发现隐匿性乳腺癌。

3）早期发现乳房扩大整形术的假体破裂。

4）评估患者是否适合接受保乳手术。

5）高危人群的筛查。

6）对乳腺癌新辅助化学治疗反应的评价。

MRI 具有良好的软组织分辨率，无放射损伤，对乳腺癌具有较高的敏感性。

（2）MRI 还具有以下优点：

1）双侧乳腺同时成像。

2）可进行断层及任意三维成像，使病灶定位更准确、显示更直观。

3）对于钼靶无法显示的部位，如乳房根部、腋窝或病变接近胸壁时，MRI 均可显示。

4）对多中心、多灶性乳腺癌的检出更佳。

5）对侵及胸壁、胸骨后、纵隔、腋下淋巴结的转移可清楚显示，为乳腺癌术前的准确分期提供可靠依据。

6）在乳腺癌术后或放射治疗后的随访中较传统的影像学检查方法有很大的优势。MRI 在术后或放射治疗后的纤维瘢痕与肿瘤复发的鉴别诊断中敏感度为93%～100%,特异度为88%～100%。

7．PET-CT检查 PET-CT全身显像能探测原发性乳腺癌和术后复发病灶,同时能发现腋窝、纵隔淋巴结和肝脏、骨等全身转移灶。在对肿瘤及淋巴结的局部和远处转移的检查中,其敏感度为96%、特异度为77%。因此,PET-CT对乳腺癌的早期诊断、分期、疗效评价和预后判断等具有重要的临床意义。但由于PET-CT检查价格昂贵,不适宜用于常规普查,且^{18}F-FDG不是肿瘤特异性显像剂,炎症、肉芽组织均可表现为假阳性;生长缓慢和小的肿瘤可为假阴性;肿瘤残留细胞密度低则对^{18}F-FDG的摄取减低,有时甚至不摄取而造成假阴性。

8．近红外线扫描 近红外线乳腺扫描是利用其对血红蛋白的吸收特性形成图像,主要观察血管是否有异常表现,用此来鉴别良、恶性肿瘤更有意义。

9．乳腺导管内镜 主要适用于有乳头溢液、怀疑病变位于乳腺大导管内而临床查体未触及肿物的情况,检查同时可取活检。

10．病理检查 包括囊性或实性肿物的针吸穿刺检查、实性肿物的开放手术活检以及脱落细胞学检查。

(1)针吸穿刺活检:有以下特点:①操作简单;②诊断快速,患者痛苦小,易于接受;③能做出良、恶性的鉴别,阳性诊断率高达80%～90%以上;④针吸检查的结果可指导下一步的治疗;⑤可用于防癌普查。

其具体方法有以下几种:

1)细针抽吸活检:标本量少,诊断可靠性较差。

2)粗针穿刺活检:标本量较大,病理诊断准确率较高,需要多次穿刺,有一定的低估率和漏诊率。

3)麦默通(Mammotome)穿刺活检:是目前较先进的针吸穿刺的方法。麦默通的原理是在超声或钼靶立体定位引导下,通过计算机控制的真空辅助高速旋切乳房治疗性诊断设备,进行乳腺肿瘤的活检或微创治疗。由于它能够在影像引导下实施乳腺的微创切除治疗,从而能够切除临床无法触及或手术难以切除的乳腺肿物,大大提高了早期乳腺癌的诊断准确性,是目前先进的乳房微创活检系统,为乳房肿块的诊断和治疗提供了更准确和微创的方法。其诊断准确率远高于粗针穿刺,并与开放手术活检的准确率相同,但更加微创,不破坏乳房的美观。

(2)开放手术活检:对于临床恶性可能性较大的乳腺肿物尽量行肿物切除,立即行冰冻检查,确定为恶性后再采取适合该患者的手术方法。术后应行整体标本的病理检查、免疫组化和受体方面的详细检查。实体肿物的病理学检查对明确诊断、判定预后以及决定治疗方案都有指导意义,是临床上最重要、最确切的诊断方法。

(3)脱落细胞学检查:脱落细胞学检查是乳头溢液、乳头糜烂或肿瘤溃疡常用的检查手段,既经济又快速,方法简便易行。对可疑病例一般行3次以上的细胞学检查更为准确可靠。

11．肿瘤标志物检测 CEA(癌胚抗原)、CA153的检测对乳腺癌的诊断、疗效判定有一定参考价值。尤其是孕激素受体(PR)、雌激素受体(ER)及人表皮生长因子受体2(HER-2)的检测对判断预后、指导治疗均有重要价值。

(二)鉴别诊断

乳腺的良性病变较为常见,个别患者也有恶变的可能,所以要排除恶性才能进行良性病的治疗,以避免误诊误治。临床常常要与乳腺增生病、乳腺纤维瘤、导管内乳头状瘤、脂肪坏死和乳腺结核、浆细胞性乳腺炎等鉴别。乳腺炎要与炎性乳腺癌鉴别。

五、分 期

为了便于临床医生之间进行区分肿瘤解剖学和肿瘤疾病的严重程度,1959年经美国癌症联合委员会和国际抗癌联盟完善建立了以解剖学的肿瘤大小、淋巴结及远处转移为基础的分期体系，每 6～8 年更新一次，并于 1968 年正式出版了第 1 版《恶性肿瘤 TNM 分类法》手册；2018 年将基因复发评分及基因检测也纳入了临床分期系统，从而更加丰富了临床分期系统在临床上的实际应用以及对临床预后的评估。目前为止，《恶性肿瘤 TNM 分类法》已经更新到第 8 版，并且已经成为临床医生及科研人员对恶性肿瘤进行分期的标准方法。TNM 分期系统是基于肿瘤的范围、淋巴结局部播散及远处转移三个因素所确定的，分别用肿瘤、淋巴结、转移三个英文单词的首写字母 T、N、M 代表，并通过相应的组合规定了对应的临床分期，即 Ⅰ 期、Ⅱ 期、Ⅲ 期和 Ⅳ 期。

依据 AJCC 编写的《AJCC 癌症分期手册》(第 8 版)进行乳腺癌分期如下。

(一)原发肿瘤临床和病理分期(T 分期)标准

T_x　原发肿瘤无法评估

T_0　无原发肿瘤的证据

T_{is}(DICS)*　导管原位癌

T_{is}(Paget)　不伴浸润癌和 / 或乳腺实质下的导管原位癌的乳头 Paget 病；乳腺实质中肿瘤伴有 Paget 病时，基于乳腺实质中肿瘤的大小和特征进行分期，需要注意 Paget 病的存在

T_1　肿瘤最大直径≤20mm

　　T_{1mi}　肿瘤最大直径≤1mm

　　T_{1a}　肿瘤最大直径＞1mm，但≤5mm

　　T_{1b}　肿瘤最大直径＞5mm，但≤10mm

　　T_{1c}　肿瘤最大直径＞10mm，但≤20mm

T_2　肿瘤最大直径＞20mm，但≤50mm

T_3　肿瘤最大直径＞50mm

T_4　肿瘤不论大小，侵犯胸壁和 / 或皮肤(溃疡或肉眼可见的结节)；单纯侵犯真皮层不属于 T_4 期

　　T_{4a}　肿瘤侵犯胸壁；在没有侵犯胸壁结构的情况下侵犯或粘连胸肌不属于 T_4

　　T_{4b}　皮肤溃疡和 / 或卫星结节和 / 或水肿(包括橘皮征)，但未达到炎性癌标准

　　T_{4c}　T_{4a} 和 T_{4b} 共存

　　T_{4d}　炎性乳腺癌

* 小叶原位癌属于良性肿瘤，已被《AJCC 癌症分期手册》(第 8 版)删除。

(二)乳腺癌区域淋巴结临床分期(cN 分期)标准

cN_x　区域淋巴结无法评价(例如既往切除)

cN_0　无区域淋巴结转移(通过影像学检查或临床体检)

cN_1　同侧腋窝 Ⅰ 和 Ⅱ 站可移动的淋巴结转移

　　cN_{1mi}　微小转移(约 200 个癌细胞，范围＞0.2mm，但≤2mm)

cN_2　同侧腋窝 Ⅰ 和 Ⅱ 站临床固定或融合的淋巴结转移

　　cN_{2a}　同侧腋窝 Ⅰ、Ⅱ 站淋巴结之间融合或固定到其他组织结构上

　　cN_{2b}　仅有同侧内乳淋巴结转移；无腋窝淋巴结转移

cN_3　同侧锁骨下(腋窝 Ⅲ 站)淋巴结转移伴或不伴 Ⅰ、Ⅱ 站淋巴结转移，或同侧内乳淋巴结转移伴腋窝 Ⅰ、Ⅱ 站淋巴结转移，或同侧锁骨上淋巴结转移伴或不伴腋窝或内乳淋巴结转移

　　cN_{3a}　同侧锁骨下(腋窝 Ⅲ 站)淋巴结转移

　　cN_{3b}　同侧内乳淋巴结转移和腋窝淋巴结转移

　　cN_{3c}　同侧锁骨上淋巴结转移

注：N 分类中应该加入(sn)和(f)后缀，分别表示前哨淋巴结活检或细针穿刺 / 空心针活检确诊的转移；cN_x 分类只在既往手术切除区域淋巴结或没有腋窝体检记录的情况下使用；N_{1m} 很少使用，在肿瘤切除之前行前哨淋巴结活检的情况下才适用，可能发生在新辅助治疗的情况下。

（三）乳腺癌区域淋巴结病理分期（pN 分期）标准

pN_x　区域淋巴结无法评价（例如切除后未行病理检查或既往切除）

pN_0　无组织学区域淋巴结转移或孤立的肿瘤细胞簇

$pN_{0(i+)}$　区域淋巴结中仅有孤立的肿瘤细胞簇（肿瘤细胞簇直径≤0.2mm）

$pN_{0(mol+)}$　RT-PCR 检查有阳性的分子学发现；未检测到孤立的肿瘤细胞簇

pN_1　微小转移或腋窝淋巴结 1～3 个转移，和 / 或前哨淋巴结活检确认临床未发现的内乳淋巴结转移

pN_{1mi}　微小转移（约 200 个癌细胞，范围 >0.2mm，但≤2mm）

pN_{1a}　腋窝淋巴结 1～3 个转移，至少 1 个转移灶 >2mm

pN_{1b}　同侧内乳前哨淋巴结转移，不包含孤立的肿瘤细胞簇

pN_{1c}　同时存在 pN_{1a} 和 pN_{1b}

pN_2　腋窝淋巴结 4～9 个转移，或影像学发现同侧内乳淋巴结转移但无腋窝淋巴结转移

pN_{2a}　腋窝淋巴结 4～9 个转移，至少 1 个转移灶 >2mm

pN_{2b}　经或未经病理确认的临床发现的同侧内乳淋巴结转移；无病理学的腋窝淋巴结转移

pN_3　腋窝淋巴结≥10 个转移，或同侧锁骨下（腋窝Ⅲ站）≥1 个淋巴结转移，或影像学发现同侧内乳淋巴结转移伴腋窝Ⅰ～Ⅱ站淋巴结≥1 个转移，或腋窝Ⅰ～Ⅱ站淋巴结 >3 个转移伴前哨淋巴结活检确认临床未发现的内乳淋巴结微转移或宏转移，或同侧锁骨上淋巴结转移

pN_{3a}　腋窝淋巴结≥10 个转移（至少 1 个转移灶 >2mm），或同侧锁骨下腋窝Ⅲ站淋巴结转移

pN_{3b}　确认临床发现的同侧内乳淋巴结转移伴腋窝Ⅰ～Ⅱ站淋巴结≥1 个转移，或腋窝Ⅰ～Ⅱ站淋巴结 >3 个转移伴前哨淋巴结活检确认临床未发现的内乳淋巴结微转移或宏转移

pN_{3c}　同侧锁骨上淋巴结转移

注：N 分类中应该加入（sn）和（f）后缀，分别表示无进一步淋巴结切除时前哨淋巴结活检或细针穿刺 / 空心针活检确诊的转移。

（四）乳腺癌远处转移分期（M 分期标准）

M_0　无远处转移的临床及影像学证据

$cM_{0(i+)}$　无远处转移的临床及影像学证据，但分子生物学或组织学检查发现外周血、骨髓或非区域性淋巴结中肿瘤细胞，肿瘤≤0.2mm，且患者无转移症状及表现

cM_1　临床及影像学手段发现远处转移

pM_1　任何远处器官中发现病理证实的转移；或非区域淋巴结中转移灶 >0.2mm

（五）乳腺癌临床分期

T 分期	N 分期	M 分期	临床分期
T_{is}	N_0	M_0	0 期
T_1	N_0	M_0	I_A 期
T_0	N_{1mi}	M_0	I_B 期
T_1	N_{1mi}	M_0	I_B 期
T_0	N_1	M_0	II_A 期
T_1	N_1	M_0	II_A 期
T_2	N_0	M_0	II_A 期
T_2	N_1	M_0	II_B 期

T 分期	N 分期	M 分期	临床分期
T_3	N_0	M_0	II_B 期
T_0	N_2	M_0	III_A 期
T_1	N_2	M_0	III_A 期
T_2	N_2	M_0	III_A 期
T_3	N_1	M_0	III_A 期
T_3	N_2	M_0	III_A 期
T_4	N_0	M_0	III_B 期
T_4	N_1	M_0	III_B 期
T_4	N_2	M_0	III_B 期
任何 T	N_3	M_0	III_C 期
任何 T	任何 N	M_1	IV 期

注：①T_1 包括 T_{1mi}；②有淋巴结微转移（N_{1mi}）的 T_0 和 T_1 肿瘤分期为 I_B 期；③有淋巴结微转移的 T_2、T_3 和 T_4 肿瘤使用 N_1 范畴进行分期；④M_0 中包括 $M_{0(i+)}$；⑤无 pM_0 分期，任何 M_0 均是临床诊断；⑥如果新辅助系统治疗之前存在 M_1 病变，无论新辅助化疗响应性如何，分期仍为 IV 期；⑦如果手术后影像学检查显示有远处转移，并且在疾病无进展的情况下在诊断 4 个月内进行影像学检查，且患者未接受新辅助治疗，则可以改变分期；⑧新辅助化疗后分期在 T 和 N 之前标注"yc"或"yp"，如果新辅助化疗后出现完全病理缓解，则无解剖学分期，如 $ypT_0ypN_0ypM_0$。

六、治　疗

（一）综合治疗原则

乳腺癌是一种全身性疾病，其治疗原则是根据患者的年龄、月经状态、疾病分期、原发肿瘤的分级、雌激素和孕激素受体情况以及细胞增生能力和 HER-2 基因表达水平等情况，采用手术治疗、放射治疗、化学治疗、内分泌治疗及靶向治疗的综合治疗。放射治疗作为局部的治疗手段，包括预防性、根治性和姑息性的治疗方法。不同期别的乳腺癌治疗方法也不尽相同。

1. 手术治疗

（1）根治术：切除全部乳腺组织、胸大肌、胸小肌并清扫腋窝淋巴结。

（2）改良根治术：切除全部乳腺组织并清扫腋窝淋巴结，保留胸大肌、胸小肌。

（3）保乳手术：广泛切除原发灶并清扫腋窝淋巴结。

（4）乳腺癌术后的乳房重建：乳腺癌根治术造成的乳房缺失大大影响女性的整体美感，亦给其精神造成很大压力，为弥补这种缺憾，乳房的重建就很重要。

重建方式如下：

1）按照时间分为三种：①即时重建：即在切除乳房的同时进行重建；②二期乳房重建：即乳房切除一段时间后再进行重建；③延迟重建：即在以上两种时间之间进行，即在乳房切除时放入皮肤软组织扩张器进行扩张，过一段时间后置入永久型假体。

2）按照手术方式分为：①假体置入乳房重建：即置入假体进行乳房重建；②自体组织移植乳房重建：即利用自体的肌皮瓣移植进行乳房重建，目前使用较多的是背阔肌肌皮瓣和腹直肌肌皮瓣。

（5）前哨淋巴结活检：各种手术的并发症中，以患侧上肢淋巴回流障碍，导致上肢水肿、功能受限最为突出。为减少发生这类并发症的发生，自 1993 年提出前哨淋巴结的概念后，前哨淋巴结活检已成为乳腺癌手术治疗的必要组成部分，它可以获得足够的乳腺癌分期信息，有效地评估腋窝淋巴结的状态。当前哨淋巴结阴性时，前哨淋巴结活检可替代腋窝淋巴结清扫，使得大部分患者免于清扫腋窝淋巴结之苦。

2. 化学治疗

（1）新辅助化疗：即对肿瘤较大、手术困难或不可手术切除的局部晚期乳腺癌，先化疗使肿瘤缩小后易切除或使不可手术的变为可手术,或可使手术切除范围缩小甚至可进行保乳术。

(2)辅助化疗:乳腺癌是全身性疾病,术后的辅助化疗在乳腺癌的系统治疗中占有很重要的地位。

(3)化疗药物:目前使用较多的是蒽环类药物、紫杉类药物、卡培他滨、吉西他滨等。

目前按照乳腺癌不同的分子分型进行辅助化疗已在逐渐应用。

3. 内分泌治疗 内分泌治疗主要是通过降低体内雌激素水平或抑制雌激素的作用来达到治疗目的。

(1)手术:由于疗效确切,且术后给患者带来的绝经症状患者易接受,双侧卵巢切除术成为激素敏感型乳腺癌内分泌治疗的重要选择之一。

(2)激素药物治疗:雌激素、孕激素及雄激素类药物等。

(3)选择性雌激素受体调节剂:主要是抑制雌二醇对肿瘤细胞的 DNA 表达和生长代谢的特异性刺激而起效,如他莫昔芬。

(4)芳香化酶抑制剂:绝经后女性的卵巢萎缩,雌激素主要是在外周组织由肾上腺分泌的雄激素前体雄烯二酮转变而来。芳香化酶是这一过程的关键酶、限速酶,芳香化酶抑制剂就是通过作用于芳香化酶达到阻断雌激素合成的目的。药物有非类固醇类如阿那曲唑和来曲唑等,类固醇类如依西美坦等。

(5)促黄体激素释放激素类药物:可通过负反馈的作用来抑制垂体功能而起到"药物切除卵巢"的作用,抑制雌激素的分泌,可用于绝经前乳腺癌术后的辅助治疗。如戈舍瑞林、亮丙瑞林等。

4. 分子靶向治疗 人表皮生长因子受体 2(HER-2)与乳腺癌关系密切,是乳腺癌治疗的重要靶点及判断预后的重要指标之一。HER-2 过表达的患者预后较差,复发风险显著提高,其检测方法有免疫组化(IHC)和荧光原位杂交(FISH),如有过表达则推荐使用靶向治疗,如曲妥珠单抗、拉帕替尼、帕妥珠单抗等。目前针对 HER-2 表达阴性乳腺癌的靶向药物的研制也有很多,如CDK4/6 抑制剂等。

(二)放化疗的时序

具有全乳切除术后放疗指征的患者一般都具有辅助化疗适应证,所以术后放疗应在完成末次化疗后 2~4 周内开始。个别有辅助化疗禁忌证的患者可以在术后切口愈合、上肢功能恢复后开始放疗。内分泌治疗与放疗的时序配合目前没有明确共识,可以在放疗同期或放疗后开始。HER-2 阳性患者有靶向药物(如曲妥珠单抗等)治疗指征者,在放疗前评估心功能正常则靶向药物可以与放疗同期使用;同时对于接受靶向治疗的左侧乳腺癌患者,内乳区放疗适应证应严格掌握,尽可能采用三维治疗技术以减小心脏照射体积,心脏照射的平均剂量应尽量低于 6Gy。

(三)根据乳腺癌分子分型的治疗策略(表3-8-4)

表3-8-4 乳腺癌分子分型及治疗策略

分子分型	基因表达谱	免疫组化表型	治疗策略
腔面 A 型(LuminalA)	ER 和 / 或 PR 基因高表达,增殖相关基因低表达,HER-2 基因未过度表达	ER/PR 阳性且 PR 高表达,HER-2 阴性,Ki-67 增殖指数低	内分泌治疗
腔面 B 型(LuminalB)	ER 和 / 或 PR 基因高表达,增殖相关基因低表达,HER-2 基因可高表达	腔面 B 型(HER-2 阴性):ER 阳性和 / 或 PR 阳性、HER-2 阴性、Ki67≥20%	内分泌治疗 ± 细胞毒化疗
		腔面 B 型(HER-2 阳性):ER 阳性和 / 或 PR 阳性、HER-2 阳性、Ki67 任何水平	内分泌治疗 + 细胞毒化疗 + 抗 HER-2 治疗

续表

分子分型	基因表达谱	免疫组化表型	治疗策略
HER-2 过表达型	ER 和 / 或 PR 基因未过度表达，HER-2 基因高表达	ER 阴性、PR 阴性、HER-2 阳性	细胞毒化疗 + 抗 HER-2 治疗
基底样型（三阴性）	ER、PR、HER-2 基因均低表达，EGFR 等基底样基因高表达	ER 阴性、PR 阴性、HER-2 阴性、CK5/6 阳性和 / 或 EGFR 阳性	细胞毒化疗

七、放射治疗

（一）总的适应证

1. 乳腺功能保全手术后即保乳术后的患者。

2. 根治术或改良根治术后，原发灶为 T_3 及以上或腋窝淋巴结转移数 ≥4 的患者。

3. 不论采用哪种手术方式，其切缘阳性或有肉眼可见的残存病灶者。

4. 腋窝淋巴结 ≥3cm，淋巴结包膜或淋巴管受侵者。

5. 局部晚期不能手术切除的患者。

6. 炎性乳腺癌。

（二）治疗方法

1. 早期乳腺癌的保乳术后放射治疗　Ⅰ、Ⅱ期乳腺癌的保乳手术加上术后的放射治疗是目前乳腺癌治疗的主要方法之一，其原理是用手术切除乳腺原发病灶，用放射治疗控制乳腺内的亚临床病灶，不但保留了完整乳房，而且还达到了患者的美容效果和功能。这种综合治疗方法无论在长期生存率方面还是在局部控制率方面，其疗效与根治术或改良根治术相同。

目前做保乳术后的全乳腺照射时，常规应用两侧切线野加楔形板的照射技术。由此引起远期并发症的发生率并不高，但是由于乳腺外形的变化使得乳腺靶区内的剂量分布不均匀，同时为最大限度地保护心脏及肺功能，故应尽量采用三维适形放射治疗及调强适形放射治疗。

（1）照射靶区范围

1）腋窝淋巴结未清扫者，照射范围应包括乳腺、胸壁、同侧腋窝及锁骨上淋巴结。

2）腋窝淋巴结已清扫者，照射范围应依腋窝淋巴结的转移情况而定。腋窝淋巴结无转移或转移淋巴结数 ≤3，只照射乳腺和胸壁；腋窝淋巴结转移数 ≥4，应照射乳腺、胸壁、锁骨上和腋顶淋巴结。

3）腋窝淋巴结仅作低位取样者，淋巴结阳性时应照射腋窝淋巴结。

（2）射野设计

1）乳腺切线野：上界为第一肋间隙下缘，外界应为腋中线，下界为乳房皱襞下 2cm，内界为中线或中线旁 3cm（内乳区另外设野照射时）。照射前进行乳腺 CT 扫描，CT 扫描时要包括全乳房轮廓，层面包括上下界，其中要有通过乳头的层面。

2）锁骨上区：下界为第一肋间隙下缘，与切线野上界相邻，内界为中线沿胸锁乳突肌内缘达环甲沟水平，上界为环甲沟水平，外界为肱骨头内侧缘。

（3）治疗计划的制定：乳腺切线野：采用 CT 扫描的图像进行 TPS，并设计照射野的大小及入射角度。为减少肺的受量，可采用对穿切线射线束，中心轴均向外，使横断面上的照射野线束下缘交互在同一平面上。也可采用非对称光栅技术，即关闭一半光栅，使两射野束中心轴成 180°，同时注意切线野的外界要超过乳头至少 1cm，内界包括肺组织应小于 2cm。

（4）放射源的选择：以高能量 X 线为宜。用更高能量的 X 线照射时，由于在接近皮肤的乳腺浅层区域内形成低剂量区，可影响疗效。早期乳腺癌侵犯皮肤的概率相当低，因此一般照射时不必加填充物，否则皮肤剂量过高将引起皮肤的放射反应。对乳腺原发灶追加剂量以适当能量的电子线为宜，或采用后装组织间插植照射。对锁骨上、腋窝淋巴引流区可采用高能量 X 线进行治疗。如果锁骨上是预防照射，达 40Gy 后应改用 6～12MeV 电子线。电子线的能量可根据乳房在 CT 测量的厚度进行选择。内乳野混合线的比例可以按高能量 X 线给予总剂量的 1/3，电子线给予总剂量的 2/3 来匹配，要预防皮肤湿性反应的发生。

（5）剂量：对于保乳手术，术后整个乳腺接受的剂量为 46Gy/4～5 周。使用楔形板可使乳腺内剂量分布均匀，否则胸壁与乳房顶点之间剂量相差 5%～10%。切线野照射结束后，对原发灶部位要给予 10～16Gy 的增量治疗。增量治疗可采用电子线照射或 ¹⁹²Ir 组织间插植两种方法，目前多采用简便易行的电子线照射。

关于全乳放疗的剂量，NCCN 指南 2013 版在常规放疗的基础上把大分割即 42.5Gy/16 次也列入了可选的放疗方式。

由于放疗设备的不断更新和新技术的广泛应用，调强放疗（IMRT）技术已经逐渐应用于乳腺癌保乳术后的放疗，其优点是受照射靶体积内剂量分布均匀，心脏、肺及对侧乳腺等受照范围明显减小，肺的并发症发生率从 14.7% 降至 0.6%，心脏的并发症发生率从 2.1% 降至 0.5%，同时可以降低毒性，改善美容效果。目前主要应用的调强技术有静态调强及弧形调强等。另外 IMRT 可完成瘤床的同步推量，缩短了总疗程的时间，乳腺局部照射野和淋巴引流区域照射野可在同一靶区内，避免了相邻野的冷热点问题（图 3-8-4/ 文末彩色插图 3-8-4，图 3-8-5/ 文末彩色插图 3-8-5）。

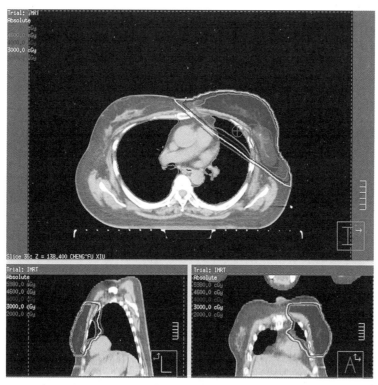

图 3-8-4　乳腺调强剂量分布

（6）部分乳腺照射（partial breast irradiation，PBI）：对于靶区勾画目前尚无统一标准，GTV 是确定乳腺原肿瘤局部切除术后所形成的术腔，即在相应的影像学图像上或术中所置银夹所标记的范围，且术腔中放置的银夹是 GTV 确定的主要参照物，因此术后应在尽量短的时间内行 CT 模拟定位扫描，结合 CT 显示的术腔和银夹显示的瘤床范围确定 GTV。CTV 一般在 GTV 基础上外放 10mm，计划靶区（PTV）主要考虑呼吸运动造成的靶区位移及摆位误差，PTV 在 CTV 基础上外放 10mm 即可。在行部分乳腺照射时也应勾画重要器官和结构（包括肺组织、心脏、大血管等）。

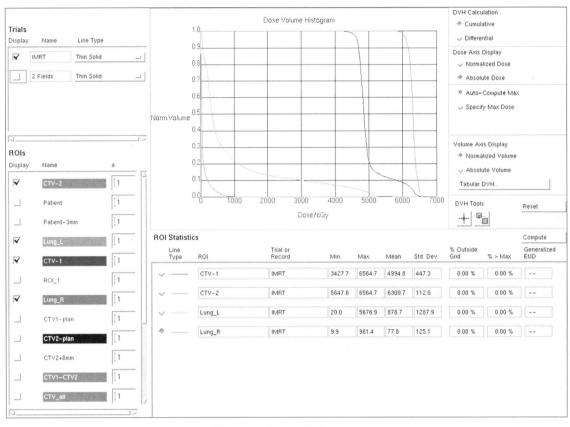

图 3-8-5　乳腺调强的 DVH

NCCN 指南 2015 版关于放疗内容作了更新：

1）加速部分乳腺照射（accelerated partial breast irradiation，APBI），即对于某些早期乳腺癌患者来说，APBI 局部控制率与标准的全乳放疗相当，但因数据有限且研究尚在进行中，故目前不推荐在临床试验以外将 APBI 作为常规治疗，同时患者要满足以下条件：①≥60 岁的女性；②不携带 *BRCA1/BRCA2* 突变；③已接受手术的 T_1N_0、ER 阳性乳腺癌；④组织类型为浸润性导管癌或具有良好预后因素的导管癌，不伴广泛导管内癌成分，不伴小叶原位癌，切缘阴性。

2）剂量可采用近距离放射治疗剂量 34Gy，10 次分割，每日 2 次给予；或光子外照射剂量 38.5Gy，10 次分割，每日 2 次给予。

3）对于新辅助化疗的患者，其放疗适应证也应根据新辅助治疗前或治疗后肿瘤特征的最差分期来决定。

2. 乳腺癌根治术或改良根治术后放射治疗　乳腺癌根治术或改良根治术后，局部和区域淋巴结复发是治疗失败的主要原因。术后放射治疗可以降低局部和区域淋巴结复发率，提高治愈率。

（1）适应证：目前认为乳腺癌术后，在普遍接受辅助性化学治疗或内分泌治疗的前提下，术后放射治疗主要适用于局部和区域淋巴结复发高危患者。

1）T_3 及以上或腋窝淋巴结阳性≥4 个。

2）虽仅有 1～3 个淋巴结阳性但腋窝淋巴结清扫不彻底者。

3）淋巴管内伴有癌栓。

（2）照射范围

1）乳腺原发灶 >5cm，皮肤有水肿、破溃、红斑或与胸肌固定者应照射胸壁。

2）腋窝淋巴结阳性≥4 个时，应常规照射胸壁和同侧锁骨上、下区。

3）淋巴管内伴有癌栓者应照射胸壁。

腋窝与内乳区放射治疗疗效不肯定,需待临床进一步验证。

(3)照射野设计

1)乳腺或胸壁照射野

上界:在第2前肋间(设锁骨上下野时)或平胸骨切迹处(不设锁骨上下野时);

下界:在乳腺皱褶下1.5~2.0cm;

内切界:可设在体中线(不包括内乳区时)或过中线向健侧3cm(包括内乳区时);

外切界:在腋中线水平。切线深度包括乳腺底部胸壁和部分肺组织,切线野后缘到前胸壁后缘的垂直距离一般在2.5cm之内,最好不超过3cm,以避免过多的肺体积受到照射。切线野的高度要超过乳头1cm以上(图3-8-6)。射野需照射完整的乳腺,在放射治疗时应使乳腺及胸壁得到均匀的高剂量照射而不引起心、肺的放射性损伤。

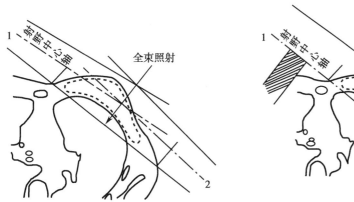

图3-8-6 乳房和胸壁切线野

2)锁骨上下野

上界:平甲状软骨下缘;

下界:平第2前肋;

内界:在正中线上向上沿胸锁乳突肌内缘直达甲状软骨下缘。为保护气管、食管和脊髓,机架可向健侧偏15°角;

外界:至喙状突内缘(图3-8-7)。

3)腋窝野:对腋窝淋巴结未做清扫或转移数目较多并有融合和外侵而清扫不彻底时,可进行腋窝区照射。腋窝野可与锁骨上下野联合照射。

上界:从甲状软骨下缘横行到肩关节,沿肩缘向外,尽量保护肱骨头;

下界:在第2肋软骨水平,前野向健侧呈15°角照射;

内界:从胸骨柄过中线1cm向上沿胸锁乳突肌内缘达甲状软骨下缘水平(图3-8-8)。

4)腋后野:为了使腋窝区照射剂量均匀,还可以设腋后野。患者取俯卧位,在模拟机下按骨性标志定位。

上界:在锁骨上缘;

下界:与锁骨上野下界相同;

内界:沿胸廓走行进入肺野1~1.5cm;

外界:从锁骨肩峰端向下包括肱骨头的内侧缘,肱骨头要给予保护(图3-8-9)。

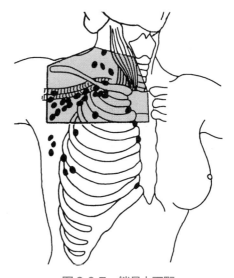

图3-8-7 锁骨上下野

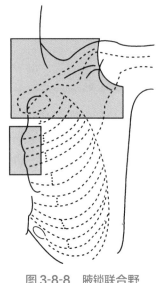

图 3-8-8　腋锁联合野

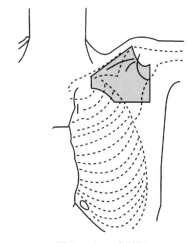

图 3-8-9　腋后野

（4）放射源的选择：乳腺癌根治术或改良根治术后胸壁的厚度一般在 1.5～2cm 之间，以 6MeV 电子线为宜。如果胸壁厚度为 2～3cm，用 9MeV 电子线；如果胸壁厚度为 4～5cm，则用 15MeV 电子线为宜。电子线的皮肤量较低，可在胸壁皮肤上隔日加用填充物来提高皮肤量。对锁骨上、下淋巴引流区可采用 ^{60}Co-γ 射线或 4～6MV-X 射线及电子线混合进行治疗。

（5）剂量：根治术后或改良根治术后，胸壁的预防剂量为 46～50Gy/4.5～5 周 /23～25 次，2Gy/ 次，5 次 / 周。如果切缘阳性，对原发灶部位增量 10～15Gy/5～8 次。区域淋巴结预防照射时，剂量为 50Gy/5～5.5 周 /25～28 次，1.8～2.0Gy/ 次，1 次 /d，5 次 / 周。

3．局部晚期（Ⅲ期）乳腺癌和炎性乳腺癌的放射治疗　局部晚期乳腺癌（local advanced breast cancer，LABC）是指原发病灶直径 >5cm（T_3）或有皮肤、胸壁粘连固定（T_4）和 / 或区域淋巴结互相融合（N_2 或 N_3）的但尚无远处转移的乳腺癌。根据以上标准，LABC 主要是指Ⅲ$_A$ 期和Ⅲ$_B$ 期的乳腺癌。而炎性乳腺癌（T_{4d}）的临床特性和生物学行为都与普通 LABC 有所不同，且预后更差，故将炎性乳腺癌作为 LABC 的一种。另外，Ⅱ$_B$ 期（T_3N_0）乳腺癌在治疗原则上与 LABC 有相似之处，因此这部分的乳腺癌亦归入 LABC 的行列。对于这部分患者，总的治疗原则应为综合治疗，任何一种单独的治疗方法均不能获得好的疗效。

局部晚期乳腺癌治疗失败的原因主要是远处转移。LABC 的治疗应采用包括放、化疗和手术在内的综合治疗。辅助性全身治疗和局部治疗相结合成为局部晚期乳腺癌治疗的新模式，可以有效杀灭亚临床肿瘤播散病灶，并可因此提高乳腺癌患者的长期生存率和无瘤生存率。

（1）LABC 目前普遍采用的治疗方案为新辅助化学治疗 3～4 个周期后行手术及放射治疗，其照射范围及方法同保乳术后的放射治疗，最后再给予辅助化学治疗。乳腺癌病灶切除术后的辅助放射治疗有助于杀灭局部组织中残余的肿瘤组织和细胞。经新辅助化学治疗后保乳率在 28%～68% 之间，经综合治疗其 5 年生存率为 35%～76%。

（2）对于那些未能有效切除肿瘤的 LABC 患者，因放射治疗能有效地提高局部控制率，故常是其唯一可采用的治疗手段，其照射范围应包括乳腺、腋窝及锁骨上，全乳腺照射剂量为 50～60Gy/4.5～5 周，然后缩野对残存病灶作追加剂量照射。依据残存病灶大小，追加剂量在 10～15Gy。淋巴引流区的剂量为 46～50Gy/4.5～5 周，然后针对肿大的淋巴结追量照射 10～15Gy。LABC 皮肤及皮下区肿瘤侵犯的概率大，放射治疗时应适当提高皮肤及皮下区的剂量。

（3）经化学治疗后若肿瘤缩小可行根治术或仿根治术，术后应照射胸壁和淋巴引流区。疗前临床分期为Ⅲ$_B$ 期或更晚期别的患者或术后淋巴结转移 >4 个者应行以胸壁和锁骨上为主的放射治疗，其方法同根治术后。

4.乳腺癌术后复发与转移的处理

（1）保乳治疗后的局部复发和区域淋巴结转移

1）临床特点：保乳治疗后的局部复发绝大多数在原发肿瘤的瘤床附近，只有1/4病例的复发出现在另外的象限。腋窝清扫的患者常发生锁骨上转移；而未接受腋窝清扫的患者多出现腋窝复发，同时合并远处转移者少见。

2）治疗与预后：当无远处转移时，补救性的乳房切除术是同侧乳房复发的主要治疗方法，疗效与未复发患者相当。孤立的腋窝淋巴结复发可采用补救性腋窝清扫，疗效较好。锁骨上淋巴结转移者预后差，必须采用综合治疗。这种复发并不提示疾病有广泛的播散，主要的预后因素是从初次治疗到复发的无病时间。

（2）根治术后的局部复发和区域淋巴结转移

1）临床特点：根治术后孤立的局部复发和区域淋巴结转移率为3%～27%，最常见的复发部位是胸壁，约占半数以上，其次是锁骨上区，腋窝淋巴结复发少见。

2）治疗与预后：根治术后局部复发的治疗原则是手术切除、放射治疗、全身化学治疗、靶向治疗及内分泌治疗。放射治疗在复发的治疗中有很重要的地位，手术后放射治疗效果更佳。初次接受放射治疗的患者，由于局部胸壁照射的复发率高，应使用全胸壁照射。孤立的锁骨上区或内乳区复发时，因随后的胸壁复发率高，应作胸壁预防性照射，但在孤立性腋窝复发则没有发现胸壁照射的意义。接受完整复发灶切除的病例，常规放射治疗50Gy可获得90%的局部控制率。未经手术切除或手术不彻底的病例，需要60Gy以上才能达到局部控制的目的。对放射治疗后患者的复发应使用局部野。

乳腺癌的局部区域性复发患者的系统辅助治疗是一个十分复杂的问题，必须从原发灶和复发灶的各项预后因素、既往化学治疗、内分泌治疗疗效等方面作综合分析。与保乳治疗的同侧乳房复发不同，根治术后的胸壁复发将明显增加远处转移的发生率，且预后差。

（3）乳腺癌远处脏器转移：远处脏器转移在乳腺癌患者中非常常见，其中以骨、肺、肝及中枢神经系统居多。此时的放射治疗目的是姑息性的，主要是缓解症状、减轻患者痛苦、改善生活质量。对骨和脑转移者，放射治疗应是首选、有效的局部治疗方法。

八、放射治疗的不良反应及处理

（一）皮肤反应与皮下组织纤维化

乳腺癌在放射治疗过程中皮肤都会出现不同程度的改变。绝大多数患者都会发生干性皮炎和色素沉着，这种变化不需要特殊治疗。可嘱患者保持皮肤清洁、干燥，不要涂抹有刺激性的药物和穿面料较硬的衣服，有瘙痒时不要挠，可涂些含有超氧化物歧化酶（SOD）的软膏。

湿性皮肤反应表现为水疱，水疱破裂后有渗出、表皮脱落。此时要立即停止放射治疗，保持病变局部通风、干燥、避免感染，局部涂些软膏，用皮肤保护的气雾剂等。一般2～4周可以治愈。

湿性反应在腋窝淋巴引流区放射治疗时易出现，由于该区手术后血液循环不好，再加上不易保持干燥所致；乳头区用电子线进行照射时也容易出现。这些部位湿性反应的治疗要以预防为主。

对后期出现的皮肤及皮下组织的萎缩和纤维化没有任何治疗办法，以按摩和功能锻炼为主。

（二）乳房纤维化

放射治疗后常见的并发症是皮下纤维化和乳腺组织萎缩，从而对美容效果造成影响，照射的总剂量和分割剂量是影响其发生的主要因素。乳房的放射反应随总剂量的增加而增加，美容效果也随之下降。50Gy时有85%的患者可以保持良好的美容效果，剂量达到62Gy时则下降为20%；分割剂量超过2Gy时也会增加纤维化的发生。因此治疗应尽量在肿瘤切除后，减少放射治疗的剂量，必要时配合后装插植治疗。

（三）放射性肺炎和肺纤维化

放射性肺炎常发生在放射治疗中或放射治疗后 3～6 个月，临床表现有咳嗽、咳白痰和发热，严重者出现胸闷、气短，放射性肺炎可逐渐发展为肺纤维化。

如果胸壁采用切线照射、三维治疗计划精确计算及瘤床用电子线补量等措施，放射性肺炎的发生率将明显下降。适形放射治疗能显著改善乳腺癌术后放射治疗剂量分布的均匀性，同时使肺的受量降低 10%。对于左侧乳腺癌，心脏受量可减少 25%，肺受量可减少 30%，对侧乳腺受量可减少 42%，周围软组织受量可减少 31%。放射性肺炎的发生率与受照射的肺体积有关：切线野中心肺厚度（CLD）<2cm，放射性肺炎的发生率为 2%；CLD 2～3cm，放射性肺炎的发生率为 8%；CLD>3cm，放射性肺炎的发生率为 14%。所以，胸壁切线照射时应尽量把 CLD 控制在 2cm 以内。即使出现受照射胸膜和肺野的纤维化，由于体积较小也不会给患者带来太多的不便。对既往有肺部慢性疾病的患者，对这种并发症要给予足够重视。

（四）放射性心脏损伤

心脏受到照射后可诱发心包炎、全心脏损伤和冠状动脉疾患，特别是左侧乳腺癌内乳区用高能射线照射时可发生放射性心脏病，其发生率与是否并用阿霉素的化学治疗以及心脏受照射体积有关。

急性期表现为胸闷、气短、心率加快，偶尔听到心包摩擦音，继之出现心包积液，晚期可发生心包缩窄，治疗非常困难。

由于近年来内乳区采用电子线为主的照射，胸壁采用切线照射，心脏的损伤是完全可以避免的。

（五）放射性臂丛损伤

臂丛神经损伤的发生率并不高，它是区域淋巴结放射治疗后可能发生的并发症。发生率与放射治疗剂量、是否做了二次放射治疗以及是否与化学治疗并用有关。放射治疗剂量在 50Gy 以下而不合并化学治疗时放射性臂丛神经损伤的发生率为 0.4%，并用化学治疗时发生率为 4%。如果放射治疗剂量增加到 50Gy 以上而不合并化学治疗则发生率为 3%，并用化学治疗时发生率为 8%。单次剂量 1.8Gy 要比 2Gy 时放射性臂丛神经损伤的发生率低。

臂丛神经麻痹的治疗方法包括皮神经的电刺激、神经松解术以及物理疗法和非类固醇、类固醇药物治疗等，但疗效并不理想。

放射治疗引起的臂丛神经损伤要与肿瘤复发转移所致的臂丛神经压迫症状进行鉴别。前者有放射治疗病史且给予的放射治疗剂量较高或者做过二次放射治疗，局部出现放射性纤维化而触及不到明确肿物是其特点。胸部 CT 和局部彩超对鉴别也会有帮助。

（朱　莉）

第九章　中枢神经系统肿瘤

中枢神经系统肿瘤的发病率随年龄增加而上升，好发于男性。病因尚不十分明确，多与职业和环境相关。诊断主要通过核磁共振、立体定向活检和脑脊液脱落细胞检测等手段加以明确。主要临床表现为全身或局部占位症状。中枢神经系统肿瘤的临床症状处理主要包括控制高颅压、预防及治疗癫痫、控制脑水肿引起的症状和体征等，治疗原则以手术、放疗和化疗等综合治疗模式为主。放疗的介入能够有效地改善患者的生存及预后，但由于颅内结构对射线较为敏感，应有效评估及控制正常脑组织的损伤。

第一节　概　　述

中枢神经系统肿瘤包括发生在颅内及椎管内的肿瘤，按发生方式分为原发性和继发性两大类。原发性颅内肿瘤是指发生在脑组织、脑膜、垂体及胚胎残余组织的肿瘤。继发性颅内肿瘤指身体其他部位的恶性肿瘤转移或侵入颅内形成的转移性肿瘤。颅内肿瘤的病因尚未完全清楚，发病诱因有损伤、射线、化学物质及病毒感染等因素。

颅内肿瘤以胶质瘤发病率最高，脑膜瘤处于第二位，其次为垂体腺瘤、转移瘤等。各年龄段人群颅内肿瘤的发病各有其特点：①儿童以颅后窝及中线肿瘤较常见，如低度恶性星形细胞瘤、髓母细胞瘤、颅咽管瘤及室管膜瘤；②成年人则以大脑半球胶质瘤最多见，如星形细胞瘤、胶质母细胞瘤；③老年人以胶质母细胞瘤和转移瘤多见。

颅内肿瘤好发部位以大脑半球最多见，其后依次为蝶鞍区、小脑、脑桥小脑脚、脑室内和脑干。不同的肿瘤有不同的好发部位：脑胶质瘤好发于大脑半球；髓母细胞瘤好发于小脑蚓部；室管膜瘤好发于脑室壁；颅咽管瘤好发于鞍上区；神经鞘瘤好发于脑桥小脑脚；脊索瘤好发于斜坡。肿瘤的预后取决于肿瘤的性质、生长部位、治疗手段以及治疗是否及时和彻底。

一、解　剖　结　构

（一）脑的组成

脑位于颅腔内，由大脑、间脑、脑干及小脑四个部分组成。小脑幕将脑分隔为幕上和幕下两个区域。幕上包括大脑、鞍区和松果体区，幕下包括中脑、脑桥、延髓和小脑。

（二）脑脊液及其循环途径

脑脊液无色、透明，充满脑室和蛛网膜下腔，成人总量125ml左右，大部分由侧脑室的脉络丛通过透析作用分泌形成（平均500ml/24h），在脑室和蛛网膜下腔循环。

脑脊液在中枢神经系统内起淋巴液的作用，运送营养物质至脑细胞并带走其代谢产物。蛛网膜下腔内的脑脊液有防止和缓冲撞击的作用，减轻对脑和脊髓的震荡。颅内恶性程度高的肿瘤可经脑脊液循环进行播散。

（三）脑神经

12对脑神经属于周围神经，但它们均与脑中枢神经紧密相连，颅内占位病变若位于12对脑神经与脑相连的部位或其他颅内部位，会导致相应区域神经功能障碍和临床表现（表3-9-1）。

表 3-9-1　脑神经进出颅、连接脑的部位及功能简表

	名称	性质	连接脑的部位	进出颅的部位	损伤表现
I	嗅神经	感觉性	端脑	颅前窝筛孔	嗅觉障碍
II	视神经	感觉性	间脑	颅中窝视神经管	视觉障碍
III	动眼神经	运动性	中脑脚间窝底	眶上裂	眼外斜视、上睑下垂、光及调节反射消失
IV	滑车神经	运动性	中脑背面—大脑脚—中脑腹侧	眶上裂	眼不能向外斜视
V	三叉神经	混合性	脑桥外侧部	第一支（眼支）：眶上裂 第二支（上颌支）：圆孔 第三支（下颌支）：卵圆孔	感觉障碍，咀嚼肌瘫痪、萎缩和张口嘴角偏向患侧
VI	展神经	运动性	脑桥下缘	眶上裂	眼内斜视、外展不能
VII	面神经	混合性	脑桥小脑三角处	内耳门—乳突孔	额纹消失、口角歪斜、鼻唇沟变浅和眼不能闭合等，舌前 2/3 味觉障碍、分泌功能障碍
VIII	前庭蜗神经	感觉性	脑桥小脑三角处	内耳门	眩晕、眼球震颤等，听力障碍
IX	舌咽神经	混合性	延髓	颈静脉孔	舌后 1/3 味觉丧失，感觉障碍，咽反射消失，腮腺分泌障碍
X	迷走神经	混合性	延髓	颈静脉孔	咽喉运动障碍，声音嘶哑，腮腺分泌障碍，心率加快，感觉障碍
XI	副神经	运动性	延髓	颈静脉孔	胸锁乳突肌、斜方肌瘫痪
XII	舌下神经	运动性	延髓	舌下神经管	舌肌萎缩、瘫痪，伸舌偏向患侧

二、病　　理

（一）大体分型

颅内肿瘤的生长方式分为扩张性生长和浸润性生长，或二者兼而有之，其中胶质细胞瘤为浸润性生长，脑膜瘤、垂体瘤等为扩张性生长，而良性胶质细胞瘤的生长方式属于二者兼有。

1. 扩张型　肿瘤生长活跃，瘤细胞容易集结在一起，形成块状。如不受空间的限制，往往可呈球状，如空间狭窄亦可呈灌注状生长，脑膜瘤及生长较快的胶质瘤常属这一类型。

2. 浸润型　由于瘤细胞浸润能力强，分泌蛋白酶类物质，使周围组织失去抵抗能力，而浸润周围脑组织，使肿瘤与周围正常组织无明显界限，交错混杂在一起。胶质瘤具有此特性。

3. 弥散或多灶型　彼此间不相联系的独立病灶，无时间顺序，多为继发性颅内肿瘤或少见的多发性脑膜瘤。

（二）颅内肿瘤的分类

WHO 于 2021 年公布的第 5 版"中枢神经系统肿瘤分类"如下。

1. 胶质瘤　胶质神经元肿瘤和神经元肿瘤、成人型弥漫性胶质瘤、儿童型弥漫性胶质瘤、局限性星形细胞胶质瘤和室管膜肿瘤。

2. 脉络丛肿瘤　脉络丛乳头状瘤、不典型脉络丛乳头状瘤和脉络丛癌。

3. 胚胎性肿瘤　髓母细胞瘤和其他类型的中枢神经系统胚胎性肿瘤。

4. 松果体肿瘤　松果体细胞瘤、中分化松果体实质瘤、松果体母细胞瘤、松果体区乳头状肿瘤和松果体区促纤维增生性黏液样肿瘤。

5. 颅神经和椎旁神经肿瘤　神经鞘瘤、神经纤维瘤、神经束膜瘤、混合型神经鞘瘤、恶性黑色素性神经鞘瘤、恶性外周神经鞘瘤和副神经节瘤。

6．脑(脊)膜瘤

7．间叶性非脑膜上皮来源的肿瘤　软组织肿瘤、软骨及骨肿瘤。

8．黑色素细胞肿瘤　弥漫性脑膜黑色素细胞肿瘤和局限性脑膜黑色素细胞肿瘤。

9．淋巴和造血系统肿瘤　淋巴瘤和组织细胞肿瘤。

10．生殖细胞肿瘤　成熟性畸胎瘤、未成熟性畸胎瘤、畸胎瘤伴体细胞恶变、生殖细胞瘤、胚胎性癌、卵黄囊瘤、绒毛膜癌和混合型生殖细胞瘤。

11．鞍区肿瘤　造釉细胞型咽鼓管瘤、乳头型咽鼓管瘤、垂体细胞瘤、垂体腺瘤和垂体母细胞瘤。

12．中枢神经系统转移性肿瘤　脑和脊髓实质的转移性肿瘤和脑膜的转移性肿瘤。

（三）好发部位

发生于颅前窝、颅中窝、大脑半球、鞍区、侧脑室及第三脑室的肿瘤称为幕上肿瘤。发生于小脑幕以下的小脑半球、小脑蚓部、第四脑室内、脑桥小脑脚及延髓处的肿瘤称为幕下肿瘤。成年人及1岁以下的婴儿好发幕上肿瘤，1～12岁儿童以幕下肿瘤较多见。

三、临床表现

颅内肿瘤的临床表现分为两大类：颅内压增高症状与体征和神经系统定位症状与体征。

（一）一般症状

1．颅内压增高症状　颅内压增高"三联征"，即头痛、呕吐和视力障碍。90%以上患者均可出现颅内压增高症状，一般呈进行性加重。高颅压出现的早晚主要取决于：①肿瘤生长的部位；②肿瘤生长的速度；③脑水肿的程度；④全身症状的好坏。

头痛是由于颅内压增高使脑膜血管和神经受刺激及牵拉所致，呕吐是迷走神经和脑干"呕吐中枢"受到刺激所致。呕吐多是喷射状，常见于颅后窝肿瘤和少年儿童患者，常伴有头痛。视神经乳头水肿与视力减退是颅内压增高的客观征象。早期颅内压增高还可引起精神、意识障碍及胃肠道症状。

2．脑疝　脑疝是脑肿瘤或脑损伤引起颅内压增高不断加剧的结果，严重危及患者生命。脑疝包括小脑幕切迹疝、小脑幕上切迹疝、枕骨大孔疝、大脑镰疝、蝶骨嵴疝和脑中心疝等，以前三种常见，临床意义最大。

（1）小脑幕切迹疝的临床表现：①早期：高颅压，"三联征"渐明显，意识朦胧，瞳孔先短暂缩小后渐散大，对侧肢体轻度"硬瘫"；②中期：上述临床表现加剧，并伴有生命体征异常；③晚期：即中枢衰竭期，意识完全丧失，双侧瞳孔明显散大，眼球固定，多呈去大脑强直状态，呼吸停止先于血压下降、心脏停搏。小脑幕上切迹疝的临床表现类似于小脑幕切迹疝。

（2）枕骨大孔疝（又称小脑扁桃体疝）的临床表现：以延髓急性损害症状为主，脑神经与颈神经损害症状次之，伴有严重头痛、呕吐，并阵发性加剧，生命体征改变出现早而明显。呼吸、循环障碍出现较早，而瞳孔变化和意识障碍在晚期才出现，与小脑幕切迹疝相反。

（二）局部症状

局部症状指神经系统的定位症状和体征，是由肿瘤的压迫、浸润和破坏作用引起的，按幕上、幕下两大区域简略描述。

1．幕上区域　大脑半球肿瘤的临床表现如下。

（1）额叶肿瘤主要表现为精神症状，如人格改变、反应迟钝、记忆力减退甚至丧失和易怒等。

（2）中央区肿瘤包括发生在额叶的中央前回、顶叶的中央后回及其他部位的肿瘤，表现为对侧的中枢性面瘫、单瘫及偏身感觉障碍，优势半球受累可出现运动性失语。

（3）顶叶肿瘤以感觉障碍为主，以定位感觉及辨别感觉障碍为特征，肢体的位置感觉减退或消失。患侧病变可出现不能计算、失读、失写和定向力丧失。

（4）肿瘤累及顶叶中央旁小叶时，可出现双下肢痉挛性瘫痪及尿潴留。

（5）颞叶肿瘤可出现同向性象限盲或偏盲，也可有感觉性失语，癫痫发作以精神运动性发作为特征，可有幻觉（幻听和幻视等）。易发生癫痫的肿瘤部位依次为额叶、颞叶和顶叶，枕叶最少见。

（6）枕叶肿瘤也可出现幻觉，常以简单的形象闪光或颜色为主，有时对侧同向性偏盲，可出现失认、失读和视野变大或变小等改变。

（7）鞍区肿瘤由于压迫视交叉或一侧视神经或视束，表现为相应视野受损，视力下降；此外，还常有内分泌功能紊乱、女性闭经、性欲下降、巨人症和肢端肥大症等。

（8）位于中脑导水管开口附近的松果体区肿瘤，早期易导致脑脊液循环梗阻，因而多数以颅内压增高为主要的首发症状。

2. 幕下区域

（1）小脑蚓部肿瘤可导致患者出现步态蹒跚，行走时两足分离过远，站立时向后倾斜等。

（2）第四脑室梗阻则出现颅内压增高及脑积水症状。

（3）小脑半球肿瘤有患侧肢体动作协调障碍、语言不清、眼球震颤、肢体肌张力明显减退、腱反射减弱及易向患侧倾倒等表现。

（4）脑干肿瘤常出现交叉性麻痹，即患侧的脑神经麻痹和对侧的偏瘫。

（5）脑桥小脑脚和延髓肿瘤的临床表现主要为病变同侧第Ⅷ、Ⅸ、Ⅹ、Ⅺ和Ⅻ脑神经受损的表现和病变同侧小脑半球受损症状。

四、诊　断

颅内肿瘤的辅助检查手段很多，具有定位、定性、疗效评价和监测复发等常用功能的检查方法包括 CT、MRI 和 PET-CT。

（一）CT 检查

CT 检查具有较高的密度分辨率，常能直接显示肿瘤的部位、大小、内部结构、周围组织和结构的改变，以及病灶与颅内骨性结构的相对位置关系，为放射治疗计划提供依据。

1. 直接征象　直接显示肿瘤的征象，平扫时肿瘤可呈轮廓清楚或模糊的高密度或低密度影。高密度肿瘤多为实性，低密度肿瘤可为实性也可为囊性，不规则低密度区代表肿瘤内部坏死、液化，CT 值在 40HU 以上时提示肿瘤含钙化成分。增强扫描时因肿瘤处血 - 脑屏障受损、肿瘤新生血管及其血管通透性增加等原因导致肿瘤有明显的增强效应，提高了肿瘤与周围脑组织的密度差别，更有利于观察肿瘤的形态，还可区分术后改变与肿瘤残存。

2. 间接征象　主要是肿瘤的占位效应引起的继发征象。脑水肿表现为肿瘤周围组织的密度减低区，呈片状或月晕状，无清楚边界。转移瘤常有明显的脑水肿，良性肿瘤则较少有脑水肿。肿瘤增大压迫邻近组织时可表现为脑池和脑沟的移位、变形、缺损、闭塞以及中线结构移位。中线结构包括透明隔、第三脑室和第四脑室等，脑室也可受压变形、闭塞和移位。脑室系统阻塞时表现为脑室增大。

（二）MRI 检查

MRI 有助于一般临床诊断、手术及放疗靶区勾画。与正常脑组织相比，肿瘤信号可分为高信号、低信号、等信号和混合信号四种，反映肿瘤本身情况以及继发的坏死、囊变、出血和钙化等。转移性肿瘤常多发；星形胶质细胞瘤边界不清；生长较快的肿瘤（如星形胶质细胞瘤、转移瘤等）中心常出现坏死、囊变；黑色素瘤、绒癌转移瘤易出血；颅咽管瘤、少突胶质瘤易钙化。

在 MRI 图像上，T_1 加权像观察解剖结构清晰，T_2 加权像显示水肿范围，质子密度影像可同时观察肿瘤及水肿情况。具有特殊功能的 MRI 检查，如 MR 血管造影（MRA）和磁共振波谱成像（magnetic resonance spectrum imaging, MRSI），后者能鉴别肿瘤与坏死、残存与复发。

（三）PET-CT 检查

脑肿瘤对 ^{18}FDG 的摄取量依肿瘤的恶性程度不同而呈现出较大差异，总的表现为高于和低于正常脑灰质两类。前者提示脑瘤摄取 ^{18}FDG 明显增加，多见于高度恶性脑肿瘤；后者提示脑瘤摄取 ^{18}FDG 明显减少或不摄取，可见于低度恶性脑肿瘤或脑瘤术后瘢痕形成。

PET-CT 葡萄糖代谢显像（^{18}FDG）在脑肿瘤定位诊断中的价值远不及增强 CT 和 MRI，但在肿瘤良恶性鉴别、疗效评价、监测复发和预后判断等方面有其独特优势，可与 CT、MRI 形成优势互补。

（四）立体定向活检术

在术中行核磁引导下取样，目的是进一步明确诊断。

五、治　疗

（一）综合治疗原则

手术治疗的目的在于切除肿瘤，明确诊断，为放化综合治疗及其他治疗提供依据。多数良性肿瘤可经手术治愈，但中枢神经系统肿瘤很难通过手术彻底切除，所以绝大多数脑瘤患者术后均应补充放射治疗。

（二）放射治疗

1. 适应证

（1）手术不能彻底切除的脑肿瘤（术后残留）。

（2）肿瘤位置深在或肿瘤浸润重要功能区域而不能手术切除者，但需有病理证实。

（3）不适合手术切除而放射治疗效果较好的脑肿瘤。

（4）恶性脑肿瘤手术后复发者。

（5）拒绝手术治疗的脑肿瘤患者。

2. 禁忌证

（1）顽固性颅内压增高，没有采取有效的减压措施。

（2）已行大野足量照射后短期内复发者。

（3）心、肝和肾等重要脏器功能有严重损害者。

（4）肿瘤晚期，处于恶病质状态，预计生存期 <3 个月者。

3. 放射治疗技术及设备
在不具备 3D-CRT 和 IMRT 条件的医院，应慎重选择常规放射治疗技术。

4. 精确放射治疗技术的临床应用
临床应用的原则：第一需认真考虑诊断是否明确；第二要考虑是否安全有效。符合这一原则的计划必须做到靶区剂量均匀、准确，使周围未受侵及的重要组织、结构，如脑干、脑神经等免受照射或在耐受剂量以内。应充分利用新的诊断技术，如立体定向活体检查、超声抽吸及显微外科等获得诊断后再行治疗。

SRT、3D-CRT 和 IMRT 等技术体现在精确的体位固定及 CT 模拟定位、靶区勾画、计划设计、照射及验证体系等规范化治疗过程。头部 γ 刀单次大剂量治疗更适合直径 3cm 以内的良恶性脑肿瘤；恶性脑肿瘤直径 >3cm 应选择 3D-CRT 或 IMRT 更符合细胞增殖的生物学规律。分次治疗可降低脑肿瘤复发的风险，大分割短疗程使正常组织耐受性更好。

（1）脑膜瘤：对蝶骨嵴中、内部的脑膜瘤、鞍结节脑膜瘤、海绵窦旁脑膜瘤、颅底和斜坡的脑膜瘤以及与颅内静脉窦有广泛粘连的脑膜瘤等，由于手术困难、风险大，可以选择立体定向放射治疗。

（2）垂体腺瘤：术后复发、残留或患者拒绝手术，可考虑行立体定向放射治疗。但应注意，在影像学上视交叉与瘤体之间应有 3~5mm 的距离，有视交叉压迫症状的患者应视为相对禁忌，需先行手术解除视交叉受压状况。

（3）颅咽管瘤：有视交叉压迫症状的患者，应首选手术治疗以解除视交叉压迫。应用立体定向放射治疗也可取得较好的治疗效果。

（4）松果体区肿瘤：由于肿瘤位置深在，周围有很多重要结构，外科手术困难较大，且手术并发症的发生率和死亡率较高，故立体定向放射治疗开辟了新方法，并取得了较好的治疗效果。注意当有脑脊液循环障碍时，应先行脑脊液分流术以缓解高颅压症状。

（5）听神经瘤：立体定向放射治疗对直径小于或等于30mm的听神经瘤有其优越性。但部分患者在治疗后或治疗后数年听力逐渐丧失，究其原因：①肿瘤已直接损害听神经；②听神经长期受肿瘤压迫而难以恢复其正常功能；③治疗使瘤体坏死，但听神经仍然受压迫；④听神经瘤多为神经鞘瘤和神经纤维瘤，对射线敏感性差，疗效不满意。

（6）脑干肿瘤：由于脑干肿瘤多为胶质细胞瘤，手术致残率及死亡率较高，多数情况下应以立体定向放射治疗为首选治疗方法，尤其对边界清楚，直径在30mm以内的实质性肿瘤，更应首选立体定向放射治疗。对颅内压高、病情危重的脑干晚期肿瘤，可先行脑脊液分流术后再行γ刀或X刀治疗。

（7）脑胶质细胞瘤：为中枢神经系统最常见的恶性肿瘤，手术为首选治疗方法。但由于胶质细胞瘤的特殊生物学行为，使手术很难彻底切除，故3D-CRT和IMRT作为一种辅助治疗手段正起着越来越重要的作用。

（8）颅内转移瘤：随着肿瘤患者生存时间的延长，颅内转移瘤的发生率逐渐升高，常表现为多发、局限、边界清楚且体积较小。由于原发肿瘤的存在或伴随其他部位转移，手术的姑息价值也正在减小。先行全颅放射治疗后，选择微创立体定向放射治疗或无创的γ刀治疗显现出较大的优越性，配合其他手段可达到提高患者生存质量、延长患者生命的目的。

（9）其他脑深部肿瘤：对于侵及下丘脑、丘脑和脑室内的肿瘤，如室管膜瘤、髓母细胞瘤等，手术效果较差，选择立体定向放射治疗可取得满意的疗效。

5. 立体定向放射治疗（SRT） 对那些复发、肿瘤边界不清以及患者不能耐受再次开颅手术者，采用SRT（X刀）治疗效果更好。但是，中枢神经系统肿瘤放射治疗中要注意：①选择高能X射线及面罩固定；②采用CT模拟定位；③选择三维适形调强或立体定向等精确放射治疗技术；④常规剂量分割（1.8~2.0Gy/次）；⑤最大限度缩小高剂量体积，以避免对周围正常脑组织造成损伤而影响生活质量；⑥如果照射体积必须较大时，一定要注意总剂量不宜过高，以避免造成周围组织放射损伤；⑦避免平行对穿野照射，减少照射通路上正常组织的受量，提高肿瘤局部区域剂量，减少放射损伤；⑧应保证健侧结构尽可能避免受到照射，保护其功能，以提高患者治疗后的生存质量（表3-9-2）。

表3-9-2　SRT（γ刀与X刀的性能比较）

	γ刀	X刀
放射源	^{60}Co产生的γ射线	加速器产生的X射线
机械定位准确性	0.1~0.3mm	0.1~0.3mm
肿瘤大小	<30mm	<50mm
设备费用	国产性价比高、进口昂贵	相对较低
使用维修	使用方便，需换^{60}Co-γ射线源	操作较复杂，维修费用高
治疗模式	有创（头环固定）	无创（面罩固定）
治疗剂量的灵活性	小	大
治疗病灶性质	良性病更适用	恶性肿瘤更适用
小病灶疗效（<3cm）	好	好
大病灶疗效（≥3cm）	一般或较差	较好

放射治疗能打开血 - 脑屏障，有利于化学治疗药物进入脑组织，但可能引起毒性反应加重；故在结合鞘内或全身化学治疗时，应适当降低脑照射剂量。

（三）化疗及放化疗同步

根据 WHO 分级，低级别星形细胞瘤推荐放疗同步烷化剂替莫唑胺口服，高级别星形细胞瘤指南强烈推荐放疗联合化疗的综合治疗，并强调在 2 周内进行。O^6 甲基鸟嘌呤 -DNA 甲基转移酶（MGMT）阴性者对烷化剂敏感；1p/19q 缺失的间变性星形细胞瘤（anaplastic astrocytoma，AA）/间变性少突星形细胞瘤（anaplastic oligoastrocytoma，AOA）对亚硝脲类化疗药敏感。

六、假性进展的认识、诊断及治疗

胶质瘤患者放疗联合替莫唑胺治疗后，常常很快出现原有病灶体积变大或出现新的病变强化的现象。由于这一表现在影像上酷似肿瘤进展，学者称其为假性进展。假性进展属于治疗相关的反应，与肿瘤进展无关，其发生率与放疗剂量相关。

单纯放疗后有 9% 的患者可发生假性进展，替莫唑胺同步、化疗分别有 21% 和 31% 的患者出现假性进展。假性进展的发生多见于治疗结束后 2 个月及数月，且多无临床症状和体征，与传统概念的放射性坏死相比，即使不治疗也可缩小或保持稳定。影像检查 PWI、MRS、DWI 和 FDG-PET 对假性进展和肿瘤进展的鉴别帮助不大。

临床症状和体征不能预测复发和假性进展，而新的带氨基酸的示踪剂，如 ^{11}C- 蛋氨酸和 ^{18}F-乙基酪氨酸对其鉴别有帮助。如患者无临床症状，原则上应继续原方案治疗或观察，患者有明显临床症状，应考虑活检或手术，在此强调医生临床经验的重要性。

七、基因标记物 MGMT

O^6 甲基鸟嘌呤 -DNA- 甲基转移酶（O^6 methyl guanine-methyl transferase，MGMT）是一种从细菌到哺乳类动物机体中都存在的 DNA 修复蛋白，由于 MGMT 能够修复被化疗药物烷基化的鸟嘌呤，因而可阻止 DNA 交联形成，也就是增加肿瘤细胞对这些药物耐药性的原因。MGMT 启动子甲基化可预测胶质母细胞瘤（GBM）患者生存及预后。临床意义 MGMT 阴性提示烷化剂药物敏感，临床替莫唑胺同步应用有良好疗效。另外，染色体 1p/19q 缺失可预测间变性星形细胞瘤（AA）/ 间变性少突星形细胞瘤（AOA）患者对化疗敏感性。建议：有条件的医院要开展 MGMT 蛋白的免疫组化或 MGMT 启动子的甲基化 PCR 检测。

八、放射治疗的不良反应及处理

颅内肿瘤放射治疗的并发症主要有近期反应和远期反应。近期急性反应包括放射治疗过程中的病情恶化、合并感染、脱发、疲劳、乏力、放射性中耳炎或外耳炎及脑水肿，其中放射性脑水肿最为常见。远期反应主要是放射性脑坏死和脑神经损害。

（一）脑水肿

1. 特点　放射性脑水肿发生的主要原因是中枢神经对射线照射的急性炎症反应，其表现是微小血管结构及微循环损伤和管壁通透性的改变，从而造成周围组织水肿。大多发生在照射后 1～7 天，少数可发生在照射后数月甚至更长时间。临床表现为头痛、恶心和呕吐加重，发热、烦躁不安或昏睡，颅内压增高，严重者可形成脑疝而突然死亡。低剂量照射时反应较局限，高剂量照射时，炎症反应分布广、严重且持续时间长。脑水肿的发生与持续时间除与受照射的体积和剂量大小有关外，还与颅内肿瘤的基本情况有关，如肿瘤大小、部位、性质及其他因素等。

立体定向放射治疗所引起的放射性脑水肿较全脑放射治疗严重，尤以单次大剂量的 γ 刀或 X 刀治疗引起的脑水肿持续时间长，有的甚至出现顽固性脑水肿。局部常规照射引起脑水肿的程度最轻。

2．治疗 多发病灶、照射体积较大者，放射治疗后脑水肿的程度也较重。放射性脑水肿应给予脱水降颅内压治疗，应用皮质激素能减轻脑水肿及炎症反应。为预防或减轻放射性脑水肿的发生，应注意以下几点：①肿瘤照射体积不宜过大，酌情决定分割剂量及总剂量；②治疗前颅内压高者应先降颅内压后再行放射治疗；③全脑放射治疗后再行 γ 刀、X 刀治疗不需要间隔时间；④若已先行 γ 刀、X 刀治疗后再行全脑放射治疗应有时间间隔，最好间隔 1～2 周。

（二）放射性脑病

1．特点 放射性脑病是比较严重的远期反应，可发生于照射后的几个月至数年。临床表现和体征以及损伤程度取决于照射部位、照射剂量和体积。CT 和 MRI 各有其影像学诊断特征，但很难区分放射性脑坏死及肿瘤复发进展，PET-CT 技术可能对二者作出鉴别。

2．治疗 应用皮质激素能有效地改善放射性脑坏死的症状，目前常采用手术和皮质激素的联合应用。另外，神经血管营养药物，如大剂量维生素、ATP 等有助于脑损伤的恢复。成年人全脑放射治疗剂量 50Gy 以上、儿童 35Gy 以上可能发生脑白质病。常规分割放射治疗照射 60Gy 以下，放射性脑坏死少见。放射治疗引起血 - 脑屏障改变，有利于化学治疗药物进入脑组织，引起毒性反应，故在结合鞘内化学治疗和全身化学治疗时，应适当减低脑的照射剂量。立体定向放射治疗在定位、靶区勾画、剂量分割及治疗实施等质量控制过程中要力求精确，可最大限度地减少放射性脑病的发生。

第二节 脑胶质瘤

一、概　述

脑胶质瘤是成人最常见的颅内原发恶性肿瘤，我国脑胶质瘤年发病率为（5～8）/10 万，5 年病死率仅次于胰腺癌和肺癌。同时，脑胶质瘤具有高致残率、高复发率的特征，严重影响患者生活质量。目前，针对脑胶质瘤的治疗多采用手术、放射治疗、化学治疗和电场治疗等综合治疗手段。

二、病　理

胶质瘤是指来源于胶质细胞的肿瘤，WHO 根据其分化程度和侵袭性将其分为四级，WHO Ⅰ～Ⅱ级属于低级别胶质瘤，主要包括弥漫性星形细胞瘤（WHO Ⅱ级）、少突胶质细胞瘤（WHO Ⅱ级）和少突星形细胞瘤（WHO Ⅱ级）等。Ⅰ级胶质瘤较为少见。WHO Ⅲ～Ⅳ级属于高级别胶质瘤，主要包括间变性星形细胞瘤（WHO Ⅲ级）、间变性少突胶质细胞瘤（WHO Ⅲ级）和多形性胶质母细胞瘤（glioblastoma multiforme，GBM）（WHO Ⅳ级）等。

部分低级别胶质瘤若干年后可转变为高级别胶质细胞瘤。应注意的是，同一肿瘤取材部位不同，病理分级也可能不同。对胶质瘤恶性程度的判断，除根据病理分级外，还应注意肿瘤的生长速度、术中所见及影像学上的改变。如肿瘤生长迅速、术中发现肿瘤明显呈浸润性生长以及影像学上肿瘤周围有明显的水肿带等，即使病理为Ⅰ级，也应按恶性程度较高的肿瘤处理。

三、治　疗

（一）综合治疗原则

1．手术治疗 这是胶质瘤的首选治疗方法，手术的主要目的是尽量切除肿瘤，降低颅内压，为放化综合治疗及其他治疗提供诊断依据。通过手术将大部分肿瘤切除是最佳的减瘤方法。

2．放射治疗 这是胶质瘤的主要治疗手段之一，几乎所有的低级别胶质瘤最终都需要术后放疗,但是术后放疗的时机及方案尚无明确规定,NCCN 指南推荐具有高危因素的低级别胶质瘤应尽早进行术后放疗;高级别胶质瘤患者的生存期与放疗开始时间密切相关,术后早期放疗能有效延长患者生存期,强烈推荐术后尽早接受放疗。

3. 放、化疗联合治疗或个体化化疗 放射治疗联合化学治疗或同步口服替莫唑胺可延长总生存期,推迟肿瘤复发的时间。对于高级别胶质瘤,由于其生长及复发迅速,进行积极有效的个体化化疗会更有价值。

4. 肿瘤电场治疗(tumor treating fields,TTF) TTF 是一种通过抑制肿瘤细胞有丝分裂发挥抗肿瘤作用的物理治疗方法,临床试验提示 TTF 可显著改善患者生存期,目前已进入 NCCN 指南胶质母细胞瘤治疗 I 类证据推荐。

(二)放射治疗

1. 放射治疗适应证 低级别胶质瘤的高危因素包括 5 项:年龄≥40 岁;肿瘤直径≥4cm;肿瘤未全切;星形细胞瘤成分;无 1p/19q 联合缺失。如果具有以上高危因素之一,需要考虑术后尽早放疗。高级别胶质瘤无论手术有无残留均应术后尽早放疗。

2. 放射治疗技术 推荐采用 3D-CRT 或 IMRT 技术,常规分割照射、调强放疗技术可提高靶区剂量的覆盖率、适形度及对正常组织器官的保护,缩小不必要的照射体积,降低晚期并发症的发生率。放疗图像验证(CBCT)是放疗质控不可缺少的环节。

3. 放疗剂量及靶区勾画

(1)低级别胶质瘤:常规建议术后放疗总剂量 45~54Gy,单次剂量 1.8~2.0Gy,残留病灶的放疗剂量 >50Gy。根据术前和术后的 MRI 影像,采用 FLAIR 序列和 T_2 序列中高信号的区域定义为 GTV;在 GTV 外放 1~2cm 作为 CTV;超出解剖屏障的部分仅包括 0.5cm 的解剖屏障外的结构。CTV 外放 3~5mm 为 PTV。

(2)高级别胶质瘤:推荐放疗照射总剂量为 54~60Gy,单次剂量 1.8~2.0Gy,分割 30~33次,每日 1 次。高级别胶质瘤放疗靶区尚有争议,按照美国肿瘤治疗协作组织推荐,GTV_1 包括术后 MRI T_1 增强区和术腔,CTV_1 为 GTV_1 外扩 2cm,剂量给予 60Gy。GTV_2 包括术后 MRI T_1增强区、术腔和 MRI T_2/FLAIR 的异常信号区(瘤周水肿区),CTV_2 为 GTV_2 外扩 2cm,剂量给予 46Gy。按照欧洲癌症研究和治疗组织(European Organization for Research and Treatment of Cancer,EORTC)推荐,GTV 包括术后 MRI T_1 增强区和术腔,CTV 为 GTV 外扩 2cm,剂量给予60Gy,并不强调一定要包括瘤周水肿区。

(三)放化疗的综合治疗

1. 经典化疗方案(Stupp 方案) 同步放化疗期间:口服替莫唑胺,每日 75mg/m²,睡前口服,连续 6 周(42 天)。辅助化疗期间:第 1 周期每日口服替莫唑胺 150mg/m²,连用 5d,间隔 23d 重复;第 2 周期起每日 200mg/m²,连用 5d,间隔 23d 重复。共 4~6 个周期。

2. 其他化疗方案 可以选择 PCV 方案(甲基苄肼、洛莫司汀和长春新碱)、卡莫司汀、伊立替康、依托泊苷、顺铂、卡铂及环磷酰胺等。

(四)复发的治疗

对于复发的低级别胶质瘤,推荐积极手术治疗,复发的高级别胶质瘤再次手术是否获益尚缺乏循证医学证据。复发胶质瘤再放疗,应充分考虑肿瘤的位置及大小、初次放疗剂量以及与初次放疗的时间间隔等多重因素。替莫唑胺剂量密集方案、替莫唑胺与铂类药物合用以及伊立替康联合贝伐珠单抗,均可推荐用于复发胶质瘤的治疗。另外,TTF 也已被 NCCN 指南推荐用于复发高级别胶质瘤的治疗。

第三节　髓母细胞瘤

一、概　　述

髓母细胞瘤是儿童中枢神经系统肿瘤中最常见的肿瘤。发病中位年龄为 5～7 岁,30% 发生于 3 岁以下儿童,85% 发生于 15 岁以下的儿童。男女比例为 1.3∶1。髓母细胞瘤最常发生于小脑蚓部,但可向前发展突入第四脑室及小脑延髓池,有的甚至可经枕骨大孔突到上颈段椎管内。少数亦可发生在小脑半球,极个别者发生于成年人大脑半球。

髓母细胞瘤预后较好,年龄、肿瘤分期及手术切除程度是预后相关因素。低风险组 5 年生存率为 80% 左右,高风险组 5 年生存率为 50% 左右。

二、临　床　表　现

1.颅内压增高症状　最常见的症状有头痛、呕吐、视力减退及视神经乳头水肿。严重时,小脑扁桃体下疝至枕骨大孔,压迫和刺激上颈部节段神经根或出现保护性反射而发生颈强直及强迫头位。

2.小脑损害症状　肿瘤压迫小脑可导致身体平衡功能障碍,表现为步态蹒跚,闭目站立时身体前后摇摆不定,肢体运动性共济失调,指鼻、对指及跟膝胫试验阳性。

3.其他症状　主要为慢性颅内压增高导致的脑神经损害及肿瘤晚期的一些表现,如复视、双侧锥体束征及小脑危象等。

三、分　　期

髓母细胞瘤的分期采用 Chang 等的 TM 分期标准。

(一)原发灶(T)

T_1　肿瘤 <3cm,局限于小脑蚓部或第四脑室顶部,很少累及小脑半球

T_2　肿瘤 >3cm,累及一个相邻的结构,或部分进入第四脑室

T_{3a}　肿瘤累及两个相邻的结构,或完全占据第四脑室并扩展至中脑导水管、第四脑室正中孔和 Luschka 孔,有脑水肿

T_{3b}　肿瘤起源于第四脑室底部,并完全占据第四脑室

T_4　肿瘤经中脑导水管侵入第三脑室、中脑或向下侵及上颈髓

(二)远处转移(M)

M_0　无蛛网膜下腔和血行转移

M_1　脑脊液内有肿瘤细胞

M_2　大脑组织内、小脑蛛网膜下腔、第三或第四脑室内有大结节种植

M_3　脊髓蛛网膜下腔有大结节种植

M_4　中枢神经系统外转移

四、治　　疗

(一)综合治疗原则

髓母细胞瘤的标准治疗模式采取以手术为主,辅以放射治疗的综合治疗原则。手术目的是明确诊断、切除肿瘤、减少肿瘤负荷、减轻压迫及缓解高颅压。手术切除程度是决定患者预后的重要因素,放射治疗是髓母细胞瘤的重要治疗手段之一。

预防性放射治疗能明显提高生存率。放射治疗前要对患者进行风险程度分级，危险因素包括：年龄＜3岁；术后72h增强MRI检查见残存肿瘤，最大层面＞1.5cm²；脑脊液检查（CSF）阳性或肿瘤超出颅后窝。以上有1项即为高风险组，对于高风险组手术治疗后必须行全中枢放射治疗（全脑全脊髓照射）。

（二）放射治疗

1.照射范围　采用术后全脑全脊髓加原发灶补量照射。全脑及全脊髓放射治疗加瘤床局部小野追加剂量照射已成为髓母细胞瘤标准照射技术，条件允许亦可采用脑室照射技术。需要注意的是，全脑照射时，照射野下界近筛板区由于眼睛的关系，使颅前窝未能包全而处于低剂量是导致复发及治疗失败的主要原因。（图3-9-1～图3-9-3/文末彩色插图3-9-1～文末彩色插图3-9-3）。

2.放射治疗技术

（1）全脑照射野定位：俯卧位，真空垫固定、"船型枕"固定和头网固定，要求颈椎与床面平行，并使患者处于舒适的体位。模拟机下摆正体中线，调整双侧外耳孔相对，体位符合要求后，制作头网固定。勾画标记：沿眉弓上缘下拐至外眦水平，由外眦至外耳孔水平连线。然后，直角拐弯，沿椎体前缘向下，直达 C_4 下缘。前、后界开口；上界：颅骨外3cm；下界：C_4 水平，要为串野预留位置，左右水平对穿照射。

（2）全脊髓照射野定位：俯卧体位同上，为全脑照射野定位的延续。模拟机下摆正体中线，采用后野源皮距垂直照射技术，并在后背皮肤做出标记。全脊髓可分为2～3段，上界于颈部连接全脑野的下界（C_4），下界至 S_4 下缘，照射野宽4～5cm，骶部（$L_5\sim S_4$）可增宽到8cm。女性患者为保护卵巢，骶部野可采用等中心两侧野水平对穿照射，射野纵轴同骶骨纵轴走向一致，射野挡铅使上界与脊髓后野的下界平行。注意两野间距应在1.0～1.2cm，射野间每周以1.0cm的间距向上串野移动。建议在人体与真空垫相应位置定位及摆位标记。

3.放射源的选择　全脑照射野一般选用6～8MV-X射线；全脊髓照射野应根据脊髓深度选用12～21MeV的电子线照射或电子线与高能X射线混合照射；骶部射野若选后野照射，放射源同脊髓照射野，若选两侧野水平对穿照射，放射源应选高能X射线。

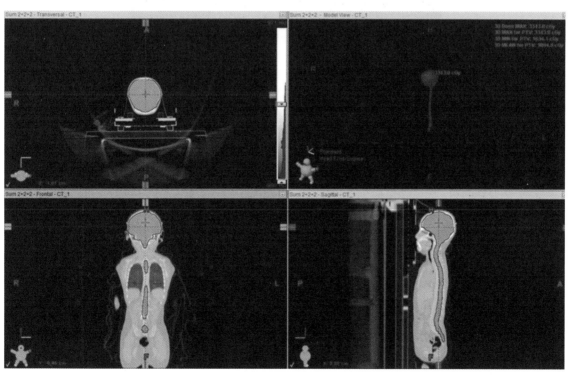

图 3-9-1　全脑全脊髓照射靶区勾画

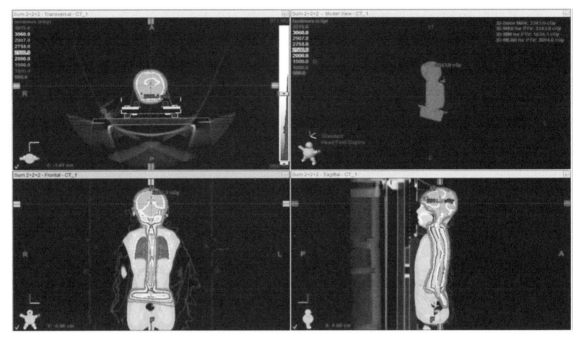

图 3-9-2　全脑全脊髓照射治疗计划设计（1）

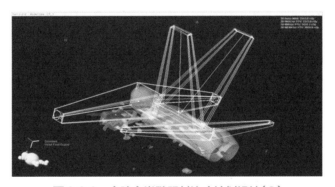

图 3-9-3　全脑全脊髓照射治疗计划设计（2）

4. 剂量

（1）全脑照射：1.6～1.8Gy/次，1次/d，5次/周，36～40Gy/4周后局部野追加剂量。3岁以下儿童小脑局部追加剂量至45Gy；3岁以上者，无论是否接受过化学治疗，缩野后局部野追加剂量至54～59.4Gy/5～6周。

（2）全脊髓照射：低风险组应为30～36Gy/3～4周，1.6～1.8Gy/次，进行过化学治疗者可适当降低剂量到24Gy；对于高风险组，全中枢尤其是有转移者剂量不能降低，36Gy是标准剂量。

全脑全脊髓野尽可能同时照射。如患者状态不允许，可先行全脑照射，全脑照射结束后再行全脊髓照射，同时应注意全脑与脊髓野的衔接位置，不要衔接在脑干。目前推荐小于3岁患儿先行化疗，待年龄稍大再做放疗。

（三）鞘内给药

对于病灶未能肉眼全切，或有超出原发部位扩散的患者，同时给予鞘内化学药物治疗可提高疗效。常用药物为氨甲蝶呤、阿糖胞苷等。氨甲蝶呤每次鞘内注射3～12mg/m²，单次用药不要超过20mg，通常以生理盐水或脑脊液稀释，液体不应少于5ml。为防止或减少化学性脑膜炎，可同时用地塞米松5～10mg鞘内注射，注射间隔不要短于1周。

（四）复发后的治疗

放射治疗是髓母细胞瘤重要的治疗手段，其失败的主要原因是局部复发。

1. 放射治疗后 2 年以上复发者，仍可作局部照射。复发灶较小时最好采用立体定向放射治疗技术（SRT）。

2. 多次复发者可考虑放化同步治疗。

3. 除行放射治疗外，可结合能够通过血 - 脑屏障的化学药物（VCR、CCNU、替莫唑胺或 MTX 鞘内注射）进行治疗。

第四节　颅咽管瘤

一、概　述

颅咽管瘤起源于胚胎期颅咽管的残余上皮细胞，是最常见的先天性良性颅内肿瘤，占颅内肿瘤的 5%～6.5%，占颅内先天性肿瘤的 60%，占鞍区肿瘤的 30%。好发于儿童及青少年，以 5～15 岁多见，占儿童鞍区肿瘤之首，成年人仅次于垂体瘤而居第二位。颅咽管瘤分为鞍内型和鞍上型，多数位于鞍上，少数位于鞍内，分别可引起内分泌障碍和神经压迫症状。

二、临床表现

由于本病是先天性良性肿瘤，一般病程较长，症状发展缓慢。偶有发展迅速者，多为肿瘤囊性变所致。

（一）内分泌功能减退

肿瘤多位于鞍内，因压迫可表现为垂体和下丘脑受损症状。儿童期发病者表现为发育障碍、矮小、肥胖、性器官发育不全及易疲劳等；青春期后发病者多有性欲减退、阴毛及腋毛脱落、男性胡须减少等表现；女性表现有闭经、溢乳。当肿瘤影响丘脑及神经垂体时，可出现尿崩症，每日尿量达 3 000～4 000ml。肿瘤影响下丘脑可出现乏力、嗜睡，或同时出现精神症状。

（二）视力视野的改变

当肿瘤位于鞍上、压迫视神经或视交叉时，可出现视力障碍或视野缺失，占首发症状的 15% 以上。肿瘤位置不同则两眼视力减低的程度不同，或出现不同的视野缺失。鞍上肿瘤压迫多表现为双颞侧偏盲，其他表现为象限性缺损、一侧偏盲等。肿瘤位于第三脑室者早期不出现视野缺损，而视神经乳头常出现水肿。

（三）颅内压增高症状

颅内压增高症状儿童多见，严重者可出现意识不清。婴幼儿可出现头围增大，骨缝分开，叩击呈“破壶音”。

（四）其他症状

90% 的患者有头痛，其中 60% 以上为首发症状。肿瘤的位置不同，出现的症状也不同。肿瘤长在鞍旁者可出现第Ⅲ、Ⅳ和Ⅵ对脑神经受压症状；向颅中窝生长可引起颞叶症状，如癫痫和幻觉；向额叶生长可引起记忆力障碍、定向力差及大小便不能自控等，有时出现体温调节障碍。

三、诊断与鉴别诊断

（一）诊断

根据本病的好发年龄、典型的临床表现，对可疑病例做如下检查。

1. 头颅 X 射线平片　80%～90% 的患者鞍上可见点状或弧线状钙化，儿童患者钙化的比例更高。如肿瘤压迫蝶鞍,可见到后床突骨质疏松及破坏、鞍背变小及蝶鞍变扁。

2．CT检查 绝大多数病变平扫时见鞍上一囊性低密度肿物,囊壁可见点状或蛋壳状钙化,此为颅咽管瘤的典型特征。实质性颅咽管瘤表现为等密度或略高密度肿物,其内有点状或片状钙化,体积常较囊性者小。增强扫描时,囊性病变表现为薄壁环状强化,实质性病变表现为均一强化或不强化。

3．MRI检查 MRI检查可更好地显示肿瘤形态,以及与周围结构的关系,有助于手术和定位。

4．内分泌检查 可采用放射免疫分析法测定血清中催乳素、生长激素等激素的含量。血清三碘甲状腺原氨酸、总甲状腺素、卵泡刺激素和催乳素等可增高。

(二)鉴别诊断

本病应与垂体腺瘤、生殖细胞瘤、鞍区肿瘤及第三脑室胶质瘤鉴别。

四、治　疗

(一)综合治疗原则

颅咽管瘤手术切除为首选治疗方法,但完全切除的难度较大,绝大多数病例需行术后放射治疗。部分切除术后,放射治疗的肿瘤控制率不低于肿瘤全切术后的肿瘤控制率。存在手术禁忌证或拒绝手术治疗者可考虑单纯放射治疗。

(二)放射治疗

放射治疗是重要的治疗手段之一,应根据病灶大小、部位选择合适的放射治疗技术,包括立体定向放射治疗、三维适形放疗、调强放疗及普通放射治疗。

1．常规放射治疗技术普通模拟机定位 应标记照射中心及照射野范围,多采用两颞侧野,一般为(5～7)cm×(5～7)cm,或两颞侧野加前额野照射。设计一前加两侧野的三野照射技术时,肿瘤直径必须在3～3.5cm范围内。

2．照射范围 以鞍区肿瘤为中心,参照CT与MRI所示肿瘤大小及浸润范围,确定照射野的范围。

3．放射源的选择 以直线加速器6～8MV-X射线为最佳。

4．照射剂量 总剂量范围在50～55Gy,单次剂量1.6～1.8Gy。

5．三维适形放疗及调强放疗技术 采用CT模拟定位、治疗计划设计及优化,通过DVH图可使肿瘤靶区得到较高的剂量分布,而周围重要组织(如视神经、视交叉等)受照射剂量较小,起到既能控制肿瘤又能保护肿瘤周围重要器官的作用。

6．立体定向放射治疗(γ刀、X刀) 立体定向放射治疗适合于位置安全,且直径<3cm的肿瘤,尤其是残留或复发肿瘤更适合立体定向放射治疗。立体定向放射治疗的计划有两种方案:第一种为常规放射治疗30～40Gy后改用立体定向放射治疗,追加剂量达到54Gy;第二种为针对病变区大分割直接达到根治剂量,但目前总剂量及分割次数尚不统一。

(三)化疗

研究认为,囊性颅咽管瘤应用博来霉素囊内化疗联合α干扰素治疗可取得良好的效果。

第五节　脑　膜　瘤

一、概　述

脑膜瘤(90%为良性)来源于软脑膜、硬脑膜及蛛网膜,占颅内肿瘤的20%,仅次于胶质瘤,居颅内肿瘤的第二位。脑膜瘤可发生于颅内任何部位,幕上较幕下多见,好发部位有大脑凸面、矢状窦旁、大脑镰旁和颅底等。脑膜瘤可见于任何年龄,多见于70岁左右,恶性脑膜瘤多见于30岁左右,良性脑膜瘤男女之比为2:1,而恶性脑膜瘤约为1:1,儿童发病率较低。已明确认定电离辐射是致病因素。脑膜瘤一经发现应采取积极合理的综合治疗,不管良性或恶性脑膜瘤均能获得较好的疗效。手术切除彻底者5年生存率为85%,10年生存率可达75%。术后残留者加放射治疗,5年生存率良性脑膜瘤为89%,恶性脑膜瘤为49%。恶性脑膜瘤的肿瘤完全切除率较低,其切除率按颅后窝、蝶骨及鞍旁等部位依次降低。恶性脑膜瘤术后复发率为71%。下列因素与复发有关:①肿瘤血管丰富;②瘤内有坏死灶;③手术切除不彻底及病理分化差等。

二、病 理

病理分为良性及恶性脑膜瘤,良性脑膜瘤占90%,发展相对缓慢;恶性脑膜瘤占10%,较良性脑膜瘤生长快,局部侵袭性生长者复发和转移的可能性大。

镜下分六型:纤维型、内皮型、血管型、沙粒型、骨软骨型和脑膜肉瘤。

三、临 床 表 现

(一)常见的临床症状(按出现频率排列)

头痛、性格改变、神经麻痹症状、癫痫、视力下降、肢体运动障碍、失语症、意识逐渐下降、感觉异常、复视、头晕和听力下降。

(二)常见体征

神经麻痹体征、脑神经受损体征(非视神经受损症状)、视野缺损、感觉障碍、失语、视神经乳头水肿、视力减退、意识变化、眼球震颤和听力减退等。

(三)脑膜瘤的其他特点

通常生长缓慢,病程长,一般为2~4年。少数生长迅速,病程短,术后易复发,特别见于儿童。肿瘤长得相当大,症状却很轻微,如眼底视神经乳头水肿,但头痛却不剧烈。当神经系统失代偿时,才迅速恶化。

四、诊 断

除临床表现外,CT和MRI增强扫描能提供肿瘤大小、部位、能否手术和对颅内重要结构的危害等重要信息。脑膜瘤的MRI特点有:①增强扫描显示,脑膜瘤具有均一强化,其程度高于CT,可辨性更高;②硬膜尾征:脑膜瘤广基于硬膜,在形成团块肿瘤周围的脑膜呈线状增厚,从而成为影像学上的"硬膜尾征",60%的脑膜瘤具有此特征;③皮质扣压征:系生长在脑皮质外的脑膜瘤向内挤压脑皮质而使其弓形移位;④假包膜形成:在瘤体周围T_1加权像上可见一狭窄的低信号,多系脑脊液缝隙,也可由扣压的硬脑膜、移位的动脉分支或包绕的血管流空效应而形成;⑤在瘤体外发现血管的无信号影或瘤体内低信号的血管床是MRI诊断脑膜瘤的主要依据;⑥半数以上病例可见瘤周水肿,15%~20%可见颅骨改变,包括骨质破坏和骨质增生。MRI不能区别良、恶性脑膜瘤,在显示钙化改变方面CT优于MRI。

五、治 疗

(一)综合治疗原则

脑膜瘤的治疗原则是以手术治疗为主,良性脑膜瘤经手术大多可治愈。手术切除的范围与预后有关:如果肿瘤能完全切除,术后复发的机会减少;若肿瘤部分切除或有残留,则术后复发的机会增大。放射治疗主要针对恶性脑膜瘤或间变性脑膜瘤以及未完全切除的患者,放射治疗以局部野为主。对恶性脑膜瘤或间变性脑膜瘤以及未完全切除的患者,术后放射治疗时建议采用三维适形、适形调强照射技术及立体定向放射治疗(γ刀、X刀)。

（二）放射治疗

1. 常规放射治疗技术 在放疗设备匮乏的医院，可用普通模拟机定位。常规治疗适合于偏一侧的肿瘤，采用 2～3 野切线或两野夹角并利用楔形板技术。位于中线部位肿瘤建议采用 3D-CRT 或 IMRT 及 γ 刀、X 刀技术。应充分保护一侧正常脑结构，避免对穿照射。

2. 照射范围 靶区包括瘤周蛛网膜间隙、周边血管、硬膜尾征区域、骨质增生及破坏区。良性脑膜瘤靶区应在病灶 GTV 外放 1cm，恶性脑膜瘤则外放 2～3cm。

3. 放射源的选择 采用 6～8MV-X 射线或 ^{60}Co-γ 射线。

4. 照射剂量 术后放疗良性脑膜瘤处方剂量 45～54Gy/23～27 次，恶性脑膜瘤处方剂量 59.4～60Gy/30～33 次，残留剂量 66Gy/33 次。

5. 立体定向放射治疗 有设备的单位掌握好适应证，可采用立体定向放射治疗。可行 CT 模拟定位确定靶区及进行照射野设计。立体定向放射治疗适用于以下情况：①手术难度大、不易切除、手术致残率高的颅底脑膜瘤；②直径＜50mm 的病灶；③患者不能耐受手术；④恶性脑膜瘤；⑤经外科手术和放射治疗后病变残存或复发的患者作为挽救性治疗者；⑥由于其他原因或病变位于重要功能区无法手术者，可单纯放射治疗。立体定向放射治疗剂量 60～70Gy，可采用 5～10Gy/次，2～3 次/周的治疗模式。

第六节　颅内生殖细胞瘤

一、概　　述

颅内生殖细胞瘤常见于儿童，包括精原细胞瘤、无性细胞瘤和非典型畸胎瘤。生殖细胞瘤可发生在大脑的任何部位，最常见的部位是松果体区和鞍区，其中松果体区占 60%，鞍区占 30%～40%。松果体瘤是指生长在第三脑室后部松果体区的肿瘤，占颅内肿瘤的 0.5%～3.0%，儿童发病率高于成年人，80% 发生于 21 岁以下，男性多见。

二、临 床 表 现

松果体瘤中最常见的是生殖细胞瘤，占 70% 左右。松果体生殖细胞瘤临床上有高颅压和视通路受损表现（如视野缺损和双眼上视受限等），以及肿瘤侵犯、压迫松果体和下丘脑 - 垂体系统出现内分泌障碍症状：①性早熟：在男性儿童出现外生殖器提前发育，女性儿童双乳房提前发育；②垂体功能障碍：女性表现为月经不调、停经和肥胖，男性表现为第二性征发育不良；③尿崩症：多饮、多尿和尿比重降低。

三、诊　　断

由于解剖部位的关系，颅内生殖细胞瘤位置深在，手术及病理检查均有较大的难度，通过以下方式可明确诊断。

（一）CT 或 MRI 检查

CT 或 MRI 检查提示松果体区、鞍区占位性病变，生殖细胞瘤 CT 平扫时表现为高密度和中等密度占位，增强扫描为均匀强化。MRI 扫描 T_1 加权像表现为等信号或低信号，T_2 加权像表现为等信号或高信号。松果体生殖细胞瘤影像上常表现为肿瘤包绕的、钙化的松果体，而松果体实质细胞瘤的钙化表现为分散在肿瘤组织中小的钙化灶。

（二）血液及脑脊液肿瘤标志物

对血液及脑脊液肿瘤标志物，如 β-HCG（人绒毛膜促性腺激素）、AFP（甲胎蛋白）和 CEA（癌胚抗原）等标志物进行检查。

（三）垂体功能检查

对于鞍区肿瘤，可进行垂体功能检查，如生长激素、卵泡刺激素、黄体生成素、垂体后叶激素和催乳素等。

（四）脑脊液的细胞学检查

通过腰椎穿刺的方法对脑脊液中的脱落细胞进行检测。

（五）其他诊断方法

通过其他检查无法获得诊断时，可采用外科手术或利用立体定向活检、显微外科手术等，尽可能切除肿瘤以明确诊断。

四、治　疗

（一）综合治疗原则

颅内生殖细胞瘤，尤其是松果体区位于第三脑室的肿瘤，位置深在、手术难度大且风险高，绝大部分患者肿瘤都不能完全切除，手术仅获得病理诊断。对脑室梗阻病例，行脑室减压分流术，有利于放射治疗的实施。对于非生殖细胞瘤，尤其是对放射治疗不敏感的肿瘤，应该首选手术治疗。

放射治疗在生殖细胞瘤的治疗中占有重要地位。发生在颅内的生殖细胞瘤，即使在没有病理检查结果的情况下，采用诊断性放射治疗也是很有意义的。

（二）放射治疗

可根据肿瘤部位实施全脑照射和局部加量照射，这是松果体生殖细胞瘤的放射治疗原则。

1. 常规放射治疗　普通模拟机定位，全脑照射野的定位方法同髓母细胞瘤，推量照射时局部缩野至治疗前病灶外放 1.5～2cm；全中枢神经系统照射定位方法亦同髓母细胞瘤。

2. 照射范围　在没有病理检查结果的情况下，照射范围可以仅包括病灶局部小照射野。常规分割照射的剂量为 10～20Gy/2 周，照射后复查 CT 或 MRI，如肿瘤明显缩小，则可确定生殖细胞瘤诊断，然后按生殖细胞瘤放射治疗原则继续进行治疗。有下列情况之一者应选择全中枢神经系统照射：①经证实有椎管内播散，如 CSF 细胞阳性；②脊髓 MRI 有占位；③脑多发灶的生殖细胞瘤；④脑室内播散。

3. 放射源的选择　全脑及局部选用 6～10MV-X 射线，没条件的单位也可用 ^{60}Co-γ 射线代替，需做全脊髓照射时射线选择同髓母细胞瘤。

4. 精确放射治疗　生殖细胞瘤位置深在，绝大部分都不能完全切除，更适合采用调强放疗（IMRT）、容积弧形调强放疗（VMAT）、立体定向放疗（SRT）或三维适形放疗等技术。

5. 剂量

（1）全脑照射剂量为 1.6～1.8Gy/ 次，30～36Gy/3～4 周，缩野至局部瘤床后追加剂量至 40～54Gy/5～6 周，有条件者可用立体定向（SRT）或 X 刀补量至 54Gy。非生殖细胞瘤剂量可提高到60Gy。

（2）全脊髓照射剂量应为 24～30Gy/3～4 周，根据年龄应适当调整，<6 岁者给予 18～24Gy。

（三）放化综合治疗

放化综合治疗可明显提高疗效。采用顺铂或卡铂、VP-16 和博来霉素的化疗方案联合放射治疗，不仅可取得较好的疗效，同时也可降低放射治疗的剂量。

第七节 脑垂体瘤

一、概　述

垂体瘤中 90% 是良性病变，其他类型占 10%，如侵袭性垂体瘤、垂体癌等。脑垂体位于蝶鞍上面的垂体窝，是具有复杂内分泌功能的重要器官。垂体的前叶、后叶和颅咽管上皮残余细胞均可发生垂体瘤。垂体前叶又称为腺垂体，腺垂体中有 5 种能分泌不同激素的细胞，分别分泌生长激素（GH）、促肾上腺皮质激素（ACTH）、催乳素（PRL）、促甲状腺激素（TSH）、卵泡刺激素（FSH）和黄体生成素（LH）。垂体后叶又称为神经垂体，由下丘脑视上核和室旁核神经细胞所分泌的抗利尿激素（ADH）和催产素在此储存。垂体及垂体柄与第三脑室底和侧壁的下丘脑有密切的解剖和功能联系。垂体两侧为海绵窦，动眼神经在海绵窦后部穿过，海绵窦外侧壁内有第Ⅲ、Ⅳ、Ⅴ和Ⅵ对脑神经通过。视交叉距垂体鞍膈上方约 10mm，与鞍膈之间形成视交叉池。鞍内肿瘤向鞍上发展，可压迫视交叉，出现视力、视野障碍，亦可压迫或突入第三脑室，引起脑脊液循环梗阻和颅内压增高。功能性垂体瘤放射治疗后局部控制率可达 80%～90%，获得疗效约在放射治疗后数月至数年，非功能性垂体瘤 50% 在放射治疗后有垂体功能低下。

二、病　理

Mosa 和 Baroni 于 1963 年首先提出脑垂体瘤按细胞分泌功能分类。

（一）有分泌功能的腺瘤

这种腺瘤占垂体瘤的 65%～80%，其中又分为单激素分泌腺瘤和多激素分泌腺瘤。

1. 单激素分泌腺瘤　这是指分泌一种激素的肿瘤，如垂体生长激素细胞腺瘤、垂体催乳素细胞腺瘤、垂体促肾上腺皮质激素细胞腺瘤、垂体促甲状腺激素细胞腺瘤和垂体促性腺激素细胞腺瘤等。

2. 多激素分泌腺瘤　这是指分泌多种激素的肿瘤，如混合型腺瘤。

（二）无分泌功能的腺瘤

无分泌功能的腺瘤占垂体瘤的 20%～30%，主要表现为肿瘤占位，导致垂体功能发育不全、视野缺损和蝶鞍骨质破坏，如未分化细胞瘤及瘤样细胞瘤。

三、临床表现

（一）压迫症状

内分泌激素功能不活跃的垂体瘤常常以压迫症状为主，其表现如下。

1. 头痛　早期为持续性钝痛，随病情进展可产生顽固性头痛。疼痛是由于肿瘤压迫或侵蚀硬脑膜、鞍膈或牵引血管外膜神经纤维所致。

2. 视力减退、视野缺损和眼底改变　由于肿瘤向鞍外发展，压迫视神经、视交叉而引起双颞侧偏盲、同侧偏盲或 1/4 视野缺损、视力减退甚至失明。眼底检查可见视神经乳头原发性萎缩。

3. 下丘脑综合征　当肿瘤进一步向上发展侵入下丘脑时可引起下丘脑综合征，表现为嗜睡、精神异常、尿崩症及高热等；向两侧发展侵蚀海绵窦可产生海绵窦综合征，表现为第Ⅵ脑神经及三叉神经第一支麻痹；向下发展破坏鞍底，可产生脑脊液鼻漏等。

（二）内分泌症状

分泌激素功能活跃的垂体瘤以激素分泌异常为主，其表现如下。

1. 催乳素腺瘤　占垂体瘤的 40%，除血液中测得 PRL 明显增高外，在女性患者表现为月经失调、闭经和溢乳等；男性患者则表现为性欲及性功能减退、毛发减少和乳房发育，这类肿瘤以微小腺瘤多见。大的催乳素瘤可出现占位压迫症状。

2．促肾上腺皮质激素腺瘤　占垂体瘤的10%，除血液中测得皮质醇浓度增高外，临床典型表现为库欣综合征：满月脸、水牛背、脂肪堆积、皮下紫纹、继发性高血压、电解质紊乱和性功能障碍等。此外，还伴有肿瘤局部压迫所引起的相关症状。

3．生长激素腺瘤　占垂体瘤的10%，除肿瘤占位引起的相应症状外，骨骺未闭合的青春期患者表现为巨人症，成年后则为肢端肥大症。

4．甲状腺激素腺瘤　占垂体瘤的1%，除肿瘤占位症状外，TSH、T_3和T_4均增高。临床出现甲亢表现，如甲状腺肿大、心率增快和基础代谢率增高；严重者则出现突眼，还伴有性功能减退、闭经和不育等。

四、分　　期

脑垂体瘤的分期采用Wilson的CB分期标准。

（一）腺瘤与蝶鞍和蝶窦的关系（分级）

1．鞍底完整

Ⅰ级　蝶鞍正常或膨胀性扩大，肿瘤＜10mm

Ⅱ级　蝶鞍增大，肿瘤≥10mm

2．蝶骨

Ⅲ级　蝶鞍底局限性破坏

Ⅳ级　蝶鞍底广泛性破坏

3．远距离扩散

Ⅴ级　经脑脊液或血液循环扩散

（二）蝶鞍外扩展（分期）

1．鞍上扩展

0期　无蝶鞍上扩展

A期　肿瘤突入交叉池

B期　第三脑室隐窝消失

C期　第三脑室肉眼的移位

2．鞍旁扩展

D期　颅内、硬脑膜内及颅前窝、颅中窝和颅后窝

E期　进入海绵窦内或下（硬脑膜外）

五、诊　　断

结合临床症状、体征和血液中相关激素水平及MRI增强扫描，可做出临床诊断。MRI三维扫描能清晰观察肿瘤所在位置及与周围结构的关系，CT骨窗对观察是否伴有骨质破坏很有价值。

然而，一般放射治疗科医生面临的绝大多数垂体瘤患者是手术后患者，且均有明确的病理诊断。因此，重要的是明确术前肿瘤范围及术后肿瘤残存情况。而术后，放射治疗前复查MRI增强扫描很必要。对于经蝶窦入路的显微手术，术后蝶窦内肿瘤残存和蝶窦内充填脂肪可经术后观察3个月左右得以区别。充填脂肪在一定时间内可吸收，从影像上消失。

六、治　　疗

（一）综合治疗原则

垂体瘤的治疗原则是手术切除加术后放射治疗，或立体定向放射治疗。手术由于暴露困难

而无法完全切除，故对于无法全切或不适合手术的垂体瘤，特别是垂体微腺瘤，应行术后立体定向放射治疗、三维适形或适形调强等精确照射技术。立体定向放射外科治疗效果较好，其有效率不低于手术治疗。必要时，可行立体定向放射治疗，对没有压迫症状的较小垂体瘤可行单纯放射治疗。

垂体瘤治疗的目的：在不导致垂体功能不足和不损伤周围正常结构的前提下：①消除和破坏肿瘤；②控制分泌功能；③恢复丧失的分泌功能。

（二）放射治疗

常规放射治疗不适合垂体瘤的治疗，强烈推荐做精确放疗。

1．术后精确放射治疗　采用多野调强技术，95% 剂量线作为参考线涵盖靶区，单次剂量 1.8Gy/ 次，总剂量 45～50Gy。

2．立体定向放射治疗（SRT）

（1）适应证：①垂体微腺瘤（有症状者），但肿瘤边缘距视通路至少 5mm；②蝶窦内残留、复发的肿瘤；③拒绝或有开颅禁忌的患者。

（2）X 刀技术：多采取无创面膜固定，MRI 或 CT 模拟定位，应用非共面多弧旋转分次照射技术，CTV 外放 2～3mm，90% 剂量范围应包含 PTV。

（3）γ 刀技术：采取微创头环固定，MRI 或 CT 模拟定位，头盔准直器一次大剂量照射技术，高剂量集中在靶区，80%～90% 剂量线作为参考线。

3．剂量　γ 刀治疗为单次大剂量，肿瘤边缘剂量 16～25Gy。

（三）药物治疗

溴隐亭是长效多巴胺受体激动剂，有较好的疗效。

七、放射治疗的不良反应及处理

垂体瘤的放射治疗反应主要是后期反应，放射治疗可使下丘脑 - 垂体轴正常分泌功能受到抑制，引起迟发反应。通常发生在 1 年以后，且随时间延长发生率增高。常见为性腺、甲状腺和肾上腺皮质的功能低下。放射治疗后，应定期检查周围靶腺功能，出现功能低下时应及时用靶腺激素治疗。放射治疗中，应注意视路受损问题，尽量使用 TPS 计划设计治疗方案，避免照射剂量过高。照射野在充分包括肿瘤的前提下宜小不宜大。若患者保留视力的要求迫切，在做治疗计划时应尽可能降低视交叉的受量。

（董丽华）

第十章　骨与软组织肿瘤

本章概述了尤因肉瘤及软组织肿瘤的临床表现、病理、诊断方法、综合治疗原则以及放疗原则和技术。

第一节　尤　因　肉　瘤

一、概　述

尤因肉瘤是高度恶性的小圆形细胞肿瘤（也称骨未分化网状细胞肉瘤），是起源于骨髓未成熟网状细胞的骨附属组织的原发性恶性骨肿瘤。尤因肉瘤家族肿瘤包括典型的未分化尤因肉瘤、非典型的分化差的尤因肉瘤和分化好的原始神经外胚层肿瘤。以儿童和青少年多见，10~20岁发病者约占60%以上，5岁前及30岁后少见，男性多于女性。股骨是尤因肉瘤最常见的原发部位，还可以发生在胫骨、腓骨或足骨。发生于下肢的尤因肉瘤占45%，发生于盆腔者占20%，另外还可发生在上肢、椎骨、肋骨、锁骨、下颌骨、颅骨等。影响预后的主要因素有肿瘤发生的部位、大小、诊断时有无转移、肿瘤对化学药物治疗的敏感性等；在远心部位如手、足比在中心部位如骨盆、骶骨预后好；初始肿瘤就较大者，一般预后较差；诊断时有转移者预后差。

二、临　床　表　现

（一）症状

局限性骨痛是尤因肉瘤患者最常见的首发症状，占90%。初为间歇性隐痛，逐渐发展成持续性剧痛。约60%的患者还可以出现局部的肿胀，压痛明显；局部皮肤温度升高，有时伴有皮下静脉曲张；此外伴有发热、乏力、贫血等全身症状。根据发生部位不同可引起不同的症状，如发生在肋骨侵犯胸膜可产生胸腔积液，发生在骶骨可引起排便困难等。

（二）体征

尤因肉瘤的转移大多数为血行转移。最常见的转移部位是双肺和骨，软组织、内脏、中枢神经系统转移少见。淋巴结的转移并不常见。多发肺转移可以引起肺功能不全，椎体转移可引起截瘫等。

三、诊断与鉴别诊断

（一）诊断

1. X线检查

（1）发生在长骨者可分为骨干中心型、骨干皮质型、骨干边缘型和干骺中央型四类，其中以骨干中心型 X 线表现最为典型。肿瘤常起于骨干中段髓腔内，沿骨干纵轴蔓延，髓腔呈梭形膨胀，骨质呈鼠咬状破坏，边界不清。早期骨膜轻度抬起呈葱皮样骨膜反应，也可见到软组织肿块影。

（2）发生在颅骨、盆骨者出现齿形缺损，发生在脊柱骨者呈现骨破坏和不对称楔形变。

（3）胸片能发现肺部转移灶。

2. CT 和 MRI 检查 CT 和 MRI 均可查到骨破坏和软组织阴影,但在显示骨及软组织肿瘤侵犯范围方面,MRI 比 CT 更清晰。

3. 骨 SPECT 检查 可见病变区放射性浓聚现象,对诊断有帮助。

4. 实验室检查 实验室检查包括全血细胞计数、血沉、肝肾功能和骨髓检查等。白细胞增多时提示肿瘤负荷大或者病变广泛。另外,白细胞增多时肿瘤复发的危险性可能增加。治疗前血清乳酸脱氢酶水平是判断预后的指标之一。

5. 病理检查 不仅能明确诊断,而且对治疗有指导价值。

（二）鉴别诊断

早期有时难与急性骨髓炎、骨淋巴瘤和神经母细胞瘤进行鉴别,需要病理学检查确诊。

四、治 疗

（一）综合治疗原则

1. 尤因肉瘤的治疗原则是提高生存率和局部控制率,尽量保全功能和减少治疗的并发症。

2. 由于多数患者为儿童和青少年,尤其是长期存活的患者,治疗在一定程度上都会造成功能的缺失,因此在选择治疗方式之前,必须考虑到患者的功能恢复和心理接受能力等因素。综合治疗是目前最佳的治疗选择。

3. 对于较小的、发生在四肢便于手术和发生在腓骨、肋骨等非重要部位以及患者年龄很小时,局部推荐手术治疗,联合术后放射治疗有益于提高疗效。

（二）放射治疗

放射治疗是尤因肉瘤局部治疗的重要手段之一,但尤因肉瘤单纯放射治疗后的长期生存率只有 9%,因此需行综合治疗。

1. 照射范围

（1）发生在长骨中心或其他骨的病变,照射野应包括受侵骨全长(股骨颈除外)和软组织肿块(图 3-10-1A 区)。

（2）发生在长骨偏中心肿瘤,只包括邻近骨骺端,而远侧骨骺端不包括在照射野之内,减少对发育的影响(图 3-10-1A 区)。

（3）术后放射治疗照射野包括瘤床并外放足够的边界(图 3-10-1B 区),然后对于手术切除不彻底者进一步缩野至残留肿瘤部位加量(图 3-10-1C 区)。肿瘤切除不彻底者设野应包括整个手术切口(图 3-10-1)。

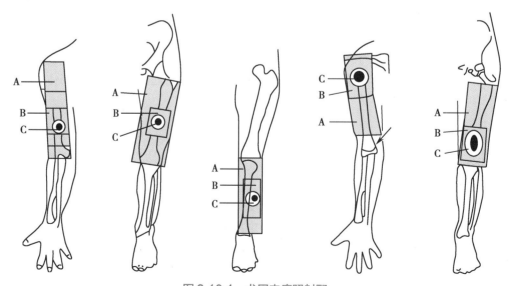

图 3-10-1 尤因肉瘤照射野

2. 剂量 根据目前的研究证据，现在推荐的标准处方剂量是：常规分割 1.8～2.0Gy/ 次，1 次 /d，5 次 / 周。肉眼可见肿瘤 60Gy，显微镜下残留病变 50Gy。原发椎体肿瘤的剂量是 45Gy。

3. 照射技术 根据肿瘤所在部位和大小等不同采用不同的治疗技术，但总的原则是最大限度地控制肿瘤同时尽量减少与治疗相关的并发症。近年来应用于临床的适形调强放射治疗技术能够更好地保护周围的正常组织和器官，也可以使靶区剂量分布更均匀，因此有望减少放射治疗的并发症，提高局部控制率。

（1）对于四肢的肿瘤，如果能充分保护正常组织，常采用前后对穿野照射，当然必要时也可采用斜野对穿或采用楔形板补偿技术。

（2）对于原发在表浅部位如手足等处的肿瘤，可采用高能 X 线和电子线混合照射。应采用合适的体位固定技术以保证良好的体位重复性。

（3）对于原发在盆腔的肿瘤，要注意保护直肠、膀胱等正常组织。

（4）对于原发于椎体的肿瘤除了要保护脊髓外，对于年龄较小的患者，设野要包括整个椎体，同时尽量使整个椎体的照射剂量均匀，以减少畸形等治疗并发症的发生，设野可采用前后对穿或后斜野同时加用楔形板的技术。

（三）放化综合治疗

多数尤因肉瘤最终失败于远处转移，提示多数患者存在隐匿的转移灶。放射治疗加多药联合的化学治疗方案，包括长春新碱、阿霉素、环磷酰胺等，可提高非转移性患者的总生存率。

第二节 软组织肉瘤

一、概 述

软组织肉瘤均起源于胚胎中胚层的机体间充质组织，具有局部侵袭性浸润生长以及易于发生血行转移的生物学行为规律和临床转归。人体的软组织约占人体比重的 75%，然而发生于间质组织的软组织肉瘤的构成比却相对很小，仅占成人全部恶性肿瘤的 1%，儿童恶性肿瘤的 15%。但软组织肉瘤的种类最为繁多，有 100 种以上的分型。软组织肉瘤可发生于任何年龄，在中国有两个发病高峰：第一高峰期为从出生到 5 岁，第二高峰期为 20～50 岁。软组织肉瘤 50%～60% 发生于肢体部位，这应当是易于被发现和早期获得诊断的条件，然而 80% 的病灶并没有表现出疼痛等能引起重视的症状，这使得确诊时 50% 的瘤体已 >5cm，而其中的一半已超过 10cm，约 10% 的病灶已明显侵犯大血管和神经结构，显然治疗会因此变得复杂而难以治愈。

软组织肉瘤不是由单一因素所致，临床发现其与环境因素、细胞遗传学病因及分子病因学相关。

二、病 理

软组织肉瘤种类很多，按不同组织来源分为纤维组织肉瘤、肌肉组织肉瘤、脂肪组织肉瘤、神经组织肉瘤、血管组织肉瘤、组织细胞肉瘤、滑膜组织肉瘤、骨与软骨组织肉瘤、间皮组织肉瘤及其他十类。

三、临 床 表 现

软组织肉瘤可发生在身体的任何部位，不同类型的软组织肉瘤发生部位不同，临床症状和体征也各具特点。

（一）好发部位

软组织肉瘤可发生在身体的任何部位，其中一半以上发生在四肢（50%～60%），其次为躯干

（约 17%）、后腹膜（约 12%）、头颈（约 10%）等部位。肿瘤生长的部位可提示它的起源。纤维肉瘤大多来自躯干的皮肤和皮下组织；脂肪肉瘤多发生在脂肪组织较多的臀部、大腿和腹膜后；滑膜肉瘤多发生在上肢和下肢大关节处；横纹肌肉瘤多发生在下肢肌层内，其胚胎型常见于眼眶、耳道、鼻腔和泌尿生殖器官；间皮肉瘤多发生于胸膜、腹腔、心包腔，甚至鞘膜腔；平滑肌肉瘤以躯干和腹腔多见；腺泡状软组织肉瘤主要见于臀部和腹部肌肉。

（二）症状和体征

1. 疼痛　疼痛是软组织肉瘤最常见的症状，其程度根据其发生部位、肿瘤来源及与神经的关系等因素决定。血管平滑肌肉瘤及平滑肌肉瘤多有疼痛；纤维肉瘤则在肿块增长到一定程度才出现疼痛；滑膜肉瘤、横纹肌肉瘤等表现差别很大，有的患者疼痛与肿块同时出现，有的则先出现疼痛后出现肿块。所有肉瘤当侵犯骨组织或压迫侵犯神经组织时均可出现顽固疼痛。

2. 肿块　患有软组织肉瘤时常能触到大小不等、形态不规则、质地各异的肿物。有些恶性程度高，发展迅速、位于隐匿部位（如腹膜后）的肿瘤如平滑肌肉瘤、横纹肌肉瘤等直径常超过 5cm，甚至达 20～30cm。纤维肉瘤、平滑肌肉瘤、横纹肌肉瘤等质地较硬，而血管肉瘤、淋巴管肉瘤、黏液肉瘤、脂肪肉瘤则较软，常有分叶或假波动感，有的肿块因生长迅速可出现表面破溃或内部出血等。

3. 肿块活动度　肿块活动度与其发生部位的深浅、肿瘤体积及肿瘤与周围组织的关系有关。生长于表浅部位的肿瘤易于活动；生长于深层肌肉及筋膜或肌间隙、侵犯骨膜与骨质者常固定；生长于横纹肌深肌层内的肿瘤肌肉收缩时固定，肌肉放松时则较活动；恶性程度高且有外侵者较固定。

4. 肿瘤温度　软组织肉瘤血供丰富，新陈代谢快，局部温度可较周围正常组织高，良性肿瘤则温度正常。脂肪肉瘤常与正常组织相似，表面温度一般凭手触觉判断。有些软组织肉瘤表面有特征性改变，如隆突性上皮纤维肉瘤有典型的光泽，皮肤变薄，伴有毛细血管扩张现象；有些肿瘤表面可有静脉怒张、水肿等。

5. 其他表现　胸膜、心包、腹膜的间皮肉瘤可出现胸腔积液、心包积液、腹水等，有时胸腹水可以因其他部位肉瘤侵犯胸腹膜造成；软组织肉瘤也可因淋巴结转移而出现区域淋巴结肿大，常见于滑膜肉瘤（上皮型）、横纹肌肉瘤及恶性纤维组织细胞瘤等，临床上检查患者时应根据肿瘤发生部位检查有关区域淋巴结有无肿大。

体检过程中应注意检查手法要轻柔，切勿用力挤压按摩，以免导致医源性扩散。

四、诊　断

（一）X 线检查

X 线检查有助于进一步了解软组织肿瘤的范围、透过度及其与邻近骨质的关系。钙化点表明肿瘤有过出血和坏死，滑膜肉瘤、脂肪肉瘤、纤维肉瘤、横纹肌肉瘤等均可见到，提示肿瘤为低度恶性。肿瘤有低密度区则提示肿瘤来源于脂肪组织或实质囊性变。胸片可观察肺有无转移。

（二）CT 检查

CT 检查可显示出正常软组织与邻近骨组织同肿瘤的横切面层次关系。动脉造影有助于了解肿瘤内血管的形态和分布，通过动态扫描、三维成像弥补平片和 CT 平扫的不足。良性肿瘤常表现为血管受压移位，肿瘤供血动脉不增粗，无血管侵犯表现；而软组织肉瘤则表现为供血动脉增粗，并包绕受侵，其周围血管粗细不均，有狭窄甚至中断，出现增生的肿瘤血管，血流加快，还可以出现动静脉瘘，造影剂在肿瘤内停留时间延长。

（三）MRI 检查

MRI 检查对于软组织肿瘤的诊断显著优于 CT，它能从多切面显示各种组织的层次，明确肿瘤的侵犯范围，更有利于制定治疗计划。磁共振血管造影 MRA 更有利于显示肿瘤与大血管的关系。

（四）病理检查

可根据病理检查作出最后诊断。获取标本的方法主要有：脱落细胞检查、针吸活检、切取活检和切除活检。一般为了防止医源性扩散，应行根治术或整个肿瘤切除后做病理检查，只有晚期才可以做穿刺或表面咬取活检。免疫组织化学检查可利用极微量的组织抗体检测软组织肿瘤的组织来源，从而弥补肿瘤病理检查时形态学诊断的不足。

五、治　　疗

（一）综合治疗原则

治疗软组织肉瘤的关键是早期发现和早期治疗，而获得理想效果则取决于首次治疗的正确性和彻底性。手术切除是软组织肉瘤的主要治疗手段，单纯手术治疗后极易复发，保守性手术联合放射治疗可使肢体软组织肉瘤的局部控制率明显提高，并改善生存质量。

（二）放射治疗

1. 术前放射治疗　适用于肿瘤体积较大（>15cm）或分化程度差（组织学Ⅱ～Ⅲ级），术前估计肿瘤难以彻底切除，或需要截肢手术才可能获得阴性切缘者。放射治疗后2～3周实施手术。术前放射治疗优点在于：降低肿瘤细胞的活性，减少术中种植和远处转移的概率；缩小肿瘤体积，增加完整切除肿瘤和保留肢体的可能性，提高局部控制率；术前放射治疗的范围相对于术后放射治疗要小，放射治疗的剂量相对较低，治疗后的功能保持相对要好；术前放射治疗时肿瘤周围的血液供应未被破坏，对放射治疗的敏感性高，但术前放射治疗可能会影响手术后切口愈合；干扰病变范围和术后病理评价的准确性。

2. 术中放疗　术中电子线放疗（intraoperative electron radiation therapy，IOERT）就是在手术中切除恶性肿瘤组织后，对于可根除性肿瘤、可疑非根除性肿瘤或手术不能切除的肿瘤，术中给予一次性大剂量照射治疗。IOERT技术是将传统上通常为首选的手术治疗与近几十年发展起来的放射治疗技术进行有效地结合，配合其他手段可以达到任何单一技术有时无法实现的疗效。不同于外照射放疗（由于受到周围正常组织耐受量的限制，为得到均匀足够的照射量，须选择不同能量的射线并采用多野照射技术），IOERT可直接作用于治疗部位。

术中放疗的优势在于：

（1）适用范围广：可进行预防性术中照射，又可进行治疗性术中照射；可进行根治性照射，也可进行姑息性照射；可进行深部照射，且可实施体外浅表部位的照射。

（2）适应证相对明确。

（3）既能通过给予一次性较大治疗剂量，改善局部控制，提高治疗比，又能保护正常组织。

3. 术后放射治疗　术后放射治疗通常需在术后3～6周，切口愈合后开始。对于切缘阳性者必须给予术后放射治疗。原发灶位置很深、高度怀疑有残留或组织学Ⅱ～Ⅲ级、复发后有截肢危险的病例也应补加术后放射治疗。而广泛切除术后、组织学Ⅰ级、切缘阴性者不推荐术后放射治疗，因为这些病例一旦局部复发后还有再手术切除并保存肢体的可能。

术后放射治疗的优点是能确切地了解肿瘤的病理类型、恶性程度、侵犯范围以及手术情况，为制定放射治疗方案提供了充分的依据。术后放射治疗需注意的是：①照射范围大，除了要充分包括瘤床外，还应包括手术操作所涉及的部位；②照射部位的血供受手术影响可增加肿瘤细胞的乏氧程度，降低放射治疗的敏感性；③有时因伤口延迟愈合可能会耽误放射治疗的时机。

（1）适应证

1）局部肿瘤切除术后不准备再做更彻底手术时。

2）手术切除的范围包括正常组织太少，估计手术切除可能不彻底者。

3）行广泛性切除术后仍有残存病变者。

4）计划以广泛性切除术代替截肢术或半骨盆切除术者。

5）多次术后复发或有复发倾向者。

（2）照射范围：根据肿瘤的位置、大小和病理分级来决定，最好能在术中做标记，一般情况照射野应超出手术范围5cm。

（3）照射技术：根据肿瘤部位选择合适的射线能量。肢体部位病变最好用前后两野或两个侧野，躯干部病变用多角度照射、楔形板及多野照射技术，必要时使用X刀或适形调强技术，使剂量分布均匀，减少正常组织损伤。但要注意用 ^{60}Co 照射时，前5周用宽1cm、厚0.5cm的凡士林条盖在手术瘢痕表面，以避免低剂量致局部复发。用高能X线照射时应考虑到建成区的深度，手术瘢痕表面覆盖相应厚度的蜡膜，如6MV-X线建成深度1.5cm，8MV-X线建成深度2cm。照射时可先用大野，照射2/3剂量后缩野，或先用高能射线后用电子线补量。

（4）照射剂量：50～70Gy/5～7周，术后放射治疗在伤口愈合后即开始进行。

4. 组织间近距离照射 近10年来组织间插植治疗更多地应用于软组织肉瘤的术后照射，同样取得了很好的局部控制效果，尤其是对于组织学高分级的肉瘤。一般于术后6～7天，刀口愈合后开始，目前多用 ^{192}Ir 治疗，保留施源管照射时间需4～6天。优点在于术中由肿瘤外科医生和放射治疗医生共同确定治疗靶区范围，放置施源管，使放射线直接照射瘤床，靶区的剂量高，而正常组织受到照射的体积少、接受的剂量低，从而有望提高局部控制率，减少正常组织的放射损伤。组织间插植治疗可以单独作为术后放射治疗的手段，也可以与外照射相结合追加剂量。

5. 质子治疗 在诸多的放射治疗类型中，不同粒子在人体内的不同能量衰减特性带来不同的治疗性能。X射线、γ射线与电子射线都在不同程度使被照肿瘤的前后正常细胞受到伤害，剂量的有效利用率也低，不是理想的治疗射线。三维适形治疗（3D-CRT）使用多个射束交叉照射肿瘤，剂量分布与肿瘤形状适形，正常组织得到一定保护；调强放疗（IMRT）使剂量分布适形度进一步提高，但是周围很大体积的正常组织受到了中、低剂量辐射。射线照射正常组织，就可能引起早期或晚期并发症，包括恶心、呕吐。而质子在人体中的能量衰减呈现出先慢后快上升形成一个峰值后又急速下降到零的特点（通常称此为布拉格峰性能）。在质子治疗时只要将峰值部分对准肿瘤病灶处，肿瘤处就受到最大的照射剂量，而肿瘤前的正常组织细胞只受到1/3左右的峰值剂量，肿瘤后部的正常细胞基本上不受到任何伤害。根据其内在的物理特性就可以断定质子比电子与γ射线在剂量分布上要好。随着质子治疗技术的发展与完善，使用可变光阑准直器、专用补偿器等的精密适形治疗方法，已将质子控制为只精确消灭癌细胞而不伤及正常细胞。加上几十年来质子治疗临床的巨大成就，已使全世界医学界公认质子治疗是当代最先进的治疗方法。但质子治疗不能代替，更不能取代其他的射线。质子治疗仅补充其他粒子的不足，使用在其他粒子难于见效而又能适合质子治疗的肿瘤类型，即不是能够治疗所有肿瘤唯一的方法。

因为质子治疗肿瘤具有上述的优点，从理论上来说，凡是适合放射治疗的患者，均可进行质子治疗。但是由于质子加速器装备的价格昂贵，治疗费用较高，目前多数患者还是选择了光子治疗。随着我国经济的发展，将会有更多的肿瘤患者选用质子治疗。

6. 重离子治疗 重离子不但具有质子在物理剂量方面的相似优点，而且有较高的重离子的相对生物效能（RBE）值。从理论上讲，重离子应该比质子具有更大的优越性，但重离子射入人体组织后的布拉格峰后有一个拖尾现象，尾部剂量约为峰内剂量的10%。如果重要的正常器官或组织正好位于肿瘤后方，则可能会受到高RBE而引起严重的损伤。此外，重离子的相对生物效应和使用的能量密切相关。由于肿瘤靶的形状不规则，在实施治疗时，每次照射必须不断地调节离子束的能量，而不同能量的离子束具有不同的相对生物效应，因此有可能产生靶区内不同部位的生物效应的不一致，使放射治疗设计技术更为复杂化。总体来看，质子治疗已经成熟，重离子治疗目前尚处于探索性的阶段。

（三）术后辅助化学治疗

Ⅱ期、Ⅲ期四肢软组织肉瘤，肿瘤切缘>1cm，含阿霉素的辅助化学治疗可增加无病生存率，但不增加总生存率。对肿瘤切缘<1cm者,是否常规行术后辅助化学治疗意见不一。强烈的辅助化学治疗不增加总生存率,并且有明显毒性,只适用于有巨块病变、高危因素及高度恶性、经过最佳的局部治疗(手术、放射治疗)后的Ⅱ期、Ⅲ期患者,可增加患者的无病生存率。

六、放射治疗的不良反应及处理

(一)放射性皮肤损伤

大剂量照射后,初期无明显皮肤反应,但以后可出现皮下组织纤维化,易发生溃疡、坏死。

(二)放射性肌肉损伤

大剂量照射后可能发生肌肉纤维化,大部分患者肌肉纤维化不严重,患者能耐受,少数患者因为同时发生严重皮下和肌肉纤维化,影响肢体运动功能,个别患者出现软组织坏死。

(三)放射性骨及关节损伤

大剂量照射后,少数患者在外伤等诱因下可发生病理性骨折,关节周围纤维化也会影响关节的活动,儿童会影响骨骼的发育。

放射治疗并发症一旦发生,处理很困难,关键在预防。布野要合理,既要把该照射的区域包括在治疗范围内,同时又要尽量保护正常组织,减少不必要照射。出现皮肤溃疡坏死时,如范围小、损伤轻可用维生素 B_{12} 湿敷,重者可考虑保守治疗或全层植皮术。经对症治疗失败,伤口长期不愈者,可考虑截肢术。

(朱 莉)

第十一章　良性病的放射治疗

放射治疗是治疗良性病的手段之一。1895 年伦琴发现 X 线之后，1896 年奥地利皮肤科医生 Freund 首先应用 X 线治疗毛痣，使毛痣消失。随后临床医生们逐步把放射治疗应用于临床其他良性病的治疗，积累了许多宝贵的经验。放射治疗结合手术、药物治疗，给众多的患者解除了病痛。特别对于那些客观或者主观不能手术治疗的患者，起到了非常好的作用。

一、概　述

良性病的放射治疗具有悠久的历史，由于放射治疗的晚期副作用，使良性病的放射治疗成为有争议的话题。但是，对部分良性病，放射治疗有着不可替代的效果。

（一）良性病放射治疗的机制和适应证

1. 脱毛作用

（1）机制：抑制毛囊生长功能；射线使毛发和下部连接变松而易于脱落。

（2）适应证：头癣、须疮、多毛症、有毛色素母斑等。

2. 抑制分泌功能

（1）机制：射线对皮脂腺、汗腺的破坏作用使腺体萎缩。

（2）适应证：痤疮、腋臭、色汗症、手足多汗症、腮腺瘘、胰腺瘘、鼻瘘等。

3. 止痛、止痒作用

（1）机制：射线对神经末梢感觉的抑制作用。

（2）适应证：神经性皮炎、湿疹、强直性脊柱炎、手足甲下血管瘤等。

4. 抑制淋巴组织增生作用

（1）机制：少量放射线可以破坏淋巴组织生长中心，使之停止分裂，抑制淋巴组织增生。

（2）适应证：鼻咽部的腺样体增生、耳咽管周围淋巴组织增生、航空性中耳炎、嗜酸性淋巴肉芽肿、扁桃体肥大、婴儿重度胸腺肥大、Kimura 病。

5. 抑制纤维组织增生（抗增殖作用）

（1）机制：幼稚成纤维细胞、角化组织等增生期对放射线敏感，射线可以抑制纤维组织增生（剂量≥10Gy）。

（2）适应证：瘢痕、鸡眼、甲下疣、阴茎海绵体硬结症、血管成形术后再狭窄。

6. 抗炎作用

（1）机制：低剂量放射线可通过抑制内皮细胞 - 白细胞的相互作用和降低一氧化氮的合成产生抗炎作用。

（2）适应证：慢性丹毒急性发作、乳腺炎、外耳道疖、急性坏疽、化脓性指骨骨髓炎、血栓性静脉炎、慢性腮腺炎、肩周炎、颈淋巴结结核、结核瘘管及腱鞘炎等。

7. 血管瘤的治疗

（1）机制：射线引起栓塞性动脉内膜炎、血管弥漫性硬化及血管周围基质纤维化，并使毛细血管阻塞。

（2）适应证：荔枝型幼儿血管瘤最敏感，海绵型及混合型中度敏感，葡萄酒斑及成熟的血管内皮不敏感。

（二）良性病放射治疗的原则

过去，由于对辐射的过度担心和恐惧，影响了包括患者和一些医生对良性病治疗中放射治疗手段的选择。但总的来讲，给予良性病的放射治疗剂量是比较安全的。美国放射卫生局良性病治疗委员会建议良性病的放射治疗指南如下：

1．在治疗前，应充分考虑放射治疗预期的疗效、总剂量、总时间、发生危险的基本因素和防护措施。

2．对于婴幼儿及儿童，应认真权衡治疗的危险和利益，除非必要，不应进行放射治疗。

3．对皮肤区域直接照射时，不能危及可能发生晚期反应的器官，如甲状腺、眼、性腺、骨骺和乳腺等。

4．对所有患者都应采取严格谨慎的放射防护技术，包括限光筒和挡铅防护等。

5．按病灶的深度选择适当能量的放射线。

二、临床常见良性病的放射治疗

（一）眼部疾病

1．翼状胬肉治疗　首选手术切除，但术后复发率高达 20%～30%。术后 24 小时内予以局部放射治疗可以明显降低复发率。常用的放射治疗方式是在术后当天、第 7 天、第 14 天共 3 次治疗，放疗剂量 24～30Gy，8Gy/ 次或 10Gy/ 次，1 次 /d。

2．Graves 眼病　又称甲状腺眼病或突眼性甲状腺肿，最常发生在甲状腺功能亢进的患者中，少数患者发病时也可不伴甲状腺功能亢进。发病机制尚不十分清楚，目前认为与自身免疫有关。治疗方法包括肾上腺皮质激素治疗、免疫治疗、应用免疫抑制剂、手术减压和放射治疗。其中放射治疗的有效率为 65%～90%，可以单独使用，严重患者可加皮质激素，必要时手术行眼睑缝合。放射治疗选用 4～6MV-X 射线，眼球中线放疗剂量 20Gy/10 次 /2 周，2Gy/ 次 /d，5 次 / 周，质量控制尤为重要。

3．眼眶炎性假瘤　是一种特殊的炎性病变，可发生在双侧或单侧。过度的淋巴细胞浸润产生炎性反应，表现为眼周肿胀、眼球运动障碍、复视和疼痛等，有时可在眼球周围触摸到肿块。此病常首选激素治疗，但部分患者在激素减量后症状复发。放射治疗是有效的方法，有效率达 73%～100%，推荐放疗剂量 20Gy/10 次 /2 周，2Gy/ 次 /d，5 次 / 周。

（二）皮肤疾病

1．瘢痕瘤　发生在有瘢痕体质的个体，对皮肤外伤出现过度反应，表现为纤维组织过度增生、蔓延超过伤口、玻璃样变且不能自然消退。首选治疗是手术切除，但术后要辅以其他有效的预防措施，否则每切除一次，会使病变扩大一次。放射治疗对抑制瘢痕增生有效，通常在手术后 24 小时之内开始。因为肉芽组织中的成纤维细胞对放射敏感，而在手术 24 小时后成为放射抗拒的纤维细胞，所以不能等到拆线后再开始放射治疗。根据病变厚度选择 4～6MeV 的电子线，照射范围应包括手术缝线的针孔周边外放 3～5mm。如果有大片植皮，可只照射植皮的周边缝线区。放疗剂量 10～15Gy/2～3 次。放射治疗的分次剂量、次数和总剂量，国内外各家医院所采用的方法不尽相同。

2．角化棘皮病　好发于中老年常受光照的皮肤，是局部受累的生长迅速的良性肿瘤。手术为首选治疗，切除时必须有充分的边缘。术后复发或者手术影响美容不能进行手术时可用放射治疗。放射治疗采用电子线加适当的填充物，放疗剂量 40Gy/10 次 /5 周，4Gy/ 次，2 次 / 周，治疗 1 个月左右病灶可完全消退，效果满意。

（三）血管瘤

1．皮肤和软组织血管瘤　婴幼儿皮肤血管瘤放射治疗前必须考虑到晚期可能出现的不良反应。部分婴幼儿的血管瘤可能自然消退，在治疗时一定要认真选择适应证。小的浅表病灶可选用接触放射治疗，较深的病灶可选用电子线，1～4Gy/ 次，同样剂量重复 1～2 次。

335

2. 中枢神经系统血管瘤 脑动静脉畸形（arteriovenous malformation, AVM）是较常见的颅内血管瘤，一般治疗方法有手术治疗、介入治疗和放射治疗。手术治疗的创伤大，现已很少使用。介入治疗对某些病灶是有效的。目前认为放射治疗可获得较好的疗效，立体定向放射外科是常用的放射治疗方法。单次大剂量照射可使畸形血管硬化，阻止出血。AVM 的放射治疗效果与病灶的体积有关，小于 2cm 的病灶立体定向放射外科效果好，一般靶区边缘剂量 15～30Gy，绝大多数病灶在 2 年内逐渐消失。常规放射治疗也可以用于 AVM 的治疗，但治疗效果较立体定向放射外科差，放疗剂量 40～55Gy/12～30 次 /3～6 周，1.8～3.5Gy/ 次 /d，5 次 / 周，完全缓解率是 20%。

位于颅中窝的海绵状血管瘤或者脑外海绵状血管瘤，术前放射剂量 D_T 30Gy 可提高切除率，减少术中出血。

3. 肝海绵状血管瘤 多发、弥散或者大块的肝血管瘤，外照射剂量 10～30Gy。一般成人 20～30Gy/10～30 次 /2～6 周，1～2Gy/ 次 /d，5 次 / 周，儿童 10Gy/10 次 /2 周，1Gy/ 次 /d，5 次 / 周，观察 2～3 个月后疗效不满意者，可再补量 10～15Gy/10～15 次 /2～3 周，1Gy/ 次 /d，5 次 / 周。

4. 骨血管瘤 约有 10% 的无症状患者于尸检时发现此病，部位以脊椎多见。在 X 线平片上，受累椎体骨质破坏、畸形或膨大，骨小梁增粗呈纵向走行的栅栏状排列，有时发展到骨外呈梭形的软组织影，甚至压迫脊髓，产生不同程度的神经症状或截瘫，此时可以手术减压，但手术难以处理出血。放射治疗对此病是首选，使用 4～6MV-X 射线或 ^{60}Co-γ 射线，放疗剂量 30～40Gy/15～22 次 /3～5 周，1.8～2Gy/ 次 /d，5 次 / 周，可以起到很好的缓解症状的作用。

（四）软组织疾病

1. 腱鞘炎和滑囊炎 常发生在肩、椎体、三角肌等部位，是由肌腱上皮退化和炎性改变引起，患者常有疼痛、压痛、活动受限，以急性、亚急性或慢性形式出现。常用抗炎药物治疗，而急性期放射治疗有很好的效果。放射治疗采用局部照射野，只包括关节或病变部位，放疗剂量 6～10Gy/3～6 次 /1～2 周，1.5～2Gy/ 次 /d，5 次 / 周。如为慢性病例，可在 1～2 周后再增加治疗 1～2 次。

2. 色素沉着绒毛结节性滑膜炎 罕见，是发生于关节、腱鞘、关节囊的滑膜增生性病变。虽为良性病，但侵袭性较强，多发生于大关节，尤以膝关节多见，腕关节偶见。发病年龄多在 20～40 岁，男性多见，其发病可能与外伤有一定关系。主要表现为疼痛、关节肿胀及运动受限。首选手术治疗，病变切除彻底者，单纯手术就可有较好效果，但有残留者则病变易复发。由于该病呈浸润性生长，难以彻底切除，一般应配合术后放射治疗。放射源为 ^{60}Co-γ 射线或 4～8MV-X 射线，一般手术后 2 周～2 个月内开始放射治疗。照射野包括整个关节及手术切口上下缘各 2cm，前后或两侧对穿照射，术后放射治疗剂量 30～35Gy，单纯放射治疗可加 5～10Gy，1.8～2Gy/ 次 /d，5 次 / 周。放射治疗后可使肿胀消退，肢体功能恢复，术后复发率降低。

3. 纤维瘤病 纤维瘤病具有浸润性生长和容易复发的特征，但从不发生转移。手术为首选疗法，但术后复发率是 10%～100%，强化手术切除的复发率为 31%～38%。主张术后辅以外照射或组织间照射可减少复发。放射治疗剂量 50～60Gy/25～30 次 /5～6 周，2Gy/ 次 /d，5 次 / 周，切缘阳性者放射治疗剂量 60Gy。60Gy 以上并不能增加治愈率，而可能引起较严重的并发症。

4. 嗜酸性淋巴肉芽肿 嗜酸性淋巴肉芽肿是发生于皮下组织和淋巴结的肉芽肿性病变，病因不明。病变部位以腮腺区最多见，其次为颊部及颌下区。手术、化学治疗及激素治疗都有一定效果，但一般认为应以放射治疗为首选。使用剂量不宜过高，建议放射治疗剂量 30～40Gy/15～20 次 /3～4 周，2Gy/ 次 /d，5 次 / 周，应根据病情及肿物大小适当选择放射治疗条件和适当的剂量。

（五）骨疾病

1. 异位骨化形成 进行髋关节和膝关节成形术的患者，约 30% 发生异位骨化，有异位骨化病史的患者发生率高达 80% 以上。有些患者属于发生异位骨化的高危人群，包括肥大性骨关节炎、强直性脊柱炎、特发性弥散性骨肥大等。异位骨化发生后会使全部或部分关节强直、变形、疼痛和活动受限。术前或术后尽快使用放射治疗可以预防异位骨化的形成。放射治疗机制尚不十分清楚，可能是通过射线抑制或损伤髋关节及周围软组织中的多能间质细胞。放射治疗剂量7Gy，照射1次，或8～10Gy/4～5次/1周，2Gy/次/d，5次/周。术前放射治疗与术后放射治疗相比，单次与分次放射治疗相比，效果均无明显差别。

2. 成釉细胞瘤 成釉细胞瘤好发于颌骨，特别是下颌骨，转移罕见。手术刮除后经常复发，但对放射治疗反应很好。放射治疗剂量50～60Gy/25～30次/5～6周，2Gy/次/d，5次/周，可完全缓解。若放射治疗后肿瘤消退十分缓慢则需密切观察，特别注意晚期有可能发生转移。

3. 动脉瘤样骨囊肿 动脉瘤样骨囊肿是一种好发于骨骺端的良性血管囊肿病灶，膨胀性生长、偏心，常突出到软组织，手术刮除后复发率30%～60%，对手术困难、不能切除者或切除不彻底者可行放射治疗。放射治疗剂量40～45Gy/20～25次/4～5周，2Gy/次/d，5次/周，对儿童患者，剂量20Gy/2周为宜。

（六）腺体组织良性病

1. 男性乳腺增生 用雌激素治疗前列腺癌或者前列腺增生，常引起男性患者乳腺增大，伴有疼痛及压痛、乳头过敏。在使用雌激素治疗前行乳腺部位放射治疗，有预防乳腺增生的作用。而在使用雌激素后再放射治疗，一般是无效的。对于发生于青年男性的乳腺增生，主要是由于生殖腺、垂体、肾上腺内分泌紊乱所致，照射乳房是无效的，故不采用乳腺放射治疗。放射治疗采用9～12MeV电子线，放射治疗区域直径6～8cm，用 ^{60}Co-γ 射线或4MV-X射线切线野照射，9Gy/次，1次，或4～5Gy/次/d，连续3次，放射治疗完成后2～3天可开始内分泌治疗。

2. 腮腺瘘 是唾液腺创伤中最常见的病症，为腮腺所分泌的涎液自腮腺的异常开口溢出，腮腺腺体和导管均可发生瘘。腮腺造影是检查腮腺瘘最有价值的方法。腮腺瘘的治疗包括手术和放射治疗。放射治疗短期内可以抑制唾液腺腺体分泌，促进愈合，效果良好。使用9～12MeV电子线或 ^{60}Co-γ 射线，腮腺局部单野照射，6～9Gy/4～6次/1～2周，1.5Gy/次/d，5次/周。治疗期间应观察腮腺的分泌量，一般照射1～2次后分泌明显减少。也可单次照射5Gy，尽量避免用高能X射线，以减少对侧腮腺剂量。

（七）听神经瘤

听神经瘤是起源于内耳道前庭神经鞘膜施万细胞的良性肿瘤，又称前庭神经鞘瘤，占颅内肿瘤的6%～9%，占小脑脑桥角肿瘤的80%～90%。近年来，随着诊断技术的不断发展，听神经瘤的早期检出率大幅提高。听神经瘤治疗目标已经从单纯切除肿瘤、降低病死率和致残率逐渐向保留神经功能、提高生命质量等方向发展。听神经瘤的治疗方法包括显微外科手术、立体定向放射外科（stereotactic radiosurgery，SRS）、随访观察等多种手段，处理策略也倾向于个体化和多学科协作。参照 Koos 分级，建议处理原则如下：Ⅰ级：以随访为主，每6个月进行一次 MRI 增强扫描。如随访过程中出现肿瘤生长，且患者存在有效听力，可以考虑采取保留听力的手术治疗；如患者已无有效听力，则首选手术治疗，但对于70岁以上、全身条件差而无法耐受手术的患者，应首选 SRS 治疗。Ⅱ～Ⅲ级：如患者存在有效听力，可以考虑采取保留听力的手术入路或 SRS 治疗；若患者已无有效听力，则首选手术治疗，SRS 治疗可作为备选。对于体积不大又无生长的Ⅱ～Ⅲ级听神经瘤，可先行保守观察；如肿瘤增大，可以考虑采取保留听力的手术入路或 SRS 治疗。Ⅳ级：首选手术治疗，如患者不能耐受手术或拒绝手术时，可尝试 SRS 治疗。

（八）脾放射治疗

脾肿大影响周围血象，或巨脾压迫腹腔脏器，患者有明显症状时可行脾放射治疗。患者多为慢性髓细胞性白血病、真性红细胞性增多症等。放射治疗用前野或左侧腹壁野、垂直或水平照射，注意保护左肾及脊髓。每次放射治疗前需核对放射治疗照射野，只照射脾脏。放射治疗剂量，照射初期为0.5～1Gy/次，隔日照射1次，3次后如无不良反应，单次剂量调整至1～1.5Gy，每周三次，总剂量控制在15～20Gy。

（樊锐太）

第十二章 皮肤癌与恶性黑色素瘤

本章概述了皮肤癌与恶性黑色素瘤的临床表现、病理、分期、综合治疗原则、放疗适应证及放疗技术。

第一节 皮 肤 癌

一、概 述

皮肤癌在我国发病率很低,但在白种人中却是最常见的恶性肿瘤之一。其发病可能与接触化学类致癌物质、紫外线照射及电离辐射等因素相关。

二、病 理

(一) 基底细胞癌

为皮肤癌中最常见的类型,约占60%,分3型:表浅溃疡性基底细胞癌、表皮样基底细胞癌及基底鳞状细胞癌。

(二) 鳞状细胞癌

皮肤鳞状细胞癌发生在位于表皮的角质形成细胞,是第二常见的非黑色素瘤皮肤癌,仅次于基底细胞癌。

(三) 皮肤原位癌

病灶局限于表皮层内,基底膜完整无损。

三、临 床 表 现

早期皮肤癌多表现为红斑状或略高出皮面的丘疹样皮损,表面常伴有鳞形脱屑或痂皮形成,晚期则根据病理的不同而表现多样。

四、诊断与鉴别诊断

活检是诊断皮肤癌的依据,早期皮肤癌需与银屑病、湿疹、炎症、日光性角化病、角化性棘皮瘤等良性皮肤病鉴别,要根据其临床表现及病理结果进行诊断。一旦确诊为皮肤癌还要根据其发生的部位做相关的检查,如X线平片或B超等,以确定病变范围,除外远处转移。

五、治 疗

(一) 放射治疗

皮肤癌对放射治疗十分敏感,单纯放疗常可治愈,特别是对基底细胞癌,放疗的疗效更为理想。照射野的设计应根据病灶大小及浸润范围而定,病期早、肿瘤小,照射范围超过肿瘤1cm即可;对于肿瘤向深部及周围侵犯显著者,照射范围应扩至肿瘤边缘2～3cm或更大;对于伴有继发感染而使肿瘤边界不易确定者,应先行大野照射,照射到一定剂量后再缩小射野继续放疗。由于皮肤癌的病变比较表浅，所以放射线选择电子线即可。剂量给予 50～60Gy。

（二）手术治疗

手术治疗是皮肤癌的主要治疗方法之一，切除的范围应随肿瘤的大小及浸润深度而异，对于肿瘤范围广、浸润深的肿瘤其切除边缘应在肿瘤外 3～5cm。

（三）药物治疗

对于表浅的皮肤癌、原位鳞状细胞癌等可采用局部涂抹抗肿瘤药物。

皮肤癌因其发生部位表浅，很少发生远处转移，放疗和手术治疗的疗效理想，故很少使用化疗。

第二节　恶性黑色素瘤

一、概　述

恶性黑色素瘤是由黑色素细胞恶变形成，临床上较为常见的发生于黏膜（包括内脏黏膜）、眼葡萄膜和软脑膜等不同部位和组织。好发于白种人，在欧美国家高发，其发病与紫外线照射、结构不良痣、遗传因素、外伤、内分泌、化学致癌物质及免疫缺陷等多种因素有关。恶性黑色素瘤好发于 30～60 岁，多发于皮肤、口腔、消化道、呼吸道及生殖系统的黏膜及眼球等。

二、病　理

恶性黑色素瘤的常见病理类型有浅表扩散型黑色素瘤、结节型黑色素瘤、恶性雀斑样黑色素瘤、肢端恶性黑色素瘤等。白种人中浅表扩散型最常见，而黄色人种和黑色人种以肢端雀斑样黑色素瘤多见。

（一）浅表扩散型黑色素瘤

以水平生长为特点，表现为大的色素性肿瘤细胞在鳞状上皮之间呈铅弹样或佩吉特样播散。通常由痣或皮肤的色素斑发展而来，一般外观不规则，颜色各异，可呈深棕色、粉色、白色、灰色甚至脱色素，边缘可伴瘙痒。好发于背部和女性的下肢皮肤，与间歇性接受过多日光照射有关。

（二）结节型黑色素瘤

来源于痣，可呈跳跃式生长，常表现为快速生长的色素性结节，可以出血或形成溃疡。60 岁以上的老年人和男性更多见，呈半球形，有的像血性水疱。该类型黑色素瘤恶性程度高、生长迅速，诊断时一般浸润皮肤厚度较深。

（三）恶性雀斑样黑色素瘤

表现为非典型性黑色素瘤细胞沿真皮表皮交界处呈线状或巢状增生，下延至毛囊壁和汗腺导管，并伴有严重的日光性损伤，同时有真皮内非典型性黑色素细胞浸润。较前两种少见，通常发生于老年人面部等常暴露于日光下的部位。该类型并不是由痣发展而来，往往经暴晒多年后发病，早期为深色、不规则的皮肤斑点，可被误认为老年斑或灼烧斑。

（四）肢端雀斑样黑色素瘤

白种人发病率较低，与紫外线关系不大。黄种人和黑种人以该类型最为多见，好发于手掌、足跟、足趾、甲床和黏膜（鼻咽、口腔和女性生殖道等），由于发病部位隐秘，容易被忽视。

三、诊　断

典型的临床表现是黑色素瘤诊断的常用依据，病理学检查是黑色素瘤确定诊断甚至分期的最终标准。

（一）临床表现特点

1. 非对称　色素斑的一半与另一半看起来不对称。

2. 边缘不规则　边缘不整或有切迹、锯齿等，不像正常色素痣那样具有光滑的圆形或椭圆形轮廓。

3. 颜色改变　正常色素痣通常为单色，而黑色素瘤主要表现为污浊的黑色，也可有褐、棕、棕黑、蓝、粉、黑甚至白色等多种不同颜色。

4. 直径　色素斑直径＞5～6mm或色素斑明显长大时要注意。黑色素瘤通常比普通痣要大，要留心直径＞5mm的色素斑。对直径＞1cm的色素痣最好做活检评估。

5. 隆起　一些早期的黑色素瘤，整个瘤体会有轻微隆起。

早期皮肤黑色素瘤进一步发展可出现卫星灶、溃疡、反复不愈、区域淋巴结转移和移行转移。晚期黑色素瘤根据不同的转移部位症状不一，容易转移的部位为肺、肝、骨、脑。眼和直肠来源的黑色素瘤容易发生肝转移。

（二）影像学诊断

必查项目包括区域淋巴结（颈部、腋窝、腹股沟、腘窝淋巴结）超声，胸部X线或CT，腹盆部超声、CT或MRI，全身骨扫描及头颅检查。经济情况好的患者可行全身PET-CT检查。

四、分　　期

恶性黑色素瘤分期采用AJCC于2010年制定的第7版TNM分期。

（一）原发肿瘤（T）

T_x　原发灶无法评价

T_0　无肿瘤证据

T_{is}　原位癌

T_{1a}　厚度≤1.0mm，无溃疡，有丝分裂率＜$1/mm^2$

T_{1b}　厚度≤1.0mm，有溃疡，有丝分裂率≥$1/mm^2$

T_{2a}　厚度1.1～2.0mm，不伴溃疡

T_{2b}　厚度1.1～2.0mm，伴溃疡

T_{3a}　厚度2.1～4.0mm，不伴溃疡

T_{3b}　厚度2.1～4.0mm，伴溃疡

T_{4a}　厚度＞4.0mm，不伴溃疡

T_{4b}　厚度＞4.0mm，伴溃疡

（二）区域淋巴结（N）

N_x　区域淋巴结无法评价

N_0　无淋巴结转移

N_1　1个淋巴结转移

　　N_{1a}　隐性转移（病理诊断）

　　N_{1b}　显性转移（临床诊断）

N_2　2～3个淋巴结转移

　　N_{2a}　隐性转移（病理诊断）

　　N_{2b}　显性转移（临床诊断）

　　N_{2c}　非簇样移行转移或卫星灶（但无移行转移）

N_3　≥4个淋巴结转移，或簇样转移结节／移行转移，或卫星灶合并区域淋巴结转移

（三）远处转移（M）

M_x　远处转移无法评价

M_0　无远处转移

M_{1a}　皮肤、皮下组织，或远处淋巴结转移

M_{1b}　肺转移

M_{1c}　其他内脏转移或任何远处转移伴 LDH 升高

（四）临床分期（TNM）

0 期　　$T_{is}N_0M_0$

I_A 期　　$T_1N_0M_0$

I_B 期　　$T_{1b}N_0M_0$，$T_{2a}N_0M_0$

II_A 期　　$T_{2b}N_0M_0$，$T_{3a}N_0M_0$

II_B 期　　$T_{3b}N_0M_0$，$T_{4a}N_0M_0$

II_C 期　　$T_{4b}N_0M_0$

III 期　　任何 TN_1M_0，任何 TN_2M_0，任何 TN_3M_0

IV 期　　任何 T 任何 NM_1

（五）病理分期

0 期　　$T_{is}N_0M_0$

I_A 期　　$T_1N_0M_0$

I_B 期　　$T_{1b}N_0M_0$，$T_{2a}N_0M_0$

II_A 期　　$T_{2b}N_0M_0$，$T_{3a}N_0M_0$

II_B 期　　$T_{3b}N_0M_0$，$T_{4a}N_0M_0$

II_C 期　　$T_{4b}N_0M_0$

III_A 期　　$T_{1\sim4a}N_{1a}M_0$，$T_{1\sim4a}N_{2a}M_0$

III_B 期　　$T_{1\sim4b}N_{1a}M_0$，$T_{1\sim4b}N_{2a}M_0$，$T_{1\sim4a}N_{1b}M_0$，$T_{1\sim4a}N_{2b}M_0$，$T_{1\sim4a}N_{2c}M_0$

III_C 期　　$T_{1\sim4b}N_{1b}M_0$，$T_{1\sim4b}N_{2b}M_0$，$T_{1\sim4b}N_{2c}M_0$，任何 TN_3M_0

IV 期　　任何 T 任何 NM_1

注：①临床分期包括原发灶微分期和临床 / 影像学所确认的转移灶。常规来说，应在原发灶切除和分期检查完成后确定分期。②病理分期包括原发灶微分期，部分或全部区域淋巴结切除的病理情况。

五、治　　疗

（一）外科治疗

1. 活检　对可疑的色素性病灶建议行完整切除及活检。对颜面部、手掌、足底、耳、手指、足趾或甲下等部位的病灶或巨大病灶，在完整切除无法实现时，可进行穿刺活检或全层皮肤的病灶切除。

2. 扩大切除　早期黑色素瘤在活检确诊后应尽快行原发灶扩大切除手术。

3. 前哨淋巴结活检　对于厚度≥1mm 或有溃疡的患者推荐做前哨淋巴结活检，前哨淋巴结活检有助于准确获得 N 分期。如果发现前哨淋巴结阳性，一般应及时进行淋巴结清扫。

4. 淋巴结清扫　不建议行预防性淋巴结清扫。前哨淋巴结阳性或临床诊断为 III 期的患者在扩大切除的基础上应行区域淋巴结清扫，要求受累淋巴结基部完全切除，腹股沟淋巴结清扫要求应在 10 个以上，颈部及腋窝淋巴结至少清扫 15 个；在腹股沟区，如临床发现股浅淋巴结转移数≥3 个，应行髂窝和闭孔区淋巴结清扫。如果盆腔影像学提示 Cloquet 淋巴结阳性则应当行髂窝和闭孔区淋巴结清扫。

5. 肢体移行转移　是 III 期患者中的一种特殊类型，其表现为一侧肢体原发灶和区域淋巴结之间的皮肤、皮下和软组织的广泛转移，手术难以切除干净。

6. Ⅳ期患者 如果表现为孤立的转移灶，也可考虑手术切除。

（二）黑色素瘤的辅助治疗

黑色素瘤术后患者的预后根据危险因素不同而不同。根据病灶浸润深度、有无溃疡、淋巴结转移情况等危险因素，一般将术后患者分为低危、中危、高危和极高危。

Ⅰ_A期（低危）：因很少出现复发及死亡，目前无推荐的辅助治疗方案，更倾向于预防新的原发灶的出现，以观察为主。

Ⅰ_B～Ⅱ_A期（中危）、Ⅱ_B～Ⅲ_A期（高危）：中高危黑色素瘤患者复发与死亡的危险明显升高，应使用黑色素瘤疫苗（包括全细胞疫苗、树突状细胞疫苗、肽疫苗、神经节苷脂疫苗、DNA疫苗和病毒性疫苗等）、干扰素、化疗、生物化疗等。

Ⅲ_B～Ⅳ期（极高危）：极高危患者的辅助治疗模式仍然在进一步尝试中，尚无标准治疗方案，但仍以高剂量干扰素治疗为主。

（三）放射治疗

一般认为黑色素瘤对放疗不敏感，但在某些特殊情况下放疗仍是一项重要的治疗手段。黑色素瘤的放疗分为辅助放疗和姑息放疗，前者主要用于淋巴结清扫和某些头颈部黑色素瘤（尤其是鼻腔）的术后补充治疗，可进一步提高局部控制率；后者主要用于骨转移和脑转移。

（四）免疫检查点抑制剂治疗

免疫治疗实体瘤始于黑色素瘤治疗，可以认为黑色素瘤患者是免疫检查点抑制剂治疗时代的获益者。免疫药物几乎贯穿黑色素瘤治疗的各个阶段，在术后辅助治疗、晚期一线治疗中均占有重要地位。

（朱　莉）

第十三章　肿瘤急症的放射治疗

肿瘤急症虽然并不立即危及生命，但却给患者带来极大痛苦，本章将重点介绍上腔静脉综合征、骨转移瘤、脑转移瘤的处理原则及放射治疗如何实施等内容，目标为减轻患者痛苦，提高生活质量，延长生存期。

第一节　上腔静脉综合征

上腔静脉综合征（superior vena cava syndrome，SVCS）是由于各种不同病因引起的上腔静脉被压迫或被梗阻而产生的急性或亚急性综合征，其临床特点为颈面部充血肿胀、胸颈部静脉曲张、轻中度呼吸困难，少数有眼结膜水肿及神经系统症状，如头痛、视物模糊等。SVCS属于肿瘤急症，虽不立即危及生命，但也应给予紧急治疗处理。因此，在进行非手术治疗前，允许获得其病理学诊断，这样有利于根据病理选择较佳的治疗方案。

一、解　剖

上腔静脉位于纵隔右缘，侧面观其居中偏前，处于气管前方。成人上腔静脉长约6～8cm，宽1.5～2cm。它由左、右头臂静脉（无名静脉）在右侧第一胸肋后方汇合而成，然后沿胸骨右缘垂直下行，在右侧第五胸肋关节处注入右心房。因此，上腔静脉是主要的静脉管道，它汇集头、颈、上肢、胸部的血液，回流至右心房。

上腔静脉管壁薄、压力低，且被固定在上纵隔的右前方，它在胸骨的后方，紧邻右主支气管和升主动脉，前面有纵隔淋巴结，后面是右侧或气管旁淋巴结，完全被淋巴结链所包绕。因此上腔静脉及其主要属支奇静脉最易受到纵隔内肿大的淋巴结压迫。

二、病　因

据统计，97%的SVCS为恶性病变所致，良性病变所引起的SVCS约占3%。

（一）肺癌是导致SVCS的主要原因

75%～81%的SVCS由肺癌引起，病理类型主要为小细胞癌和鳞状细胞癌。超过3%的肺癌患者可能伴有SVCS，而在小细胞肺癌（SCLC）中可高达12%。虽然小细胞肺癌占肺癌总发生率的15%～20%，但约有55%可以引起上腔静脉综合征。

（二）非霍奇金淋巴瘤（NHL）是引起SVCS的第二大病因

主要见于弥漫性大B细胞淋巴瘤和淋巴母细胞瘤，其SVCS的发生率分别为7%和20%，而在其他病理类型少见。

（三）纵隔肿瘤或转移癌

胸腺瘤或胸腺癌可以导致SVCS。转移癌以乳腺癌、生殖细胞恶性肿瘤和消化道肿瘤常见，约占SVCS的5%～10%。

（四）非肿瘤性病因

约占5%，通常为引起血栓的各种病因所致，如安装起搏器、高营养静脉插管和导管化疗。其次是网状内皮细胞真菌病和先天性心力衰竭等导致的慢性纵隔炎以及甲状腺肿、结核。

（五）医源性病因及儿童肿瘤

在儿童，常见病因为心血管手术后的医源性病因，恶性病因多为恶性淋巴瘤（NHL、HL）和白血病等。

三、临 床 表 现

当上腔静脉压迫迅速发生和/或侧支循环失代偿时，就会出现头面部充血和水肿（81%）、颈部肿胀（78%）、轻度气短（59%）、咳嗽胸痛（37%）、胸壁浅表静脉曲张（73%）等。长时间的上腔静脉阻塞，会引起血流淤滞、静脉压力增加、血栓形成，最终导致脑水肿、颅内压升高。这也是 SVCS 患者死亡的主要原因。由于回心血量的减少，患者可出现不同程度的呼吸困难。

四、诊断与鉴别诊断

（一）诊断

1. 临床表现　SVCS 具有典型的临床症状和体征，诊断一般并不困难。凡充血、水肿出现于面、颈、上肢与上胸部，患者有颈静脉怒张，前胸部和/或腹部浅表静脉曲张，并兼有呼吸困难、咳嗽、胸痛等症状与体征，胸部 X 线检查提示纵隔增宽，即可初步诊断为 SVCS。胸腹壁浅静脉曲张情况及年龄对估计病因及阻塞部位有一定帮助。上腔静脉的阻塞部位在奇静脉入口以上，血流通过胸壁的静脉，经奇静脉回流入心脏，因而胸壁静脉出现曲张；若其阻塞部位在奇静脉以下，则血流既通过胸壁静脉，又通过腹壁静脉向心回流，因而胸、腹壁静脉都出现曲张。

出现 SVCS 的患者，40 岁以下者多为恶性淋巴瘤，40 岁以上者多为肺癌，但在无原发肿瘤病史、肺内看不到原发病灶时，病因诊断可能有困难，应认真询问和体检，做必要的辅助检查，可排除虽为数很少但却极为重要的良性疾病。

2. 影像学诊断

（1）X 线胸片：对大多数病例能提供有诊断意义的信息。SVCS 患者胸片正常者只有 16%，多数显示为上纵隔增宽与胸腔积液。SVCS 合并有肺部病变或肺门淋巴结病变者约占 50%，一般在上纵隔（右侧占 75%）显示有肿块。20%～50% 患者可伴有胸腔积液（多为右侧）。

（2）CT：由于纵隔内各种组织多层次重叠，普通 X 线胸片常难以显示其内的病变，以致部分 SVCS 在胸片上表现为纵隔正常，而 CT 横断面可避免上述缺陷。

（3）MRI：增强造影能将血管与周围软组织肿块明确地区别开来，结合冠状和矢状面图像，较 CT 更能了解肿瘤形态特征，也能描述肿瘤被膜的厚度、内部有无变性、与周围组织的关系及有无浸润等，对良、恶性病变鉴别有裨益。

（4）上腔静脉造影：可了解上腔静脉有无栓塞、受压等，对 SVCS 的诊断有一定用处。

（5）PET-CT/MRI 检查：PET-CT 能通过代谢显像初步判断引起 SVCS 病变的性质、肿瘤的病变范围以及有无其他部位转移等。对于疾病的诊断、分期、疗效评价和预后判断具有重要的临床意义。

3. 细胞学或病理学诊断

（1）细胞学检查：对肺癌特别是小细胞肺癌的诊断，痰细胞学检查与组织学检查一样重要。浅表淋巴结肿大时（如锁骨上淋巴结），针吸细胞学检查可明确其是否为转移癌，间接作出 SVCS 的病因诊断。有胸腔积液者亦可通过做胸腔积液的细胞学、生化及细菌学等检查帮助诊断。

（2）经胸腔纵隔针吸活检（TNB）：可用于难以定性的肺部肿块、浸润性病变及纵隔肿物的诊断。在 CT 或超声引导下行纵隔 TNB，一定程度上能避免较大的损伤发生。

4. 其他检查　支气管镜刷洗及活检、食管镜检、纵隔镜以及开胸探查术等诊断方法虽有一定危险性，但有必要时仍需积极进行，因确定诊断对进一步治疗与预后的判断有重要意义。此外，SCLC 和 NHL 常累及骨髓，骨髓活检亦有助于诊断与分期。静脉压测定对诊断有一定帮助。SVCS 的周围静脉压可达 1.47～4.90kPa（150～500mmH$_2$O），若同时发现两侧上肢静脉压差大于 0.098kPa（10mmH$_2$O），更支持 SVCS 的诊断。注意呼吸对水柱波动的影响，可了解有无下腔静脉旁路。奇静脉阻塞伴下腔静脉侧支循环形成的情况下，吸气时水柱抬高，呼气时降低，恰与正常情况下形成鲜明对照。

（二）鉴别诊断

鉴别诊断主要在于区别 SVCS 的病因是恶性肿瘤或是良性病变。根据病史、起病缓急、阻塞程度与侧支循环形成情况、影像学检查，特别是胸部正侧位摄片、CT、MRI、内镜、手术活检和细胞学检查等，大多数情况下可作出两者之间的鉴别。

1. 肺门淋巴结核　在儿童及青年多见，常有低热、盗汗等中毒症状，结核菌素试验阳性，抗结核治疗有效。

2. 胸内甲状腺肿　有可疑时应作放射性核素 ^{131}I 扫描。

3. 前纵隔良性肿瘤　如囊肿、畸胎瘤，病史与影像学检查可提供重要的诊断依据。

4. 慢性纵隔炎　又称特发性纵隔纤维化，可由结核、梅毒、组织胞浆菌病、结节病、外伤后纵隔出血与锁骨下静脉留置导管等多种原因引起，一般进展缓慢，早期通常无症状。X 线检查除纵隔胸膜增厚或上纵隔增宽外，病变区可见钙化阴影。

五、治　　疗

本节所讲治疗针对的是恶性肿瘤所致的 SVCS，其治疗原则是根据 SVCS 的病因和患者的机体状况，合理地、有计划地应用现有治疗手段，不仅要改善 SVCS 的症状，而且力图治愈原发肿瘤。

（一）一般措施

1. 卧床、头抬高、吸氧，减少心输出量和静脉压力。

2. 限制液体及钠盐摄入量，使用利尿剂，减少液体潴留和消除水肿。

3. 大剂量使用皮质类固醇，一般用地塞米松 10～20mg，3～7 天，能暂时减轻呼吸困难，缓解与肿瘤坏死和放疗有关的水肿及炎症反应，进而改善阻塞情况，而且对淋巴瘤和小细胞肺癌有协同治疗作用。

4. 使用止痛与镇静剂，可能减轻胸痛及呼吸困难而致的焦虑与不适。

5. 若估计有血栓形成，可加用溶解纤维蛋白的药物，如肝素等。

（二）放射治疗

目前主流的技术是精准放射治疗技术。

传统的二维放疗技术多用于平卧困难的患者，照射野主要根据病变范围而定，可采用大野套小野，小野主要包括上腔静脉周围的肿瘤，大野包括纵隔、肺门和原发病灶。由于放射性肺炎和心脏损伤与照射野大小和剂量有关，设野时应该尽量保护正常组织，症状缓解后推荐使用 3D-CRT、IMRT、IGRT 等精准放疗技术。

精准放疗技术可以精准勾画肿瘤范围，从而给予肿瘤靶区（GTV）较高的剂量，而给予临床靶区（CTV）和计划靶区（PTV）较低（所需）的剂量，如给予 GTV 2.2～2.5Gy，而 CTV 和 PTV 给予 1.8～2.0Gy 达到同步推量的效果，以保证在降低正常组织照射剂量的同时提高靶区剂量，获得更好的疗效。

放疗总剂量应根据治疗是根治性或姑息性、病理类型与病变范围来决定，也要考虑可能的预后、患者的一般状况、SVCS 症状进展情况以及是否联合化疗等。如为淋巴瘤，一般推荐放疗剂量为 30～50Gy，综合治疗时放疗剂量应当减低；SCLC 放化疗时的放疗剂量为 60Gy；NSCLC 的放疗剂量为 60Gy 以上。

对因非小细胞肺癌（NSCLC）所致 SVCS 进行放疗时，应考虑时间剂量分割、放疗总剂量和照射野大小三个因素。SVCS 放射治疗的时间剂量分割，现多采用先给予 3～4Gy/d，照射 4～5d，而后改为常规放疗至根治剂量。化疗也单独用于治疗由 NSCLC 引起的 SVCS，但疗效较差。因此，放射治疗是对 NSCLC 引起的 SVCS 首选的治疗手段。

（三）化疗

对于 SCLC、NHL 或纵隔精原细胞瘤等化疗敏感的肿瘤，一般首选化疗。由于 SVCS 主要发生于肺癌，其中 SCLC 能引起 55% 左右的 SVCS，而 SCLC 以早期化疗后加放疗的综合治疗为主。因此，治疗 SCLC 引起的 SVCS 时，除少数明显呼吸困难者为了缓解症状可先放疗外，应首选化疗，先给予顺铂或卡铂联合依托泊苷（VP-16）化疗 2～3 个周期，而后给予放疗。对广泛期病变以化疗为主，总的化疗有效率为 81%，是否伴有 SVCS 不影响疗效。对于 NHL，尽管放疗能很好地控制 SVCS，但淋巴瘤是一种全身性疾病，而且极少因局部病变致死，因此，其治疗主要为化疗为主的综合治疗，放疗一般在几个周期的化疗后进行。

（四）手术治疗

外科手术在肿瘤引起的 SVCS 的治疗中应用非常有限，可通过放疗或化疗缓解，故只有应用放疗和/或化疗未获满意效果之后方考虑手术治疗。其优点是可迅速解除阻塞，继而作出组织学诊断，但是，这种上腔静脉阻塞部位的移植分流术难度比较大，出现并发症的概率和死亡率较高，故宜审慎应用。

（五）血管内支架

肿瘤引起的 SVCS 以放射治疗、化学治疗和放化综合治疗为主，但除了对治疗敏感的肿瘤外，SVCS 不能在很短的时间内恢复。血管内支架可以在短时间内缓解肿瘤引起的 SVCS，而后根据肿瘤的生物学特性和肿瘤的临床特点及对放疗和化疗的敏感性，给予患者放射治疗、化学治疗或放化综合治疗。

第二节　骨 转 移 瘤

一、概　述

骨转移瘤是指原发肿瘤的肿瘤细胞经血行播散到骨所致的可持续生长的转移灶，以癌多见。近年来，随着癌症治疗手段的进步及生存期的延长，发生骨转移的机会亦随之增加。30%～80% 的癌症患者在病程中会发生骨转移，其中大多数来自乳腺癌和肺癌，其他依次为肾癌、前列腺癌、甲状腺癌、胰腺癌、直肠癌、胃癌、宫颈癌、卵巢癌等。癌症患者疼痛的 70% 由骨转移引起，骨转移发生部位以椎体、骨盆和肋骨多见，占 80% 左右，其次为股骨和肱骨。一般来说，骨转移本身并不会在短期内致命，但如不及时诊治并加以有效控制，将会严重影响患者的生活质量，甚至发生病理性骨折、脊髓神经受压等严重的合并症，患者亦将在一段不短的时间内受日益加重的疼痛煎熬，加快全身衰竭。故加强骨转移的治疗意识、提高骨转移的治疗水平，是改善晚期癌症患者生活质量和延长生命的重要措施。

二、临 床 表 现

疼痛为最常见症状，75% 以上的患者会发生骨疼痛，常呈持续性剧痛。疼痛的发生是代谢和生物等因素引起的，当肿瘤细胞转移到骨组织形成骨破坏时，此处的传导疼痛的神经受体将感受到微小骨折片的刺激，或者此处过度的骨质增生和骨形状的改变会导致这些神经受体受到刺激。另外，肿瘤转移释放的一些细胞因子和炎性因子也可以刺激神经受体，或导致周围组织水肿而压迫神经受体，产生疼痛。

病理性骨折是骨转移常见且严重的合并症，发生率为 8%～30%，以四肢骨、骨盆、椎体等承重骨多见，特别是在股骨转移时。发生病理性骨折原因除与转移部位有关外，还与发生转移所在骨的位置、骨本身的质量和肿瘤对放射治疗及其他治疗的敏感性有关。

三、诊　　断

（一）X 线检查

表现为骨破坏和骨修复共存，可发现 >1cm、脱钙 50% 的病灶。溶骨性转移病灶多见于乳腺癌、肺癌、甲状腺癌和恶性黑色素瘤等，表现为骨破坏、塌陷和骨折；成骨性病灶多见于前列腺癌，也可发生于乳腺癌、肺癌和腺样囊性癌等，表现为骨密度增高。

（二）CT 和 MRI 检查

CT 扫描可显示骨破坏和软组织肿块，而 MRI 扫描在早期诊断骨转移方面比 CT 扫描、X 线片和骨扫描更优越，特别是对脊髓压迫的诊断更确切。

（三）骨 SPECT 检查

骨 SPECT 是目前探测早期骨转移最实用的检查手段。约 20%～30% 的骨转移在一段时间内无症状，用核素扫描才能发现，而且可较一般 X 线片提前几个月发现。由于骨扫描的阳性检出率与病灶内的破骨细胞活性有关，当病变为纯溶骨性破坏时可能出现假阴性，假阴性率约 2%。骨扫描核素异常浓集并非骨转移的特异表现，凡供血丰富、骨样组织形成增加、成骨活跃的部位均可出现核素浓集，故凡核素扫描阳性者均需结合病史、临床表现和 X 线、CT、MRI，以除外骨外伤（包括手术创伤）、感染、慢性骨关节病及原发骨肿瘤等所致的核素骨浓集。

（四）生化检查

Ⅰ型胶原蛋白、血碱性磷酸酶（ALP）、骨钙素（BGP）和血钙、尿钙等将出现不同程度的增高，可作为骨转移癌的辅助诊断指标。有研究显示，高钙血症还可能与骨转移的预后有一定关系。

（五）PET-CT/MRI 检查

PET-CT/MRI 全身显像能探测原发肿瘤及转移肿瘤的情况，更好地判断肿瘤的病变程度及范围并指导临床制订治疗方案。如以骨痛为首发症状的患者，PET-CT/MRI 可以用来寻找原发病变；而对于既往有肿瘤病史的患者，PET-CT/MRI 可以在治疗后随访中早期发现肿瘤的进展及转移，并对骨转移的部位、范围作出准确的判断。

结合原发肿瘤病史、骨转移的症状、体征及以上各项检查，不难做出骨转移的诊断。

四、治　　疗

（一）综合治疗原则

骨转移瘤治疗的总体策略是姑息治疗。其中，缓解骨转移疼痛、恢复功能、改善生活质量是大多数骨转移患者治疗的主要目标；预防和延缓骨相关事件的发生是骨转移治疗的中远期目标；控制肿瘤、延长生存期是骨转移治疗的远期目标。它的诊疗需要影像、放疗、肿瘤内科、外科、药物镇痛及支持治疗等多学科的共同参与，因此，在治疗患者或制订治疗计划时，必须依据患者的一般情况、病理类型、原发病变及转移病变范围、原发病变控制情况以及既往治疗情况，制订个体化的治疗方案。主要治疗手段有放射治疗、放射性核素治疗、双膦酸盐药物、化学治疗和内分泌治疗及手术等其他治疗手段。

（二）放射治疗

1. 目的　放射治疗是骨转移病变重要而有效的治疗手段，主要目的是消除或缓解症状（疼痛）、预防病理性骨折和脊髓压迫症的发生，提高生存质量和延长生存期。对于部分单发的骨转移癌，如果原发肿瘤能够得到较好的控制，放射治疗也能够达到治愈的目的。

2.作用原理 是抑制或杀死肿瘤细胞,胶原蛋白合成增加,继之血管纤维基质大量产生,成骨细胞活性增加而形成新骨。溶骨病变产生再钙化,一般在照射后3~6周开始,高峰在照射后2~3个月。放射治疗的疗效非常确切,可以迅速缓解疼痛症状,50%以上的患者在放射治疗的1周内显效,疼痛的缓解率可达80%~90%,大约一半以上患者的疼痛能完全消失。如果治疗后6周疼痛仍无缓解,表示疼痛缓解的机会非常小。

3.放射治疗包括体外照射和放射性核素治疗两类

(1)体外放射治疗:体外放射治疗是骨转移姑息性放疗的首选方法。对经全身治疗后顽固性疼痛无法缓解、椎体不稳、即将发生病理性骨折和脊髓压迫症的患者,局部放疗可迅速有效地缓解骨破坏和软组织病变导致的疼痛。对于长骨骨折患者,放疗可有效控制疼痛,并有可能促进骨折愈合。

体外放射治疗的适应证:①有疼痛症状的骨转移灶;②选择性用于负重部位骨转移的姑息治疗(如脊柱或股骨转移)。

体外放射治疗常用剂量及分割方法:①300cGy/次,共10次;②400cGy/次,5~6次;③800cGy/次,单次照射(顽固性疼痛、已发生或即将发生病理性骨折的患者);④对于寡转移或者形成软组织肿块的骨转移病灶,特别是椎体骨转移的患者,可以采用更精准的放疗技术,如IMRT、TOMO以及SBRT技术,不仅可以提高骨转移病变的照射剂量,而且能够更好地保护脊髓组织,从而提高疗效。图3-13-1/文末彩色插图3-13-1显示TOMO技术治疗腰椎转移瘤的剂量分布。

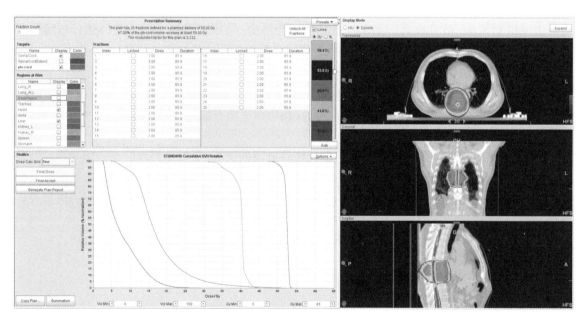

图3-13-1 TOMO治疗腰椎骨转移瘤放疗剂量分布及DVH图

(2)放射性核素治疗:放射性核素治疗是针对骨转移的一种有效的治疗手段。应严格掌握适应证,不能优先选择。最常用于治疗恶性肿瘤骨转移的放射性核素有^{89}Sr、^{131}I(常用于甲状腺癌骨转移)等。疼痛缓解率可达80%左右。全身放射性核素治疗导致骨髓抑制发生率相对较高,且恢复较慢,因此应选择性应用于全身广泛性骨转移患者。

(三)其他治疗

1.手术治疗 主要用于病理性骨折的固定、椎管的减压以及脊柱的稳定,以改善生活质量及防止继续恶化。

2.双膦酸盐类药物治疗 第一代的依替膦酸二钠(氯屈膦酸二钠)、第二代的帕米膦酸二钠和第三代的唑来膦酸(伊班膦酸),具有选择性地吸附于骨组织、抑制破骨细胞活性、减少骨破坏的作用。静脉给药后约 25%～40% 的剂量被肾脏排泄,其余被骨吸收。适应证与核素治疗相似,即适用于全身多发性骨转移,起到姑息止痛效果,有效率在 70% 左右,可与放射治疗联合应用。

3.不同肿瘤骨转移的个体化治疗　恶性肿瘤骨转移患者的预后根据原发疾病的类型、患者对治疗的敏感程度的不同而有很大不同。乳腺癌应根据受体 ER 和 PR 等的阳性情况来决定治疗方案,给予内分泌药物治疗或全身化学治疗;前列腺癌容易发生骨转移,80% 的患者对内分泌治疗药物有不同的敏感性,有外科去势和药物去势的方法,以药物去势多用;对化学治疗敏感的肿瘤,应给予系统的化学治疗。

第三节　脑转移瘤

一、概　述

脑转移瘤是指身体其他部位的恶性肿瘤细胞经血行或淋巴播散至颅内,形成的累及脑实质的转移性肿瘤。恶性肿瘤患者中约 20%～40% 发生脑转移,随着肿瘤治疗手段的进步,患者生存期延长,诊断技术的进步(如 MRI 的广泛应用)使脑转移的发生率(检出率)不断提高。脑转移瘤的好发年龄在 40～60 岁,90% 以上发生在脑实质,常发生在大脑中动脉供血区等血运较丰富的区域,容易发生在灰质和白质交界处,以额叶、颞叶、顶叶多见,也可发生在小脑,脑干少见。脑转移瘤中 37%～50% 为单发转移,其余为多发转移。最常见发生脑转移的原发肿瘤为肺癌、乳腺癌和恶性黑色素瘤,约占所有脑转移瘤的 67%～80%,临床上约有 2%～14% 的脑转移在确诊时原发灶未明,儿童肿瘤的脑转移较为少见。

二、临　床　表　现

(一)脑实质转移瘤

临床表现主要为颅内压增高、局灶性症状和体征。

1.颅内压增高　颅内压增高的症状和体征主要表现为头痛、呕吐和视神经乳头水肿,还可出现复视、黑矇、视力减退、头晕、淡漠、意识障碍、二便失禁、脉搏徐缓和血压增高等征象,症状常常呈进行性加重。

2.局灶性症状和体征　大脑半球功能区附近的转移瘤早期可出现局部刺激症状,晚期则出现神经功能破坏性症状,且不同部位肿瘤可产生不同的定位症状和体征,包括:

(1)精神症状:常见于额叶肿瘤,可表现为性情改变、反应迟钝、痴呆等。

(2)癫痫发作:额叶肿瘤较多见,其次为颞叶、顶叶肿瘤。可为全身阵挛性大发作或局限性发作。

(3)感觉障碍:为顶叶转移瘤的常见症状,表现为两点辨别觉、实体觉和对侧肢体的位置觉障碍。

(4)运动障碍:表现为肿瘤对侧肢体或肌力减弱或完全性上运动神经元瘫痪。

(5)失语症:见于优势大脑半球语言中枢区转移瘤,可表现为运动性失语、感觉性失语、混合性失语和命名性失语等。

(6)视野损害:枕叶和顶叶、颞叶深部肿瘤因累及视辐射,而引起对侧同象限性视野缺损或对侧同向性偏盲。

丘脑转移瘤可产生丘脑综合征,主要表现为对侧感觉缺失和／或刺激症状,对侧不自主运动,并可有情感和记忆障碍。

小脑转移瘤的临床表现：

（1）小脑半球肿瘤：可出现爆破性语言、眼球震颤、患侧肢体协调动作障碍、同侧肌张力减低、腱反射迟钝、易向患侧倾倒等。

（2）小脑蚓部肿瘤：主要表现为步态不稳、行走困难、站立时向后倾倒。

（3）肿瘤阻塞第四脑室的早期即出现脑积水和颅内压增高表现。

脑干转移瘤大都出现交叉性瘫痪，即病灶侧脑神经周围性瘫痪及对侧肢体中枢性瘫痪和感觉障碍。根据受损脑神经可定位转移瘤的位置。

（二）脑膜转移瘤

主要临床表现为高颅压症状及脑膜刺激征。

三、诊断与鉴别诊断

（一）影像诊断

1. 头颅 MRI 头颅平扫 MRI，典型脑转移瘤可见 T_1WI 呈等或低信号、T_2WI 呈稍高或高信号，病灶周围水肿，增强扫描后可见较明显强化。增强 MRI 对微小病灶、水肿和脑膜转移较增强 CT 敏感，在脑转移瘤的诊断、疗效评价和治疗后随访中均具有重要作用，应作为首选的影像学检查方法。

2. 头颅 CT CT 平扫时脑转移瘤多表现为等密度或低密度，少数为高密度灶。典型脑转移瘤在增强 CT 上强化明显，周围可见水肿。CT 对脑转移瘤的诊断、疗效评价和治疗后随访具有重要意义，有头颅 MRI 检查禁忌证的患者应行 CT 检查。

3. PET-CT 由于正常脑组织对 ^{18}F- 脱氧葡萄糖（^{18}F-fluoro-deoxyglucose，^{18}F-FDG，简称为 FDG）呈高摄取，故 FDG PET-CT 主要用于颅外病变的判断，对脑转移瘤尤其是小的转移灶不敏感，应结合头颅 MRI 或增强 CT 扫描提高检出率。

（二）腰椎穿刺和脑脊液检查

腰椎穿刺可测量脑脊液压力、收集脑脊液并进行脑脊液常规、生化和细胞病理学检查。脑转移尤其是脑膜转移的患者可出现脑脊液压力增高、蛋白含量增高，如细胞学检查发现肿瘤细胞可明确诊断。

（三）诊断依据

脑转移瘤的诊断依据：①有原发恶性肿瘤的病史；②有脑转移瘤的症状及体征；③典型的影像学表现，建议增强 MRI 检查。值得注意的是，部分患者以脑转移瘤为首发症状，并无原发肿瘤的病史，诊断上有一定的困难，需行全面检查，积极寻找原发肿瘤。还有少数脑转移瘤，自始至终找不到原发灶，少数不典型的单发脑转移瘤容易误诊为原发性脑瘤。

（四）鉴别诊断

脑转移瘤应与脑脓肿、脑结核、脑出血、脑膜炎、原发性脑瘤等相鉴别。

四、治　疗

（一）综合治疗原则

脑转移瘤是一组异质性疾病，个体化治疗非常重要，最优治疗手段需要根据患者的不同预后分类进行选择。随着新的治疗手段（新型化疗药物和分子靶向药物）出现和治疗技术进步，脑转移瘤的治疗越来越多样化，部分脑转移患者可获得长期生存。放射治疗是脑转移瘤患者的重要治疗措施，它不仅改善脑转移患者的生存质量，而且延长了患者的中位生存时间。

脑转移瘤放射治疗包括全脑放射治疗（whole brain radiotherapy，WBRT）和立体定向放射治疗（stereotactic radiotherapy，SRT）。立体定向放射治疗（SRT）包括立体定向放射外科（stereotactic radiosurgery，SRS）和分次立体定向放射治疗（fractionated stereotactic radiotherapy，FSRT）。立体

定向放射治疗（SRT）是通过非共面多野三维集束照射和多次分割治疗，使靶区得到较高的剂量而减少周围正常组织器官受量的一种治疗方式。立体定向放射外科（SRS）是指利用外部电离辐射束和脑立体定向系统的精确定位，将高能放射线单次分割，并在短时间内聚焦于某一局部靶点内，摧毁该区域内的所有组织，或引起所需要的生物学效应，达到类似外科手术的效果，而靶点外围的放射剂量呈梯度锐减，周围脑组织损伤轻微或呈可逆性损伤。

1. 单发转移灶 可选手术治疗；有明显肿瘤占位效应，可先行手术治疗，术后补充 SRS；对于不需要手术的患者，可单独选用 SRT，肿瘤直径 <3cm 者建议行 SRS。

2. 2~4 个转移灶 如果肿瘤体积较小，SRT 作为推荐的首选治疗方法；也可选用海马保护的 WBRT 加局部推量放疗。

3. 大于 4 个转移灶 推荐给予海马保护的全脑放疗加局部推量放疗；选择性应用 SRT。

SRT 治疗能够在治疗脑转移病灶的同时最大程度保护脑组织，保护患者的记忆和认知功能，提高患者生活质量。WBRT 改善了脑转移瘤的疗效，降低颅内新发病灶转移率，但 WBRT 后有约 1/3 以上的病变未达到局部控制。因此，对于多发脑转移病灶在 WBRT 后可通过加 SRS/FSRT 来提高肿瘤照射剂量，提高肿瘤控制率和疗效。也可采用 WBRT 联合转移灶同步加量调强放疗技术（simultaneous modulated accelerated radiation therapy for elective brain，SMART-BRAIN）放疗，采用 IMRT 或 TOMO 实现 WBRT 联合肿瘤病灶同步加量同时保护海马，其疗效优于单纯 WBRT，并且在提高疗效的基础上进一步保护了患者的记忆和认知功能，如图 3-13-2/ 文末彩色插图 3-13-2 所示。

（二）放射治疗

1. WBRT 传统的二维放疗方式临床也时有应用，布野方式为体表标志勾画，沿眉弓上缘下拐至外眦水平包括颅前窝，由外眦至外耳孔水平连线包括颅中窝，然后直达乳突下缘水平包括颅后窝，左右水平对穿照射。

目前更多采用的是现代放疗技术，放疗流程如下：

（1）体位固定：患者取仰卧位，选择合适曲度的头枕，身体放松，下颌尽可能内收，双上肢自然垂放在身体两侧。采用头网、头颈肩膜等固定患者。

（2）CT 和 / 或 MRI 模拟定位：CT 模拟定位，如具备条件可同时行 MRI 模拟定位，CT/MRI 扫描采用相同的体位，CT 模拟定位扫描包括全脑，推荐扫描层厚 1.25~1.5mm，MRI 模拟定位扫描层厚 1.25~1.5mm，然后进行 MRI 和 CT 的图像融合。

（3）脑转移瘤靶区勾画

GTV：CT/MRI 上显示的可见肿瘤（增强 CT 或 MRI-T$_1$WI 增强显示）

CTV：全脑

PTV：CTV＋0.5cm 外扩边界

（4）危及器官勾画

海马：在 MRI 的 T$_1$ 加权轴位序列上勾画海马，海马外扩 5mm，生成海马保护区。

脑干、视神经、眼球及晶状体等器官按照 CT/MRI 显示结构进行勾画。

2. SRT

（1）体位固定和扫描：目前常用的方法为头部安装放疗专用头部立体定位框架，也可应用头网固定，需采用 MRI/CT 扫描定位，MRI/CT 模拟定位，扫描层厚 1.25~1.5mm。模拟定位包括全脑，必要时进行 MRI 和 CT 图像融合，保证病灶及正常组织勾画的准确性。

（2）靶区及危及器官勾画

GTV：主要根据 MRI 显示同时结合 CT 图像勾画可见肿瘤。

PTV：GTV 边界外放 1~2mm 定为 PTV，一般以 80%~90% 等剂量线包含 PTV。

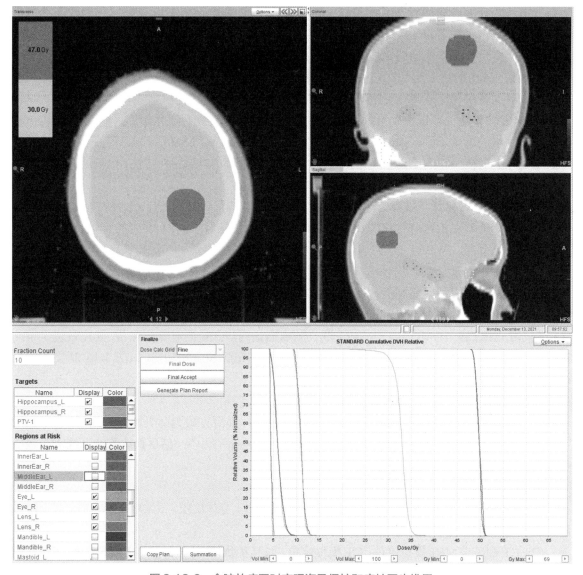

图 3-13-2 全脑放疗同时实现海马保护和病灶同步推量

（3）治疗计划设计与评估：需综合病灶的容积、处方剂量、等中心数、等中心的均匀性等多参数进行设计和评估。

（4）计划实施：根据病灶的部位、大小、数目、组织病理学类型全面考虑给予单次或分次照射。

3. 照射剂量

（1）WBRT 的剂量：剂量范围为 20～40Gy/5～20 次；其中标准剂量参考为 30Gy/10 次或 37.5Gy/15 次；如患者预后较差可选择 20Gy/5 次分割模式进行放疗。

（2）SRS 的剂量：SRS 的周边剂量在肿瘤最大径≤2cm、2.1～3cm 和 3.1～4cm 时分别为 20～25Gy、16～18Gy 和 12～15Gy。肿瘤较大时，FSRT 分次照射剂量为 27Gy/3 次或 30Gy/5 次，也可采用单次 3.5～4Gy、总剂量 52.5～60Gy 的放疗模式。

（3）同步加量放疗剂量：给予全脑单次 3Gy 照射，同时给予可见脑转移瘤病灶单次 4～5Gy 照射，共 10 次照射。全脑总量达 30Gy，脑转移瘤病灶总量达 40～50Gy，治疗在 2 周内全部完成，技术允许时可以考虑保护内耳及海马。

（三）脑膜转移

预后差，单纯放疗效果不佳，需多学科综合治疗。

五、放射治疗的不良反应及处理

WBRT 时要使用脱水剂及激素治疗。SRT 治疗剂量过高也容易导致脑水肿。为避免严重的脑水肿，临床采用 SRT 治疗剂量要低些，尤其是在多程 SRT 治疗多发脑转移瘤时更要慎重。需进行化学治疗时，一定要充分考虑到原有的脑水肿症状会加重，即所谓的记忆反应。

（鄂明艳）

推 荐 阅 读

[1] 董智，赵军，柳晨，等. 肺癌骨转移诊疗专家共识（2019 版）. 中国肺癌杂志，2019，22（4）：187-207.

[2] 赫捷，李进，马军，等. 中国临床肿瘤学会（CSCO）常见恶性肿瘤诊疗指南 2021. 北京：人民卫生出版社，2021.

[3] 江涛，蒋传路，马文斌，等. 中国脑胶质瘤临床管理指南 2020. 北京：人民卫生出版社，2020.

[4] 李晔雄. 肿瘤放射治疗学. 5 版. 北京：中国协和医科大学出版社，2018.

[5] 罗京伟，徐国镇，高黎. 头颈部肿瘤放射治疗图谱. 2 版. 北京：人民卫生出版社，2012.

[6] 石远凯. Oncology（肿瘤学）. 北京：人民卫生出版社，2018.

[7] 田野，王绿化. 放射治疗中正常组织损伤与防护. 北京：人民卫生出版社，2019.

[8] 王绿化. 肿瘤放射治疗学. 北京：人民卫生出版社，2018.

[9] 王绿化，朱广迎. 肿瘤放射治疗学. 北京：人民卫生出版社，2016.

[10] 王绿化，朱广迎. 肿瘤放射治疗学. 2 版. 北京：人民卫生出版社，2021.

[11] 徐瑞华. 临床肿瘤学. 5 版. 北京：科学出版社，2021.

[12] 殷蔚伯，余子豪，徐国镇，等. 肿瘤放射治疗学. 5 版. 北京：中国协和医科大学出版社，2008.

[13] 曾逖闻. 现代良性病放射治疗学. 北京：人民军医出版社，2003.

[14] 中华医学会放射肿瘤治疗学分会，中国抗癌协会肿瘤放射治疗学专业委员会，中国医师协会放射治疗医师分会. 早期非小细胞肺癌立体定向放疗中国专家共识（2019 版）. 中华肿瘤杂志，2020，42（7）：522-530.

[15] 中华医学会放射肿瘤治疗学分会，中国医师协会放射肿瘤治疗医师分会，中国抗癌协会放射治疗专业委员会，中国临床肿瘤学会肿瘤放疗专家委员会. 中国非小细胞肺癌放射治疗临床指南（2020 版）. 中华放射肿瘤学杂志，2020，29（8）：599-607.

[16] 中华医学会放射肿瘤治疗学分会，中国医师协会放射肿瘤治疗医师分会，中国抗癌协会放射治疗专业委员会，中国临床肿瘤学会肿瘤放疗专家委员会. 中国小细胞肺癌放射治疗临床指南（2020 版）. 中华放射肿瘤学杂志，2020，29（8）：608-614.

[17] 中国抗癌协会乳腺癌专业委员会. 中国抗癌协会乳腺癌诊治指南与规范（2021 年版）. 中国癌症杂志，2021，31（10）：954-1040.

[18] 中国临床肿瘤学会指南工作委员会. 食管癌诊疗指南（2021 版）. 北京：人民卫生出版社，2021.

[19] 中国医师协会放射肿瘤治疗医师分会. 乳腺癌放射治疗指南（中国医师协会 2020 版）. 中华放射肿瘤学杂志，2021，30（4）：321-342.

[20] 中国医师协会放射肿瘤治疗医师分会，中华医学会放射肿瘤治疗学分会，中国抗癌协会肿瘤放射治疗专业委员会. 中国食管癌放射治疗指南（2020 年版）. 国际肿瘤学杂志，2020，47（11）：641-655.

[21] 中国医师协会肿瘤多学科诊疗专业委员会. 中国胸腺上皮肿瘤临床诊疗指南（2021 版）. 中华肿瘤杂志，2021，43（4）：395-404.

[22] HALPERIN E C，WAZER D E，PEREZ C A，等. Perez 和 Brady 放射肿瘤学原理和实践. 6 版. 于金明，译. 天津：天津科技翻译出版公司，2019.

[23] COX J D，CHANG J Y，KOMAKI R. 肺癌图像引导放射治疗. 刘明，翟福山，译. 南京：江苏科学技术出版社，2009.

[24] BHATLA N，AOKI D，SHARMA D N，et al. Cancer of the cervix uteri. Int J Gynaecol Obstet，2018，143 Suppl 2：22-36.

[25] BRAUN M M，OVERBEEK-WAGER E A，GRUMBO R J. Diagnosis and management of endometrial cancer. Am Fam Physician，2016，93（6）：468-474.

[26] FOKDAL L，STURDZA A，MAZERON R，et al. Image guided adaptive brachytherapy with combined intracavitary and interstitial technique improves the therapeutic ratio in locally advanced cervical cancer：analysis from the RetroEMBRACE study. Radiother Oncol，2016，120（3）：434-440.

[27] GRÉGOIRE V，ANG K，BUDACH W，et al. Delineation of the neck node levels for head and neck tumors：a 2013 update. DAHANCA，EORTC，HKNPCSG，NCICCTG，NCRI，RTOG，TROG consensus guidelines. Radiotherapy and Oncology，2014，110（1）：172-181.

[28] LIM K，SMALL W Jr，PORTELANCE L，et al. Consensus guidelines for delineation of clinical target volume for intensity-modulated pelvic radiotherapy for the definitive treatment of cervix cancer. Int J Radiat Oncol Biol Phys，2011，79（2）：348-355.

[29] LU K H，BROADDUS R R. Endometrial cancer. N Engl J Med，2020，383（21）：2053-2064.

[30] NAHED B V，ALVAREZ-BRECKENRIDGE C，BRASTIANOS P K，et al. Congress of neurological surgeons systematic review and evidence-based guidelines on the role of surgery in the management of adults with metastatic brain tumors. Neurosurgery，2019，84（3）：E152-E155.

[31] QI S N，LI Y X，SPECHT L，et al. Modern radiation therapy for extra nodal nasal-type NK/T-cell lymphoma：risk adapted therapy，target volume，and dose guide lines from the International Lymphoma Radiation Oncology Group. Int J Radiat Oncol Biol Phys，2021，110（4）：1064-1081.

[32] SMALL W，Jr，BOSCH W R，HARKENRIDER M W，et al. NRG Oncology/RTOG Consensus Guidelines for delineation of clinical target volume for intensity modulated pelvic radiation therapy in postoperative treatment of endometrial and cervical cancer：an update. Int J Radiat Oncol Biol Phys，2021，109（2）：413-424.

[33] STURDZA A，PÖTTER R，FOKDAL L U，et al. Image guided brachytherapy in locally advanced cervical cancer：improved pelvic control and survival in RetroEMBRACE，a multicenter cohort study. Radiother Oncol，2016，120（3）：428-433.

[34] SUNG H，FERLAY J，SIEGEL R L，et al. Global Cancer Statistics 2020：GLOBOCAN estimates of incidence and mortality worldwide for 36 cancers in 185 countries. CA Cancer J Clin，2021，71（3）：209-249.

[35] TAN A，BIEBER A K，STEIN J A，et al. Diagnosis and management of vulvar cancer：a review. J Am Acad Dermatol，2019，81（6）：1387-1396.

[36] WEI J，MENG L，HOU X，et al. Radiation induced skin reactions：mechanism and treatment.Cancer Manag Res，2019，11：167-177.

[37] YAHALOM J，ILLIDGE T，SPECHT L，et al. International Lymphoma Radiation Oncology Group. Modern radiation therapy for extra nodal lymphomas：field and dose guidelines from the International Lymphoma Radiation Oncology Group. Int J Radiat Oncol Biol Phys，2015，92（1）：11-31.

[38] ZALEWSKI K，DONIEC J，BARANOWSKI W，et al. Revised FIGO staging systems for gynecologic malignancies--2009 update. Ginekol Pol，2010，81（10）：778-782.

中英文名词对照索引

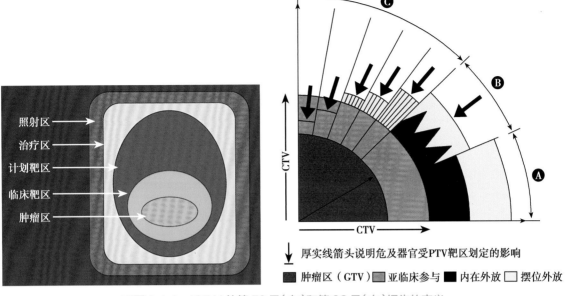

照射区
治疗区
计划靶区
临床靶区
肿瘤区

C
B
A

CTV

CTV

↓ 厚实线箭头说明危及器官受PTV靶区划定的影响

■ 肿瘤区（GTV） ■ 亚临床参与 ■ 内在外放 □ 摆位外放

彩图 1-4-1　ICRU 的第 50 号(左)和第 62 号(右)报告的定义

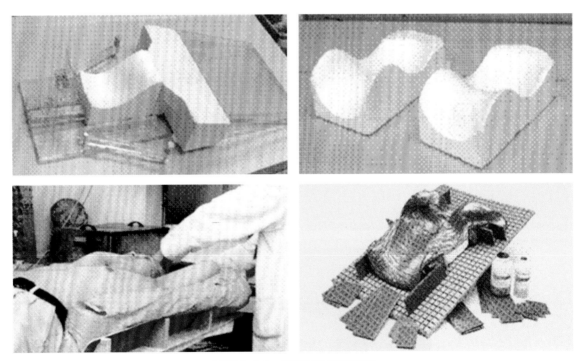

彩图 1-4-3　常用摆位辅助装置

1

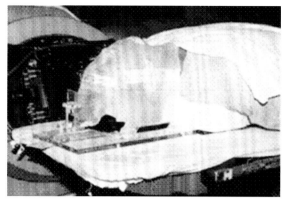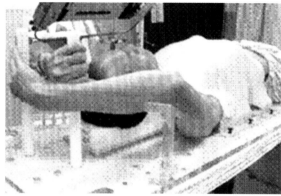

彩图 1-4-4　低温水解膜用于固定头颈和胸腹位置

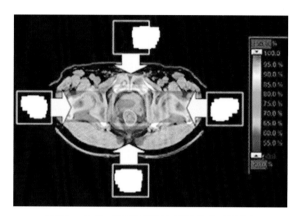

彩图 1-4-5　四野照射的剂量分布示意图

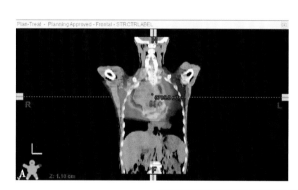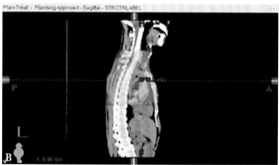

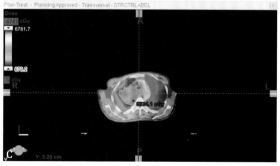

彩图 1-4-6　正交平面上显示的计划等剂量分布
A. 冠状面；B. 矢状面；C. 横断面。

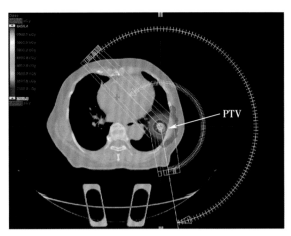

彩图 1-5-1　SRT 剂量曲线分布图

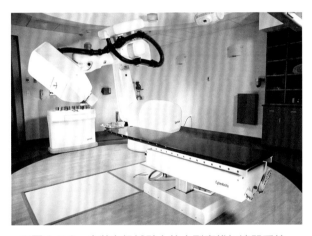

彩图 1-5-2　安装在机械臂上的小型直线加速器系统（射波刀）的示意图

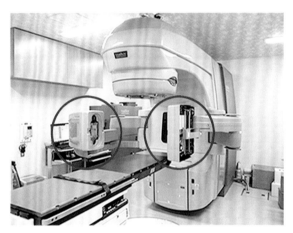

彩图 1-5-3　安装在加速器上的锥形束 CT 的示意图

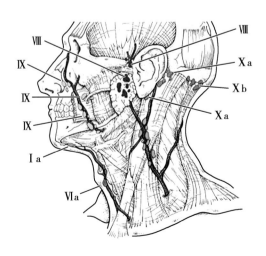

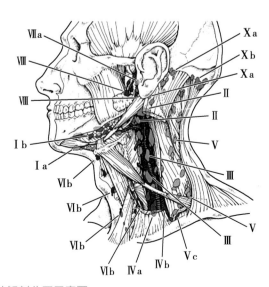

彩图 3-2-1　颈部淋巴结解剖分区示意图

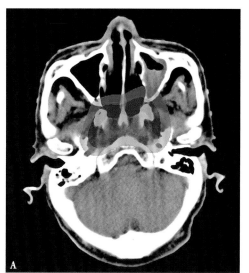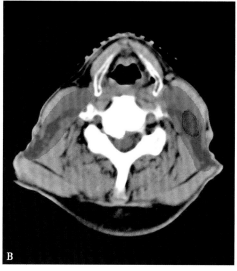

彩图 3-2-5　鼻咽癌的靶区勾画

A．鼻咽癌靶区勾画鼻咽病灶范围；B．鼻咽癌靶区勾画颈淋巴结及其引流区范围。GTVnx（红色），CTV₁（粉红色），CTV₂（蓝色），GTVnd（红色），CTVnd（蓝色）。

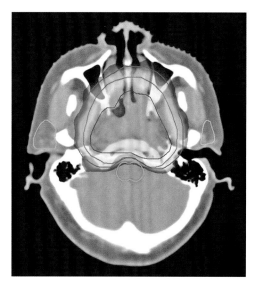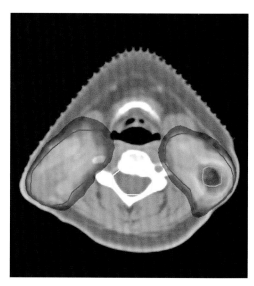

彩图 3-2-6　IMRT 鼻咽部等剂量曲线示意图　　　　彩图 3-2-7　IMRT 颈部等剂量曲线示意图

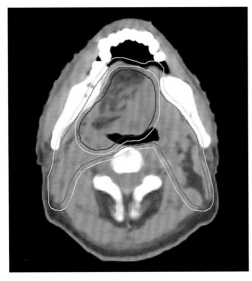

彩图 3-2-8　口腔癌原发肿瘤靶区勾画示意图

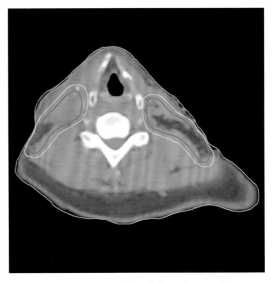

彩图 3-2-9　口腔癌颈部靶区勾画示意图

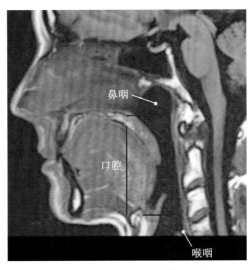

彩图 3-2-10　口咽部解剖范围示意图

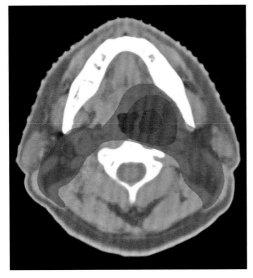

彩图 3-2-12　口咽癌（左扁桃体癌）原发肿瘤靶区
勾画示意图

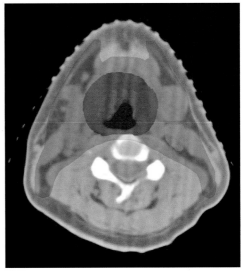

彩图 3-2-13　口咽癌（舌根癌）原发肿瘤靶区
勾画示意图

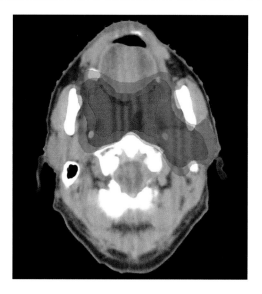

彩图 3-2-14　口咽癌（软腭癌）原发肿瘤靶区勾画示意图

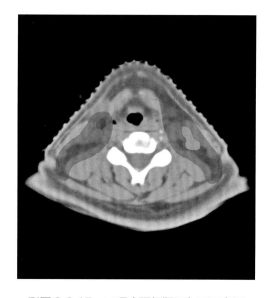

彩图 3-2-15　口咽癌颈部靶区勾画示意图

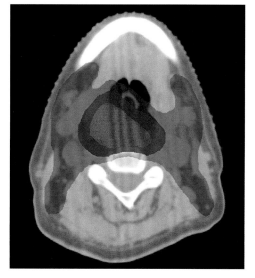

彩图 3-2-17　下咽癌原发肿瘤靶区勾画示意图

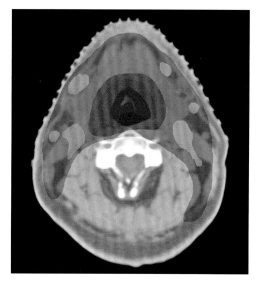

彩图 3-2-18　下咽癌颈部靶区勾画示意图

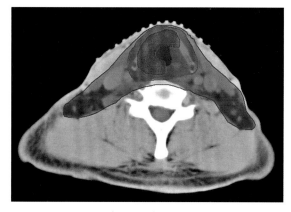

彩图 3-2-20　喉癌（声门癌）原发肿瘤靶区勾画示意图

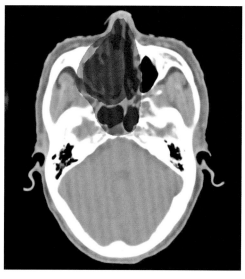

彩图 3-2-21　鼻腔癌原发肿瘤靶区勾画示意图

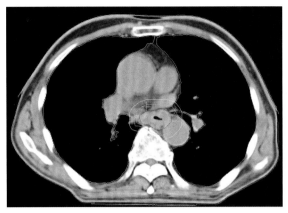

彩图 3-3-2　食管癌三维适形放疗靶区勾画
红色线为 GTV，绿色线为 CTV，黄色线为 PTV。

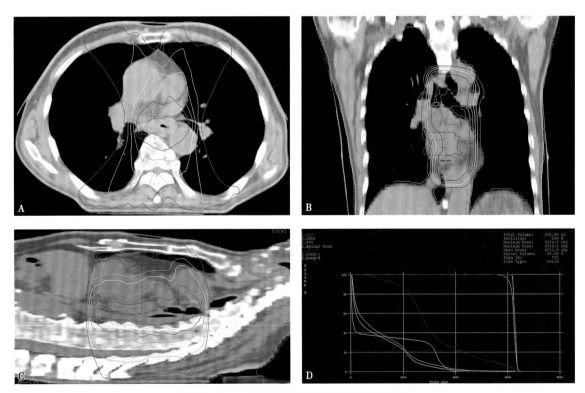

彩图 3-3-3　食管癌三维适形放疗剂量分布图
A 为轴位剂量分布，B 为冠状位剂量分布，C 为矢状位剂量分布，D 为剂量 - 体积直方图。红色、绿色、黄色、蓝色、粉色线分别表示 60Gy、50Gy、40Gy、30Gy、20Gy 剂量线。

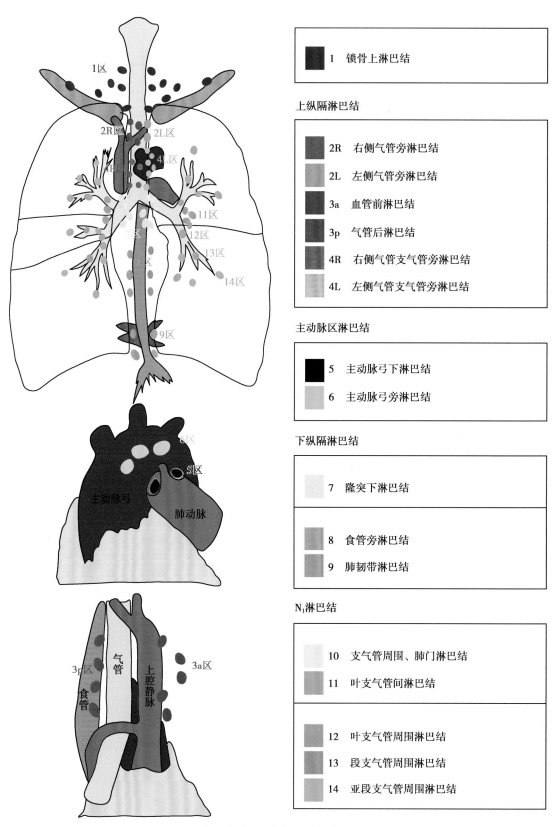

彩图 3-3-4　胸部淋巴结分区

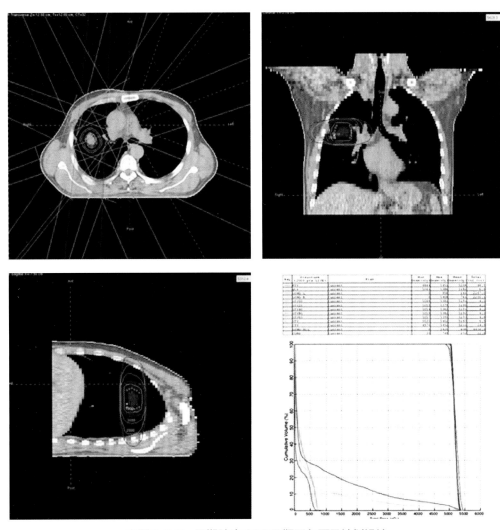

彩图 3-3-5　早期肺癌 SBRT 靶区勾画及计划设计

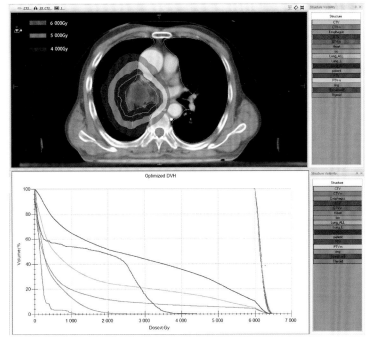

彩图 3-3-6　NSCLC 根治性放疗靶区与计划

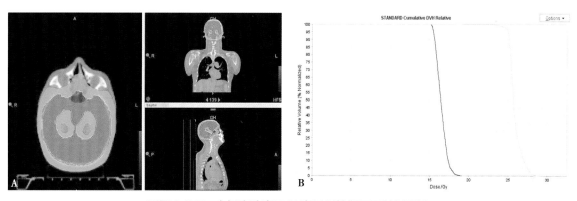

彩图 3-3-7　小细胞肺癌 PCI 海马保护靶区及计划设计

A. TOMO 治疗计划剂量曲线分布图；B. TOMO 治疗计划 DVH 图。

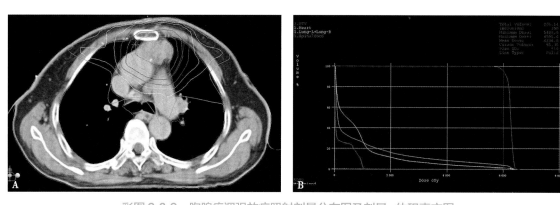

彩图 3-3-9　胸腺瘤调强放疗照射剂量分布图及剂量 - 体积直方图

A 为轴位剂量分布，红色、蓝色、橙色、黄色、绿色线分别表示 60Gy、50Gy、40Gy、30Gy、20Gy 剂量曲线。B 为剂量 - 体积直方图，红色、绿色、黄色、紫色线分别表示 PTV、心脏、左肺 + 右肺、脊髓的剂量 - 体积直方图。

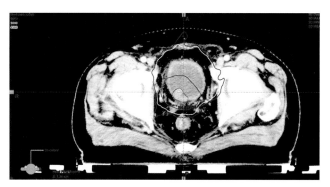

彩图 3-5-2　膀胱癌全膀胱照射及缩野加量剂量分布图

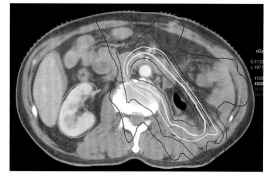

彩图 3-5-3　肾癌术后 IMRT 剂量分布图

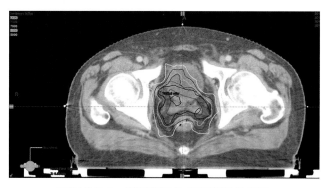

彩图 3-5-6　前列腺癌 IMRT 剂量分布图

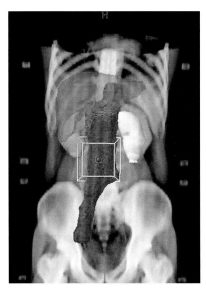

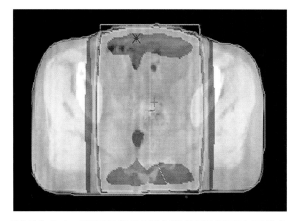

彩图 3-5-8　睾丸精原细胞瘤腹主动脉旁和盆腔靶区示意图　　彩图 3-6-1　宫颈癌 6MV-X 射线前后对穿野剂量分布

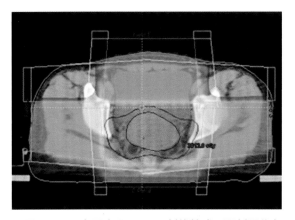

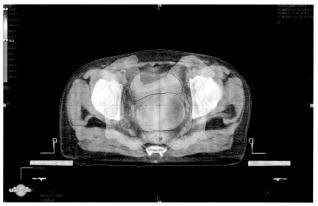

彩图 3-6-2　宫颈癌 15MV-X 射线箱式四野剂量分布　　　彩图 3-6-3　宫颈癌盆腔调强放疗剂量分布

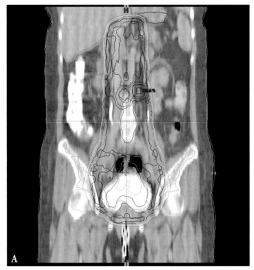

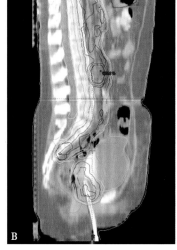

彩图 3-6-4　宫颈癌延伸野调强放疗剂量分布

A. 冠状位；B. 矢状位。

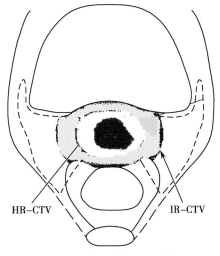

彩图 3-6-5　宫颈癌三维近距离治疗 HR-CTV 示意图

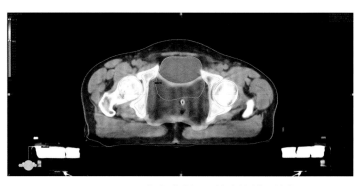

彩图 3-6-6　子宫内膜癌调强放疗的剂量分布

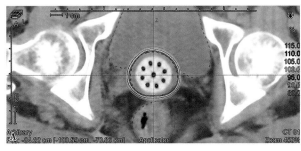

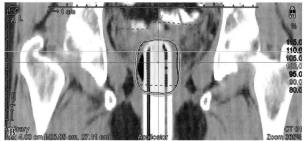

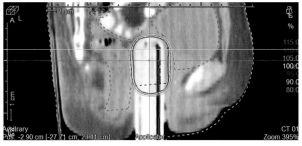

彩图 3-6-8　子宫内膜癌三维腔内放疗的剂量分布图

A. 横断位；B. 冠状位；C. 矢状位。

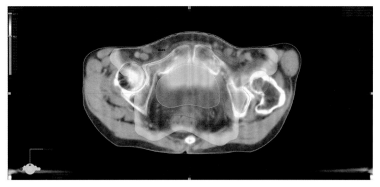

彩图 3-6-9　外阴癌调强放疗治疗计划示意图

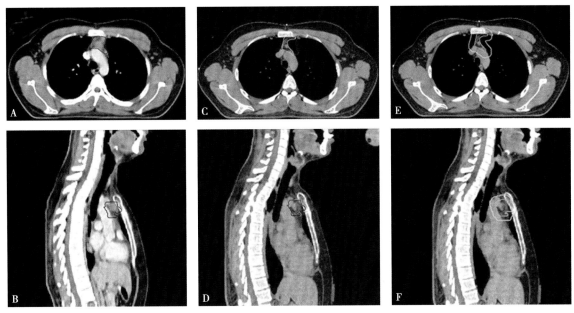

彩图 3-7-2　霍奇金淋巴瘤 ISRT 靶区勾画

结节硬化型霍奇金淋巴瘤 Ⅰ~A~ 期，纵隔淋巴结受累，2 个周期 ABVD 化疗后行 ISRT。A、B. 在化疗前 CT 上勾画 GTV（红色）；C、D. 将化疗前后的 CT 进行图像融合，在化疗后 CT 扫描图像上勾画 CTV（粉色），最终 CTV 是在最初淋巴瘤累及范围的基础上根据化疗前 GTV 和化疗后肿瘤缩小范围及周围解剖结构改变来修改而成的；E、F. 根据 CTV 外放 1cm 所勾画的 PTV（浅蓝）。

彩图 3-7-3　NK/T 细胞淋巴瘤放疗靶区勾画

鼻腔 NK/T 细胞淋巴瘤 Ⅰ~E~ 期，病变累及左侧鼻腔，且延伸至邻近筛窦、上颌窦以及左侧眼眶内侧，向后延伸至后鼻孔。患者接受 2 个周期 SMILE 方案化疗后进行放疗。A. 化疗前 CT，GTVprechem（黄色）包括化疗前的病灶；B、C. 化疗后 CT，CTV（红色）包括 GTV + 双侧鼻腔、左侧上颌窦、双侧筛窦、部分蝶窦、鼻咽、硬腭、左侧眼眶壁内侧。C. PTV（蓝色）为 CTV 外放 5mm；D. 重建矢状位 CT 影像显示靶区。

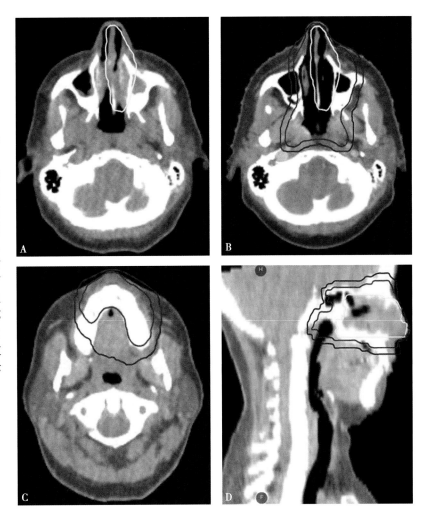

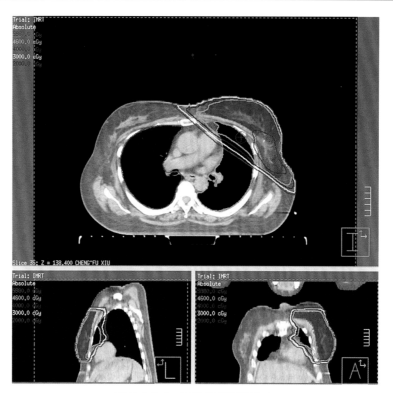

彩图 3-8-4　乳腺调强剂量分布

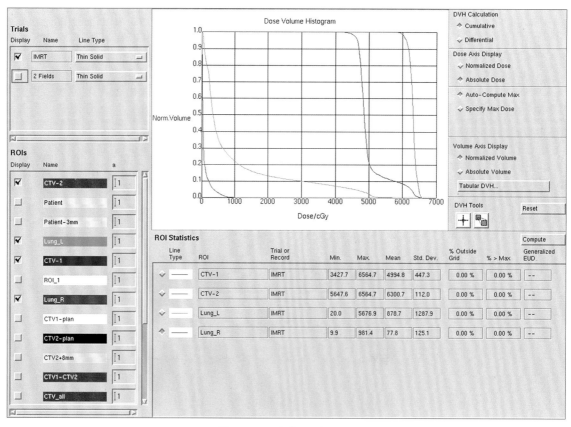

彩图 3-8-5　乳腺调强的 DVH

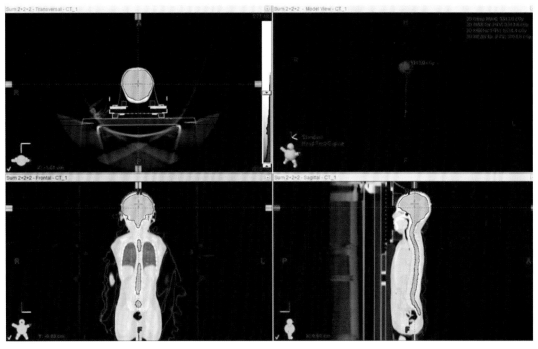

彩图 3-9-1　全脑全脊髓照射靶区勾画

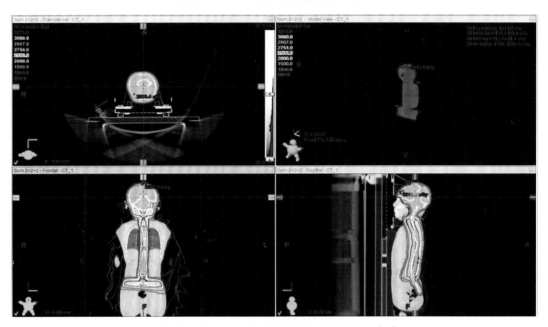

彩图 3-9-2　全脑全脊髓照射治疗计划设计（1）

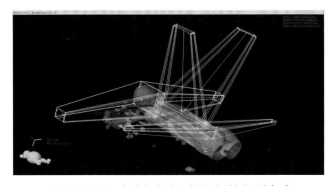

彩图 3-9-3　全脑全脊髓照射治疗计划设计（2）

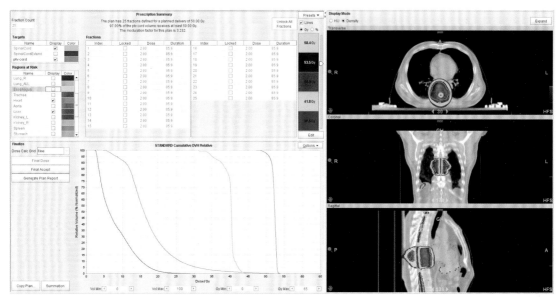

彩图 3-13-1　TOMO 治疗腰椎骨转移瘤放疗剂量分布及 DVH 图

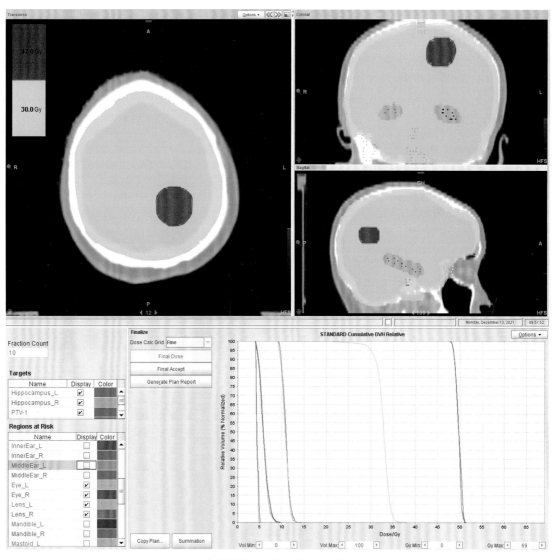

彩图 3-13-2　全脑放疗同时实现海马保护和病灶同步推量